CB135973

Série Nutrição Oral, Enteral e Parenteral na Prática Clínica

6ª Edição

Nutrientes e Metabolismo na Saúde e na Doença

Série Nutrição Oral, Enteral e Parenteral na Prática Clínica

- Nutrientes e Metabolismo na Saúde e na Doença
- Desnutrição por Perda e Excesso: Conceitos, Diagnóstico e Manejo
- Dietoterapia e Terapia de Nutrição Oral
- Terapia de Nutrição Enteral e Parenteral
- Terapia Nutricional em Condições Particulares
- Boas Práticas em Nutrição: da Bancada à Clínica

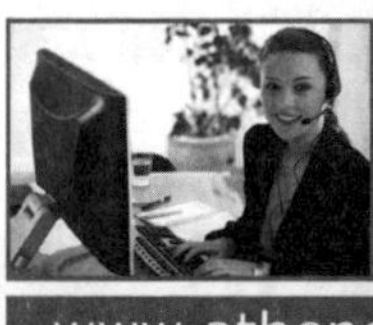
SAL
SERVIÇO DE ATENDIMENTO AO LEITOR
Tel.: 08000267753
www.atheneu.com.br
(21) 99165-6798 Facebook.com/editoraatheneu Twitter.com/editoraatheneu Youtube.com/atheneueditora

Dan Linetzky Waitzberg
Editor da Série

Série Nutrição Oral, Enteral e Parenteral na Prática Clínica
6ª Edição

Nutrientes e Metabolismo na Saúde e na Doença

Editoras do Volume
Raquel Susana Matos de Miranda Torrinhas
Maria de Lourdes Teixeira da Silva

Atheneu
Rio de Janeiro • São Paulo
2025

Editora Atheneu

São Paulo	–	Rua Maria Paula, 123 – 13º andar Conjuntos 133 e 134 Tel.: (11) 2858-8750 E-mail: atheneu@atheneu.com.br
Rio de Janeiro	–	Rua Bambina, 74 – lojas A e B Tel.: (21) 3094-1295 E-mail: atheneu@atheneu.com.br

Capa: Paulo Verardo
Produção Editorial: Arte & Ideia

CIP-BRASIL. CATALOGAÇÃO NA PUBLICAÇÃO
SINDICATO NACIONAL DOS EDITORES DE LIVROS, RJ

N97
6. ed.

Nutrientes e metabolismo na saúde e na doença / editoras do volume Raquel Susana Matos de Miranda Torrinhas, Maria de Lourdes Teixeira da Silva ; editor da série Dan Linetzky Waitzberg. – 6 ed. – Rio de Janeiro : Atheneu, 2025.
il. ; 24 cm. (Nutrição oral, enteral e parenteral na prática clínica)

Inclui bibliografia e índice
ISBN 978-65-5586-938-5

1. Nutrição. 2. Metabolismo. 3. Nutrientes. I. Torrinhas, Raquel Susana Matos de Miranda. II. Silva, Maria de Lourdes Teixeira da. III. Waitzberg, Dan Linetzky. IV. Série.

CDD: 613.28
25-97863.2 CDU: 613.2

Meri Gleice Rodrigues de Souza – Bibliotecária – CRB-7/6439

Torrinhas RSMM, Silva MLT.
Nutrientes e Metabolismo na Saúde e na Doença
Série Nutrição Oral, Enteral e Parenteral na Prática Clínica.

© Direitos reservados à EDITORA ATHENEU – Rio de Janeiro, São Paulo, 2025.

Editor da Série

Dan Linetzky Waitzberg

Cirurgião do Aparelho Digestivo, Livre-Docente, Doutor e Mestre em Cirurgia pela Faculdade de Medicina da Universidade de São Paulo (FMUSP). Professor Associado do Departamento de Gastroenterologia da FMUSP. Chefe do Laboratório de Metabologia e Nutrição em Cirurgia Digestiva (LIM 35 – Metanutri) da FMUSP. Coordenador Clínico das Equipes Multiprofissionais de Terapia Nutricional (EMTNs) do Instituto Central do Hospital das Clínicas (IC-HC) da FMUSP, Hospital Santa Catarina (HSC). Diretor-Presidente do Grupo de Apoio de Nutrição Enteral e Parenteral (Ganep): Ganep – Nutrição Humana, Ganep Educação, Nutritotal, Ganep Lar. Diretor Científico de Bioma Genetics.

Editoras do Volume

Raquel Susana Matos de Miranda Torrinhas

Bióloga. Mestre e Doutora em Ciências em Gastroenterologia pela Faculdade de Medicina da Universidade de São Paulo (FMUSP). Responsável pelo Laboratório de Nutrição e Cirurgia Metabólica do Aparelho Digestivo do Departamento de Gastroenterologia (LIM 35 – Metanutri) do Hospital de Clínicas da FMUSP (HC-FMUSP).

Maria de Lourdes Teixeira da Silva

Mestre em Medicina (Gastroenterologia) pelo Instituto Brasileiro de Estudos e Pesquisas de Gastroenterologia (IBEPEGE). Especialista em Nutrição Parenteral e Enteral pela Sociedade Brasileira de Nutrição Parenteral e Enteral (SBNPE/BRASPEN). Diretora do Grupo de Apoio de Nutrição Enteral e Parenteral (Ganep): Ganep – Nutrição Humana. Coordenadora das Equipes Multiprofissionais de Terapia Nutricional dos Hospitais Beneficência Portuguesa e Beneficência Portuguesa Mirante.

Colaboradores

Adriana Marcia Silveira

Nutricionista. Doutora e Mestre em Ciências da Saúde, Área de Concentração em Saúde da Criança e do Adolescente, pela Universidade Federal de Minas Gerais (UFMG). Especialista em Nutrição Humana e Saúde pela Universidade Federal de Lavras (UFLA) e em Alimentação e Nutrição na Atenção Básica pela Fundação Oswaldo Cruz (Fiocruz). Nutricionista da Equipe e-Multi da Prefeitura de Belo Horizonte e Tutora do Programa de Residência Multiprofissional em Atenção Básica/Saúde da Família da Secretaria Municipal de Saúde. Professora do Curso de Nutrição da Faculdade de Minas (FAMINAS).

Adriana Servilha Gandolfo

Nutricionista pelo Centro Universitário São Camilo. Pós-Graduação em Saúde Materno-Infantil pela Faculdade de Saúde Pública da Universidade de São Paulo (FSP-USP). Pós-Graduação em Desnutrição e Recuperação Nutricional pela Universidade Federal de São Paulo (Unifesp). Pós-Graduação em Nutrição Clínica Funcional pela Universidade Cruzeiro do Sul. Mestre em Ciências pelo Departamento de Pediatria da Faculdade de Medicina da Universidade de São Paulo (FMUSP). Supervisora de Serviço Hospitalar do Instituto da Criança do Hospital das Clínicas da FMUSP.

Adriana Trejger Kachani

Nutricionista. Mestre e Doutora pela Faculdade de Medicina da Universidade de São Paulo (FMUSP). Especialista em Nutrição Funcional pela Faculdade de Ciências Médicas da Santa Casa de São Paulo (FCMSCSP) e pela Faculdade VP. Especialista em Vegetarianismo pela Faculdade VP. Coordenadora da Equipe do Programa de Nutrição da Mulher Dependente Química do Instituto de Psiquiatria do Hospital das Clínicas da FMUSP (PROMUD-IPq-HC-FMUSP).

Allain Amador Bueno

Professor Titular da Universidade de Worcester, Reino Unido. Assessor Científico da Food Standards Agency, Governo do Reino Unido. Pós-Doutorado em Bioquímica da Nutrição pela London Metropolitan University e pelo Imperial College London, Reino Unido. Doutorado em Nutrição pela Universidade Federal de São Paulo (Unifesp) e pela Universidade de Liverpool, Reino Unido. Mestrado em Nutrição pela Unifesp. Líder do Grupo de Pesquisa Worcester Biomedical Research Group.

Álvaro Armando Carvalho de Morais

Professor Titular de Cirurgia da Escola Superior de Ciências da Santa Casa de Misericórdia de Vitória (Emescam), ES. Mestre em Cirurgia Abdominal pela Faculdade de Medicina da Universidade Federal de Minas Gerais (UFMG). Especialista em Terapia Nutricional pela Sociedade Brasileira de Nutrição Parenteral e Enteral (SBNPE/BRASPEN). Especialista em Nutrologia pela Associação Brasileira de Nutrologia (ABRAN).

Álvaro Henrique de Almeida Delgado

Gastroenterologista pelo Hospital das Clínicas da Faculdade de Medicina da Universidade de São Paulo (HC-FMUSP). Especialização em Terapia Nutricional e Reabilitação Intestinal pelo HC-FMUSP. Titular da Federação Brasileira de Gastroenterologia e Sociedade Brasileira de Nutrição Parenteral e Enteral (SBNPE/BRASPEN).

Alweyd Tesser

Nutricionista. Mestre em Ciências pela Faculdade de Medicina da Universidade de São Paulo (FMUSP).

Ana Clara Vital Batista

Professora da Universidade Federal da Bahia (UFBA). Mestre em Nutrição e Saúde pela Universidade Estadual do Ceará (UECE). Doutoranda em Alimentos, Nutrição e Saúde na UFBA. Especialista em Nutrição Clínica no formato de Residência pela UFBA. Integrante do Grupo de Pesquisa Núcleo de Pesquisa em Nutrição e Doenças Crônicas (NUPEN) da UFBA, certificado pelo Conselho Nacional de Desenvolvimento Científico e Tecnológico (CNPq).

Ana Cristina Martinez

Biomédica. Doutora em Ciências em Gastroenterologia pela Faculdade de Medicina da Universidade de São Paulo (FMUSP). Pesquisadora Voluntária no Laboratório de Nutrição e Cirurgia Metabólica do Aparelho Digestivo (LIM 35 – Metanutri) da FMUSP.

Ana Rita Ferreira

Nutricionista pelo Centro Universitário São Camilo. Especialização em Nutrição Clínica pelo Centro Universitário São Camilo. Nutricionista do Ambulatório de Triagem Neonatal do Instituto Jô Clemente (IJC).

Andrea Bottoni

Médico pela Universidade de Roma La Sapienza, Itália. Residência Médica em Nutrologia na Universidade de Roma La Sapienza. Curso de Especialização em Medicina Desportiva pela Universidade Federal de São Paulo (Unifesp). Mestre em Nutrição pela Unifesp. Doutor em Ciências pela Unifesp. Curso de Especialização em Estilo de Vida e *Coaching* de Saúde e Bem-Estar na Faculdade Israelita de Ciências da Saúde Albert Einstein (FICSAE). Curso de Especialização em *Mindfulness* pela Unifesp. Diretor Técnico da Equipe Empresa Médica Funzionali. Docente do Mestrado Profissional em Ciência e Tecnologia em Saúde e do Mestrado em Políticas Publicas da Universidade de Mogi das Cruzes (UMC).

Angelita Habr-Gama

Professora Titular Emérita da Faculdade de Medicina da Universidade de São Paulo (FMUSP). *Honorary Fellow* da American Surgical Association (ASA), American College of Surgeons (ACS), Royal College of Surgeons of England (RCS England), ESA, Italian Society of Surgery, Asociación Latinoamericana de Coloproctologia (ALACP), American Society of Colon and Rectal Surgeons (ASCRS), American Society for Radiation Oncology (ASTRO), European Society for Radiotherapy & Oncology (ESTRO), Sociedades de Coloproctologia do Brasil, Argentina, Chile, Paraguai, Equador e Colômbia. Recebeu a Medalha Bigelow da Boston Surgical Society em 2023. Ex-Chefe do Departamento de Gastroenterologia da Faculdade de Medicina da USP (1998-2001). Reconhecida internacionalmente por descrever e disseminar a estratégia *Watch & Wait* no tratamento do câncer retal distal.

Bianca Depieri Balmant

Nutricionista pela Universidade do Oeste Paulista de Presidente Prudente (Unoeste). Doutora em Ciências em Gastroenterologia pela Faculdade de Medicina da Universidade de São Paulo (FMUSP). Mestre em Ciências pela Unoeste. Especialização Multiprofissional em Oncologia e Nutrição Clínica pelo Instituto Israelita de Ensino e Pesquisa Albert Einstein (IIEPAE). Especialização em Avaliação do Ensino e do Aprendizado pela Unoeste. Docente da Unoeste e Pesquisadora Voluntária do Laboratório de Nutrição e Cirurgia Metabólica do Aparelho Digestivo (LIM 35 – Metanutri) da FMUSP.

Caio Plopper

Graduação em Medicina pela Faculdade de Medicina da Universidade de São Paulo (FMUSP). Médico Voluntário da FMUSP. Experiência na área de Medicina, com ênfase em Cirurgia de Cabeça e Pescoço.

Caio Victor Coutinho de Oliveira

Bacharel em Ciências da Nutrição pela Universidade Federal da Paraíba (UFPB). Especialista em Bases Nutricionais da Atividade Física – Nutrição Esportiva – pela Universidade Gama Filho (UGF), RJ. Mestre pelo Programa de Pós-Graduação em Ciências da Nutrição da UFPB. Docente de Graduação da Faculdade de Ciências Médicas do Centro Universitário Facisa (Unifacisa), PB. Coordenador da Pós-Graduação em Fitoterapia da PratiEnsino – Espaço de Ensino & Saúde.

Carla Lúcia Bartels

Graduação em Nutrição pela Faculdade de Saúde Pública da Universidade de São Paulo (FSP-USP). Pós-Graduação em Marketing pela Escola Superior de Propaganda e Marketing – *Master and Business Administration* (ESPM-MBA) e em *e-Business* pela Faculdade Getúlio Vargas (FGV-RJ). MBA em *Environmental, Social and Governance* (ESG) pelo Instituto Brasileiro de Mercado de Capitais de São Paulo (Ibmec-SP). Mestrado em *Environmental Protection & Agricultural Food Production* pela Universidade de Hohenheim, Alemanha.

Chiara Maria Pascon Rodella

Nutricionista pela Universidade Estadual de São Paulo (Unesp). Mestre em Ciência da Saúde pela Universidade de Campinas (Unicamp).

Cláudia Cristina Alves

Professora Associada da Universidade Federal de São Paulo (Unifesp). Doutora em Ciências pela Faculdade de Medicina da Universidade de São Paulo (FMUSP). Especialista em Nutrição Clínica pelo Centro Universitário São Camilo.

Dan Linetzky Waitzberg

Cirurgião do Aparelho Digestivo, Livre-Docente, Doutor e Mestre em Cirurgia pela Faculdade de Medicina da Universidade de São Paulo (FMUSP). Professor Associado do Departamento de Gastroenterologia da FMUSP. Chefe do Laboratório de Metabologia e Nutrição em Cirurgia Digestiva (LIM 35 – Metanutri) da FMUSP. Coordenador Clínico das Equipes Multiprofissionais de Terapia Nutricional (EMTNs) do Instituto Central do Hospital das Clínicas (IC-HC) da FMUSP, Hospital Santa Catarina (HSC). Diretor-Presidente do Grupo de Apoio de Nutrição Enteral e Parenteral (Ganep): Ganep – Nutrição Humana, Ganep Educação, Nutritotal, Ganep Lar. Diretor Científico de Bioma Genetics.

Daniela Caetano Gonçalves

Nutricionista. Especialista em Fisiologia do Exercício pela Universidade Federal de São Paulo (Unifesp). Doutora em Ciências pelo Instituto de Ciências Biológicas da Universidade de São Paulo (ICB-USP). Pós-Doutorado Sanduíche pela Universidade de Potsdam, Alemanha. Estágio de Pós-Doutorado pela Universidade de Roma La Sapienza, Itália. Professora Adjunta do Curso de Nutrição da Unifesp, Campus Baixada Santista.

Daniella Fernandes Camilo de Paiva

Nutricionista pela Pontifícia Universidade Católica de Campinas (PUCCAMP). Mestre e Doutora em Ciências da Saúde pela Faculdade de Ciências Médicas da Universidade Estadual de Campinas (Unicamp). Especialista em Saúde, Nutrição e Alimentação Infantil pela Escola Paulista de Medicina da Universidade Federal de São Paulo (EPM-Unifesp). Pesquisadora Voluntária no Laboratório de Nutrição e Cirurgia Metabólica do Aparelho Digestivo da Faculdade de Medicina da Universidade de São Paulo (FMUSP).

Denise Marco

Diretora de Pós-Graduação do Centro Integrado de Nutrição (CIN). Nutricionista Especialista em Nutrição Clínica pelo Centro Universitário São Camilo. *Master and Business Administration* (MBA) pela Escola Superior de Propaganda e Marketing (ESPM).

Diana Borges Dock-Nascimento

Graduação em Nutrição pela Universidade Federal de Mato Grosso (UFMT). Doutora em Ciências, Programa Cirurgia do Aparelho Digestivo pela Universidade de São Paulo (USP). Mestre em Saúde e Ambiente pela UFMT. Especialista em Terapia Nutricional Parenteral e Enteral pela Sociedade Brasileira de Nutrição Parenteral Enteral (SBNPE/BRASPEN) e Especialista em Nutrição Clínica pela UFMT. Professora Adjunta da Faculdade de Nutrição na Área da Nutrição Clínica da UFMT.

Dina Kaufman

Médica. Pós-Graduação em Medicina Tradicional Chinesa em Língua Chinesa e em Medicina Herbática/Acupuntura/Massagem pela Universidade de Medicina Tradicional Chinesa de Pequim, China. Curso Avançado de Acupuntura pela Escola de Medicina Tradicional Chinesa de Xangai, China.

Eduardo Eiras Moreira da Rocha

Coordenador Médico da Equipe Multiprofissional de Terapia Nutricional dos Hospitais Copa D'Or e Copa Star – Rede D'Or São Luiz, RJ. Especialista em Terapia Nutricional pela Sociedade Brasileira de Nutrição Parenteral Enteral – Proficiência (SBNPE/BRASPEN). Ex-Presidente da Regional do Rio de Janeiro da SBNPE (biênio 1996-1997). Especialista em Terapia Intensiva pela Associação de Medicina Intensiva Brasileira (AMIB). Especialista em Gastroenterologia pela Faculade de Medicina da Universidade Federal do Rio de Janeiro (UFRJ). *Fellow* em Pesquisa Clínica e Experimental pelo Serviço de Cirurgia Geral e Torácica da Universidade Duke, Durham, Carolina do Norte, Estados Unidos.

Ernesto Lima-Gonçalves (*in memoriam*)

Graduação em Medicina pela Faculdade de Medicina da Universidade de São Paulo (FMUSP). Professor Titular da FMUSP.

Fábio Guilherme Campos

Professor Livre-Docente pela Faculdade de Medicina da Universidade de São Paulo (FMUSP). Ex-Presidente da Sociedade Brasileira de Coloproctologia. Médico Assistente do Serviço de Cirurgia Colorretal do Hospital das Clínicas da FMUSP (HC-FMUSP). Titular da Sociedade Brasileira de Coloproctologia, do Colégio Brasileiro de Cirurgiões, do Colégio Brasileiro de Cirurgia Digestiva. Foi Presidente da Sociedade Paulista de Videocirurgia (Sobracil-SP) de 2005 a 2008 e Vice-Presidente da Sobracil Nacional de 2009 a 2011. Membro da Sociedade Americana de Cirurgiões Colorretais. Ganhador do Prêmio Jabuti com o livro *Tratado de coloproctologia*.

Fausto Edmundo Lima Pereira

Graduação em Medicina pela Universidade Federal do Triângulo Mineiro (UFTM). Doutorado em Patologia pela Universidade Federal de Minas Gerais (UFMG). Doutorado em Anatomia Patológica pela Universidade Federal do Espírito Santo (UFES). Professor Titular Emérito do Centro Biomédico da UFES. Pesquisador Voluntário do Departamento de Patologia da UFES. Professor Permanente do Programa de Pós-Graduação em Doenças Infecciosas do Centro de Ciências da Saúde da UFES. Professor da Universidade de Vila Velha (UVV).

Gabriela Pereira da Costa Oliveira

Nutricionista. Especialista em Terapia Nutricional pela Sociedade Brasileira de Nutrição Parenteral e Enteral (SBNPE/BRASPEN). Especialização em Educação em Saúde pela Universidade Federal de São Paulo (Unifesp/Centro de Desenvolvimento do Ensino Superior em Saúde – CEDESS). Mestre Profissional em Ensino em Ciências da Saúde pela Unifesp/CEDESS. Especialização em Comportamento Alimentar pela Plenitude Educação.

Gabriela Salim de Castro

Graduação em Nutrição e Metabolismo pela Universidade de São Paulo (USP). Mestre e Doutora em Ciências Médicas – Investigação Biomédica – pela Faculdade de Medicina de Ribeirão Preto da Universidade de São Paulo (FMRP-USP). Estágio de Pós-Doutorado na Universidade de Southampton e na USP.

Giliane Belarmino

Especialista em Nutrição Clínica pelo Grupo de Apoio de Nutrição Enteral e Parenteral (Ganep). *Master and Business Administration* (MBA) em Neurociência pela Pontifícia Universidade Católica do Rio Grande do Sul (PUCRS). Doutorado e Pós-Doutorado em Ciências pela Faculdade de Medicina da Universidade de São Paulo (FMUSP). Diretora de Operações e Diretora Científica do Ganepão. Diretora Executiva de Mãe em Mãe.

Giovana Pereira Martucelli

Graduação em Nutrição pelo Centro Universitário São Camilo. Bolsista do Programa de Iniciação Científica da Faculdade de Ciências Farmacêuticas da Universidade de São Paulo (Pibic/Conselho Nacional de Desenvolvimento Científico e Tecnológico – CNPq – FCF-USP)). Capacitação em Terapia Nutricional pelo Grupo de Apoio de Nutrição Enteral e Parenteral (Ganep) no Hospital Beneficência Portuguesa de São Paulo. Pós-Graduada em Nutrição Clínica e Hospitalar pelo Ganep Educação. Mestranda em Ciências em Gastroenterologia na Faculdade de Medicina da USP (FMUSP). Pesquisadora Voluntária no Laboratório de Nutrição e Cirurgia Metabólica do Aparelho Digestivo (LIM 35 – Metanutri).

Ilanna Marques Gomes da Rocha

Graduação e Mestrado em Nutrição pela Universidade Federal do Rio Grande do Norte (UFRN). Doutorado em Ciências em Gastroenterologia pela Faculdade de Medicina da Universidade de São Paulo (FMUSP). Especialização em Nutrição Clínica pelo Programa de Residência do Hospital das Clínicas da Universidade Federal de Pernambuco (HC-UFPE). Pesquisadora Voluntária do Laboratório de Nutrição e Cirurgia Metabólica do Aparelho Digestivo (LIM 35 – Metanutri).

Isabella Maria Costa da Cunha Ortega

Médica Especialista em Clínica Médica. Especialista em Nutrição Enteral e Parenteral. Nutróloga.

João Felipe Mota

Professor da Universidade Federal de Goiás (UFG). Doutorado pela Universidade Federal de São Paulo (Unifesp). Pós-Doutorado pela Universidade de Alberta, Canadá, Human Nutrition Research Unit. Pesquisador Visitante da University College Cork, Irlanda, APC Microbiome. Bolsista Produtividade em Pesquisa do Conselho Nacional de Desenvolvimento Científico e Tecnológico (CNPq). Consultor *Ad Hoc* da Coordenação de Aperfeiçoamento de Pessoal de Nível Superior (CAPES), CNPq, Fundação de Amparo à Pesquisa do Estado de Goiás (FAPEG).

João Wilney Franco Filho

Médico Intensivista pela Associação de Medicina Intensiva Brasileira (AMIB). Especialista em Nutrição Parenteral e Enteral pela Sociedade Brasileira de Nutrição Parenteral e Enteral (SBNPE/BRASPEN). Pós-Graduação em Nutrologia pela Associação Brasileira de Nutrologia (ABRAN). Coordenador da Equipe Multiprofissional de Terapia Nutricional do Hospital Bruno Born e Pronto-Socorro. Preceptor do Programa de Residência Médica em Terapia Intensiva do Hospital de Pronto-Socorro em Porto Alegre. Professor Auxiliar da Universidade do Vale do Taquari (Univates) e da Universidade do Vale do Rio dos Sinos (Unisinos). Instrutor do Curso de Terapia Nutricional em UTI da Associação de Medicina Intensiva Brasileira (TENUTI-AMIB) e LLL-ESPEN. Professor do Curso de Pós-Graduação em Nutrologia da Afya.

Joaquim José Gama-Rodrigues

Graduação em Medicina pela Faculdade de Medicina da Universidade de São Paulo (FMUSP). Doutorado em Cirurgia Geral pela FMUSP. Chefe da Disciplina de Cirurgia do Aparelho Digestivo da FMUSP (1999-2005). Membro do Conselho Editorial da *World Journal of Surgery* (1988-2004).

Membro e atual Presidente do Conselho de Curadores da Fundação Oncocentro de São Paulo. Assessor da Fundação de Amparo à Pesquisa do Estado de São Paulo (Fapesp). Foi Membro do Conselho Regional de Medicina do Estado de São Paulo. Fundador e Titular do Colégio Brasileiro de Cirurgia Digestiva. Chefe da Divisão de Clínica Cirúrgica II do Hospital das Clínicas da FMUSP (até 2005). Titular do Colégio Brasileiro de Cirurgiões. Foi Membro do Conselho Editorial da Revista do Hospital Israelita Albert Einstein. Membro da Associação Paulista de Medicina. Titular da Sociedade de Gastroenterologia e Nutrição de São Paulo. Efetivo do Conselho Científico do Centro de Estudos Multiprofissional do Hospital Alemão Oswaldo Cruz. Titular Emérito da Academia de Medicina de São Paulo. Membro da Associação dos Antigos Alunos da FMUSP. Membro da Associação dos Médicos do Hospital das Clínicas da FMUSP. Titular da Sociedade Brasileira de Coloproctologia. Fundador do Grupo Brasileiro de Estudos para Detecção e Prevenção do Câncer. Fundador e Titular da Sociedade Brasileira de Endoscopia Digestiva. Fundador e Titular da Sociedade Brasileira de Cirurgia Laparoscópica. Fundador e Titular da Associação Brasileira de Câncer Gástrico. Presidente da International Gastric Cancer Association (IGCA) (2007-2009). Membro Titular Honorário do American College of Surgeons. Membro da Asociación Latino Americana de Proctologia. Correspondente da Sociedad Boliviana de Cirugia. Titular da Asociación Boliviana de Cirujanos. Correspondente Estrangeiro da Sociedad de Cirujanos de Chile. Membro da Societas Internationalis Universitaria Chirurgorum Colonis et Recti. Membro da The International Society for Diseases of the Esophagus. Membro da Société Internationale de Chirurgie. Membro Correspondente Estrangeiro da Sociedad Paraguaya de Cirugia. *Editorial Board* da *Revista do Hospital das Clínicas da FMUSP*. Acadêmico Efetivo da Academia Lusíada de Ciências Letras e Artes. Membro Efetivo da Sociedade Brasileira de Motilidade Digestiva. Editor Consultivo dos Arquivos de Gastroenterologia. Sócio Fundador da Associação Brasileira de Prevenção do Câncer do Intestino. Professor Titular Emérito de Cirurgia da FMUSP. Coordenou o Programa de Pós-Graduação em Cirurgia Digestiva na FMUSP. Participou da Comissão de Pós-Graduação da FMUSP e foi seu Vice-Coordenador. Participou do Conselho Universitário da USP como Representante da FMUSP durante 14 anos. Chefiou o Departamento de Gastroenterologia da FMUSP (2001-2005). Participou como Membro Efetivo da Congregação da FMUSP (1988-2005).

Joel Doré

Diretor de Pesquisa no Institut National de Recherche pour l'Agriculture, l'Alimentation et l'Environnement (Inrae), França. Diretor Científico da MetaGenoPolis, França.

José Mario Pimiento

Cirurgião Geral do Departamento de Cirurgia Stanley J. Dudrick no Saint Mary's Health System (2009). Cirurgião Oncológico pelo Moffitt Cancer Center & Research Institute. (2012) Diretor Médico dos Serviços Cirúrgicos Hospitalares e lidera a Seção de Cirurgia Gastroesofágica no Moffitt Cancer Center and Research Institute.

Juliana de A. Pastore Silva

Nutricionista pela Universidade Federal de Santa Catarina (UFSC). Mestrado em Nutrição na área Metabolismo e Dietética pela UFSC. Doutorado em Ciências na área de Oncologia pelo A. C. Camargo Cancer Center – Fundação Antônio Prudente. Especialista em Nutrição Oncológica pela Sociedade Brasileira de Nutrição Oncológica (SBNO). Especialista em Nutrição Clínica e Terapia Nutricional pelo Grupo de Apoio de Nutrição Enteral e Parenteral (Ganep). Chefe de Cozinha pela Escola Wilma Kovesi. Responsável pelo Atendimento Nutricional em Oncologia dos Pacientes da Clínica Viver em Florianópolis, SC.

Lenycia de Cassya Lopes Neri

Nutricionista pela Faculdade de Saúde Pública da Universidade de São Paulo (FSP-USP). Especialista em Nutrição Clínica pela Associação Brasileira de Nutrição (ASBRAN). Especialista em Fisiologia do Exercício pela Universidade Federal de São Paulo (Unifesp). Mestre em Ciências pela Faculdade de Medicina da Universidade de São Paulo (FMUSP). Doutora em Pediatria pela FMUSP. *Research Fellow* na Università di Pavia, Itália.

Letícia de Nardi Campos

Nutricionista. Especialista em Nutrição Clínica pelo Grupo de Apoio de Nutrição Enteral e Parenteral (Ganep): Ganep – Nutrição Humana. Mestre em Ciências pela Faculdade de Medicina da Universidade de São Paulo (FMUSP). Membro da Nutrition Society of Australia. Nutricionista Sênior da Nutrition Australia, Sydney, Austrália.

Letícia Mazepa

Graduação em Nutrição pela Universidade Federal do Paraná (UFPR). Pós-Graduação em Nutrição Clínica Funcional pela Universidade Cruzeiro do Sul. Pós-Graduação em Fitoterapia Funcional pela Santa Casa de Misericórdia de São Paulo. Mestrado em Segurança Alimentar e Nutricional pela UFPR. Doutorado em Ciências Farmacêuticas pela UFPR.

Lilian Mika Horie

Nutricionista. Especialista em Terapia Nutricional Parenteral e Enteral pela Sociedade Brasileira de Nutrição Parenteral e Enteral (SBNPE/BRASPEN). Especialista em Nutrição Hospitalar pelo Hospital das Clínicas da Faculdade de Medicina da Universidade de São Paulo (HC-FMUSP). Mestre em Ciências pela FMUSP.

Luc Cynober

Professor de Nutrição Biológica da Faculdade de Farmácia, Paris Descartes. Chefe do Departamento de Química Clínica dos Hospitais Cochim e Hotel-Dieu, Paris.

Luciana Zuolo Coppini

Nutricionista e Mestre em Ciências pela Universidade de São Paulo (USP). Especialista em Terapia Nutricional Parenteral e Enteral pela Sociedade Brasileira de Nutrição Parenteral e Enteral (SBNPE/BRASPEN). Diretora do Centro Integrado de Nutrição (CIN). Organizadora do Sistema de Educação Continuada a Distância – Pronutri (Secad Artmed). Organizadora da obra *Nutrição e metabolismo na obesidade e cirurgia bariátrica e metabólica*, editora Rubio, 2ª edição.

Marcelo Filipe Carneiro

Médico Cirurgião. Pós-Graduando em Gastroenterologia e Cirurgia do Aparelho Digestivo do Hospital da Real e Benemérita Sociedade de Beneficência Portuguesa de São Paulo – Progastro.

Marcia de Souza Antunes

Farmacêutica Industrial pela Faculdade de Farmácia da Universidade Federal Fluminense (UFF). Especialista em Terapia Nutricional pela Sociedade Brasileira de Nutrição Parenteral e Enteral (SBNPE/BRASPEN). Mestre em Patologia Clínica pela UFF. *Master and Business Administration* (MBA) em Marketing pela Fundação Getúlio Vargas (FGV-RJ). Doutora em Ciências em Gastroenterologia pela Faculdade de Medicina da Universidade de São Paulo (FMUSP).

Márcia Fábia Andrade Santos

Doutoranda na Faculdade de Medicina da Universidade de São Paulo (FMUSP), no Grupo de Metabolismo e Câncer. Mestre em Ciências pelo Instituto de Ciências Biomédicas da Universidade de São Paulo (ICB-USP), atuando em Pesquisa Clínica com Caquexia Associada ao Câncer e Suplementação de Aminoácidos. Nutricionista Especialista em Esportes pela Escola de Educação Física e Esporte da Universidade de São Paulo (EEFE-USP). Nutricionista Especialista em Nutrição Clínica e Terapia Nutricional pelo Grupo de Apoio de Nutrição Enteral e Parenteral (Ganep): Ganep – Nutrição Humana.

Maria Carolina Gonçalves Dias

Nutricionista Chefe da Divisão de Nutrição e Dietética do Instituto Central do Hospital das Clínicas da Faculdade de Medicina da Universidade de São Paulo (ICHC-FMUSP). Coordenadora Administrativa da Equipe Multiprofissional de Terapia Nutricional do Hospital das Clínicas (EMTN-HC-FMUSP). Mestre em Nutrição Humana pela USP. Especialista em Nutrição Parenteral e Enteral pela Sociedade Brasileira de Nutrição Parenteral e Enteral (SBNPE/BRASPEN), em Nutrição Clínica pela Associação Brasileira de Nutrição (ASBRAN) e em Administração Hospitalar pelo Instituto de Pesquisas Hospitalares. Tutora da Residência de Nutrição Clínica em Gastroenterologia do ICHC-FMUSP. Membro do Comitê de Falência Intestinal da SBNPE/BRASPEN

Maria de Lourdes Teixeira da Silva

Mestre em Medicina (Gastroenterologia) pelo Instituto Brasileiro de Estudos e Pesquisas de Gastroenterologia (IBEPEGE). Especialista em Nutrição Parenteral e Enteral pela Sociedade Brasileira de Nutrição Parenteral e Enteral (SBNPE/BRASPEN). Diretora do Grupo de Apoio de Nutrição Enteral e Parenteral (Ganep): Ganep – Nutrição Humana. Coordenadora das Equipes Multiprofissionais de Terapia Nutricional dos Hospitais Beneficência Portuguesa e Beneficência Portuguesa Mirante.

Maria Isabel Toulson Davisson Correia

Professora Titular Aposentada pela Faculdade de Medicina da Universidade Federal de Minas Gerais (FM-UFMG). Coordenadora da Equipe Eterna, Rede Mater Dei e Hospital Center.

Maria Tereza Ferrini (*in memoriam*)

Bióloga do Grupo de Apoio de Nutrição Enteral e Parenteral (Ganep): Ganep – Nutrição Humana.

Marília Cerqueria Leite Seelaender

Bióloga, Mestre e Doutora em Ciências (Fisiologia Geral e Humana) pela Universidade de São Paulo (USP). Pós-Doutorado em Metabolismo pela Universidade de Oxford, Reino Unido e em Bioquímica da Nutrição e Câncer na Universidade de Potsdam, Alemanha/Universidade de Barcelona, Espanha. Livre-Docência em Histologia e Embriologia pela USP. Atualmente é Professora Associada III no Departamento de Cirurgia da Faculdade de Medicina da Universidade de São Paulo (FMUSP). Chefe do Laboratório de Pesquisa em Cirurgia Experimental (LIM-26) do Hospital de Clínicas (HC) da FMUSP. Membro do *Board* (2020-2024) da Cancer Cachexia Society. Membro da Muhyiddin Ibn Arabi Society. Membro da Society on Cachexia, Sarcopenia Muscle Wasting. Membro da European Society for Parenteral and Enteral Nutrition (ESPEN). Vice-Coordenadora da Comissão de Pós-Graduação do Programa de Anestesiologia, Ciências Cirúrgicas e Medicina Perioperatória da USP. Ouvidora Geral da USP.

Melina Gouveia Castro

Médica Nutróloga pela Faculdade de Medicina da Universidade de São Paulo (FMUSP). Doutora em Ciências pela FMUSP. Especialista em Nutrição Parenteral e Enteral pela Sociedade Brasileira de Nutrição Parenteral e Enteral (SBNPE/BRASPEN).

Michele Grillo Barone

Nutricionista. Especialista em Nutrição Parenteral e Enteral pela Sociedade Brasileira de Nutrição Parenteral e Enteral (SBNPE/BRASPEN). Especialização em Nutrição Clínica pelo Centro Universitário São Camilo.

Natália Pelegrino Paulino

Nutricionista pela Universidade São Judas Tadeu (USJT). Pós-Graduação em Nutrição Clínica pelo Grupo de Apoio de Nutrição Enteral e Parenteral (Ganep): Ganep – Nutrição Humana. Especialista em Nutrição Parenteral e Enteral pela Sociedade Brasileira de Nutrição Parenteral e Enteral (SBNPE/BRASPEN). Nutricionista Clínica na Unidade de Terapia Intensiva (UTI) do Hospital Alemão Oswaldo Cruz.

Nelson Vinicius Melo Andrade

Professor Auxiliar Convidado da Faculdade de Medicina da Universidade do Porto. Investigador Júnior da Rede de Química e Tecnologia/Laboratório Associado para a Química Verde (REQUIMTE/LAQV). Atua no Grupo Metabesity do i3S e colabora com instituições nacionais e internacionais em Portugal, Brasil, Bélgica e Reino Unido. Leciona em cursos de Pós-Graduação e Formação Contínua, além de orientar alunos de Licenciatura, Mestrado e Doutorado. Participa ativamente no Projeto COBY4HEALTH, com foco em estudos *in vitro*, *in vivo* e *ex vivo*. Tem experiência em Técnicas Avançadas de Biologia Molecular, Metabolismo e Bioquímica. Atua nas áreas de Síndrome Metabólica, Obesidade, Diabetes, Câncer e Dermatologia, com ênfase em Sustentabilidade e Reaproveitamento de Subprodutos Alimentares.

Patrícia Mara Realino Guaitoli

Nutricionista pela Universidade Federal de Viçosa (UFV). Especialista em Terapia Nutricional pela Sociedade Brasileira de Nutrição Parenteral e Enteral (SBNPE/BRASPEN). Especialista em Nutrição Clínica pelo Grupo de Apoio de Nutrição Enteral e Parenteral (Ganep): Ganep – Nutrição Humana.

Patrícia Zamberlan

Pós-Doutorado pelo Departamento de Pediatria da Faculdade de Medicina da Universidade de São Paulo (FMUSP). Nutricionista Supervisora da Equipe Multiprofissional de Terapia Nutricional (EMTN) do Instituto da Criança e do Adolescente do Hospital das Clínicas da FMUSP (ICr-HC-FMUSP). Preceptora da Residência Multiprofissional do HC-FMUSP.

Paulo César Ribeiro

Mestre em Cirurgia pela Faculdade de Ciências Médicas da Santa Casa de São Paulo (FCMSCSP). Responsável pela Equipe Multiprofissional de Terapia Nutricional (EMTN) do Hospital Sírio-Libanês. Especialista em Medicina Intensiva pela Associação de Medicina Intensiva Brasileira (AMIB). Especialista em Nutrição Parenteral e Enteral pela Sociedade Brasileira de Nutrição Parenteral e Enteral (SBNPE/BRASPEN).

Pedro Henrique Rigotti Soares

Médico Intensivista pela Associação de Medicina Intensiva Brasileira (AMIB). Intensivista do Hospital Nossa Senhora Conceição (HNSC), do Departamento de Medicina Interna da Universidade do Vale do Rio dos Sinos (Unisinos).

Philippe Marteau

Chefe do Departamento Médico-Cirúrgico de Patologia Digestiva do Hospital Lariboisière, França.

Priscila Garla

Nutricionista. Especialista em Terapia Intensiva Multidisciplinar pela Faculdade de Medicina de Marília (FAMEMA). Especialista em Nutrição Clínica pelo Grupo de Apoio de Nutrição Enteral e Parenteral (Ganep): Ganep – Nutrição Humana. Mestre pelo Departamento de Gastroenterologia da Faculdade de Medicina da Universidade de São Paulo (FMUSP). Tutora Científica do Ganep Educação.

Raquel Susana Matos de Miranda Torrinhas

Bióloga. Mestre e Doutora em Ciências em Gastroenterologia pela Faculdade de Medicina da Universidade de São Paulo (FMUSP). Responsável pelo Laboratório de Nutrição e Cirurgia Metabólica do Aparelho Digestivo do Departamento de Gastroenterologia (LIM 35 – Metanutri) do Hospital de Clínicas da FMUSP (HC-FMUSP).

Renata Cristina Campos Gonçalves

Nutricionista. Especialista em Terapia Nutricional pela Sociedade Brasileira de Nutrição Parenteral e Enteral (SBNPE/BRASPEN). Especialização em Terapia Nutricional e Nutrição Clínica, Ciências Biológicas e Docência no Ensino Superior. Coordenadora de Cursos no Grupo de Apoio de Nutrição Enteral e Parenteral (Ganep): Ganep – Nutrição Humana.

Roger Bongestab

Médico-Cirurgião Titular do Colégio Brasileiro de Cirurgiões, com atuação em Cirurgia Bariátrica. Nutrólogo Especialista em Terapia Nutricional pela Sociedade Brasileira de Nutrição Parenteral e Enteral (SBNPE/BRASPEN). Coordenador Clínico Nacional da Equipe Multiprofissional de Terapia Nutricional (EMTN) Grupo Athena Saúde. Coordenador Clínico da EMTN no Hospital Evangélico de Vila Velha, ES. Professor de Nutrologia da Pós-Graduação do Hospital Israelita Albert Einstein.

Ronaldo Sousa Oliveira Filho

Medical Scientific Affairs – Nestlé Health Science. Mestre em Ciências em Gastroenterologia pela Faculdade de Medicina da Universidade de São Paulo (FMUSP). Especialista em Terapia Nutricional pela Sociedade Brasileira de Nutrição Parenteral e Enteral (SBNPE/BRASPEN). *Master and Business Administration* (MBA) em Gestão em Saúde pelo Centro Universitário São Camilo. Especialização em Terapia Nutricional pelo Grupo de Apoio de Nutrição Enteral e Parenteral (Ganep): Ganep – Nutrição Humana. Aprimoramento em Nutrição Hospitalar no Hospital Universitário (HU) da USP.

Rosângela Passos de Jesus

Professora Titular da Escola de Nutrição da Universidade Federal da Bahia (UFBA). Pós-Doutorado pela Universidade de Worcester, Reino Unido. Doutora em Ciências da Saúde pela Faculdade de Medicina da Universidade de São Paulo (FMUSP). Mestre em Nutrição pela Escola Paulista de Medicina da Universidade Federal de São Paulo (EPM-Unifesp). Especialista em Nutrição Clínica Funcional pela Universidade Cruzeiro do Sul, SP. Líder do Núcleo de Pesquisa Nutrição e Doenças Crônicas (NUPEN-DC), certificado pelo Conselho Nacional de Pesquisa (CNPq).

Samantha Longhi Simões de Almeida

Médica Intensivista. Especialista pela Associação de Medicina Intensiva Brasileira (AMIB). Pós-Graduação em Terapia Nutricional pelo Grupo de Apoio de Nutrição Enteral e Parenteral (Ganep): Ganep – Nutrição Humana. Especialista em Nutrição Parenteral e Enteral pela Sociedade Brasileira de Nutrição Parenteral e Enteral (SBNPE/BRASPEN). Supervisora da Unidade de Terapia Intensiva (UTI) Ala Oeste do Hospital Samaritano de São Paulo.

Sandra Regina Justino

Nutricionista pela Universidade Federal do Paraná (UFPR). Doutora em Ciências pela Universidade Federal de São Paulo (Unifesp). Especialista em Nutrição Clínica pela UFRP. Especialista em Administração Hospitalar pela UFPR/Centro Universitário São Camilo, SP. Especialista em Nutrição Parenteral e Enteral pela Sociedade Brasileira de Nutrição Parenteral e Enteral (SBNPE/BRASPEN). Professora Convidada do Programa de Residência Multiprofissional em Atenção Hospitalar no Complexo do Hospital de Clínicas da UFPR (CHC/UFPR). Professora de Pós-Graduação na Disciplina de Terapia Nutricional do Paciente Crítico. Longa experiência na Assistência Nutricional ao Paciente Crítico Adulto no CHC/UFPR.

Simone Teixeira Fortes

Farmacêutica Clínica pela Universidade do Chile. Especialista em Nutrição Parenteral e Enteral pela Sociedade Brasileira de Nutrição Parenteral e Enteral (SBNPE/BRASPEN). Farmacêutica Diretora e Proprietária da Distribuidora de Materiais e Medicamentos Hospitalares Consima.

Simone Vasconcelos Generoso

Nutricionista. Doutora em Ciências de Alimentos pela Universidade Federal de Minas Gerais (UFMG). Especialista em Nutrição Clínica pelo Grupo de Apoio de Nutrição Enteral e Parenteral (Ganep): Ganep – Nutrição Humana. Professora Associada do Curso de Nutrição da Escola de Enfermagem da UFMG. Experiência na área de Nutrição Clínica, com autação principalmente nos seguintes temas: Prebióticos, Probióticos e Simbióticos; Permeabilidade Intestinal, Mucosite e Câncer. Integrante da Rede Mineira de Pesquisa Translacional em Imunobiológicos e Imunofármacos no Câncer (REMITRIBIC) da Fundação de Amparo à Pesquisa do Estado de Minas Gerais (FAPEMIG). Líder do Grupo de Pesquisa em Nutrição Clínica e Experimental (PENCE). Bolsista de produtividade 2 do Conselho Nacional de Pesquisa (CNPq).

Táki Athanássios Cordás

Coordenador de Assistência Clínica do Instituto de Psiquiatria do Hospital das Clínicas da Faculdade de Medicina da Universidade de São Paulo (HC-FMUSP). Coordenador de Programa de Transtornos Alimentares (AMBULIM) do Instituto de Psiquiatria do HC-FMUSP (IPq-HC-FMUSP). Professor dos Programas de Pós-Graduação do Departamento de Psiquiatria da USP, Fisiopatologia Experimental da FMUSP e Neurociências e Comportamento do Instituto de Psicologia da USP (IPUSP).

Tarik Olivar de Nunes Valente

Médico pela Universidade Federal do Pará (UFPA). Residência em Cirurgia do Aparelho Digestivo pela Beneficência Portuguesa de São Paulo – Equipe Progastro. Especialização em Nutrição Clínica pelo Grupo de Apoio de Nutrição Enteral e Parenteral (Ganep): Ganep – Nutrição Humana. Mestre em Oncologia e Ciências Médicas pela UFPA.

Thais Regina Mezzomo

Nutricionista pela Pontifícia Universidade Católica do Paraná (PUCPR). Especialista em Terapia Nutricional com Treinamento em Serviço pela Universidade Federal do Paraná (UFPR) e em Nutrição Clínica Funcional e Fitoterapia pela PUCPR. Mestre em Segurança Alimentar e Nutricional pela UFPR. Doutora em Saúde da Criança e do Adolescente pela UFPR. Pós-Doutorado em Tocoginecologia pela Faculdade de Ciências Médicas da Universidade Estadual de Campinas (FCM-Unicamp). Experiência na área de Nutrição Clínica Hospitalar e Ambulatorial, em Docência, Coordenação de Curso de Graduação, Pós-Graduação e Pesquisa. Autora de diversos artigos científicos nacionais e internacionais e de livros na área da Saúde.

Vanessa Cassia de Oliveira Melo

Nutricionista pelas Faculdades Metropolitanas Unidas (FMU). Mestre em Ciências pela Faculdade de Saúde Pública da Universidade de São Paulo (FSP-USP). Atuou no Núcleo de Pesquisas Epidemiológicas em Nutrição e Saúde da USP (NUPENS-USP), com foco em Padrões Alimentares e Saúde Pública. Participou de estudos multicêntricos na área de Epidemiologia Nutricional. Experiência em pesquisa com Alimentação, Inflamação e Doenças Crônicas. Pesquisadora Voluntária no Laboratório de Nutrição e Cirurgia Metabólica do Aparelho Digestivo (LIM 35 – Metanutri) da Faculdade de Medicina da USP (FMUSP).

Viridiana Iavelberg

Graduação pela Faculdade de Medicina da Universidade Federal do Rio de Janeiro (UFRJ). Pós-Graduação em Terapia Nutricional Clínica e Hospitalar, Nutrologia e Medicina Esportiva. Certificada como *Applying Functional Medicine in Clinical Practice* (AFMCP) pelo Institute for Functional Medicine, Estados Unidos. Assistente do Grupo de Apoio de Nutrição Enteral e Parenteral (Ganep): Ganep – Nutrição Humana no Hospital Beneficência Portuguesa de São Paulo.

Viviane Chaer Borges

Nutricionista Clínica. Doutora em Ciências da Saúde pela Universidade Federal de São Paulo (Unifesp). Especialista em Terapia Nutricional Parenteral e Enteral pela Sociedade Brasileira de Nutrição Parenteral e Enteral (SBNPE/BRASPEN). Nutricionista Colaboradora da Associação Nacional de Atenção ao Diabetes (ANAD).

Viviane Cordeiro Veiga

Gerente Médica Executiva do Hospital Beneficência Portuguesa Mirante. Mestre e Doutora pela Universidade Estadual de Campinas (Unicamp). *Master and Business Administration* (MBA) Executivo em Saúde pela Fundação Getúlio Vargas (FGV). Presidente da Sociedade Paulista de Terapia Intensiva (SOPATI) – Gestão 2022/2023.

Apresentação da Série

É com grande satisfação que apresento o novo formato do nosso monumental tratado de *Nutrição Oral, Enteral e Parenteral na Prática Clínica*.

Somos gratos por termos participado ativamente de grande parte do desenvolvimento da terapia nutricional em nosso meio, sempre em companhia de ilustres profissionais de saúde – médicos, nutricionistas, enfermeiros e farmacêuticos –, muitos deles autores dos capítulos que compõem esta obra.

A disciplina de Nutrição tem avançado a passos largos, tornando imperativa a atualização desta obra, que se consagrou como referência fundamental nas Faculdades de Nutrição de todo o país.

Esta sexta edição representa uma modificação substancial com relação à anterior, publicada há oito anos. Em uma decisão conjunta com a Editora Atheneu, nossa parceira de longa data, transformamos o tratado de dois volumes, com mais de 1.300 páginas cada, em uma série de livros focados nas principais áreas que antes eram abrangidas em um único conjunto.

Esta nova apresentação não se limita a uma simples divisão. Novos capítulos foram cuidadosamente inseridos, abordando temas emergentes e relevantes para a prática clínica atual. A obra também recebeu um tratamento gráfico renovado, com um *design* agradável, que visa facilitar a leitura e o aprendizado rápido, por meio da redução do número de páginas e de referências em cada capítulo.

Pensando na otimização do aprendizado, incluímos **QR CODEs** em diversos pontos, que direcionam para informações complementares importantes, mas que não comprometem a fluidez do texto principal. Uma inovação significativa é a estruturação de cada capítulo, que agora se inicia com as **mensagens principais**, seguidas pelos **objetivos de aprendizado**. Sempre que pertinente, os capítulos são concluídos com um **pequeno caso clínico**, acompanhado de **perguntas de múltipla escolha e suas respectivas respostas**, permitindo ao leitor consolidar o conhecimento adquirido de forma prática e imediata.

Mantendo a tradição das edições anteriores, contamos com uma equipe de autores multidisciplinar de excelência, composta por especialistas nacionais e internacionais renomados em cada área abordada. Agradeço imensamente a todos os autores pela dedicação e entusiasmo com que acolheram as propostas de modificação, e aos novos colaboradores pela valiosa contribuição.

Gostaria de expressar minha profunda gratidão aos editores associados de cada volume desta série. Seu esforço dedicado à uniformização e ao aprimoramento da obra foi fundamental para a sua qualidade final.

Para a concretização deste projeto, contamos com a colaboração imprescindível da Dra. Ana Cristina Martinez, que desempenhou um papel crucial na organização da obra e na comunicação com os autores.

Meu sincero agradecimento ao Dr. Paulo Rzezinski, diretor médico da Editora Atheneu, pela amizade de longos anos e pelo seu contínuo entusiasmo em disseminar o conhecimento em Nutrição para os profissionais de saúde. Agradeço também ao seu filho, Dr. Daniel Rzezinski, que nos acolheu com carinho e colocou toda a equipe da Atheneu à nossa disposição, facilitando enormemente o desenvolvimento deste trabalho.

Por último, mas de importância incomensurável, agradeço à minha esposa e aos meus filhos, pelo apoio constante, compreensão e carinho incondicional.

É nosso grande anseio que esta nova publicação venha a somar esforços com todos os profissionais que dedicam sua atenção à Nutrição como um pilar fundamental para a promoção da saúde, a prevenção de doenças e o tratamento de diversas condições clínicas. Se esta obra contribuir significativamente para o avanço e o aprimoramento da prática da Nutrição Clínica, terá alcançado plenamente o seu propósito.

Dan Linetzky Waitzberg

Apresentação do Volume

Este primeiro volume da nova edição da obra *Nutrição Oral, Enteral e Parenteral na Prática Clínica* inaugura uma abordagem moderna e integrativa sobre os fundamentos da Nutrição e do metabolismo humano, com foco na aplicabilidade clínica.

Dividido em quatro partes – **Nutrientes, Nutrição e Metabolismo, Resposta Orgânica e Nutracêuticos e Alimentos Funcionais** –, o volume foi amplamente revisado para refletir os avanços científicos mais recentes, incorporar diretrizes atualizadas e incluir conceitos contemporâneos, como o papel da microbiota intestinal na regulação metabólica. Nesta edição, buscou-se, ainda, tornar o conteúdo mais sintético e didático, sem perda de profundidade ou aplicabilidade clínica. Objetivos de aprendizagem, tabelas-resumo e estudos de caso foram incluídos para facilitar a compreensão e apoiar a prática profissional.

A **Parte 1 – Nutrientes** reúne capítulos sobre a água, macronutrientes, fibras, vitaminas, minerais e compostos bioativos, com ênfase em sua estrutura, função e metabolismo, tanto na saúde quanto na doença.

A **Parte 2 – Nutrição e Metabolismo** amplia a compreensão das interações entre nutrientes e o organismo, abordando temas como digestão e absorção, controle do apetite, gasto energético, composição corporal, microbiota intestinal e alterações metabólicas em condições fisiológicas e patológicas.

A **Parte 3 – Resposta Orgânica** discute os mecanismos adaptativos do organismo diante de jejum, estresse, inflamação, infecção, sepse e intervenções terapêuticas, com foco nos impactos metabólicos e nutricionais desses processos.

Por fim, a **Parte 4 – Nutracêuticos e Alimentos Funcionais** apresenta o potencial de compostos bioativos e alimentos funcionais, como fitoquímicos, flavonoides, ômega-3 e isotiocianatos, na modulação metabólica, na prevenção de doenças e no suporte terapêutico.

Escrito por um corpo multidisciplinar de autores com sólida experiência acadêmica e prática clínica, a obra combina solidez científica, atualização e aplicabilidade. Destina-se a estudantes, nutricionistas, médicos e demais profissionais da saúde, oferecendo as bases teóricas e as ferramentas práticas necessárias para o raciocínio clínico e a tomada de decisões nutricionais com base em evidências.

Raquel Susana Matos de Miranda Torrinhhas
Maria de Lourdes Teixeira da Silva

Sumário

Introdução

Parte 1

Nutrientes

PARTE 2

Nutrição e Metabolismo

Parte 3

Resposta Orgânica

Parte 4

Nutracêuticos e Alimentos Funcionais

Introdução

Sessenta Anos de Terapia Nutricional – do Passado ao Futuro

José Mario Pimiento

Introdução

Fui honrado com a tarefa hercúlea de atualizar o capítulo "Sessenta Anos de Terapia Nutricional – do Passado ao Futuro", que serviu como introdução da edição anterior deste livro e foi escrito pelos Drs. Stanley J. Dudrick, J. Alexander Palensky e por mim. Desde já, trata-se de uma tarefa impossível, pois o referido capítulo é o mais abrangente resumo dos marcos históricos no desenvolvimento da terapia nutricional, redigido por um dos gigantes da medicina em seu estilo magistral. Por isso, recomendo fortemente ao leitor ler o capítulo anterior, abrindo o QR-CODE ao final das referências, e estudá-lo com atenção. Para este capítulo atualizado, meus objetivos são:

- Resumir alguns dos principais marcos históricos no desenvolvimento, no avanço e na aplicação clínica da terapia nutricional oral, enteral e parenteral.
- Apresentar brevemente o estado atual dessas três modalidades fundamentais da terapia nutricional, contribuindo para uma melhor compreensão das direções futuras da pesquisa e da prática clínica na área.

As limitações de espaço impedem uma abordagem abrangente e, desde já, cabem-se desculpas antecipadas, pois é impossível não omitir contribuições e avanços seminais que tornaram a terapia nutricional o vasto e complexo campo de conhecimento que conhecemos hoje.

Nutrição Oral

A nutrição oral é o objetivo primário para todos os pacientes e é essencial para a manutenção do estado nutricional em indivíduos geralmente saudáveis, não desnutridos e que enfrentam condições leves ou de baixo estresse fisiológico. Enfermeiros, nutricionistas e dietistas fornecem orientações especializadas e baseadas em evidências científicas para promover a saúde e reduzir o risco de doenças crônicas por meio da alimentação e da atividade física. Diretrizes alimentares, amplamente disponíveis em hospitais ao redor do mundo, enfatizam que as necessidades nutricionais devem ser atendidas, prioritariamente, por meio dos alimentos, que oferecem uma variedade de nutrientes e compostos benéficos.

Para algumas pessoas, especialmente idosos, alimentos fortificados e suplementos alimentares podem auxiliar no alcance das recomendações nutricionais que, de outra forma, não seriam atingidas. Entretanto, embora úteis em casos específicos, os suplementos não substituem uma dieta equilibrada.

Nos Estados Unidos, suplemento alimentar é definido como qualquer produto de ingestão oral que contenha um "ingrediente dietético" com a finalidade de complementar a alimentação. Esses ingredientes podem incluir vitaminas, minerais, ervas, plantas medicinais, aminoácidos, enzimas, extratos glandulares, tecidos de órgãos e metabólitos. Disponíveis em diversas formas de apresentação, esses produtos são classificados como uma categoria especial de alimento e não como medicamentos. A definição estadunidense de suplemento alimentar difere da adotada na Europa, em que o termo se aplica apenas a vitaminas e minerais, enquanto produtos fitoterápicos são regulados separadamente, como medicamentos ou remédios à base de plantas.

Avanços recentes na pesquisa em nutrição têm explorado como os nutrientes administrados por via enteral influenciam a função gastrointestinal em nível molecular. A era pós-genômica revelou que os nutrientes são capazes de impactar a expressão gênica, originando o campo da nutrigenômica. Essa área multidisciplinar – que integra bioquímica, fisiologia, nutrição e genômica – estuda as interações entre genes e nutrientes a nível molecular. O objetivo dos pesquisadores consiste em elaborar recomendações dietéticas personalizadas com base nos perfis genéticos individuais, com potencial para atenuar sintomas de doenças ou prevenir condições como câncer, diabetes e dislipidemias. Para além dos fatores genéticos individuais, o papel do microbioma – a comunidade de bactérias, protozoários e fungos que habitam o corpo humano – tem ganhado destaque crescente na compreensão da saúde e das doenças. Estudos têm analisado extensivamente a relação entre a composição do microbioma e fatores do hospedeiro, como alimentação, estresse e ambiente. Esse campo em expansão representa uma das mais empolgantes e promissoras fronteiras da nutrição clínica, ao oferecer *insights* valiosos sobre como estratégias nutricionais personalizadas podem otimizar os resultados em saúde.

Por fim, o movimento "Cuidado Nutricional como um Direito Humano Fundamental" tem destacado a necessidade de que a comunidade internacional, em colaboração com associações e sociedades de saúde em todo o mundo, reconheça formalmente que: "todas as pessoas devem ter acesso à alimentação e à terapia nutricional médica baseada em evidências, incluindo a nutrição e a hidratação artificiais. Nesse sentido, os pacientes hospitalizados e desnutridos devem obrigatoriamente ter acesso a triagem, diagnóstico e avaliação nutricional, acompanhados de uma terapia nutricional adequada e oportuna, com o objetivo de superar a morbimortalidade associada à desnutrição, além de reduzir os índices de desnutrição relacionada com doenças."

Nutrição Enteral

Ao longo das últimas sete décadas, observou-se um progresso significativo nas abordagens de nutrição enteral, que se tornaram cada vez mais sofisticadas, criativas e essenciais para a manutenção da vida. Nos últimos anos, os avanços em metodologias voltadas à preservação e ao salvamento da vida contribuíram para o aprimoramento do suporte nutricional em uma ampla variedade de pacientes.

Historicamente, o êxito da nutrição enteral como método seguro e eficaz de alimentação dependeu, sobretudo, do desenvolvimento de:

- Dispositivos e técnicas para acesso enteral.
- Formulações nutricionais específicas para diferentes condições clínicas.

De modo geral, nutrição enteral refere-se a qualquer método de fornecimento de nutrientes por meio de sondas introduzidas no trato gastrointestinal, com pontos de entrada que variam do esôfago ao reto. No entanto, na prática clínica moderna, o termo é empregado principalmente para designar a administração de nutrientes por meio sondas posicionadas no estômago, no duodeno ou na porção proximal do jejuno.

A **Tabela 1.1** apresenta os principais marcos históricos do desenvolvimento da nutrição enteral.

Tabela 1.1 Marcos históricos do desenvolvimento da nutrição enteral

Ano	Marcos históricos	Investigador(s)
1500 a.C	Administração retal de leite, soro de leite, vinho e caldos de cevada por meio de pequenos tubos amarrados a bexigas de animais.	Egípcios antigos (Heródoto)
400 a.C.	Administração retal de *ptsian*, oxímelo, hidromel, soro de leite, leite e vinho.	Hipócrates
100 a.C.	Enemas retais com caldo de cevada e trigo em pacientes que não podiam ser alimentados por via oral.	Lykos
50 a 25 a.C.	Enemas retais com cevada, trigo, leite, ovos e tutano de veado em pacientes com disenteria ou doenças gástricas.	Celso

(continua)

Tabela 1.1 Marcos históricos do desenvolvimento da nutrição enteral *(Continuação)*

Ano	Marcos históricos	Investigador(s)
1100 d.C.	Primeiras descrições e discussões sobre alimentação faríngea, esofágica e gástrica.	Diversos
1500	Tubos de prata e chumbo com múltiplos orifícios laterais introduzidos no esôfago para remoção de espinhas de peixe e outros corpos estranhos; posteriormente utilizados para alimentação.	Arculanus, Ryff, Scultetus
1598	Primeiro uso de um tubo oco conectado a uma bexiga de animal para introduzir líquido pela boca até o esôfago.	Capivacceus
1617	Uso de um pequeno tubo nasofaríngeo de prata introduzido na faringe ou esôfago superior para alimentar pacientes com tétano.	Aquapendente
1636	Uso de tubo transnasal de couro, flexível, para alimentar pacientes.	von Helmont
1776	Primeiro uso de uma seringa acoplada a um bougie oco ou a um cateter flexível com comprimento suficiente para transportar alimento até o estômago.	Hunter
1790	Primeiro uso de uma pele de enguia esticada sobre um obturador de barbatana de baleia flexível, inserido no estômago. A extremidade proximal era conectada a um pequeno tubo de madeira ligado a um reservatório feito com bexiga de animal. Este foi o primeiro uso da nutrição enteral com finalidade terapêutica.	Hunter
1803	Tubos gástricos e bombas utilizados para aspiração e alimentação na França, na Filadélfia e em Londres.	Dupuytren, Renault, Syng Physick, Astley Cooper
1837	Primeira inserção de tubo de gastrostomia em cães para fins de alimentação.	Egeberg
1849	Primeira inserção de tubo de gastrostomia em humanos – tentativa sem sucesso.	Sedillot
1858	Primeira alimentação no jejuno com dieta composta por ovos, farinha, carne e caldo de carne.	Busch
1876	Primeira gastrostomia bem-sucedida em humanos.	Verneuil

(continua)

Tabela 1.1 Marcos históricos do desenvolvimento da nutrição enteral *(Continuação)*

Ano	Marcos históricos	Investigador(s)
1878	Alimentação retal com uma mistura finamente moída de 2/3 de carne bovina e 1/3 de pâncreas suíno por 5 a 8 dias. Primeira jejunostomia bem-sucedida em humanos.	Brown-Sequard, Surmay
1881	Alimentação retal do presidente Garfield, que sobreviveu por 79 dias após ter sido baleado no abdome.	Bliss
1894	Técnica de gastrostomia padronizada.	Stamm
1895	Técnica de jejunostomia modificada – variação que continua sendo utilizada atualmente.	Eiselberg
1910	Desenvolvimento de uma sonda nasogástrica metálica com peso, capaz de ser passada até o duodeno.	Einhorn
1915	Desenvolvimento de uma sonda nasogástrica com peso, projetada para alcançar o jejuno.	Gross, Held
1918	Introdução do conceito de alimentação precoce no pós-operatório por meio de sonda de Rehfuss inserida profundamente no jejuno durante cirurgia gástrica. Primeira observação de preservação da peristalse do intestino delgado após cirurgia, mesmo com o estômago ainda inativo por dias.	Andresen
1939	Alimentação pós-operatória de pacientes por meio de método orogástrico-orojejunal, com as duas sondas amarradas lado a lado: a mais curta para descompressão gástrica e a mais longa para infusão jejunal de hidrolisado de caseína, glicose, sal e água. Posteriormente, foi desenvolvido um tubo sofisticado de duplo lúmen, projetado para ser introduzido pelo nariz, permitindo tanto a descompressão gástrica quanto a alimentação jejunal após gastroenterostomia.	Stengel, Ravdin, Abbott, Rawson
1940	Desenvolvimento de um tubo longo, com duplo lúmen e ponta com balão, destinado à alimentação abaixo de obstruções altas ou acima de obstruções baixas do intestino delgado, especialmente causadas por aderências.	Miller, Abbott

(continua)

Tabela 1.1 Marcos históricos do desenvolvimento da nutrição enteral *(Continuação)*

Ano	Marcos históricos	Investigador(s)
1942	Primeiro uso de uma gastrostomia cirurgicamente criada para inserção de tubo gástrico de descompressão e passagem de uma sonda jejunal para alimentação. Introdução da primeira fórmula comercial de nutrição enteral (Nutramigen®) para tratamento de crianças com alergias ou doenças intestinais.	Bisgard, Mead Johnson
1943	Alimentação jejunal com solução contendo 10% de hidrolisado de caseína, 10% de dextrose, vitaminas e sais minerais em pacientes debilitados antes da cirurgia ou durante radioterapia. Introdução de um trocarte no intestino delgado proximal para administrar leite, ovos, manteiga, açúcar, sal e água após reparo de vísceras lesionadas por ferimentos abdominais penetrantes em soldados russos na Segunda Guerra Mundial.	Elman, Panikov
1944	Balanço nitrogenado positivo alcançado em pacientes alimentados com dieta hipercalórica e rica em aminoácidos por meio da sonda Abbott-Rawson, após gastrectomia subtotal. O conceito de "hiperalimentação" foi introduzido para descrever a oferta máxima de nutrição enteral tolerável, principalmente em pacientes com câncer em estado debilitado.	Co Tui
1947	Requisitos nutricionais definidos para balanço nitrogenado em pacientes no pós-operatório alimentados por via enteral após cirurgia gástrica ou craniotomia (0,3 g de nitrogênio equivalente a 1,88 g de proteína e 30 a 46 kcal/kg/dia).	Riegel, Koop, Rhoads
1949	Necessidades de aminoácidos definidas para seres humanos.	Rose
1952	Resultados publicados para 103 pacientes alimentados por jejunostomia no pós-operatório.	Boles, Zollinger
1954	Resultados publicados para 240 pacientes alimentados por sonda durante um total de 7.000 dias de nutrição enteral, por períodos de 3 a 9 meses, incluindo 20 pacientes alimentados em domicílio. Cânulas metálicas foram utilizadas para introduzir pequenos cateteres de polietileno no jejuno, a cerca de 30 cm distalmente ao duodeno, em 75 pacientes submetidos à gastrectomia.	Pareira, MacDonald

(continua)

Tabela 1.1 Marcos históricos do desenvolvimento da nutrição enteral *(Continuação)*

Ano	Marcos históricos	Investigador(s)
1956	Fechamento não cirúrgico de fístulas duodeno-cutâneas em 11 de 11 pacientes com "cotos duodenais insuflados" após reconstrução tipo Billroth II, por meio de alimentação com sonda nasoentérica de pequeno calibre avançada profundamente no ramo eferente do jejuno.	Smith, Lee
1957 a 1970	*National Aeronautics and Space Administration* (NASA) conduziu uma série extensa, ordenada, racional e lógica de estudos nutricionais – especialmente em bioquímica de aminoácidos – culminando no desenvolvimento de dietas definidas e de baixo resíduo para possível uso em viagens espaciais. Esse trabalho serviu de base para o desenvolvimento comercial de dietas semelhantes com finalidade médica e impulsionou a nascente indústria de fórmulas enterais.	Greenstein, Winitz
1959	Dez anos de experiência com várias centenas de pacientes alimentados por meio de uma sonda de polietileno de pequeno calibre com um balão preenchido com mercúrio amarrado na extremidade, utilizando uma bomba mecânica para fornecer a mistura de forma lenta e contínua.	Barron, Fallis
1969	Dietas quimicamente definidas ("elementares" ou "dietas espaciais") introduzidas pela primeira vez por meio de sondas nasogástricas de polietileno de pequeno calibre ou via gastrostomia, oferecendo suporte nutricional completo a pacientes gravemente enfermos, com balanço nitrogenado positivo alcançado em alguns casos.	Stephens, Randall
1970	Estado nutricional e físico normal mantido em voluntários do sexo masculino alimentados exclusivamente com dietas líquidas quimicamente definidas durante seis meses.	Winitz
1980	Descrição da primeira técnica de inserção de gastrostomia endoscópica percutânea (PEG) e dos primeiros relatos de alimentação que utilizam esse método.	Gauterer, Ponsky

(continua)

Tabela 1.1 Marcos históricos do desenvolvimento da nutrição enteral *(Continuação)*

Ano	Marcos históricos	Investigador(s)
1980	Descrição da técnica de inserção de sonda de gastrostomia guiada por radiologia (PRG).	Preshaw
1989	Primeira experiência clínica com a técnica mais desafiadora de jejunostomia endoscópica percutânea (PEJ), destinada a pacientes com maior risco de aspiração.	Shike
1990	Alimentos para fins médicos especiais (*medical foods*) definidos pela Food and Drug Administration (FDA) dos Estados Unidos.	Talbot, USFDA
1994	O termo "suplemento alimentar", conforme utilizado nos Estados Unidos, foi definido por uma lei do Congresso com a promulgação do *Dietary Supplement Health and Education Act* (DSHEA): suplemento alimentar é qualquer produto ingerido por via oral que contenha um "ingrediente dietético" destinado a complementar a dieta.	USFDA
1997	Proposta do conceito de Recuperação Acelerada Pós-Cirúrgica (*Enhanced Recovery After Surgery* – ERAS).	Kehlet

USFDA: United States Food and Drug Administration.

Atualmente, a nutrição enteral é prescrita em uma frequência sem precedentes, tanto em ambientes hospitalares quanto domiciliares. O aumento de sua utilização nas últimas duas décadas deve-se, em parte, à realização de múltiplos ensaios clínicos controlados que identificaram os perfis de pacientes que mais se beneficiam dessa modalidade de alimentação. Além disso, os avanços nas formulações dietéticas, nas tecnologias de acesso enteral, nos métodos de infusão de nutrientes, na relação custo-benefício e na redução de complicações reforçaram o princípio de que a via enteral é a mais adequada para alimentar a maioria dos pacientes desnutridos com trato gastrointestinal funcional que não conseguem ingerir nutrientes de forma oral adequada. Desde a década de 1990, avanços significativos na terapia nutricional enteral surgiram, entre os quais se destaca a farmacoterapia nutricional, abordagem que utiliza nutrientes com efeitos farmacológicos além de seu valor nutricional, ou recorre ao uso de fármacos para potencializar a utilização de nutrientes e modificar o ambiente metabólico do paciente. Os exemplos incluem arginina, glutamina e ácidos graxos ômega-3.

A colocação de sondas de alimentação guiada por endoscopia ou radiologia tornou-se o padrão-ouro para a nutrição enteral de longa duração, por oferecer acesso mais seguro e com melhor custo-benefício ao estômago e ao jejuno, em comparação aos métodos cirúrgicos. Além disso, técnicas cirúrgicas minimamente invasivas são utilizadas em pacientes nos quais a abordagem percutânea não é viável. Essas inovações contribuíram de forma significativa para o aprimoramento do suporte nutricional clínico. Outra descoberta importante foi a constatação de que a presença de nutrientes no trato gastrointestinal estimula o crescimento e a função intestinal, beneficiando particularmente os pacientes com síndrome do intestino curto.

Atualmente, mais de 100 formulações comerciais para nutrição enteral estão disponíveis nos Estados Unidos, incluindo homogeneizados, emulsões, suspensões e pós que devem ser reconstituídos em água. Alimentos integrais processados em liquidificador também podem ser utilizados como opção para nutrição enteral.

Essas formulações apresentam ampla variação, sendo algumas desenvolvidas para suporte nutricional geral e outras especificamente adaptadas a condições metabólicas ou clínicas particulares.

A oferta de uma nutrição adequada exige avaliação cuidadosa da composição da dieta e dos métodos de administração. É fundamental que os profissionais de saúde apliquem seu conhecimento e experiência na escolha do suporte nutricional mais apropriado para cada paciente. A prática da nutrição enteral deve ser orientada pelo julgamento clínico, pela ética e pelo compromisso com o bem-estar do paciente e não por convicções pessoais, interesses financeiros ou práticas obsoletas. Diante dos recursos e do conhecimento disponíveis atualmente, não é mais aceitável que indivíduos incapazes de se alimentar pela via oral sofram de desnutrição ou inanição.

Nutrição Parenteral

Na década de 1950, a maioria dos profissionais da área clínica já reconhecia os impactos negativos da desnutrição sobre a morbidade, a mortalidade e os desfechos clínicos dos pacientes. No entanto, apenas uma pequena parcela de médicos e cirurgiões compreendia, de fato, a importância de oferecer suporte nutricional adequado a pacientes desnutridos. Durante a década de 1960, prevalecia a crença de que a alimentação intravenosa completa era impossível. Mesmo que fosse viável, considerava-se impraticável e, se fosse prática, julgava-se economicamente inviável. Naquela época, a nutrição parenteral total (NPT) era vista como um objetivo quase inatingível – comparável à busca pelo "Santo Graal" ou à solução do "Nó Górdio". Essa mentalidade impôs barreiras significativas de ignorância, preconceito e indiferença, que precisaram ser superadas.

A **Tabela 1.2** apresenta os principais marcos históricos que possibilitaram o desenvolvimento da nutrição intravenosa.

Tabela 1.2 Primeiros marcos históricos do desenvolvimento da nutrição parenteral total

Ano	Marcos históricos	Investigador(s)
1616	Descoberta da circulação sanguínea.	Harvey
1628	Primeiro relato publicado sobre a circulação do sangue.	Harvey
1658	Primeira injeção intravenosa em animais (cerveja, vinho e ópio).	Wren
1665	Transfusão de sangue de um animal vivo para outro (cães).	Lower
1665	Técnicas de acesso intravenoso e infusão descritas e ilustradas pela primeira vez (*Clysmatica Nova*).	Escholtz
1667	Transfusão de sangue de um animal (ovelha) para um homem.	Lower/Denis
1678	Infusão intravenosa de azeite, vinagre, sais e urina em um cão.	Courten
1818	Transfusão de sangue de humano para humano.	Blundell
1831	Infusão intravenosa de água e solução salina em humanos para tratamento bem-sucedido da cólera.	Latta
1843	Infusão intravenosa de açúcar em animais.	Bernard
1859	Infusão intravenosa de clara de ovo, leite e outros alimentos em animais (coelhos).	Bernard
1869	Injeção subcutânea de gordura em animais (cães).	Menzel/Perco
1870	Técnicas assépticas e antissépticas para cirurgia em humanos.	Lister
1873	Infusão intravenosa de leite em humanos para tratamento da cólera (2 de 3 pacientes sobreviveram).	Hodder
1876	Injeção subcutânea de leite em humanos para nutrição.	Whittaker
1877	Descoberta dos microrganismos e da relação microbiana com infecções.	Pasteur
1887	Infusão intravenosa de sacarose em humanos para tratamento de choque.	Landerer

(continua)

Tabela 1.2 Primeiros marcos históricos do desenvolvimento da nutrição parenteral total *(Continuação)*

Ano	Marcos históricos	Investigador(s)
1891	Infusão intravenosa de solução salina em humanos para tratamento de choque.	Matas
1895	Descoberta da função coloidosmótica das proteínas plasmáticas.	Starling
1896	Infusão intravenosa de glicose em humanos.	Biedl/Kraus
1901	Descoberta dos três primeiros dos quatro grupos sanguíneos humanos.	Landsteiner
1904	Injeção subcutânea de peptona, gordura, glicose e eletrólitos em humanos para nutrição parenteral.	Friedrich
1907	Descoberta do quarto grupo sanguíneo e classificação dos quatro grupos.	Jansky
1911	Infusão intravenosa de glicose no pós-operatório em humanos para fins nutricionais.	Kausch
1912	Descoberta das vitaminas (amines vitais) como nutrientes essenciais.	Funk
1913	Injeção intramuscular de tiamina (extrato de levedura) para tratamento de polineurite em pombos.	Funk
1913	Infusão intravenosa de proteínas hidrolisadas em animais (cabras), com demonstração de sua utilização nutricional.	Henriques/Andersen
1913	Infusão intravenosa de proteínas hidrolisadas em animais (cães), com demonstração de sua utilização nutricional.	Van Slyke/Meyer
1915	Infusão intravenosa de gordura em animais, com demonstração de sua utilização nutricional.	Murlin/Riche
1915	Demonstração da taxa de utilização da glicose intravenosa em humanos (0,85 g de glicose/kg/hora).	Woodyatt/Sansum/ Wilder
1918	Infusão intravenosa de suco de laranja em humanos para tratamento do escorbuto.	Hess/Unger
1920	Infusão intravenosa de gordura emulsificada em humanos.	Yamakawa
1923	Descoberta da causa dos pirógenos em água estéril.	Seibert

(continua)

Tabela 1.2 Primeiros marcos históricos do desenvolvimento da nutrição parenteral total *(Continuação)*

Ano	Marcos históricos	Investigador(s)
1924	Primeira infusão intravenosa contínua de glicose em humanos.	Matas
1932	Transfusão de soro humano em humanos.	Kunz
1932	Descrição do aumento das perdas de nitrogênio na urina decorrentes da resposta catabólica a traumas graves em membros, observada em animais e humanos.	Cuthbertson
1934	Infusão intravenosa de proteínas plasmáticas em cães e humanos, com demonstração de sua utilização metabólica.	Holman/Mahoney/Whipple
1934	Identificação dos aminoácidos essenciais para o crescimento em ratos.	Rose
1935	Primeira infusão intravenosa de emulsões de óleo de algodão em humanos.	Holt
1938	Identificação dos aminoácidos essenciais e de suas necessidades no organismo humano.	Rose
1939	Demonstração da utilização de aminoácidos provenientes de caseína hidrolisada infundida por via intravenosa em humanos.	Elman/Weiner
1940	Demonstração da utilização de aminoácidos cristalinos infundidos por via intravenosa em humanos.	Shohl/Blackfan/Dennis
1944	Infusão por veia periférica de dextrose hipertônica, insulina e proteína plasmática em pacientes cirúrgicos de alto risco.	Dennis
1944	Primeira alimentação intravenosa completa (água, salina, gordura, carboidrato, aminoácidos) durante cinco dias em um lactente de cinco meses com doença de Hirschsprung.	Helfrick/Abelson
1945	Infusão intravenosa por veia periférica de emulsões de gordura, dextrose e hidrolisado proteico em humanos.	McKibbin/Hegsted/Stare
1945	Desenvolvimento dos primeiros cateteres de polietileno para infusões intravenosas em humanos.	Zimmermann

(continua)

Tabela 1.2 Primeiros marcos históricos do desenvolvimento da nutrição parenteral total *(Continuação)*

Ano	Marcos históricos	Investigador(s)
1946	Infusão intravenosa de proteínas plasmáticas em humanos, com demonstração de balanço nitrogenado positivo.	Albright/Forbes/ Reifenstein
1947	Disponibilização comercial do primeiro hidrolisado proteico intravenoso na Europa.	Wretlind
1948	Infusão intravenosa de emulsões de óleo de algodão em cães.	Meng/Freeman
1949	Desenvolvimento da primeira técnica de infusão contínua de nutrientes por via intravenosa de longa duração em cães.	Rhode/Parkins/Vars

O primeiro desafio consistiu em formular todos os nutrientes essenciais em uma composição compatível que pudesse ser administrada com segurança por via intravenosa a pacientes criticamente enfermos. Em seguida, foi necessário demonstrar, por meio de experimentos laboratoriais, que essa solução, associada a um sistema de infusão seguro e eficaz, seria capaz de fornecer, em quantidades adequadas, todos os nutrientes essenciais para a manutenção de animais por longos períodos. Caso os estudos em animais fossem bem-sucedidos, essas técnicas e tecnologias poderiam então ser adaptadas para uso seguro e efetivo em seres humanos.

Um dos principais pioneiros na superação desses desafios foi o Dr. Stanley J. Dudrick, residente de cirurgia na Universidade da Pensilvânia. Trabalhando no laboratório do Dr. Jonathan Rhoads, em colaboração com o Dr. Harry Vars, PhD, Dudrick desenvolveu um modelo experimental para alimentar filhotes da raça Beagle exclusivamente por via intravenosa. Com engenhosidade, persistência e experimentação rigorosa, ele obteve resultados revolucionários: os filhotes, com apenas oito semanas de vida, cresceram e se desenvolveram por longos períodos – variando de 72 a 256 dias – na mesma taxa daqueles alimentados por via oral. Após esse sucesso marcante, a NPT foi aplicada em seres humanos. Seis pacientes gravemente desnutridos, com quadros gastrointestinais complexos, foram alimentados exclusivamente por via intravenosa durante períodos que variaram de 15 a 48 dias. Em 1967, no Hospital Infantil da Filadélfia, o primeiro bebê humano foi alimentado exclusivamente por via venosa durante 22 meses, marco histórico na medicina.

A **Tabela 1.3** apresenta, em ordem cronológica, os principais marcos no desenvolvimento da NPT.

Tabela 1.3 Marcos históricos modernos do desenvolvimento da nutrição parenteral total

Ano	Marcos históricos	Investigador(s)
1952	Primeira descrição da punção venosa percutânea da subclávia para transfusão rápida em vítimas de guerra gravemente feridas.	Aubaniac
1952	Demonstração de que a infusão intravenosa de proteína plasmática em cães alimentados com dieta isenta de proteína pode sustentar o crescimento.	Allen/Stemmer/Head
1959	Demonstração de que a razão ideal entre calorias não proteicas e nitrogênio é de 150:1 em humanos.	Moore
1961	Desenvolvimento da primeira emulsão lipídica intravenosa segura, padronizada e estável (óleo de soja estabilizado por fosfatídeos de ovo).	Schuberth/Wretlind
1962	Uso de diuréticos como adjuvantes para eliminação do excesso de água utilizada como veículo na nutrição parenteral.	Rhoads
1965	Alcance de balanço nitrogenado positivo por meio da infusão de soluções nutritivas em alto volume associadas ao uso de diuréticos por via periférica em humanos.	Rhoads *et al.*
1966	Demonstração de crescimento e desenvolvimento normais em filhotes da raça Beagle submetidos à nutrição parenteral total por via venosa central.	Dudrick/Vars/Rhoads
1966	Cateterismo percutâneo infraclavicular da veia subclávia para monitoramento da pressão venosa central em humanos.	Mogil/DeLaurentis/Rosemond
1968	Crescimento e desenvolvimento normais em um lactente alimentado exclusivamente por nutrição parenteral total por via central; primeira utilização de filtro intravenoso em linha.	Dudrick/Wilmore
1968	Primeira técnica abrangente para administração prolongada de nutrição parenteral total em humanos.	Dudrick/Wilmore/Vars/Rhoads
1968	Primeiro paciente mantido exclusivamente por nutrição parenteral total domiciliar durante seis meses.	Dudrick/Steiger

(continua)

Tabela 1.3 Marcos históricos modernos do desenvolvimento da nutrição parenteral total *(Continuação)*

Ano	Marcos históricos	Investigador(s)
1975	Fundação da American Society for Parenteral and Enteral Nutrition (ASPEN) em Chicago, tendo o Dr. Stanley J. Dudrick como seu primeiro presidente.	ASPEN
1978	Relatos de pacientes pediátricos, incluindo neonatos, em nutrição parenteral total domiciliar.	Ament
1979	Criação da European Society for Parenteral and Enteral Nutrition (ESPEN), atualmente conhecida como European Society for Clinical Nutrition and Metabolism.	ESPEN
1998	Infusões lipídicas com óleo de peixe aprovadas para uso na Europa.	
2018	Food and Drug Administration aprova o uso de triglicerídeos de óleo de peixe por via intravenosa.	

Ao longo dos últimos 60 anos, o desenvolvimento bem-sucedido e a aplicação clínica da NPT exigiram avanços significativos em diversas áreas.

1. Prova de conceito: demonstrar que todos os nutrientes essenciais para o crescimento e desenvolvimento normais podem ser administrados por via intravenosa, por períodos prolongados, tanto em animais quanto em seres humanos.
2. Validação clínica: comprovar que a NPT é capaz de promover balanço nitrogenado positivo, ganho de peso, cicatrização de feridas, redução da morbidade e da mortalidade, entre outros desfechos clínicos favoráveis em pacientes criticamente enfermos.
3. Desenvolvimento de formulações: criação de uma variedade de soluções parenterais de macronutrientes e micronutrientes, adaptadas tanto para o suporte nutricional padrão quanto especializado, abrangendo todas as faixas etárias.
4. Avanços no acesso venoso: desenvolvimento de técnicas seguras e eficazes de cateterização venosa central e infusão intravenosa de longa duração para suporte nutricional, ressuscitação e administração de medicamentos.
5. Inovações tecnológicas em sistemas de infusão: impulsionamento de uma revolução no desenvolvimento de bombas de infusão, alarmes, dispositivos de segurança, servomecanismos e sistemas de administração miniaturizados, portáteis e altamente precisos.
6. Desenvolvimento de equipamentos avançados de infusão: estímulo à criação de bolsas para fluidos intravenosos, tubos de infusão, conjuntos

de administração, *port-a-cath* implantáveis e *kits* de inserção especializados para atender às diversas necessidades dos pacientes.

7. Avanços farmacêuticos: introdução de sistemas de preparo automatizados e computadorizados, técnicas estéreis de manipulação e maior compreensão sobre a compatibilidade entre nutrientes e as interações entre nutrientes e medicamentos.
8. Consolidação da nutrição clínica como especialidade: promoção da farmacologia clínica e do suporte nutricional dentro da profissão farmacêutica, levando à formação especializada de farmacêuticos e técnicos em preparação de soluções.
9. Colaboração interdisciplinar: criação de equipes multidisciplinares de suporte nutricional para otimizar o cuidado ao paciente.
10. Formação de sociedades profissionais: inspiração para a criação de organizações profissionais globais, incluindo a American Society for Parenteral and Enteral Nutrition (ASPEN), European Society for Clinical Nutrition and Metabolism (ESPEN), Parenteral and Enteral Nutrition Society of Asia (PENSA), Latin American Federation of Parenteral and Enteral Nutrition (FELANPE), Polish Society of Parenteral Nutrition and Enteral Metabolism (POLSPEN) e a Sociedade Brasileira de Nutrição Parenteral e Enteral (SBNPE), com o objetivo de promover a ciência da nutrição e sua aplicação clínica em escala mundial.
11. Terapia de repouso intestinal: demonstração de que a NPT, combinada ao repouso intestinal, pode ser eficaz no manejo de condições gastrointestinais específicas.
12. Reconhecimento do papel da nutrição nos desfechos clínicos: comprovação, de forma inequívoca, de que a nutrição adequada é fundamental para reduzir a morbidade e a mortalidade, além de melhorar os desfechos clínicos em pacientes criticamente enfermos.
13. Avanços na nutrição enteral: incentivo ao crescente interesse pela nutrição enteral como método complementar ou alternativo de alimentação para pacientes com trato gastrointestinal funcional.
14. Análise de custo-benefício e desenvolvimento de políticas: incentivo à pesquisa sobre custo-efetividade, análise de risco-benefício, políticas regulatórias, padrões de cuidado, estratégias de reembolso e considerações éticas no suporte nutricional.
15. Soluções nutricionais personalizadas: desenvolvimento de formulações especializadas para insuficiência renal, encefalopatia hepática, insuficiência pulmonar, modulação imunológica e falência intestinal.
16. Manejo da falência intestinal: avanço na *expertise* clínica voltada ao manejo da falência intestinal, culminando na criação de unidades e serviços especializados em nutrição parenteral, incluindo suporte à realização de transplante intestinal.
17. Apoio à reabilitação em longo prazo: expansão de programas de reabilitação para pacientes que necessitam de nutrição parenteral ou enteral prolongada, com integração de serviços de apoio psicológico, emocional, social, econômico, ocupacional e educacional.

18. Terapia nutricional médica ("nutracêuticos"): consolidação do conceito de alimentos médicos utilizados como agentes terapêuticos no tratamento de doenças e condições específicas.
19. Compreensão da nutrição como medicina celular: mudança de paradigma que abandona a visão da nutrição clínica como mero "fornecimento alimentar", passando a reconhecê-la como ferramenta moduladora da bioquímica celular, da imunologia e da função metabólica.
20. Estabelecimento de normas e diretrizes: desenvolvimento de boas práticas, protocolos de segurança e padrões de competência para a terapia nutricional ideal em diferentes cenários clínicos.
21. Expansão da nutrição parenteral domiciliar (NPD): viabilização do suporte nutricional ambulatorial e de longo prazo no domicílio, impulsionando o crescimento da indústria de cuidados em casa e da terapia ambulatorial.
22. Integração do ensino de nutrição: ênfase na necessidade de educação nutricional fundamental e continuada nas escolas médicas e programas de formação de pós-graduação.
23. Certificação profissional: criação de programas de credenciamento para certificar especialistas em diversas áreas da saúde.

O desenvolvimento da nutrição parenteral total representa um dos avanços médicos mais significativos do século passado. Por meio da inovação contínua, da colaboração interdisciplinar e da constante evolução da ciência nutricional, o futuro da nutrição clínica permanece promissor e sem limites.

Conclusão

Ao concluir este capítulo, as seguintes afirmações mostram-se apropriadas e plenamente justificadas: a nutrição parenteral total de longa duração foi introduzida com sucesso como uma técnica de alimentação clínica segura e eficaz há mais de 60 anos. Desde então, tem desempenhado um papel fundamental na preservação de inúmeras vidas e demonstrado, de forma clara, a importância crítica de uma nutrição adequada para a obtenção de desfechos clínicos ideais em pacientes cirúrgicos de todas as idades. Esse reconhecimento levou a um aumento significativo no uso da alimentação enteral para pacientes cuja ingestão oral é insuficiente para manter o estado nutricional e o funcionamento metabólico adequados. Notavelmente, a NPT também serviu como impulso inicial para a fundação da ASPEN, bem como de outras organizações ao redor do mundo dedicadas ao suporte nutricional.

O suporte nutricional enteral é uma solução viável para pacientes que não conseguem ou não desejam consumir nutrientes adequadamente por via oral. Os avanços na tecnologia médica melhoraram o acesso ao estômago e ao intestino delgado, ao mesmo tempo que proporcionaram uma ampla variedade de formulações adaptadas a diferentes condições gastrointestinais. A evolução contínua e o aperfeiçoamento das técnicas de nutrição enteral são promissores, oferecendo possibilidades

que parecem não ter limites. Quando o trato gastrointestinal está funcional e pode ser utilizado com segurança, a nutrição enteral deve ser incorporada – ao menos em parte – para atender às necessidades nutricionais e metabólicas de pacientes que não conseguem ingerir nutrientes em quantidade suficiente de forma natural. Com os avanços em recursos, tecnologia e técnicas ao longo dos últimos 60 anos, já não é mais aceitável, no século XXI, que indivíduos que não podem alimentar-se normalmente – ou de forma alguma – sofram de desnutrição ou inanição.

Bibliografia

Aljasir S, Eid NMS, Volpi EV, Tewfik I. Nutrigenomics-guided lifestyle intervention programmes: a critical scoping review with directions for future research. Clin Nutr ESPEN. 2024; 64:296-306.

Cardenas D, Correia MITD, Ochoa JB, Hardy G, Rodriguez-Ventimilla D, Bermúdez CE, et al. Clinical nutrition and human rights. an international position paper. Nutr Clin Pract. 2021;36(3):534-44.

Cox TO, Lundgren P, Nath K, Thaiss CA. Metabolic control by the microbiome. Genome Med. 2022;14(1):80.

Dudrick SJ. Early developments and clinical applications of total parenteral nutrition. JPEN J Parenter Enteral Nutr. 2003;27(4):291-9.

Dudrick SJ, Palesty JA. Historical highlights of the development of enteral nutrition. Surg Clin North Am. 2011(4):945-64,

Dudrick SJ, Palesty JA. Historical highlights of the development of total parenteral nutrition. Surg Clin North Am. 2011;91(3):693-717.

Dudrick SJ, Palesty JA, Pimiento JM. Sessenta anos de terapia nutricional – do passado ao futuro. In: Waitzberg DL (ed.). Nutrição oral, enteral e parenteral na prática clínica. 5 ed. Rio de Janeiro: Atheneu; 2017.

Epp L, Blackmer A, Church A, Ford I, Grenda B, Larimer C, et al. Blenderized tube feedings: practice recommendations from the American Society for Parenteral and Enteral Nutrition. Nutr Clin Pract. 2023;38(6):1190-219.

Joly F, Dray X, Corcos O, Barbot L, Kapel N, Messing B. Tube feeding improves intestinal absorption in short bowel syndrome patients. Gastroenterology. 2009;136(3):824-31.

Meine MC, Tusato IH, Hoffmeister N, Meine GC. Percutaneous radiologic gastrostomy versus percutaneous endoscopic gastrostomy for enteral feeding: a systematic review and meta-analysis. JPEN J Parenter Enteral Nutr. 2024;48(6):667-77.

Ramai D, Toy G, Fang J. Endoscopy in enteral nutrition and luminal therapies. J Clin Gastroenterol. 2025;59(5):405-11.

Stohs SJ, Dudrick SJ. Nutritional supplements in the surgical patient. Surg Clin North Am. 2011; 91(4):933-44.

Escaneie o QR-CODE ou clique nele para acessar o capítulo Introdução da edição anterior.

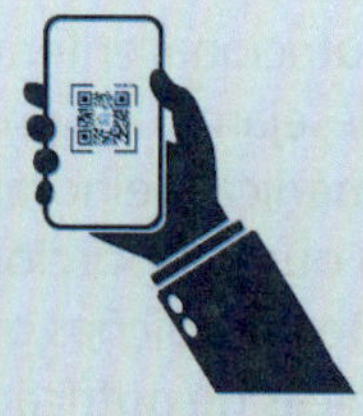

Parte 1

Nutrientes

1

Água e Metabolismo, na Saúde e na Doença

Juliana de A. Pastore Silva ◆ Ana Cristina Martinez ◆
Dan Linetzky Waitzberg ◆ Raquel Susana Matos de Miranda Torrinhas

Mensagens Principais

- ❑ Compondo cerca de 70% a 75% da massa magra e 10% a 40% da massa gorda, a água distribui-se entre os compartimentos intra e extracelular.
- ❑ O equilíbrio entre ingestão e perda de água — por urina, sudorese, fezes e respiração — é fundamental para evitar tanto a desidratação quanto a hiper-hidratação.
- ❑ Uma hidratação adequada contribui positivamente para condições como constipação funcional, doenças cardiovasculares e diabetes, enquanto a desidratação pode agravar doenças renais, metabólicas e cognitivas.
- ❑ Marcadores como osmolaridade plasmática, volume urinário e peso corporal, isolados ou combinados, são ferramentas essenciais para monitorar o estado de hidratação.
- ❑ Diagnosticar e tratar a desidratação pode ser fundamental para prevenir complicações e melhorar os desfechos de diversas condições de saúde.

Objetivo

- A água é a substância mais abundante na Terra e no organismo. Composta por oxigênio e hidrogênio, é essencial para a vida, pois todos os processos metabólicos ocorrem em meio aquoso. Este capítulo tem como objetivo discutir as funções da água na saúde e na doença, além de apresentar formas de reposição e estratégias para manter o equilíbrio hídrico do organismo.

Funções da Água

A água desempenha várias funções essenciais no organismo: atua como transportadora de nutrientes, enzimas, hormônios e células sanguíneas, facilitando o metabolismo e as funções celulares; funciona como um excelente solvente, permitindo a diluição de compostos e auxiliando na excreção de toxinas; serve como lubrificante, formando fluidos que protegem articulações e mucosas, além de facilitar secreções como saliva e sucos digestivos; regula a temperatura corporal, por meio da absorção e liberação de calor por evaporação; e mantém a estrutura celular ao integrar a membrana celular e participar de reações metabólicas que sustentam a forma e a função do corpo. Nesse contexto, a água corporal é fundamental para manter funções fisiológicas normais e depende do equilíbrio entre a ingestão e a perda de água.

Distribuição Corporal da Água

No organismo humano, 70% a 75% da massa magra é composta por água, enquanto na massa gordurosa essa proporção varia de 10% a 40%. Alterações na composição corporal, influenciadas por idade, sexo e estado de saúde, podem modificar a água corporal total (ACT). Em indivíduos saudáveis, a ACT tende a manter-se constante, exceto durante fases como crescimento, gravidez, lactação e envelhecimento. Em geral, é menor em mulheres, diretamente proporcional ao crescimento e inversamente proporcional ao envelhecimento (**Tabela 1.1**).

A ACT distribui-se em dois compartimentos: extracelular (ACE) e intracelular (ACI) (**Tabela 1.2**). A ACE inclui os compartimentos intersticial, plasmático e transcelular, que, por sua vez, abrange os líquidos sinovial, peritoneal, pericárdico, cerebroespinhal, intraocular e secreções digestivas. A ACI, embora não seja um

Tabela 1.1 Distribuição da variação de água corporal total (%) de acordo com idade e sexo

Idade (anos)	Homens (%)	Mulheres (%)
Até 0,5	74 (64 a 84)	74 (64 a 84)
0,5 a 1	60 (57 a 64)	60 (49 a 75)
1 a 12	60 (49 a 75)	60 (49 a 75)
12 a 18	59 (52 a 66)	56 (49 a 63)
19 a 50	59 (43 a 73)	50 (41 a 60)
A partir de 51	56 (47 a 67)	47 (39 a 57)

Fonte: Adaptada de FNB, 2005.

Tabela 1.2 Volume absoluto (L) e relativo (%) de água nos distintos compartimentos líquidos do organismo

Compartimentos	Volume (L)	ACT (%)
ACI	24	60
ACE	16	40
Intersticial	11,2	28
Plasmático	3,2	8
Transcelular	1,6	4

Um homem normal pesando 73 kg com 40 L de água corporal é usado como modelo. ACI: água corporal intracelular; ACE: água corporal extracelular. Fonte: Adaptada de Shils, 2004.

compartimento isolado, participa amplamente de processos celulares e reações enzimáticas.

A água movimenta-se dinamicamente entre os compartimentos corporais. O líquido extracelular difunde-se facilmente pelos poros e pela membrana capilar, circulando entre o plasma sanguíneo e o líquido intersticial, transportando nutrientes e removendo excretas. A passagem da água entre os meios extra e intracelular é regulada por diferenças osmóticas, pressões oncótica e hidrostática, com a participação importante das aquaporinas nesse processo.

Os compartimentos corporais contêm íons e proteínas em diferentes quantidades (**Tabela 1.3**). Os principais íons são sódio, potássio, cloro e bicarbonato.

Tabela 1.3 Distribuição da concentração média eletrolítica nos diferentes compartimentos hídricos (mEq/L)

Eletrólito	Plasma	Fluido intersticial	Água intracelular muscular
Na^{+}	140	145,3	13
K^{+}	4,5	4,7	140
Ca^{2+}	5,0	2,8	1×10^{-7}
Mg^{2+}	1,7	1,0	7,0
Cl^{-}	104	14,7	3,0
HCO^{3-}	24	6,5	10
Fosfato		2,3	107
Ânions iônicos		5,6	–

Fonte: Adaptada de Shils, 2004.

O sódio, predominante no meio extracelular, regula o equilíbrio hídrico entre os volumes intra e extracelular. Juntos, sódio, cloro e bicarbonato respondem por 90% a 95% da atividade osmótica extracelular. Embora as proteínas plasmáticas sejam abundantes no plasma (cerca de 70 g/L), sua contribuição para a osmolaridade total é inferior a 1%. Em homeostase, o equilíbrio das forças osmóticas e hidrostáticas mantém os volumes dos compartimentos hídricos estáveis.

Perdas de Água

Em indivíduos saudáveis e moderadamente ativos, perde-se água principalmente por urina, fezes, respiração e evaporação. As perdas insensíveis incluem a água evaporada pela pele (sudorese) e pelo trato respiratório, cujas taxas variam de acordo com fatores externos (temperatura, umidade, pressão, altitude), orgânicos (circulação periférica, volume pulmonar, quantidade de água corporal) e comportamentais (atividade física, vestimenta). Os rins regulam a perda de água (diurese), conservando-a em casos de privação e excretando-a quando em excesso. Dessa forma, os rins ajustam o volume urinário conforme a ingestão hídrica e a capacidade de concentração renal, com um débito urinário mínimo normal de cerca de 500 mL/dia. As perdas fecais, normalmente de 100 mL/dia, podem aumentar significativamente em casos de diarreia. Condições clínicas, como vômitos, fístulas digestivas e doenças inflamatórias intestinais, também podem intensificar as perdas hídricas (**Tabela 1.4**).

Tabela 1.4 Perdas de água (mL/h) em diferentes condições clínicas

Perdas	Volume médio (mL/h)	Variação (mL/h)
Vômitos	60	56 a 82
Aspiração gástrica	60	42 a 200
Fístula biliar	34	15 a 62
Fístula pancreática	60	1 a 310
Fístula intestinal	28	11 a 60
Diarreia	22	11 a 1.600
Retocolite ulcerativa	–	43 a 320

Fonte: Adaptada de Horne *et al.*, 1993.

Em sua diretriz sobre desidratação e manutenção de fluidos, a American Medical Directors Association (AMDA) propõe uma fórmula para estimar o déficit de água livre (**Figura 1.1**).

$$\text{Déficit estimado de fluidos} = \text{Água corporal desejada (litros)} - \text{Água corporal atual (litros)}$$

$$\text{Déficit estimado de fluidos} = \left(\frac{\text{Sódio sérico} \times \text{Peso corporal (kg)} \times 0{,}5}{140}\right) - (\text{Peso corporal} \times 0{,}5)$$

Figura 1.1 Fórmula para estimativa do déficit de água. Essa fórmula é usada para calcular a reposição de água livre necessária para corrigir um quadro de hipernatremia, considerando o peso corporal e os níveis séricos de sódio. Fonte: Adaptada de AMDA, 2001.

Ganhos de Água

Em indivíduos saudáveis, que se alimentam exclusivamente por via oral, existem duas formas principais de ganho de água: consumo oral e água metabólica:

- **Ingestão:** estima-se que cerca de 20% a 25% da água ingerida seja proveniente de alimentos, enquanto 75% a 80% provêm de bebidas. No entanto, existem diferenças importantes entre os indivíduos. O estudo National Health and Nutrition Examination Survey (NHANES III) mostrou que a média de consumo de água proveniente de alimentos em homens de 31 a 50 anos é de 761 mL/dia, variando de 264 mL a 1.519 mL/dia. Também se observa essa variação no consumo de bebidas, que apresentou média de 3.089 mL/dia, com variação de 1.054 mL a 7.144 mL/dia.
- **Processos metabólicos:** a água produzida pela oxidação de macronutrientes é proporcional à ingestão energética. Assim, quanto maior a ingestão de energia alimentar, maior será o volume de água produzido. A oxidação de 2.500 kcal ingeridas no dia resulta em uma produção de 250 mL a 330 mL de água.

O consumo oral de água é estimulado pela sede, cujos centros de controle estão localizados no hipotálamo ventromedial e anterior, em resposta ao aumento da osmolalidade plasmática ou à diminuição do volume intravascular. A administração de água por via intravenosa deve ser realizada quando a ingestão oral não é possível, seja por via oral ou por sonda de alimentação. Nesses casos, opta-se por soluções salinas que se assemelham aos fluidos corporais.

Balanço hídrico

O corpo não tem a capacidade de armazenar água, sendo necessário repor a quantidade perdida a cada 24 horas. Em condições normais, em indivíduos saudáveis, o balanço hídrico é mantido em zero, e a condição hídrica é estabilizada – diz-se que o indivíduo encontra-se em eu-hidratação para valores plasmáticos e urinários. Por outro lado, a toxicidade hídrica e a desidratação são definidas com base na quantidade de sal e água perdidos ou adquiridos. A desidratação é classificada de acordo com a quantidade de sal perdido com relação à água perdida, podendo ser de três tipos: isotônica, hipertônica e hipotônica (**Quadro 1.1**).

A eficácia dos marcadores de avaliação para a detecção de variação da homeostase depende da natureza das perdas de fluidos corporais. A desidratação

Quadro 1.1 Classificação da desidratação

Tipo de desidratação	Mecanismo de desidratação	Principais etiologias
Isotônica	Perda proporcional de água e sal	Ascite, uso de diuréticos, perda de fluidos digestivos, aspiração de derrame pleural, ingestão inadequada de fluidos e sal.
Hipertônica	Maior perda de água do que de sal	Vômitos, sudorese, diarreia osmótica, diurese osmótica, ingestão inadequada de água.
Hipotônica	Maior perda de sal do que de água	Sudorese, perda de fluidos digestivos, uso de diuréticos tiazídicos (principalmente em idosos), reposição de água pura.

clínica é o estado de hipovolemia hipertônica que ocorre em resposta à perda de peso ou de fluidos corporais hipotônicos. O aumento da tonicidade extracelular é o marcador clínico da desidratação decorrente de hipovolemia isotônica ou hipotônica.

A **Tabela 1.5** apresenta as manifestações clínicas de desidratação.

Tabela 1.5 Manifestações clínicas de desidratação

Sinais clínicos	Discretos	Moderados	Graves
Diminuição de peso	< 5%	6% a 10%	> 10%
Turgor	N	Diminuído	Marcadamente diminuído
Membranas mucosas	Secas	Muito secas	Cinzentas
Cor	N	Pálida	Bastante descorado
Pulso	N	Taquicardia	Taquicardia
Pressão	N		Diminuída
Perfusão	N		Colapso circulatório
Enchimento capilar	2 a 3 s	3 a 4 s	> 4 s
Perda urinária	Normal	Oligúria	Anúria
Lágrimas	Diminuídas		Ausentes
Densidade urinária	> 1.020		Anúria
Na^+ urinário	< 20 mEq/L		Anúria

Diagnóstico do Grau de Hidratação

Pequenas variações na hidratação são difíceis de detectar clinicamente, exigindo o uso de marcadores bioquímicos. Dentre esses marcadores, destacam-se:

- **Impedância e diluição:** são sensíveis, mas de alto custo, sendo usadas em pesquisas clínicas para medir a água intra e extracelular.
- **Indicadores plasmáticos:** incluem osmolaridade, hormônios (adrenalina, cortisol, aldosterona), eletrólitos (sódio, potássio), ureia, razão creatinina/ureia, hematócrito e proteínas plasmáticas. A escolha varia conforme o contexto clínico.
- **Indicadores urinários:** osmolaridade, coloração e volume da urina. Em particular, o volume urinário é um bom indicador: 100 mL/h sugere boa hidratação, enquanto menos de 30 mL/h indica desidratação.
- **Mudança do peso corporal:** considerado o método mais sensível e universal para monitorar a hidratação, quando controlado corretamente.

A osmolaridade plasmática é o marcador mais sensível para desidratação estática e, quando associada às medidas de volume urinário e mudança de peso, é útil para identificar desidratação dinâmica. Nenhum método único é eficaz para estimar desidratação em idosos, sendo recomendada a combinação de testes para aumentar a sensibilidade.

Relação entre Estados de Desidratação e Hiper-hidratação com Doenças

A avaliação da água corporal é importante na prática clínica para diagnosticar desidratação ou sobrecarga hídrica. Muitos medicamentos são administrados com sua dosagem baseada no volume presumido de distribuição, ou seja, a água como porcentagem do peso corporal total. O mesmo se aplica aos cálculos de déficits de água corporal e solutos. O **Quadro 1.2** apresenta resultados compilados em revisão sistemática que relacionam os estados de desidratação ou hiper-hidratação com algumas situações de doença.

Princípios da terapia de reposição de fluidos

O objetivo da reposição de fluidos é normalizar a osmolaridade e a hemodinâmica do organismo, focando a correção de déficits existentes, o suprimento das necessidades basais de água e eletrólitos e a reposição de perdas contínuas. A necessidade basal de água baseia-se na ingestão média de indivíduos saudáveis em condições normais, embora fatores como ambiente, atividade física e metabolismo possam modificar essa demanda.

- **Lactentes (0 a 12 meses):** bebês saudáveis que recebem leite materno ou fórmula infantil de forma adequada geralmente não necessitam de suplementação

Quadro 1.2 Grau de hidratação e relação com doenças

Classe	Doença	Achados relacionados
Urológica	Infecção de trato urinário	Vários estudos relacionam efeitos positivos em manter hidratação adequada durante infecção do trato urinário.
	Urolitíase	Evidências advindas de estudos epidemiológicos e ensaios randomizados e controlados relatam efeito benéfico do aumento do consumo de fluidos na prevenção de recorrência.
	Doença renal crônica	Importante estudo de coorte populacional mostrou redução no risco de desenvolvimento associado ao aumento do consumo de líquidos.
	Câncer renal	Há evidências conflitantes sobre a incidência da doença e desidratação.
Gastrointestinal	Constipação funcional	Alguns estudos sugerem que a desidratação é a causa da doença. Há forte evidência de que o aumento no consumo de fluidos é o tratamento para a constipação quando associado à dieta com grande quantidade de fibras.
	Câncer colorretal	Estudos retrospectivos e de caso-controle apresentam relação inversa entre alto consumo de água e câncer colorretal, especialmente desenvolvimento de tumores distais.
Circulatória	Trombose venosa profunda	Poucos estudos. Hiperosmolaridade sérica associada a aumento do risco em pacientes hospitalizados com infarto.
	AVCI	Poucas evidências associam desidratação como causa da doença.
	Doença cardiovascular	Fortes evidências advindas de grandes estudos de coorte relatam que o aumento no consumo de água é inversamente associado ao risco reduzido de eventos cardiovasculares.
	Delirium	As evidências são inconsistentes. Há consenso em estudos com residentes de casas de longa permanência, nos quais se observa relação inversa entre volume de água ingerido e *delirium*.

(continua)

Quadro 1.2 Grau de hidratação e relação com doenças (*Continuação*)

Classe	Doença	Achados relacionados
Circulatória	Dor de cabeça	Não há evidência direta de que desidratação cause dor de cabeça. Há evidências de que o aumento do consumo de água ajuda a limitar a intensidade das enxaquecas.
Desordens metabólicas	Diabetes *mellitus*	Estudos de coorte sugerem relação inversa entre aumento do consumo de água e diabetes tipo II. Fortes evidências suportam a relação entre desidratação e desfecho clínico desfavorável com cetoacidose diabética.
	Obesidade	Evidências inconsistentes relacionam alto consumo de água nas refeições com obesidade. Algumas evidências suportam o efeito de aumento de taxa metabólica basal pelo consumo de água gelada.

AVCI: Acidente vascular cerebral isquêmico. Fonte: Adaptado de El-Sharkawy *et al.*, 2015.

hídrica nos primeiros seis meses. Com a introdução de alimentos complementares, pequenas quantidades de água potável fluoretada (até 120 a 240 mL/dia) podem ser oferecidas. A ingestão de água pode ser gradualmente aumentada após o primeiro ano de vida.

- **Crianças:** após o primeiro ano de vida ocorre redução progressiva na quantidade de água corporal e no *turnover* hídrico. A partir dos nove anos começam a surgir diferenças na ingestão hídrica entre os sexos, que se acentuam progressivamente com a idade.
- **Adultos:** nos adultos, a ingestão hídrica é influenciada por fatores intrínsecos (como gênero e idade) e extrínsecos (atividade física e clima). Embora as recomendações permaneçam constantes após os 18 anos, variam conforme o sexo. Além disso, as necessidades individuais de água podem flutuar significativamente de um dia para o outro em virtude de variações na atividade física, temperatura ambiente e composição da dieta. Por esse motivo, não há uma recomendação única e fixa de ingestão diária de água para cada indivíduo.

A **Tabela 1.6** apresenta as recomendações de ingestão hídrica estabelecidas pelas principais organizações de saúde europeias e americanas.

Tabela 1.6 Recomendações de ingestão diária de água pela American Health Association[a] e pela European Food Safety Authority[b]

Estágio de vida	Gênero	Idade	Recomendação[(a)] (mL/dia)	Recomendação[(b)] (mL/dia)
Lactentes	—	0 a 6 meses	700	680 via leite
		6 a 12 meses	800	800 a 1.000
Crianças	—	1 a 2 anos	1.300	1.100 a 1.200
		2 a 3 anos	—	1.300
		4 a 8 anos	1.700	1.600
	Masculino	9 a 13 anos	2.400	2.100
	Feminino		2.100	1.900
	Masculino	14 a 18 anos	3.300	2.500
	Feminino		2.300	2.000
Adultos	Masculino	≥ 18 anos	3.700	2.500
	Feminino	≥ 18 anos	2.700	2.000
Gestantes	Feminino	≥ 19 anos	3.000	2.300
Lactantes	Feminino	≥ 19 anos	3.800	2.600 a 2.700

Fonte: [a]Food and Nutrition Board of the Institute of Medicine. Dietary reference intakes for water, potassium, sodium, chloride, and sulfate. Washington: National Academies Press; 2005.
[b]EFSA Panel on Dietetic Products, Nutrition and Allergies (NDA). Scientific opinion on dietary reference values for water. EFSA Journal 2010;8(3):1459.

Em idosos, a desidratação é comum em decorrência de redução do mecanismo de sede, presença de doenças que comprometem a cognição, mobilidade reduzida, uso de medicamentos e restrição voluntária de líquidos para evitar incontinência. Esse distúrbio, especialmente frequente em idosos institucionalizados, aumenta a morbimortalidade e deve ser prevenido, rapidamente identificado e tratado. No entanto, as recomendações de ingestão hídrica para idosos são as mesmas estabelecidas para adultos.

A necessidade hídrica pode estar aumentada em indivíduos fisicamente ativos, incluindo atletas e trabalhadores expostos à alta demanda física em suas atividades profissionais, como lenhadores, cortadores de cana, pedreiros, mineradores e bombeiros. Além disso, indivíduos submetidos a temperaturas elevadas apresentam maior risco de desidratação. As perdas hídricas pela sudorese variam conforme a intensidade e duração de atividade, idade, sexo, nível de condicionamento, temperatura e umidade ambiental, aclimatação e tipo de vestimenta. Em condições extremas, as taxas de sudorese podem atingir até 15 L/dia. A falha na reposição adequada de fluidos nesses indivíduos pode levar a desidratação, redução da *performance* física, falência cardiovascular, choque térmico e até óbito.

Manter um estado adequado de hidratação durante o exercício ajuda a preservar a função muscular e a capacidade aeróbica, além de minimizar os efeitos adversos do estresse térmico no organismo. Além disso, a hidratação desempenha um papel fundamental na recuperação pós-exercício, auxiliando na restauração do equilíbrio de fluidos e eletrólitos perdidos durante a atividade física. A reidratação adequada contribui para a ressíntese do glicogênio muscular, essencial para a recuperação energética, e facilita a eliminação de subprodutos metabólicos, como o ácido lático, reduzindo a fadiga muscular. Para atletas e indivíduos fisicamente ativos, estratégias de hidratação que incluam não apenas água, mas também soluções isotônicas, são recomendadas para otimizar a absorção de líquidos e eletrólitos e acelerar a recuperação.

Fontes de Água

Uma hidratação adequada pode ser alcançada por meio da ingestão de líquidos e alimentos (**Tabela 1.7**). Dessa forma, a necessidade de ingestão hídrica

Tabela 1.7 Ingestão hídrica por meio de de bebidas e comidas

Alimento	Água (%)*
Cerveja e vinho	90% a 95%
Sopas feitas com água	90% a 95%
Leite, refrigerantes, sucos	85% a 90%
Sopas feitas com leite	80% a 90%
Morango, melão, pêssego, maçã, laranja, tomate, pera, alface, brócolis, cebola, cenoura	80% a 85%
Peixes e frutos do mar	70% a 80%
Banana, batata, milho	70% a 75%
Arroz, massas	65% a 80%
Ovos	65% a 80%
Pizza	50% a 60%
Sorvetes	50% a 60%
Carne bovina, frango, carneiro, porco, peru, vitela	45% a 65%
Queijos	40% a 50%
Pães	30% a 45%
Licores	30%
Amendoim, amêndoa, nozes, castanhas	1% a 5%

*Percentuais médios estimados de acordo com os valores da Tabela Brasileira de Composição de Alimentos, Unicamp, 4. ed., 2011.

pode variar consideravelmente e, muitas vezes, ser influenciada mais por fatores comportamentais e culturais do que exclusivamente pela sede. Um exemplo clássico é o hábito dos britânicos de consumir chá regularmente. O consumo de bebidas também varia ao longo do dia, sendo geralmente maior durante as refeições. A quantidade ingerida é influenciada por diversos fatores, como temperatura, palatabilidade, odor e textura da bebida.

Conclusões e Perspectivas

A água é o principal constituinte do corpo humano e essencial para inúmeras funções vitais. Dessa forma, a hidratação adequada é uma ferramenta importante para a promoção da saúde. Além de contribuir para funções orgânicas básicas, a ingestão hídrica influencia a resposta imunológica e pode auxiliar na evolução de doenças, como dengue e Covid-19. A hidratação também desempenha um papel crítico em condições específicas, como doenças renais e metabólicas.

Em doenças renais, manter uma ingestão hídrica adequada auxilia na prevenção de cálculos renais e no manejo da insuficiência renal crônica, ajudando a preservar a função dos rins e a controlar a pressão arterial. Por outro lado, em doenças metabólicas, como diabetes, a hidratação favorece o controle glicêmico e previne complicações agudas.

Como o corpo não produz nem armazena água em quantidade suficiente, a ingestão diária de líquidos por meio da dieta ou por reposição enteral/parenteral em volumes adequados é essencial. A escolha da fonte alimentar de hidratação também é relevante: deve-se priorizar fontes naturais, como água e sucos de frutas, e evitar bebidas com alto teor de açúcar. A composição da água consumida pode impactar a ingestão de minerais e até influenciar a microbiota intestinal humana. Enquanto a água mineral fornece minerais essenciais, como cálcio e magnésio, a água tratada é microbiologicamente segura, mas contém menor teor mineral.

A desidratação, comum em crianças e idosos, ocorre quando a reposição hídrica é insuficiente com relação às perdas e pode comprometer a homeostase, afetando, inclusive, o desempenho cognitivo em todas as faixas etárias. O diagnóstico precoce e o tratamento adequado são fundamentais. Na prática clínica, a mudança no peso corporal é o método mais utilizado para avaliar o estado de hidratação, considerando que cada quilo de peso perdido deve ser compensado com cerca de 1 L de água, complementado com alimentos e outras bebidas.

No cenário atual, tecnologias como *smartwatches* e aplicativos de monitoramento da ingestão hídrica vêm ganhando espaço, especialmente diante das mudanças climáticas, que podem exigir ajustes nas recomendações de consumo de água. Assim, compreender a importância da hidratação, as consequências da desidratação e as estratégias adequadas para a reposição hídrica é fundamental para todos os profissionais de saúde.

Caso Clínico

História do paciente

Paciente do sexo feminino, 28 anos, 58 kg, gestante, com 12 semanas de gestação confirmada por ultrassonografia, apresenta náuseas e vômitos intensos e persistentes, com perda de peso de 4 kg nas últimas três semanas. Relata tontura, fraqueza e dificuldade em ingerir líquidos e alimentos. Apresenta pressão arterial de 100/60 mmHg, mucosas secas, turgor cutâneo diminuído, sem febre ou dores abdominais. Frequência cardíaca de 95 bpm. Exames laboratoriais mostram hemograma normal e eletrocardiograma com cetonúria (+++), hipocalemia (3,0 mEq/L), hipocloremia (94 mEq/L) e função renal normal.

História médica

A paciente não tem cirurgias prévias ou comorbidades, faz uso de ácido fólico e não tem diagnóstico de alergias.

Perguntas

1. **Mediante o quadro clínico apresentado, qual doença esses sintomas indicam?**
   - **a.** Doença inflamatória intestinal.
   - **b.** Gastrite aguda.
   - **c.** Hiperêmese gravídica.
   - **d.** Síndrome do intestino irritável.
2. **Qual o nível de desidratação da paciente?**
   - **a.** Leve.
   - **b.** Moderado.
   - **c.** Grave.
   - **d.** Ausente.
3. **Qual a conduta terapêutica imediata para esse quadro?**
   - **a.** Administração de antibióticos para prevenir infecções.
   - **b.** Introdução de corticoides para controlar náuseas.
   - **c.** Restrição hídrica para evitar sobrecarga cardiovascular.
   - **d.** Reposição intravenosa de fluidos e eletrólitos.
4. **Quando devemos indicar a hidratação intravenosa?**
   - **a.** Nunca está indicada.
   - **b.** Em qualquer caso de desidratação confirmada.
   - **c.** Apenas em casos de anúria.
   - **d.** Sempre que houver desidratação grave.

5. **Qual tratamento, além da reposição de eletrólitos, é recomenda-se no caso clínico descrito?**
   a. Administração de antibióticos de amplo espectro.
   b. Terapia antiemética e suporte nutricional.
   c. Restrição hídrica e dieta rica em fibras insolúveis.
   d. Corticoterapia para reduzir a inflamação.

Respostas

1. Resposta correta: c

Comentário: Os sintomas apresentados, como náuseas e vômitos persistentes, perda de peso significativa, desidratação e cetonúria em uma gestante de 12 semanas, são característicos de hiperêmese gravídica. As outras condições (**a**, **b** e **d**) apresentam sintomas diferentes e não estão diretamente relacionadas com o contexto gestacional descrito.

2. Resposta correta: b

Comentário: A paciente apresenta sinais de desidratação moderada, evidenciados por mucosas secas, turgor cutâneo diminuído e perda de peso significativa (cerca de 6,5% do peso corporal pré-gestacional). Esses sintomas são consistentes com desidratação moderada. Desidratação leve (**a**) seria menos evidente, enquanto desidratação grave (**c**) incluiria sintomas como hipotensão severa ou confusão mental, que não se aplicam a esse caso.

3. Resposta correta: d

Comentário: A reposicão intravenosa de fluidos e eletrólitos é fundamental para corrigir a desidratação e os desequilíbrios metabólicos, principais complicações da hiperêmese gravídica. Antibióticos e corticoides não são indicados para o manejo inicial desse quadro.

4. Resposta correta: d

Comentário: A hidratação intravenosa está indicada principalmente para casos graves de desidratação. Esse é o caso da paciente, que apresenta sinais de desidratação moderada, mas pode necessitar de um tratamento mais agressivo dependendo da evolução clínica.

5. Resposta correta: b

Comentário: Além da reposição de eletrólitos, a terapia antiemética (como ondansetrona) é essencial para controlar os vômitos, e o suporte nutricional (dieta fracionada e leve) auxilia na recuperação e prevenção de complicações. Antibióticos (**a**) e corticoterapia (**d**) não são indicados para hiperêmese gravídica, enquanto a restrição hídrica e o consumo de fibras insolúveis (**c**) podem agravar os sintomas.

Bibliografia

American Medical Directors Association. Dehydration and fluid maintenance: clinical practice guideline. Columbia, MD: American Medical Directors Association; 2001.

Armstrong LE, Johnson EC. Water intake, water balance, and the elusive daily water requirement. Nutrients. 2018;10(12):1928.

Dmitrieva NI, Boehm M, Yancey PH, Enhörning S. Long-term health outcomes associated with hydration status. Nat Rev Nephrol. 2024;20(5):275-94.

El-Sharkawy AM, Sahota O, Lobo DN. Acute and chronic effects of hydration status on health. Nutr Rev. 2015;73(Suppl.2):97-109. Food and Nutrition Board. Institute of Medicine. Dietary reference intakes for water, potassium, sodium, chloride, and sulfate. Washington: National Academies Press; 2005.

Man S, Uribarri J. Eletrólitos, água e equilíbrio ácido-básico. In: Shils ME, Olson JA, Shike M, Ross AC. Tratado de nutrição moderna na saúde e na doença. 9. ed. Barueri: Manole; 2003. p.1.

Newburgh LH, Johnston MW. The insensible loss of water. Physiol Rev. 1942;22:1-18.

Rose BD, Post TW. Clinical physiology of acid-base and electrolyte disorders. 5. ed. New York: McGraw-Hill; 2001.

U.S. Department of Agriculture and U.S. Department of Health and Human Services. Dietary Guidelines for Americans, 2020-2025. 9th ed. Washington: U.S. Government Publishing Office; 2020. Available from: https://www.dietaryguidelines.gov

Vanhaecke T, Bretin O, Poirel M, Tap J. Drinking water source and intake are associated with distinct gut microbiota signatures in US and UK populations. J Nutr. 2022;152(1):171-82.

World Health Organization. Guidelines for drinking-water quality: fourth edition incorporating the first and second addenda. Geneva: World Health Organization; 2022.

2

Carboidratos e Metabolismo, na Saúde e na Doença

Dan Linetzky Waitzberg ◆ Daniella Fernandes Camilo de Paiva ◆ Alweyd Tesser ◆ Lilian Mika Horie ◆ Raquel Susana Matos de Miranda Torrinhas

Mensagens Principais

- Os carboidratos são a principal fonte de energia para o corpo humano e podem ser simples ou complexos.
- O índice glicêmico (IG) mede a velocidade com que os carboidratos elevam os níveis de glicose no sangue.
- Carboidratos de baixo IG auxiliam no controle glicêmico e beneficiam a saúde metabólica, especialmente em diabéticos.
- Carboidratos simples, encontrados em frutas, leite e açúcares adicionados, fornecem energia de rápida absorção.
- O consumo excessivo de carboidratos simples está associado a um maior risco de obesidade, resistência à insulina, diabetes tipo 2, dislipidemias e doenças cardiovasculares.
- Carboidratos complexos, presentes em grãos integrais, legumes e vegetais, liberam energia gradualmente e promovem maior saciedade.
- As fibras são carboidratos complexos não digeríveis que atravessam praticamente intactas o sistema digestório até chegarem ao cólon, onde podem ser fermentadas (fibras solúveis) ou atuar como material de volume (fibras insolúveis).
- Fibras, especialmente as solúveis, melhoram a saúde intestinal, regulam os níveis de glicose no sangue e ajudam a reduzir o colesterol combinado às lipoproteínas de baixa densidade (LDL).
- As fibras também servem como substrato para a microbiota intestinal, estimulando a produção de ácidos graxos de cadeia curta com efeitos anti-inflamatórios.
- O consumo de carboidratos complexos, especialmente os ricos em fibras, contribui para a melhora do metabolismo e a redução do risco de doenças crônicas.

Objetivos

- Definir os carboidratos e suas classificações.
- Compreender a função dos carboidratos no organismo.
- Entender a digestão, a absorção e o transporte dos carboidratos e seus derivados no plasma.
- Descrever as principais vias metabólicas dos carboidratos e sua regulação hormonal.
- Classificar e descrever os carboidratos utilizados como edulcorantes.
- Definir e aplicar o conceito de IG.
- Identificar síndromes clínicas associadas a anormalidades no metabolismo dos carboidratos.

Definição

Os carboidratos são as biomoléculas orgânicas mais abundantes na natureza e desempenham um papel essencial na bioquímica dos seres vivos. São compostos por carbono, hidrogênio e oxigênio, geralmente na proporção representada pela fórmula geral $C_n(H_2O)_n$. Essa estrutura química justifica a origem do termo "hidrato de carbono", pois, à primeira vista, parece uma combinação de carbono e água.

Classificação

Os carboidratos podem ser classificados de acordo com o número de moléculas, digestibilidade e complexidade (**Quadro 2.1**).

Função

Os carboidratos fornecem entre 50% e 70% da energia da dieta humana e desempenham diversas funções no organismo, incluindo armazenamento de energia e participação na comunicação celular. Em adultos, o corpo armazena aproximadamente 300 g de glicogênio no fígado e nos músculos, enquanto cerca de 10 g de glicose circulam no sangue – uma quantidade suficiente para sustentar meio dia de atividade moderada.

Além de fornecer energia, os carboidratos exercem funções metabólicas essenciais, como a economia de proteínas, evitando seu uso como fonte energética e preservando suas funções estruturais, e a prevenção da produção excessiva de cetonas, reduzindo o risco de acidose metabólica.

Quadro 2.1 Classificação dos carboidratos

	Categoria	Descrição	Exemplos
Número de moléculas	Monossacarídeos	Carboidratos mais simples (4 a 7 átomos de carbono), solúveis em água e resistentes à hidrólise.	Glicose Frutose Galactose
	Dissacarídeos	Formados por dois monossacarídeos.	Lactose (leite) Maltose (grãos) Sacarose (açúcar de mesa)
	Oligossacarídeos	Compostos por 3 a 10 monossacarídeos, não digeridos por enzimas humanas e fermentados no cólon.	Rafinose Estaquiose (leguminosas)
	Polissacarídeos	Carboidratos complexos formados por cadeias longas de monossacarídeos.	Amido (milho, batata) Glicogênio (fígado, músculos)
Digestibilidade	Digeríveis	Carboidratos passíveis de digestão e absorção pelo organismo.	Amilose Amilopectina
	Não digeríveis	Carboidratos que resistem à digestão e contribuem para a saúde intestinal.	Fibras alimentares
Complexidade	Simples	Carboidratos de estrutura mais simples e rápida absorção.	Açúcar refinado Frutas
	Complexos	Carboidratos com estrutura mais complexa, absorção mais lenta e maior valor nutricional.	Arroz integral Batata-doce

Fonte: Adaptado de FAO. Carbohydrates in human nutrition: Report of a Joint FAO/WHO Expert Consultation. FAO Food and Nutrition Paper No. 66. Rome: FAO; 1998.

Alguns tecidos dependem diretamente da glicose para seu funcionamento adequado, incluindo sistema nervoso central, hemácias, medula renal, cristalino, córnea e testículos. Por outro lado, o músculo cardíaco pode utilizar glicogênio como fonte de energia alternativa em situações de emergência.

Ingestão, Digestão e Absorção

A dieta humana é predominantemente rica em polissacarídeos, enquanto os monossacarídeos são menos abundantes. A glicose é o carboidrato mais comum, porém frutose e galactose também são consumidas. A frutose representa cerca de

15% a 20% das calorias na dieta ocidental, principalmente proveniente da sacarose. Por outro lado, a galactose é obtida a partir de lactose, glicoproteínas e glicolipídios.

A digestão dos carboidratos inicia-se na boca, onde a amilase salivar quebra o amido em maltose e maltotriose. No estômago, a digestão é interrompida pelo pH ácido, mas até 30% do amido pode ser convertido em maltose antes disso. No duodeno, a alfa-amilase pancreática completa a digestão, transformando os polissacarídeos em dissacarídeos. Estes, por sua vez, são hidrolisados em monossacarídeos pelas enzimas maltase, sucrase e lactase no intestino delgado.

Os monossacarídeos são absorvidos pelos enterócitos por difusão facilitada ou cotransporte ativo e, em seguida, transportados para o fígado via circulação portal. No fígado:

- Frutose e galactose são metabolizadas ou armazenadas como glicogênio.
- A glicose segue para o metabolismo energético, envolvendo a glicólise e o ciclo do ácido cítrico, com geração de adenosina trifosfato (ATP), conforme detalhado no Capítulo 9 – Metabolismo Integrado – Catabolismo, Epigenética e Microbiota desta obra.
- O excesso de glicose é armazenado como glicogênio no fígado e nos músculos. O fígado utiliza esse armazenamento para manter a glicemia entre as refeições, enquanto o glicogênio muscular é mobilizado durante o exercício (**Figura 2.1**).

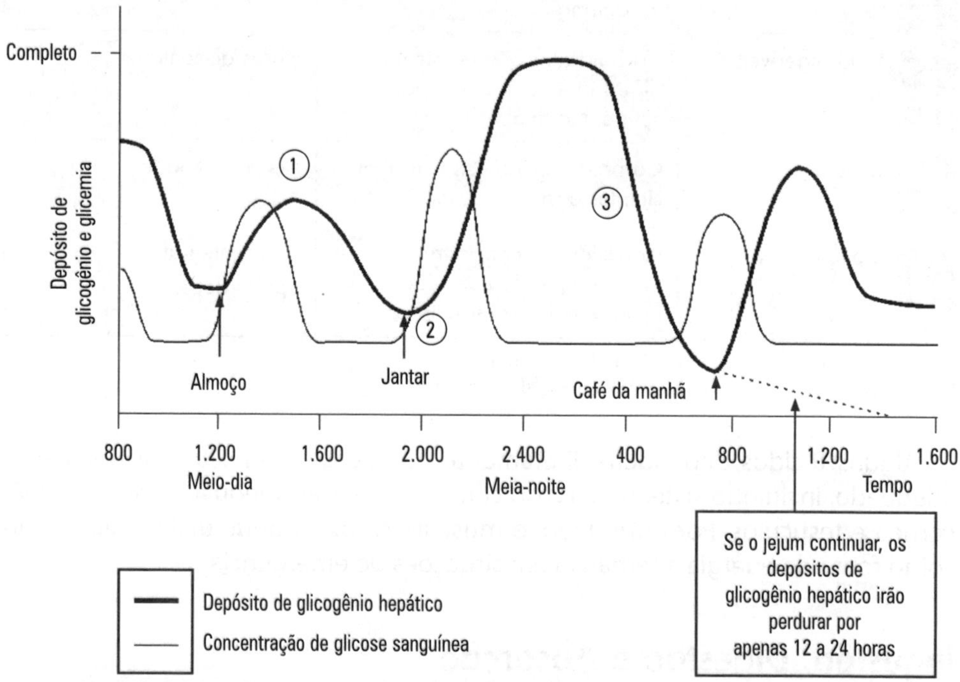

Figura 2.1 Variação aproximada dos depósitos de glicogênio hepático e glicose sanguínea ao longo do dia. **1.** Após uma refeição, os depósitos de glicogênio aumentam; entre as refeições, esses depósitos diminuem conforme a glicose é liberada pelo glicogênio hepático para ajudar a manter os níveis de glicose no sangue. **2.** Após uma refeição, há um aumento da glicemia; entre as refeições, ela se estabiliza. **3.** Durante o período noturno, os depósitos de glicogênio são mobilizados para manter a concentração de glicose no sangue. Fonte: Adaptada de Benyon, 1998.

Metabolismo do Glicogênio

A glicogênese é o processo de síntese do glicogênio a partir da glicose. Nesse processo, a glicose-6-fosfato é convertida em glicose-1-fosfato, que, por sua vez, é transformada em uridina-difosfato-glicose (UDP-glicose), o precursor direto do glicogênio.

A glicogenólise, processo de degradação do glicogênio, é catalisada pela enzima glicogênio fosforilase, que cliva glicose-1-fosfato das ramificações do glicogênio por fosforilação. A fosforilase é ativada por hormônios catabólicos, como adrenalina e glucagon, por meio do aumento do AMP cíclico (AMPc), promovendo a degradação do glicogênio e inibindo sua síntese via glicogênio sintase.

Por outro lado, a insulina, um hormônio anabólico, estimula a síntese de glicogênio e inibe sua degradação.

Além da glicose, outros substratos, como ácido lático, glicerol, ácido pirúvico e aminoácidos desaminados, podem ser convertidos em glicose – processo chamado de gliconeogênese – e, posteriormente, em glicogênio.

O papel metabólico do glicogênio hepático e muscular encontra-se resumido no **Quadro 2.2**.

Quadro 2.2 Papel metabólico do glicogênio

Variável	Glicogênio hepático	Glicogênio muscular
Função principal	Manutenção da concentração sanguínea de glicose, particularmente entre refeições e estágios precoces de jejum.	Reserva de combustível para a contração muscular.
Outros papéis	A glicose liberada pode ser utilizada por qualquer tecido. O fígado contém glicose-6-fosfatase, que converte glicose-6-fosfato em glicose livre, permitindo sua liberação na circulação.	Nenhum: a glicose-6-fosfato não pode ser exportada pelo músculo. O músculo não contém glicose-6-fosfatase; portanto, a glicose-6-fosfato não pode deixá-lo; em vez disso, participa da glicólise para gerar energia.
Tamanho dos depósitos	Aproximadamente 10% do peso líquido do fígado. Os depósitos hepáticos podem ser exauridos em 12 a 24 horas de jejum.	Aproximadamente 1% a 2% do peso líquido do músculo (embora a concentração seja menor, o glicogênio muscular total excede o hepático em virtude da grande massa muscular).
Controle hormonal	Glucagon e adrenalina estimulam a glicogenólise; a insulina promove a glicogênese.	Adrenalina promove a quebra do glicogênio; a insulina promove a síntese.

Fonte: Adaptado de Benyon, 1998.

Metabolismo de frutose, galactose, etanol e sorbitol

- **Frutose:** metabolizada principalmente no fígado, onde é convertida em frutose-1-fosfato, e entra na via glicolítica como gliceraldeído-3-fosfato. No músculo, a frutose é diretamente convertida em frutose-6-fosfato. A rápida metabolização da frutose pode causar acúmulo de intermediários, esgotar os estoques de fosfato hepático, limitar a produção de ATP e levar à acidose lática.
- **Galactose:** fosforilada a galactose-1-fosfato, é convertida em glicose-6-fosfato, integrando-se à glicólise.
- **Etanol:** metabolizado no fígado a acetaldeído e, posteriormente, a acetato. O aumento da relação NADH/NAD$^+$ inibe o ciclo de Krebs e a gliconeogênese, podendo causar hiperlacticemia e gota. Em condições de jejum ou desnutrição, o metabolismo do etanol pode levar à hipoglicemia.
- **Sorbitol:** sintetizado a partir da glicose, principalmente no fígado, onde é convertido em frutose. Em diabéticos malcontrolados, o acúmulo de sorbitol em tecidos como cristalino e células de *Schwann* pode levar a complicações metabólicas, incluindo catarata e neuropatia periférica.

Controle do Metabolismo dos Carboidratos

A principal fonte de glicose para o organismo vem da dieta, mas também pode ser produzida no fígado e nos rins, por meio da gliconeogênese. Alguns compostos, como alanina e propionato, são convertidos em glicose sem serem reciclados. A glicose também pode ser gerada a partir do glicerol, liberado pelos adipócitos durante a lipólise, e da degradação do glicogênio hepático e muscular.

Adiciona-se que os eritrócitos e os músculos em exercício oxidam a glicose, formando lactato (glicólise anaeróbia). Esse lactato é captado pelo fígado e convertido novamente em glicose, no chamado ciclo de Cori.

Controle hormonal

Os principais hormônios reguladores da glicemia são:

- **Insulina:** a insulina é um polipeptídeo secretado pelas células beta das ilhotas de Langerhans, no pâncreas. Sua secreção é estimulada pela hiperglicemia e inibida pela hipoglicemia. Atua facilitando a entrada de glicose nas células por meio de seus transportadores (GLUT). No fígado, estimula o armazenamento de glicose como glicogênio e sua metabolização pela via glicolítica. A insulina exerce um papel fundamental na regulação da glicemia, ao promover a captação de glicose pelos tecidos-alvo. Esse efeito ocorre, em parte, em decorrência da ação do transportador GLUT-4, que se destaca dentre os transportadores de glicose por sua sensibilidade à insulina. Em condições basais, o GLUT-4 permanece armazenado em vesículas intracelulares nos adipócitos, no músculo esquelético e no músculo cardíaco. Na presença de insulina, essas vesículas fundem-se com a membrana plasmática, aumentando a quantidade de transportadores na superfície celular. Como consequência, a captação de glicose pelos tecidos adiposo e muscular é intensificada após a alimentação, promovendo a redução da glicemia.

- **Glucagon:** secretado pelas células alfa pancreáticas, sendo a hipoglicemia seu principal estímulo. Atua no fígado, promovendo quebra de glicogênio (glicogenólise) e ativação da gliconeogênese a partir de aminoácidos e lactato. Dessa forma, contrapõe-se aos efeitos da insulina e aumenta a glicemia.
- **Adrenalina:** secretada pelas células cromafins da medula das glândulas suprarrenais em resposta a estímulos estressores, como medo, excitação, hipoglicemia e perda sanguínea. Atua no fígado e nos músculos, estimulando a glicogenólise e a liberação de glicose na circulação.
- **Hormônios tireoidianos:** potencializam os efeitos da adrenalina sobre a glicólise e a gliconeogênese e favorecem a ação da insulina na síntese de glicogênio e utilização de glicose. Seu efeito parece bifásico: em baixas doses, estimulam a síntese de glicogênio; em altas doses, aumentam a glicogenólise.
- **Glicocorticoides:** secretados pelo córtex das suprarrenais, aumentam a gliconeogênese e reduzem a captação de glicose por tecidos extra-hepáticos, antagonizando os efeitos da insulina. Esse efeito está associado ao aumento do catabolismo proteico nos tecidos e à maior captação de aminoácidos pelo fígado, para conversão em glicose.
- **Hormônio do crescimento (GH, do inglês *growth hormone*):** secretado pela pituitária anterior em resposta à hipoglicemia. Promove a liberação de ácidos graxos pelos adipócitos, os quais inibem a utilização da glicose. Sua administração crônica pode causar hiperglicemia persistente, com aumento compensatório da secreção de insulina, e exaustão das células beta pancreáticas, podendo levar ao desenvolvimento de diabetes *mellitus*.

Edulcorantes

Os edulcorantes são aditivos que conferem ou intensificam o sabor doce em produtos alimentícios, substituindo parcial ou totalmente os açúcares convencionais. São amplamente utilizados para reduzir a ingestão de açúcar e calorias, especialmente por indivíduos diabéticos ou sob dietas de restrição calórica. Com poder adoçante muito superior ao da sacarose, podem ser classificados como nutritivos ou não nutritivos, dependendo da quantidade de energia que fornecem. A segurança de seu consumo é monitorada por agências regulatórias internacionais, como a Food and Drug Administration (FDA) nos Estados Unidos, o Scientific Committee on Food (SCF) na Europa e a Organização Mundial da Saúde (OMS).

Os edulcorantes nutritivos, também conhecidos como açúcares-álcoois ou polióis, fornecem cerca de 2 kcal/g, mas não são totalmente absorvidos pelo intestino. São classificados como álcoois poli-hídricos, pois resultam da redução das funções cetona ou aldeído em sua estrutura. Esses compostos ocorrem naturalmente em frutas e vegetais e também são produzidos no metabolismo de carboidratos em humanos e animais. Podem ser monossacarídeos, como sorbitol, manitol, xilitol e eritritol; dissacarídeos, como maltitol, lactitol e isomalte; ou uma mistura de sacarídeos e polissacarídeos hidrogenados, como o xarope de glicose hidrogenado.

A OMS (2023) divulgou um posicionamento sobre o consumo de adoçantes artificiais, enfatizando a necessidade de abordagens cautelosas e informadas. As principais recomendações incluem:

- **Uso para controle de peso:** a OMS sugere que adoçantes dietéticos não sejam usados como estratégia primária para perda de peso ou redução do risco de doenças crônicas, pois as evidências ainda são inconclusivas.
- **Hábitos alimentares saudáveis:** a substituição do açúcar por adoçantes não substitui a necessidade de uma dieta equilibrada, com base em alimentos *in natura*, com minimização de processados e ultraprocessados.
- **Interpretação do risco:** o consumo de adoçantes sem mudanças no estilo de vida pode não ser eficaz a longo prazo na perda de peso, mas a OMS não recomenda que usuários de adoçantes voltem a consumir açúcar.
- **Segurança:** apesar de considerados seguros dentro das doses recomendadas, os adoçantes não oferecem benefícios nutricionais adicionais. Alternativas naturais são preferíveis.
- **Aspartame e câncer:** estudos sugerem um risco possivelmente carcinogênico (grupo 2B), mas as evidências em humanos ainda são limitadas e os estudos em animais apresentam restrições metodológicas.

Com base nessas diretrizes, a OMS recomenda:

- **Para perda de peso:** priorizar alimentos *in natura* e evitar tanto açúcares quanto adoçantes artificiais.
- **Para diabéticos:** não substituir adoçantes por açúcar, pois isso pode prejudicar o controle glicêmico.
- **Sobre o aspartame:** manter o consumo dentro do limite seguro de 40 mg/kg/dia, enquanto pesquisas adicionais são conduzidas para esclarecer seus riscos.

Essas diretrizes visam auxiliar consumidores e formuladores de políticas na adoção de um consumo mais seguro e na promoção de uma alimentação globalmente mais saudável.

Benefícios e aplicações dos edulcorantes

Por serem absorvidos de maneira incompleta no trato gastrointestinal, os edulcorantes nutritivos apresentam menor impacto glicêmico, tornando-se opções viáveis para diabéticos. Além disso, são amplamente utilizados na fabricação de produtos com baixo teor de açúcar, como gomas de mascar, balas e sobremesas. Suas principais características encontram-se descritas na **Tabela 2.1**.

Tabela 2.1 Principais características de edulcorantes nutritivos

Polióis	Tipo	kcal/g	Estado regulatório	Descrição
Monossacarídeos	Sorbitol	2,6	GRAS – cuidado com efeito laxativo.	50% a 70% tão doce quanto a sacarose; ingestão ≥ 50 g pode causar diarreia em alguns indivíduos.
	Manitol	1,6	Aprovado como aditivo alimentar, cuidado com efeito laxativo.	50% a 70% tão doce quanto a sacarose; ingestão ≥ 20 g pode causar diarreia em alguns indivíduos.
	Xilitol	2,4	Aprovado como aditivo alimentar, cuidado com efeito laxativo.	Mesma doçura da sacarose; ingestão ≥ 30 g/dia pode causar diarreia.
Dissacarídeos	Isomalte	2,0	GRAS	45% a 65% tão doce quanto a sacarose.
	Lactitol	2,0	GRAS	30% a 40% tão doce quanto a sacarose.
	Maltitol	2,1	GRAS	90% tão doce quanto a sacarose.

GRAS: geralmente reconhecido como seguro.
Fonte: Modificada de Academy of Nutrition and Dietetics, 2012.

Os polióis desempenham um papel importante na indústria alimentícia, pois conferem "corpo" aos alimentos, melhorando sua textura e consistência. São frequentemente combinados com edulcorantes intensos em produtos que exigem restrição de açúcar, como os dietéticos ou voltados para diabéticos. Embora essas misturas nem sempre reduzam significativamente o valor calórico total, proporcionam sabor e textura semelhantes aos de produtos adoçados com açúcar convencional.

Propriedades metabólicas

Metabolicamente, os polióis comportam-se de forma semelhante aos carboidratos, mas apresentam uma característica importante: são absorvidos de maneira independente da insulina, por meio de difusão passiva, o que significa que não provocam aumentos significativos na glicemia. Isso torna-os uma opção viável para pessoas com diabetes, que precisam controlar os picos de glicose após as refeições.

Contudo, o corpo humano tem uma capacidade limitada de absorção de polióis. Aproximadamente 50% a 75% da quantidade ingerida é biodisponível, ou seja, absorvida e utilizada pelo organismo. Essa absorção incompleta pode levar a efeitos gastrointestinais indesejáveis, como inchaço e diarreia, quando consumidos em grandes quantidades.

Embora os polióis sejam seguros para a maioria dos diabéticos, alguns indivíduos com diabetes tipo 1 podem apresentar elevações na glicemia se consumirem quantidades excessivas desses compostos. Por isso, seu consumo deve ser moderado e monitorado, especialmente em populações mais sensíveis.

Índice Glicêmico

O IG é um sistema de classificação introduzido por Jenkins e Wolever em 1981, que mede o impacto de alimentos ricos em carboidratos na elevação da glicemia pós-prandial, ou seja, após as refeições. A medição é feita com base na resposta glicêmica a 50 g de carboidrato de um alimento específico, comparada à resposta de um alimento de referência, geralmente glicose pura ou pão branco, em um período de até duas horas após a ingestão.

Com base no seu valor, o IG pode ser classificado como alto (IG > 70), médio (IG 55 a 70) ou baixo (IG < 55). Fatores que podem influenciar o IG encontram-se descritos no **Quadro 2.3**.

Quadro 2.3 Fatores que influenciam o índice glicêmico

Fator	Descrição
Natureza do amido	Alimentos com maior proporção de amilose (de digestão mais lenta) tendem a ter um IG mais baixo em comparação aos ricos em amilopectina (de digestão mais rápida).
Monossacarídeos	A presença de açúcares simples, como frutose e galactose, pode influenciar a resposta glicêmica, pois apresentam absorção diferenciada.
Fibras	A presença de fibras solúveis retarda a digestão e a absorção de carboidratos, reduzindo o IG.
Cocção e processamento	Alimentos processados ou muito cozidos tendem a apresentar um IG mais alto, pois a cocção pode quebrar a estrutura do amido, facilitando sua digestão.
Tamanho das partículas	Alimentos com partículas menores (farinhas refinadas) têm um IG mais elevado, enquanto os integrais ou minimamente processados apresentam IG mais baixo.
Fatores antinutricionais	Compostos como os fitatos, presentes em grãos integrais, podem reduzir o IG ao inibir a absorção de nutrientes.
Composição de macronutrientes	Alimentos ricos em proteínas e gorduras podem diminuir o IG, pois retardam o esvaziamento gástrico e a digestão dos carboidratos.

O controle do IG é especialmente relevante para indivíduos com diabetes e para aqueles que buscam uma alimentação equilibrada, pois a ingestão de alimentos com baixo IG ajuda a manter os níveis de glicose sanguínea mais estáveis ao longo do tempo.

Distúrbios Clínicos do Metabolismo dos Carboidratos

Deficiências enzimáticas hereditárias da glicólise

Envolvem mutações que afetam enzimas da glicólise e do metabolismo de dissacarídeos e monossacarídeos. Entre as deficiências hereditárias da glicólise, destacam-se a deficiência de piruvato quinase, a mais prevalente, e a deficiência de glicose-6-fosfato isomerase, ambas podendo causar anemia hemolítica grave. Em alguns casos, pode haver necessidade de suplementação de ácido fólico.

Acidose láctica

Ocorre quando há colapso da circulação, como em casos de infarto ou hemorragia, levando à falha na fosforilação oxidativa e ao consequente acúmulo de lactato. O lactato torna-se, assim, um marcador precoce de déficit de oxigênio.

Deficiência de glicose-6-fosfato desidrogenase

A deficiência de glicose-6-fosfato desidrogenase (G6PD) é uma doença ligada ao cromossomo X que afeta mais de 200 milhões de pessoas no mundo. Leva à anemia hemolítica, pois o organismo torna-se incapaz de detoxificar agentes oxidantes. Essa deficiência pode ser agravada por infecções, fármacos oxidantes e alimentos, como a fava (favismo), além de estar associada à icterícia neonatal.

Degradação deficiente de dissacarídeos

Pode resultar em diarreia osmótica e flatulência em virtude da fermentação bacteriana de carboidratos não digeridos no intestino grosso. A intolerância à lactose é um exemplo comum, especialmente prevalente em populações africanas e asiáticas, sendo tratada com restrição de lactose na dieta.

Distúrbios do metabolismo da frutose

Podem ocorrer tanto em virtude do consumo excessivo quanto de deficiências enzimáticas, levando a hiperuricemia e gota por sequestro de fosfato e redução na produção de ATP.

Hiperglicemia e metabolismo do sorbitol

A hiperglicemia afeta o metabolismo do sorbitol em tecidos como retina e nervos periféricos, em que o acúmulo excessivo desse poliol pode levar à neuropatia diabética e catarata.

Doenças do depósito de glicogênio

Resultam de defeitos enzimáticos na síntese ou degradação do glicogênio, causando manifestações como hipoglicemia, hepatomegalia e cardiomegalia. Exemplos incluem as doenças de von Gierke, Pompe e McArdle, cada uma com características clínicas distintas.

Hipoglicemia

Pode levar à disfunção cerebral transitória ou morte cerebral se prolongada. Classifica-se em:

- **Hipoglicemia pós-prandial:** causada por liberação excessiva de insulina após as refeições.
- **Hipoglicemia de jejum:** associada a insuficiência hepática, adrenal ou consumo de álcool. Pode resultar em sintomas neuroglicopênicos, como convulsões e coma.

Caso Clínico

João, 45 anos, foi diagnosticado recentemente com diabetes tipo 2. Ele tem uma história de alimentação rica em carboidratos simples, como pão branco, refrigerantes e doces, além de um estilo de vida sedentário. Seu médico recomendou mudanças na dieta, enfatizando a importância do consumo de carboidratos complexos e fibras para o controle glicêmico. Após um mês de ajustes na alimentação, incluindo o aumento de grãos integrais, legumes e vegetais, João percebeu uma melhora nos níveis de glicose e maior saciedade ao longo do dia.

Perguntas

1. **Qual das seguintes opções é um benefício do consumo de carboidratos complexos na dieta de João?**
   a. Aumento rápido da glicose no sangue, proporcionando energia imediata.
   b. Liberação gradual de energia, promovendo maior saciedade e controle glicêmico.
   c. Aumento da resistência à insulina em virtude do alto teor de fibras.

Resposta: b

Carboidratos complexos liberam glicose lentamente na corrente sanguínea, evitando picos de glicemia e promovendo saciedade, o que é benéfico para o controle do diabetes.

2. O IG dos alimentos mede:

a. A quantidade de carboidratos presentes em um alimento.

b. A velocidade com que um carboidrato eleva os níveis de glicose no sangue.

c. O teor de fibras presente no alimento.

Resposta: b

O IG indica a rapidez com que os carboidratos de um alimento são absorvidos e elevam a glicose no sangue, sendo um fator importante para o controle metabólico.

3. Por que o consumo excessivo de carboidratos simples pode ser prejudicial para a saúde?

a. Eles promovem saciedade prolongada e evitam o consumo excessivo de alimentos.

b. Aumentam o risco de obesidade, resistência à insulina e doenças cardiovasculares.

c. São fontes de fibras essenciais para a saúde intestinal.

Resposta: b

O consumo excessivo de carboidratos simples pode levar a ganho de peso, resistência à insulina e aumento do risco de diabetes tipo 2 e doenças cardiovasculares.

Bibliografia

American Diabetes Association, Bantle JP, Wylie-Rosett J, Albright AL, Apovian CM, Clark NG, et al. Nutrition recommendations and interventions for diabetes: a position statement of the American Diabetes Association. Diabetes Care. 2008;31(Suppl 1):S61-S78.

Asp NG (ed). Carbohydrates in human nutrition. Am J Clin Nutr. 1994; 59(Suppl 3):679S-794S.

Assumpção IR, Koda YKL. Má-absorção infantil. In: Grisi S, Escobar AMU, (eds). Prática pediátrica. Rio de Janeiro: Atheneu; 2007. p.559-67.

Benyon S. Metabolism and nutrition (Crash Course). London: Mosby Inc.; 1998.

Brand-Miller JC, Holt SHA, Pawlak DB, MacMillan J. Glycemic index and obesity. Am J Clin Nutr. 2002;76(1):281S-5S.

Champe PC, Harvey RA. Bioquímica ilustrada. 2. ed. Porto Alegre: Artmed; 1994.

Clayden J, Greeves N, Warren S, Wothers P. The chemistry of life. In: Clayden J, Greeves N, Warren S, Wothers P. Organic chemistry. Oxford: Oxford University Press; 2001.

Demonte A. Carboidratos. In: Dutra-de-Oliveira JE, Marchini JS. Ciências nutricionais. São Paulo: Sarvier; 2000.

Exton JH. Gluconeogenesis. Metabolism. 1972;21:945-89.

Exton JH, Park R. The role of cyclic AMP in the control of liver metabolism. Adv Enzyme Regul. 1968;6:391-407.

Fitch C, Keim KS, Academy of Nutrition and Dietetics. Position of the Academy of Nutrition and Dietetics: use of nutritive and nonnutritive sweeteners. J Acad Nutr Diet. 2012;112(5):739-58.

Food and Drug Administration. Food additives permitted for direct addition to food for human consumption: Sucralose. Disponível na Internet: http://gpo.gov/fdsys/pkg/FR-1998-04-03/pdf/98-8750.pdf.

Foster-Powell K, Holt SA, Brand-Miller JC. International table of glycemic index and glycemic load values: 2002. Am J Clin Nutr. 2002;76(1):5-56.

Franz MJ. The argument against glycemic index: what are the other options? Nestle Nutr Workshop Ser Clin Perform Programme. 2006;11:57-72.

Godoy A, Ulloa V, Rodríguez F, Reinicke K, Yañez AJ, García MLA, et al. Differential subcellular distribution of glucose transporters GLUT1-6 and GLUT9 in human cancer: ultrastructural localization of GLUT1 and GLUT5 in breast tumor tissues. J Cell Physiol. 2006; 207(3):614-27.

Gould GW, Holman GD. The glucose transporter family: structure, function and tissue-specific expression. Biochem J. 1993;295(Pt 2):329-41.

Greenberg RE. New dimensions in carbohydrates. Am J Clin Nutr. 1995; 61(Suppl4):915S-1011S.

Grotz VL, Munro IC. An overview of the safety of sucralose. Regul Toxicol Pharmacol. 2009;55(1):1-5.

Guyton AC, Hall JE. Metabolismo dos carboidratos e formação do trifosfato de adenosina. In: Guyton AC, Hall JE. Tratado de fisiologia médica. 9. ed. Rio de Janeiro: Guanabara Koogan; 1997.

International Food Information Council Foundation. Facts about low-calorie sweeteners. Food ingredients. Disponível na Internet: http://www.foodinsight.org/Content/6/LCS%20Fact%20Sheet_11-09.pdf.

Jenkins DJA, Kendall CWC, Augustin LSA, Franceschi S, Hamidi M, Marchie A, et al. Glycemic index: overview of implications in health and disease. Am J Clin Nutr. 2002;76(1): 266S-73S.

Jenkins DJ, Wolever TM, Taylor RH, Barker H, Fielden H, Baldwin JM, et al. Glycemic index of foods: a physiological basis for carbohydrate exchange. Am J Clin Nutr. 1981;34(3):362-6.

Jequier E. Carbohydrates as a source of energy. Am J Clin Nutr. 1994;59(Suppl):682S-5S.

Joint FAO/WHO Expert Committee on Food Additives. Cyclamic acid/sodium cyclamate. IPCS INCHEM; [cited 2007 Sep 19]. Disponível na Internet:: <www.inchem.org/documents/jecfa/jeceval/jec_244.htm>.

Kaiser L, Allen LH, American Dietetic Association. Position of the American Dietetic Association: nutrition and lifestyle for a healthy pregnancy outcome. J Am Diet Assoc. 2008; 108(3):553-61.

Leeds AR. Glycemic index and heart disease. Am J Clin Nutr. 2002;76(1):286S-9S.

Mackey SA, Berlin Jr CM. Effect of dietary aspartame on plasma concentrations of phenylalanine and tyrosine in normal and homozygous phenylketonuric patients. Clin Pediatr (Phila). 1992;31(7):394-9.

Magnuson BA, Burdock GA, Doull J, Kroes RM, Marsh GM, Pariza MW, et al. Aspartame: a safety evaluation based on current use levels, regulations, and toxicological and epidemiological studies. Crit Rev Toxicol. 2007;37(8):629-727.

Nelson DL, Cox MM. Lehninger: princípios de bioquímica. 3. ed. São Paulo: Sarvier; 2002.

Otten JJ, Hellwig JP, Meyers LD (eds). Institute of Medicine of the National Academies. Dietary reference intakes: the essential guide to nutrient requirements. Washington, DC: The National Academies Press; 2006.

Philippi ST. Pirâmide dos alimentos: fundamentos básicos da nutrição. Barueri: Manole; 2008.

Rizkalla SW, Bellisle F, Slama G. Health benefits of low glycaemic index foods, such as pulses, in diabetic patients and healthy individuals. Br J Nutr. 2002;88(Suppl 3):S255-62.

Rizza RA, Mandarino LJ, Gerich JE. Dose-response characteristics for effects of insulin on production and utilization of glucose in man. Am J Physiol. 1981;240(6):E630-9.

Ruderman NB, Herrera MG. Glucose regulation of hepatic gluconeogenesis. Am J Physiol. 1968;214(6):1346-51.

Schulz M, Liese AD, Mayer-Davis EJ, D'Agostino Jr RB, Fang F, Sparks KC, et al. Nutritional correlates of dietary glycaemic index: new aspects from a population perspective. Br J Nutr. 2005;94(3):397-406.

Shrestha A, Müllner E, Poutanen K, Mykkänen H, Moazzami AA. Metabolic changes in serum metabolome in response to a meal. Eur J Nutr. 2017;56(2):671-81.

Tahan S, Morais MB. Diarreia persistente. In: Carvalho ES, Carvalho WB, eds. Terapêutica e prática pediátrica. 2. ed. São Paulo: Atheneu; 2000. p.666-9.

Thorens B. Glucose transporters in the regulation of intestinal, renal and liver glucose fluxes. Am J Physiol. 1996;270(4 Pt 1):G541-53.

Vitolo MR. Situações comuns na gestação e práticas alimentares. In: Vitolo MR. Nutrição: da gestação à adolescência. Rio de Janeiro: Reichmann & Affonso Editores; 2003. p.44-6.

Wahren J, Felig P, Ahlborg G, Jorfeldt L. Glucose metabolism during leg exercise in man. J Clin Invest. 1971;50(12):2715-25.

Wood IS, Trayhurn P. Glucose transporters (GLUT and SGLT): expanded families of sugar transport proteins. Br J Nutr. 2003;89(1):3-9.

3

Aminoácidos e Proteínas – Metabolismo, na Saúde e na Doença

Cláudia Cristina Alves ◆ Daniela Caetano Gonçalves ◆
Márcia Fábia Andrade Santos ◆ Gabriela Salim de Castro ◆
Carla Lúcia Bartels ◆ Raquel Susana Matos de Miranda Torrinhas ◆
Marília Cerqueira Leite Seelaender ◆ Michele Grillo Barone ◆
Diana Borges Dock-Nascimento ◆ Luc Cynober ◆ Dan Linetzky Waitzberg

Mensagens Principais

- ❑ Proteínas são polímeros de aminoácidos e exercem funções fundamentais em todos os processos biológicos.
- ❑ A sequência de aminoácidos de uma proteína permite sua identificação e agrupamento, segundo suas funções.
- ❑ A estrutura tridimensional que a proteína adquire é importante para viabilizar a função que ela vai exercer
- ❑ *Turnover* proteico é o processo pelo qual as proteínas são sintetizadas a partir de aminoácidos e degradadas novamente no organismo, em processo de reciclagem contínua.
- ❑ O *turnover* proteico sofre influência de variáveis, como disponibilidade de aminoácidos na circulação sanguínea, níveis de hormônios catabólicos e anabólicos e atividade física.
- ❑ Nos diferentes estágios da vida, as necessidades e recomendações de ingestão de proteínas devem considerar a síntese e a manutenção das proteínas celulares, as taxas de *turnover* proteico e o metabolismo.

Objetivos

- Conhecer as características estruturais das proteínas para entender suas funções biológicas, incluindo os processos de digestão, absorção, síntese, degradação e metabolismo no organismo.
- Entender a variação das exigências proteicas ao longo das fases de desenvolvimento e condições de saúde, e sua importância para ajustar a ingestão e atender a essas demandas específicas.

- Conhecer as necessidades e as recomendações nutricionais de proteínas em diferentes estágios da vida.
- Aprender a calcular a quantidade e a qualidade das proteínas na dieta oral, para a elaboração de dietas balanceadas e adequadas às necessidades individuais.

Introdução

Proteínas são polímeros de alfa-aminoácidos, ligados por ligações peptídicas, com elevado peso molecular. Além de carbono, hidrogênio e oxigênio, sua composição química inclui nitrogênio (~16%), elemento que as distingue dos demais macronutrientes. São as biomoléculas mais abundantes nos seres vivos, essenciais para processos biológicos vitais, como a manutenção do equilíbrio hídrico entre o compartimento intersticial e o sistema vascular, além de participarem da homeostase, coagulação sanguínea e nutrição tecidual.

A disposição específica dos diferentes aminoácidos na formação de uma proteína define sua sequência. O mapeamento dessa sequência é essencial para aplicações em Nutrição e Medicina. Mais de 1.400 doenças genéticas humanas já foram identificadas como resultantes de proteínas defeituosas, nas quais a sequência normal de aminoácidos está alterada.

Conhecer a sequência de aminoácidos de uma proteína é fundamental para: identificar repetições de sequências presentes em diferentes proteínas; agrupá-las de acordo com suas funções; avaliar a constituição e a função de proteínas com papéis ainda desconhecidos; identificar os efeitos de mutações causadas pela substituição ou remoção de aminoácidos; e compreender como proteínas similares em diferentes organismos fornecem informações sobre vias evolutivas.

As proteínas podem ser classificadas como simples, quando consistem apenas de cadeias polipeptídicas, ou como conjugadas, quando contêm também componentes orgânicos ou inorgânicos associados. A porção não peptídica das proteínas conjugadas, conhecida como grupo prostético (**Quadro 3.1**), desempenha

Quadro 3.1 Proteínas conjugadas e seus grupos prostéticos

Classe	Grupo prostético
Nucleoproteínas	Ácidos orgânicos
Lipoproteínas	Lipídios
Glicoproteínas	Carboidratos
Fosfoproteínas	Grupos fosfato
Hemoproteínas	Heme (ferro porfirina)
Metaloproteínas	Ferro e zinco

Fonte: Adaptada de Lehninger *et al.*, 1995.

um papel essencial na função biológica da proteína. O tipo de grupo prostético presente determina a nomenclatura da proteína conjugada: por exemplo, as lipoproteínas são compostas de proteínas e lipídios, enquanto as glicoproteínas consistem em proteínas e açúcares.

Características Estruturais das Proteínas

As proteínas podem apresentar diferentes níveis de complexidade estrutural, das mais simples (primária) às mais complexas (quaternária). Relevantemente, a função específica que uma proteína exerce, como atuar como hormônio (p. ex., insulina), enzima (p. ex., tripsina), proteína contrátil (p. ex., actina e miosina), proteína estrutural (p. ex., colágeno), neurotransmissor, fator de crescimento (envolvido no controle do crescimento e diferenciação celular), molécula de defesa imunológica ou transportadora de fluidos biológicos, é determinada não apenas pela sequência de aminoácidos que compõe sua cadeia polipeptídica, mas também pela estrutura tridimensional que ela adquire.

A estrutura primária corresponde à sequência linear de aminoácidos, unidos por ligações peptídicas e, em alguns casos, por pontes de dissulfeto (**Figura 3.1**). Ela inclui informações sobre o número de aminoácidos, sua sequência, a espécie e a localização das pontes de dissulfeto na cadeia polipeptídica. Atualmente, as estruturas primárias de diversas proteínas já foram identificadas. A primeira a ser determinada foi a da insulina, composta por duas cadeias polipeptídicas: a cadeia A, com 21 aminoácidos; e a cadeia B, com 30 aminoácidos, conectadas por duas pontes de dissulfeto.

A estrutura secundária de uma proteína é formada por arranjos espaciais regulares da cadeia de aminoácidos, estabilizados por pontes de hidrogênio (**Figura 3.2**). Seus formatos mais comuns são a alfa-hélice e a folha beta-pregueada, que podem ser representados em uma folha de papel; isto é, ocupam um plano estrutural. Na estrutura em alfa-hélice, a molécula polipeptídica assume uma hélice orientada para a direita, estabilizada por pontes de hidrogênio entre os grupos C═O e H—N das ligações peptídicas. As cadeias laterais R dos aminoácidos projetam-se para fora da hélice. A estrutura beta-pregueada, por outro lado, resulta da formação de pontes de hidrogênio entre duas ou mais cadeias peptídicas adjacentes, localizadas

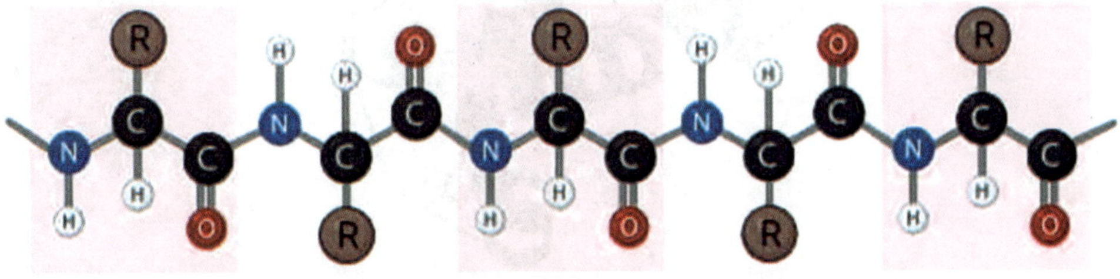

Figura 3.1 Exemplo de sequência de aminoácidos na estrutura primária de uma proteína.

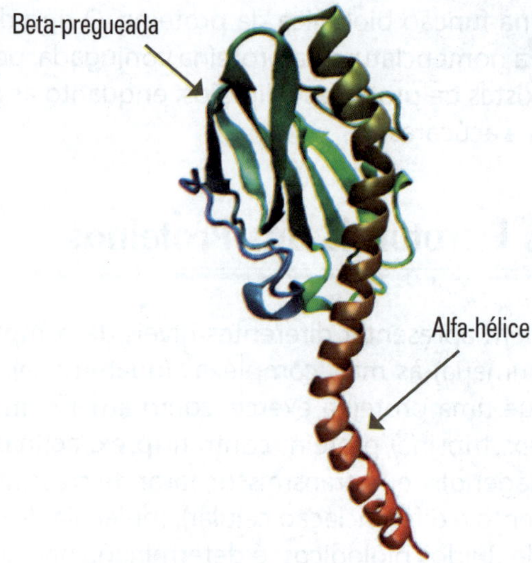

Figura 3.2 Exemplo de estrutura secundária da proteína pilina, da bactéria *Neisseria gonorrhoeae*.

entre os grupos C═O e N—H de ligações peptídicas vizinhas, em vez de ocorrerem dentro de uma única cadeia.

Algumas proteínas organizam-se em arranjos tridimensionais, conhecidos como estrutura terciária (**Figura 3.3**). Esses arranjos resultam do dobramento completo da cadeia polipeptídica, estabilizado por interações entre os grupos laterais dos aminoácidos, como pontes de hidrogênio, interações hidrofóbicas, ligações iônicas, forças de Van der Waals e, em alguns casos, pontes de dissulfeto.

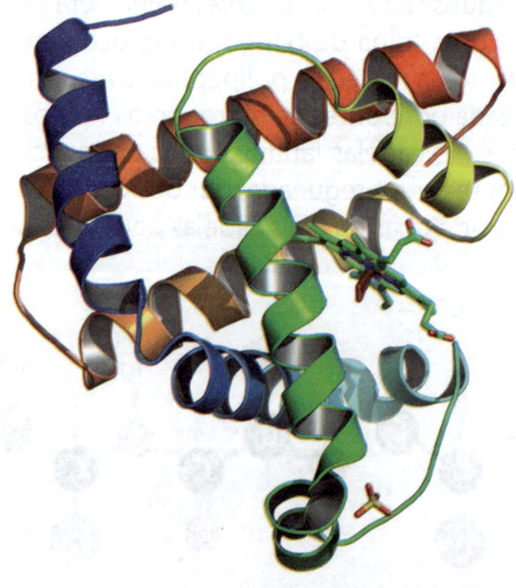

Figura 3.3 Exemplo de estrutura terciária da proteína mioglobina.

Podemos exemplificar como a função biológica de uma proteína depende de sua estrutura espacial por meio de um pedaço de arame: quando retilíneo, este apresenta-se em uma dimensão e, se for dobrado apenas uma vez, ainda poderá permanecer estável sobre uma mesa, ou seja, manter-se em duas dimensões. Ao ser dobrado novamente, em uma direção diferente da primeira dobra, o arame adquire forma tridimensional e deixa de estar completamente em contato com a superfície da mesa. Esse modelo corresponderia à estrutura terciária de uma proteína, que permite ligações muito específicas com outras proteínas do organismo, como as de membranas celulares ou enzimas. Consequentemente, alterações em átomos de posição-chave ou de ligação podem desestabilizar uma proteína que, embora mantenha a mesma sequência de aminoácidos, pode ficar impossibilitada de se ligar a outras moléculas.

A estrutura quaternária resulta de interações específicas entre proteínas, estabilizadas por pontes de hidrogênio, interações hidrofóbicas e eletrostáticas (**Figura 3.4**). Proteínas com estrutura quaternária são multiméricas, compostas por duas ou mais cadeias polipeptídicas, chamadas subunidades. O arranjo espacial dessas subunidades define a estrutura quaternária. A síntese isolada de subunidades é mais eficiente do que o aumento do tamanho de uma única cadeia polipeptídica. Por exemplo, a reposição de pequenos componentes defeituosos nas fibrilas de colágeno é facilitada pela síntese separada das subunidades. As interações entre diversas subunidades contribuem para a regulação das funções proteicas. Um exemplo clássico de estrutura quaternária é a hemoglobina, composta por quatro subunidades ligadas em uma configuração específica.

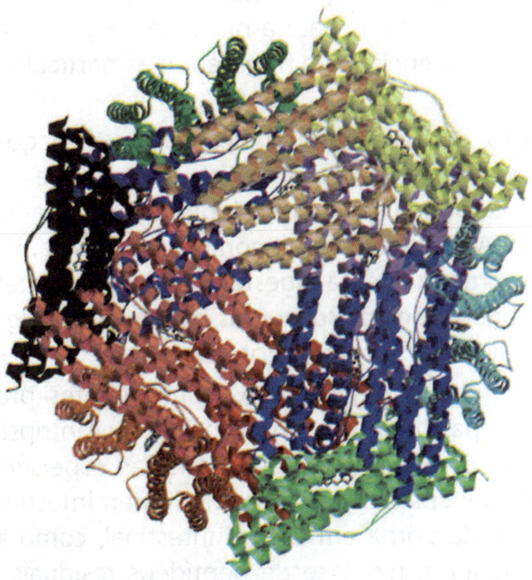

Figura 3.4 Exemplo de estrutura quaternária da proteína ferritina.

Desnaturação Proteica

A desnaturação proteica caracteriza-se pelo rompimento de pontes de hidrogênio, pontes de dissulfeto e outras interações entre aminoácidos. Esse processo pode ser induzido por altas temperaturas, pressões, ações mecânicas, alterações de pH, solventes orgânicos, detergentes ou ureia, resultando em alterações na conformação tridimensional das proteínas. Consequentemente, a desnaturação pode causar mudanças nas estruturas secundária, terciária e quaternária, além de modificar características das proteínas, como redução da solubilidade, diminuição da atividade biológica, aumento da digestibilidade e viscosidade.

Na maioria das vezes, a desnaturação não altera a composição dos aminoácidos e pode torná-los mais disponíveis ao organismo. Durante o aquecimento térmico, p. ex., o desdobramento da proteína expõe a cadeia polipeptídica, o que facilita a ação de enzimas digestivas proteolíticas.

Em algumas circunstâncias, a desnaturação pode ser reversível, um processo conhecido como renaturação.

Digestão e Absorção das Proteínas

A digestão e absorção das proteínas estão diretamente relacionadas com a sua forma estrutural, ou seja, se estão na forma de proteínas intactas, peptídeos de cadeia longa ou curta, ou aminoácidos livres. O processo de digestão compreende a hidrólise das ligações peptídicas da estrutura polipeptídica, liberando aminoácidos, dipeptídeos e tripeptídeos, para posterior absorção. As proteínas ingeridas na dieta começam a ser digeridas no estômago. Entretanto, embora não existam enzimas específicas para a hidrólise de proteínas na saliva, o processo de mastigação é essencial para fragmentar as partículas alimentares e facilitar a digestão.

Após a deglutição, o bolo alimentar alcança o estômago, onde o pH ácido, promovido pela liberação de ácido clorídrico, desnatura as proteínas ingeridas. Além disso, o ácido clorídrico ativa o pepsinogênio, secretado pelas células principais do estômago. A enzima ativa, denominada pepsina, inicia a hidrólise das ligações peptídicas, promovendo a digestão parcial das proteínas em peptídeos. A seguir, esses peptídeos são transportados ao intestino delgado, onde ocorre a maior parte da digestão e absorção das proteínas.

No duodeno e jejuno, a digestão dos componentes proteicos é realizada por enzimas do suco pancreático, como tripsina, quimotripsina e carboxipeptidases. Essas enzimas quebram ligações peptídicas específicas, liberando aminoácidos livres, dipeptídeos e tripeptídeos no lúmen intestinal. No estágio final da digestão, enzimas da borda em escova intestinal, como aminopeptidases e dipeptidases, completam a hidrólise de peptídeos residuais, transformando-os em aminoácidos livres, dipeptídeos e tripeptídeos.

Como estruturas mais simples, os aminoácidos atravessam a membrana celular, adentram o citoplasma e são transportados para os vasos sanguíneos. Entretanto, pequenos peptídeos (di e tripeptídeos) também podem atravessar intactos a mucosa intestinal e alcançar a circulação sanguínea, onde desempenham diversas funções metabólicas.

A absorção de dipeptídeos e tripeptídeos pode ocorrer por três mecanismos:

1. Transporte dos peptídeos intactos para o enterócito e sua liberação direta na corrente sanguínea.
2. Absorção dos peptídeos intactos, seguida de hidrólise intracelular em aminoácidos, que são então liberados na circulação.
3. Hidrólise dos peptídeos na membrana intestinal, gerando aminoácidos livres que são posteriormente absorvidos.

A atividade enzimática na borda em escova é essencial para o aparecimento de aminoácidos livres no lúmen intestinal. Peptídeos absorvidos intactos podem ser degradados no fígado, músculo ou rim, onde atuam peptidases específicas. Por outro lado, peptídeos maiores são hidrolisados em aminoácidos livres na borda em escova intestinal. Esses aminoácidos são transportados pela membrana basolateral do enterócito por difusão simples ou mediada por transportadores. O transporte é sódio-dependente e saturável.

Existem vias distintas para o transporte de diferentes tipos de aminoácidos: ácidos, básicos, pequenos neutros, grandes neutros, aromáticos e específicos para glicina, prolina e hidroxiprolina. A absorção do nitrogênio dietético é influenciada por diversos fatores, como o modo de ingestão, a composição química da dieta, e as condições gerais e locais de digestão, absorção e motilidade intestinal.

Síntese Proteica

A síntese proteica é um processo intracelular complexo, dividido em duas fases: transcrição e tradução.

A **transcrição** ocorre no núcleo celular e consiste na formação do RNA mensageiro (RNAm) a partir do ácido desoxirribonucleico (DNA). Esse processo é catalisado pela enzima RNA polimerase, que sintetiza uma molécula de RNAm com base na sequência do DNA. Após sua formação, o RNAm passa por um processo de maturação, no qual são removidas as sequências não codificantes (íntrons), resultando em uma fita de RNA composta apenas por éxons, que codificam os aminoácidos de uma proteína. Em seguida, o RNAm amadurecido migra para o citoplasma, onde ocorre a segunda fase: a **tradução**, ou seja, a síntese de proteínas.

Na **tradução**, a sequência de nucleotídeos no RNAm é decodificada para produzir uma sequência específica de aminoácidos. Além do RNAm, estão envolvidos no processo os ribossomos, o RNA transportador (RNAt) e diversas enzimas que controlam as reações de síntese. Os ribossomos leem a sequência de nucleotídeos do RNAm em grupos de três, chamados códons, que especificam cada aminoácido. Essa correspondência entre trios de nucleotídeos e os aminoácidos é conhecida **código genético.**

Com os quatro nucleotídeos (adenina, uracila, citosina e guanina), é possível formar 64 combinações de códons. Apesar disso, apenas 20 aminoácidos são codificados, o que significa que múltiplos códons podem especificar o mesmo aminoácido (redundância do código genético). Entre esses códons, existem um **códon de iniciação**, que dá início ao processo de tradução, e três **códons de parada**, que sinalizam o final da síntese proteica.

Metabolismo Proteico

As proteínas estão em constante renovação, em um processo contínuo de síntese e degradação chamado *turnover* proteico. Durante o *turnover*, os aminoácidos liberados pela degradação de proteínas são reciclados e reutilizados para a síntese de novas proteínas ou outras moléculas que contenham nitrogênio (N). O *pool* de aminoácidos orgânico mantém-se em equilíbrio dinâmico com as proteínas teciduais, garantindo a disponibilidade de aminoácidos para atender às demandas metabólicas.

O *turnover* proteico é essencial para manter o *pool* metabólico de aminoácidos, permitindo a síntese de novas proteínas celulares. Aminoácidos que não são utilizados após a síntese proteica seguem outros destinos metabólicos, já que o organismo não contém um mecanismo de estocagem para proteínas. Assim, em um adulto saudável, o total de proteínas no corpo permanece constante, com a taxa de síntese equilibrada pela taxa de degradação.

Em indivíduos saudáveis com peso corporal estável, o equilíbrio nitrogenado ocorre quando a quantidade de nitrogênio consumido pela proteína dietética é equivalente ao nitrogênio excretado por urina, fezes, pele, unhas e cabelo. Um balanço de nitrogênio negativo indica que as perdas de nitrogênio excedem a ingestão, o que pode ocorrer em condições como jejum, fome ou doenças catabólicas (p. ex., câncer, insuficiência cardíaca, doença pulmonar obstrutiva crônica). Por outro lado, o balanço positivo de nitrogênio é necessário durante o anabolismo, como na síntese de proteínas em resposta a demandas fisiológicas. A longo prazo, um adulto saudável deve permanecer em equilíbrio nitrogenado, com ingestão e excreção de nitrogênio iguais.

Os aminoácidos provenientes da dieta, cerca de 90 g/dia, misturam-se ao *pool* de aminoácidos resultante do *turnover* proteico, contribuindo com aproximadamente 340 g de aminoácidos disponíveis no *pool* endógeno diariamente (**Figura 3.5**).

As taxas de *turnover* proteico variam conforme o estágio da vida. Durante a fase de crescimento, o *turnover* é maior em comparação com fases mais avançadas da vida. Existe também variação no *turnover* proteico entre os tecidos.

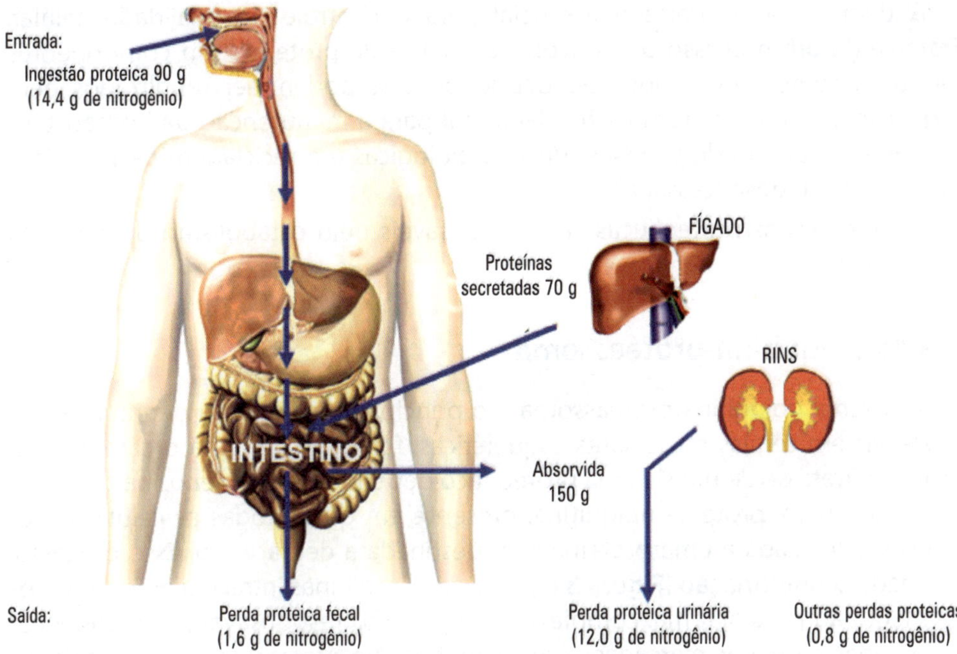

Figura 3.5 Taxas de *turnover* e ingestão de proteínas e nitrogênio em indivíduo saudável de 70 kg. A ingestão de nitrogênio alimentar equivale à perda nitrogenada (14,4 g). Fonte: Adaptada e modificada de Shills, 2003.

O músculo esquelético contém cerca de 50% da proteína total do organismo, mas contribui com apenas 25% do *turnover* proteico. Por outro lado, o fígado e o intestino, que juntos representam menos de 10% do conteúdo proteico corporal, são responsáveis por 50% do *turnover* proteico.

O *turnover* proteico pode ser estabelecido para diferentes tipos de proteínas. Algumas proteínas são sintetizadas rapidamente, têm tempo de vida limitado e são degradadas posteriormente, como a hemoglobina. Outras proteínas, que regulam vias metabólicas, também são sintetizadas e degradadas rapidamente, com concentrações que variam em resposta a estímulos de síntese ou degradação proteica. Por fim, há proteínas com *turnover* lento e meia-vida longa, como a albumina.

O *turnover* proteico é influenciado por fatores como disponibilidade de aminoácidos na circulação sanguínea, níveis de hormônios catabólicos (como glucagon e cortisol) e anabólicos (como insulina), além da atividade física.

Degradação Proteica

Os músculos são o maior depósito de proteínas do corpo e desempenham um papel crucial como fonte de aminoácidos. Esses aminoácidos podem ser utilizados para a produção de energia por diversos órgãos, especialmente durante eventos catabólicos, como câncer, sepse e queimaduras.

A degradação proteica é essencial para o controle de qualidade celular. Trata-se de um processo que envolve a quebra de proteínas em componentes menores, como aminoácidos ou peptídeos, que podem ser reutilizados pelo organismo. Esse mecanismo é fundamental para a manutenção da homeostase celular, a regulação de diversas funções biológicas e a reciclagem de proteínas danificadas ou desnecessárias.

Diferentes vias proteolíticas são responsáveis pelo catabolismo do músculo esquelético.

Via da ubiquitina-proteassoma

O sistema ubiquitina-proteassoma é o principal regulador da degradação de proteínas em células musculares esqueléticas, fundamental para o catabolismo proteico. Trata-se de um sistema proteolítico dependente de adenosina trifosfato (ATP), no qual a proteína ubiquitina, presente em quase todas as células eucarióticas, é anexada a uma proteína-alvo destinada à degradação. Esse processo, chamado **ubiquitinação** (**Figura 3.6**), sinaliza as proteínas intracelulares para acoplamento ao proteassoma, complexo multiproteico responsável por reconhecer e degradar proteínas marcadas com ubiquitina. No proteassoma, a degradação proteica envolve uma série de reações mediadas por três classes de proteínas: **E1:** enzima de ativação da ubiquitina; **E2**: enzima de conjugação da ubiquitina; **E3**: ligase da ubiquitina.

As proteínas ubiquitinadas são, em geral, degradadas pelo proteassoma 26S, um complexo enzimático encontrado no núcleo e citoplasma celular. O proteassoma 26S é composto por um núcleo com atividade proteolítica e por complexos regulatórios que contêm ATPases, que hidrolisam ATP e auxiliam na ligação e no processamento das proteínas-alvo. Após a degradação, o proteassoma divide o substrato em vários peptídeos e libera as moléculas de ubiquitina, que podem ser reutilizadas para marcar outras proteínas-alvo, reiniciando a cascata proteolítica (processo de **deubiquitinação**).

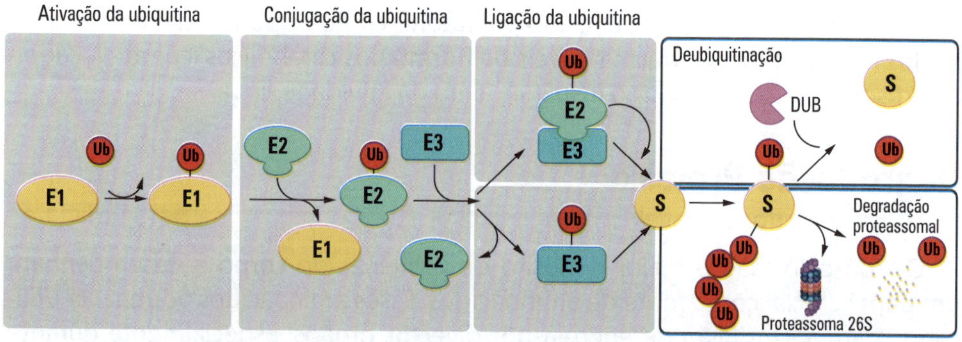

Figura 3.6 Reação enzimática envolvendo a enzima ativadora de ubiquitina E1, a enzima conjugadora de ubiquitina E2 e as ubiquitina-ligases E3. Após ligação pode sofrer deubiquitinação ou ir para degradação no proteassoma 26S.

A via da ubiquitina desempenha um papel essencial na aceleração da proteólise em condições de estresse, como jejum, sepse, acidose metabólica, diabetes e caquexia associada ao câncer. Além da degradação proteica, a ubiquitina também está envolvida em outros processos celulares, como a regulação do ciclo celular, o reparo de DNA e a resposta ao estresse.

Via da autofagia-lisossomo

Lisossomos são organelas que contêm enzimas hidrolíticas responsáveis por degradar diversas biomoléculas, incluindo proteínas. A autofagia é uma via dependente de lisossomos, que se caracteriza pela formação de vesículas autofágicas citoplasmáticas. Essa via de degradação proteica constitui um mecanismo homeostático altamente conservado, responsável pela reciclagem celular e pela remoção seletiva de organelas específicas, como as mitocôndrias. Além disso, o sistema autofagia-lisossomo está envolvido na degradação de proteínas extracelulares e receptores de membrana, contribuindo para a homeostase e rotatividade dos componentes celulares, tanto em condições constitutivas quanto em resposta a estímulos como estresse celular, privação de nutrientes, carência de aminoácidos e citocinas.

Três mecanismos diferentes de entrega da carga autofágica aos lisossomos foram descritos (**Figura 3.7**):

1. **Macroautofagia:** envolve a formação de autofagossomas, que englobam partes do citoplasma, incluindo proteínas danificadas, e depois se fundem com os lisossomos para degradação.
2. **Microautofagia:** envolve a invaginação direta do lisossomo, que captura pequenas porções do citoplasma para degradação.
3. **Autofagia mediada por chaperona:** proteínas específicas são transportadas diretamente para os lisossomos com a ajuda de chaperonas, proteínas que auxiliam outras proteínas a desempenharem suas funções. Essa via tem despertado interesse em decorrência de seu papel potencial no envelhecimento, distúrbios neurodegenerativos e doenças de armazenamento lisossomal.

Até o momento, a maioria dos estudos sobre o papel da autofagia no músculo foca a macroautofagia.

Ciclo da Ureia

Em um adulto saudável com ingestão proteica adequada, a perda diária de nitrogênio, observada pela excreção de ureia urinária e fecal, varia de 35 a 55 g/dia. A quebra dos aminoácidos gera um grupo amino, que é convertido em amônia, altamente tóxica, e subsequentemente em ureia, um composto não tóxico excretado pela urina ou, em menor quantidade, incorporado à glutamina. Esse ciclo metabólico é denominado ciclo da ureia, e ocorre nos hepatócitos.

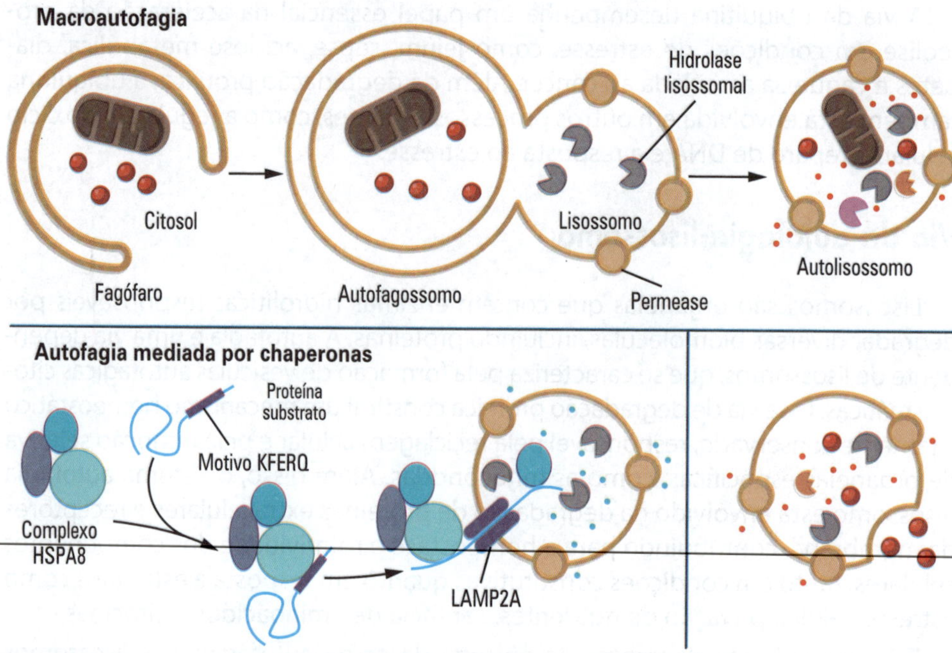

Figura 3.7 Na macroautofagia, formam-se autofagossomos (vesículas de membrana dupla) que sequestram e transportam organelas danificadas e proteínas agregadas até se fundirem com os lisossomos, onde são degradadas. A autofagia mediada por chaperonas envolve o transporte direto de proteínas desdobradas através da membrana lisossomal. Por outro lado, a microautofagia ocorre por invaginação direta da membrana do lisossomo, permitindo a captura e degradação do material intracelular. Fonte: Adaptada de Mizushima N, Komatsu M. Autophagy: renovation of cells and tissues. Cell. 2011;147(4):728-41

O ciclo da ureia compreende cinco reações – duas intramitocondriais e três no citosol das células hepáticas (**Figura 3.8**). Durante o processo, dois grupos amino são utilizados: um do NH_4^+e um do aspartato, além de um carbono do HCO_3^-, para formar a ureia, que é relativamente atóxica. Essas reações consomem a energia de quatro ligações de fosfato (três ATP, que são hidrolisados a dois ADP, e um AMP). A molécula de ornitina transporta os átomos de carbono e nitrogênio. Após ser formada, a ureia é liberada na corrente sanguínea, da qual é captada pelos rins e excretada na urina.

A regulação do ciclo da ureia pode ocorrer de forma lenta ou rápida. Observa-se a regulação lenta em situações de dieta com alto teor de proteínas ou durante o jejum prolongado. Quando há ingestão de uma dieta rica em proteínas, o excesso de aminoácidos é oxidado, o que favorece a produção de cetoácidos e aumenta a formação de ureia a partir dos grupos aminos. Em casos de jejum ou trauma, ocorre um aumento da degradação de proteínas e liberação de aminoácidos. As cadeias carbônicas desses aminoácidos são usadas na neoglicogênese, e a eliminação dos grupos amino ocorre por meio do aumento da excreção de ureia. Nessas situações, há também um aumento na síntese das enzimas do ciclo da ureia e da carbamoilfosfato sintetase.

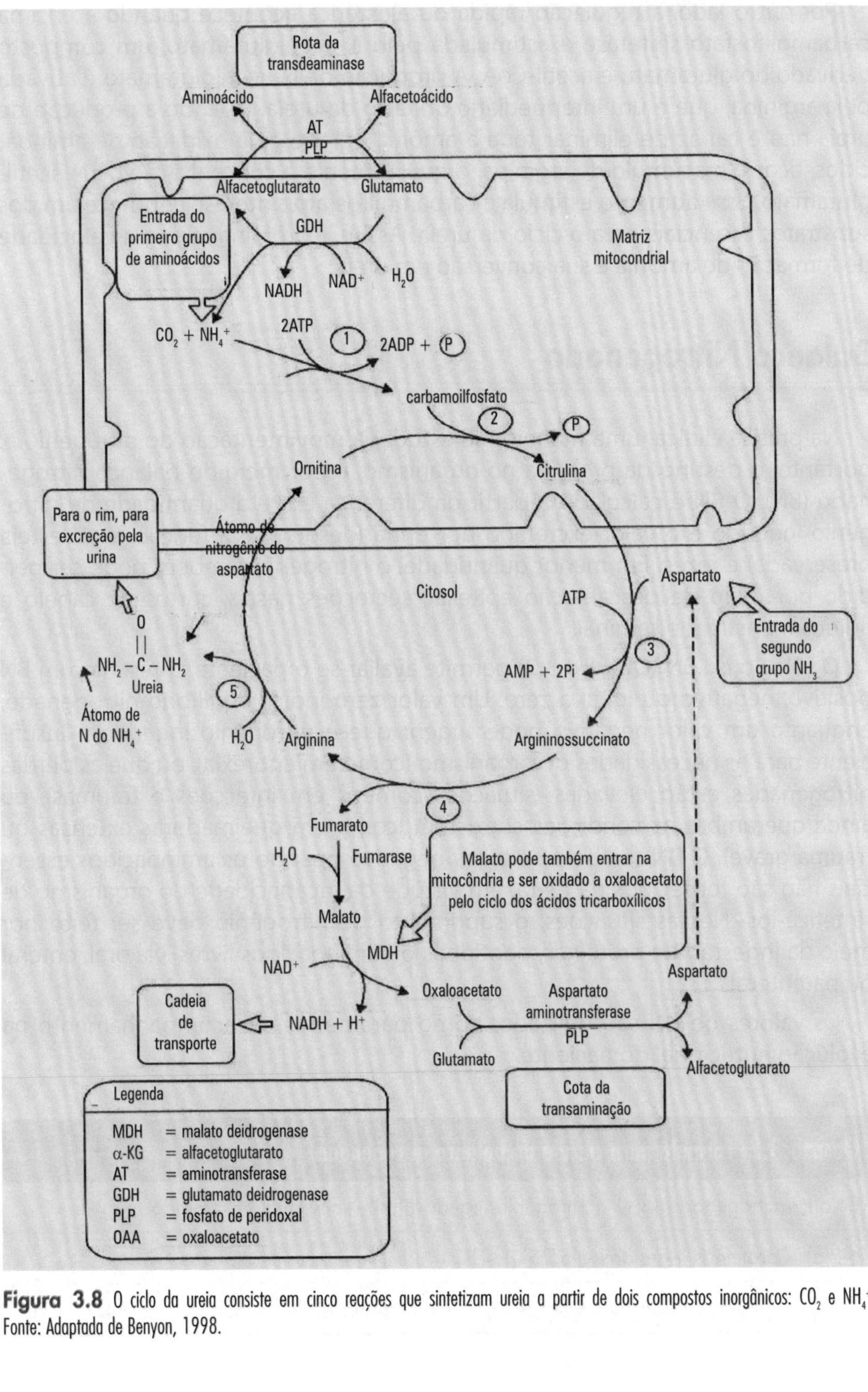

Figura 3.8 O ciclo da ureia consiste em cinco reações que sintetizam ureia a partir de dois compostos inorgânicos: CO_2 e NH_4^+. Fonte: Adaptada de Benyon, 1998.

Por outro lado, a regulação rápida ou alostérica acontece quando a enzima carbamoilfosfato sintetase é estimulada pelo N-acetilglutamato, um composto derivado do glutamato e acetil-CoA. A produção de N-acetilglutamato é ativada pela arginina, que é um intermediário do ciclo da ureia. Quando a produção de ureia não é capaz de eliminar toda a amônia gerada pela oxidação de aminoácidos, ocorre o acúmulo de arginina, o que aumenta a concentração de N-acetilglutamato. Esse aumento estimula a carbamoilfosfato sintetase e fornece um dos substratos essenciais para o ciclo da ureia. Assim, a arginina regula a velocidade de formação de amônia e sua conversão em ureia.

Balanço Nitrogenado

Na prática clínica, uma maneira de estudar a movimentação do nitrogênio e, portanto, o destino da proteína no organismo, é por meio do balanço nitrogenado (BN). O BN é calculado a partir da diferença entre a quantidade de nitrogênio ingerido e o valor excretado por urina (desde que a função renal esteja preservada) e fezes. Em menor quantidade, o nitrogênio também pode ser perdido por meio de descamação epitelial, secreções nasais, cortes de cabelo e fluidos menstrual e seminal.

O cálculo do BN (**Quadro 3.2**) permite avaliar se o paciente apresenta um BN positivo, negativo ou igual a zero. Um valor zero indica equilíbrio nitrogenado, enquanto um valor negativo pode sugerir que o nitrogênio ingerido é insuficiente para as necessidades do organismo (como em anorexia), ou que as perdas nitrogenadas estão elevadas (situações comuns em infecções e traumas), ou ainda que ambas as condições coexistem (como em queimaduras extensas ou trauma grave). O BN também se torna negativo quando os aminoácidos essenciais não são fornecidos na dieta, em virtude da incapacidade do organismo de sintetizá-los. Nessas situações, o suprimento de nitrogênio deve ser feito por meio da ingestão de proteínas, peptídeos ou aminoácidos livres, via oral, enteral ou parenteral.

Os valores de BN são utilizados como parâmetros de acompanhamento na evolução nutricional do paciente.

Quadro 3.2 Fórmula para cálculo do balanço nitrogenado
Balanço nitrogenado (BN) = nitrogênio ingerido (NI) – nitrogênio excretado (NE)
NI (g) = proteínas ingeridas ÷ 6,25
NE (g) = [ureia urinária de 24 horas (g) x volume urinário de 24 horas (L)] x 0,47 + 4 g*

*Perdas insensíveis.

A determinação do BN evidencia a importância da adequação da ingestão energética para a retenção de nitrogênio. No entanto, o efeito benéfico do aumento da ingestão energética sobre a síntese proteica pode ser prejudicado por um desequilíbrio na ingestão calórica e proteica. Dessa forma, ao estabelecer uma ingestão proteica adequada, o nível de ingestão energética será determinado pela relação calorias:gramas de nitrogênio, e vice-versa.

Para determinar corretamente a quantidade de nitrogênio ofertada, é essencial avaliar as necessidades proteicas do indivíduo, que variam conforme idade, sexo, e condições fisiológicas e metabólicas (como crescimento, gravidez e lactação).

Necessidades e Recomendações Nutricionais de Proteínas

As recomendações de ingestão de proteínas levam em consideração os processos de síntese proteica, manutenção das proteínas celulares, taxas de renovação (*turnover*) e metabolismo (síntese, degradação e oxidação dos aminoácidos). Há uma recomendação mínima das necessidades proteicas para a manutenção da saúde e crescimento adequado de crianças e adolescentes.

As recomendações de ingestão proteica segura e de alta digestibilidade estão descritas no Relato Técnico da Organização das Nações Unidas para a Alimentação e a Agricultura (FAO, do inglês Food and Agriculture Organization) nº 935. O valor estabelecido é de 0,83 g/kg/dia para adultos e idosos de ambos os sexos. Para crianças e adolescentes, os valores são estimados com base no peso corporal e na faixa etária (**Tabela 3.1**). Na **Tabela 3.2**, encontram-se os valores recomendados de ingestão diária (RDA) para adultos.

Tabela 3.1 Nível seguro de ingestão proteica para bebês, crianças e adolescentes

Estágios de vida (anos)	Total de proteína/kg/dia (g)
0,5	1,31
1	1,14
1,5	1,09
2	0,97
3	0,9
4 a 6	0,87
7 a 10	0,92
11 a 4	0,9
15 a 18	0,87

Tabela 3.2 Recomendações de ingestão diária de proteínas

Estágios de vida	RDA (g) homens	RDA (g) mulheres
0 a 6 meses	9,1*	9,1*
6 a 12 meses	11+	11+
1 a 3 anos	13	13
4 a 8 anos	19	19
9 a 13 anos	34	34
14 a 18 anos	52	46
19 a 30 anos	56	46
31 a 50 anos	56	46
51 a 70 anos	56	46
> 70 anos	56	46
Gestação		
14 a 18 anos	–	71
19 a 30 anos	–	71
31 a 50 anos	–	71
Lactação		
14 a 18 anos	–	71
19 a 30 anos	–	71
31 a 50 anos	–	71

*Ingestão adequada (AI).

Atualmente, as ingestões dietéticas de referência (*Dietary Reference Intakes* – DRIs) determinam as faixas de distribuição aceitáveis de macronutrientes (*Acceptable Macronutrient Distribution Ranges* – AMDR), com base no valor energético total (VET) de uma dieta normocalórica. A recomendação de AMDR para proteínas em adultos é de 10% a 35% do VET. A OMS, no *Technical Report Series*, recomenda a ingestão de proteínas entre 10% e 15% do VET, como medida para a prevenção de doenças crônicas não transmissíveis.

Distúrbios na função renal exemplificam como as necessidades proteicas podem variar dependendo da doença e do tratamento específico. Para pacientes não catabólicos com insuficiência renal aguda, a ingestão proteica recomendada é de 0,6 a 0,8 g/kg de peso corporal.

Durante o *Protein Summit* 2.0, realizado em 2012 em Washington, DC, mais de 60 cientistas de diversas áreas reuniram-se para discutir o papel da proteína no gerenciamento de peso (incluindo saciedade e adesão a uma alimentação saudável), na atividade metabólica (como função renal e saúde óssea) e no envelhecimento saudável (prevenção da perda muscular e gestão da sarcopenia). A reunião concluiu que aumentar a ingestão diária de proteína para 1 g a 1,2 g por kg de peso pode ser benéfico para várias funções metabólicas.

Desde a última edição deste livro, várias sociedades e organizações têm discutido as necessidades de proteínas para grupos específicos. A European Society for Clinical Nutrition and Metabolismo (ESPEN) organizou, em novembro de 2013, um *workshop* sobre as necessidades de proteínas em idosos. Com base nas evidências apresentadas, as seguintes recomendações foram feitas:

- **Idosos saudáveis:** a ingestão deve ser de 1,0 g a 1,2 g de proteína/kg de peso corporal/dia.
- **Idosos desnutridos ou em risco de desnutrição:** a ingestão deve ser de 1,2 a 1,5 g/kg/dia, com ingestão maior para indivíduos com doenças ou lesões graves.
- **Atividade física:** todos os idosos devem realizar exercícios diários (treinamento de resistência, exercício aeróbico) pelo maior tempo possível.

Para atividades físicas focadas em desempenho, a Academy of Nutrition and Dietetics, Dietitians of Canada e o American College of Sports Medicine recomendam uma ingestão proteica de 1,2 a 2,0 g/kg/dia, com doses mais altas podendo ser indicadas por curtos períodos durante treinamentos intensificados ou quando há redução na ingestão de energia.

Fontes Alimentares de Proteínas

As principais fontes alimentares de proteína são leite, queijos e iogurte, ao lado de carnes, ovos, leguminosas e oleaginosas (**Tabela 3.3**).

Tabela 3.3 Algumas fontes alimentares de proteínas

Alimentos	Medida caseira	Peso (g)	Proteína (g)
Leite			
Leite tipo B ou integral longa vida*	1 xícara de chá	182	6,0
Leite semidesnatado*	1 copo de requeijão	270	9,5
Leite desnatado*	1 copo de requeijão	270	9,7
Leite em pó integral*	2 colheres de sopa	26	6,6
Leite em pó desnatado*	3 colheres de sopa	34	11,9
Leite de cabra**	1 xícara de chá	182	5,6
Leite condensado*	2 colheres de sopa	40	3,0

(continua)

Tabela 3.3 Algumas fontes alimentares de proteínas (*Continuação*)

Alimentos	Medida caseira	Peso (g)	Proteína (g)
Iogurte			
Iogurte natural**	¾ copo de requeijão	210	8,6
Iogurte natural desnatado**	1 copo de requeijão	270	10,3
Iogurte de frutas**	½ copo de requeijão	135	3,6
Queijos			
Requeijão cremoso**	1½ colher de sopa	45	4,3
Queijo tipo minas frescal**	1½ fatia	50	8,7
Queijo muçarela*	3 fatias	45	10,2
Queijo prato*	1½ fatia	30	6,8
Queijo provolone*	1 fatia	35	9,0
Queijo parmesão**	3 colheres de sopa	30	10,7
Queijo pasteurizado**	2 unidades	40	3,8
Ricota**	2 fatias	100	12,6
Peixes			
Salmão (cru)*	1 pedaço médio	100	19,3
Pescada branca (crua)*	1 pedaço médio	100	16,3
Atum (cru)*	1 pedaço médio	100	25,7
Merluza (cru)*	1 pedaço médio	100	16,6
Outras fontes animais			
Contrafilé sem gordura (cru)	1 pedaço médio	100	24
Filé-mignon, sem gordura (cru)	1 pedaço médio	100	21,6
Frango (coxa) sem pele (cru)	1 pedaço grande	100	17,8
Frango (peito) sem pele (cru)	1 pedaço médio	100	21,5
Ovo de galinha (cru)	1 unidade média	50	6,5
Cereais e leguminosas			
Arroz (cru)*	½ xícara de chá	100	7,2
Feijão (cru)*	1 xícara de chá	100	20
Lentilha (crua)*	1 xícara de chá	100	23,2
Grão de bico (cru)*	1 xícara de chá	100	21,2

Qualidade da Proteína da Dieta

A proteína da dieta fornece nitrogênio e aminoácidos essenciais para o organismo, incluindo os nove aminoácidos classificados como indispensáveis para os humanos (histidina, isoleucina, leucina, lisina, metionina, fenilalanina, treonina, triptofano e valina). As proteínas alimentares estão presentes em fontes animais, vegetais e organismos unicelulares, com quantidades e composições de aminoácidos variadas.

A qualidade nutricional de uma proteína está diretamente relacionada com o seu conteúdo de aminoácidos essenciais. A deficiência de um ou mais desses aminoácidos pode prejudicar o processo de síntese proteica, não atendendo às necessidades diárias do organismo e comprometendo o crescimento e desenvolvimento de crianças, assim como a manutenção da saúde em adultos.

Além disso, os aminoácidos presentes nas proteínas devem estar disponíveis para o organismo. A biodisponibilidade da proteína é influenciada por diversos fatores, sendo a conformação estrutural da proteína um dos mais importantes. Quanto mais simples for a estrutura, mais fácil será a ação das enzimas digestivas, aumentando a digestibilidade e a biodisponibilidade dos aminoácidos. Fatores como processamento térmico, reações com açúcares redutores e grupamentos amino, além de interações com radicais livres, compostos fenólicos, solventes halogênicos e nitritos, podem reduzir a digestibilidade e, consequentemente, a biodisponibilidade das proteínas. A determinação da qualidade de uma proteína pode ser realizada por métodos bioquímicos, biológicos e análise química da composição aminoacídica.

O método biológico utilizado para avaliar a qualidade proteica de um alimento baseia-se na resposta do organismo à ingestão de uma proteína, ou seja, na quantidade de nitrogênio retida no organismo. Assim, proteínas de alto valor biológico são aquelas nas quais quase todo o nitrogênio é retido, como as proteínas de origem animal. Por outro lado, as proteínas de origem vegetal têm baixo valor biológico, pois nem sempre contêm todos os aminoácidos essenciais e apresentam baixo aproveitamento do nitrogênio pelo organismo.

O método químico utiliza o cálculo dos aminoácidos para identificar e quantificar os aminoácidos limitantes das proteínas, fornecendo resultados semelhantes aos dos ensaios biológicos para proteínas de origem animal. Contudo, para as proteínas vegetais, esse método só é eficaz quando corrigido pela digestibilidade das proteínas. Usando a equação do cálculo dos aminoácidos, é possível determinar a qualidade de uma proteína (**Quadro 3.3**) e identificar o aminoácido limitante, ou seja, o que está presente em menor quantidade. Nos vegetais, os aminoácidos limitantes incluem a lisina, seguida pelos sulfoaminoácidos (metionina e cistina), além de triptofano e treonina.

Quadro 3.3 Equação para determinar o cômputo de aminoácidos

$$\text{Cômputo de amino} = \frac{\text{mg de aminoácidos,} \div \text{ grama de proteína testada}}{\text{mg do mesmo amino}}$$

Albumina e caseína são proteínas de boa qualidade e referência biológica, pois contêm aminoácidos essenciais em proporções adequadas às necessidades humanas e apresentam 100% de valor no cômputo químico de aminoácidos.

Em geral, proteínas vegetais possuem menores quantidades de aminoácidos essenciais, particularmente metionina, lisina e triptofano, mas fornecem maiores quantidades dos aminoácidos não essenciais, como arginina, glicina, alanina e serina. A ingestão de uma dieta com predominância de proteínas vegetais deve ser maior do que em uma dieta mista (que inclui proteínas de origem vegetal e animal), pois quanto menor a qualidade da proteína, maior a quantidade necessária para atender às necessidades mínimas de aminoácidos e proteínas totais.

Estudos demonstram os benefícios de dietas mistas, compostas por proteínas vegetais e animais, ao compararem a substituição de fontes animais por vegetais e seu impacto em doenças crônicas não transmissíveis, como doenças cardiovasculares (pelo impacto positivo no perfil lipídico) e diabetes tipo 2 (glicose e insulina de jejum). Esses benefícios são influenciados não apenas pelo perfil das proteínas, mas também pela composição de macronutrientes, micronutrientes e compostos bioativos presentes no alimento como um todo.

É possível melhorar a qualidade das proteínas vegetais pela combinação de grupos alimentares complementares. No Brasil, um exemplo clássico é a mistura de arroz e feijão, em que a lisina é o aminoácido limitante nos cereais e a metionina nas leguminosas. Na **Tabela 3.4**, pode-se observar a composição de aminoácidos em fontes de proteínas animais e vegetais.

A avaliação da qualidade de uma proteína envolve o cálculo do cômputo aminoacídico e a avaliação da digestibilidade da proteína. A relação percentual entre o nitrogênio (N) total ingerido e absorvido indica a digestibilidade proteica.

Para determinar o nitrogênio absorvido, deve-se calcular a diferença entre o nitrogênio ingerido e o excretado nas fezes. No entanto, parte do nitrogênio excretado nas fezes provém da descamação do tubo digestório e da microbiota intestinal. Para quantificar essa contribuição, avalia-se, sob condições experimentais, a excreção de nitrogênio fecal em indivíduos alimentados com uma dieta sem proteínas.

A digestibilidade verdadeira (DV) é obtida por meio da aplicação da seguinte fórmula:

$$DV = \frac{N_{\text{ingerido}} - (N_{\text{total das fezes}} - N_{\text{fezes de uma dieta sem proteínas}}) \times 100}{N_{\text{ingerido}}}$$

A presença de fibras e taninos, provenientes dos polifenóis, pode afetar a digestibilidade das proteínas e aumentar a excreção de nitrogênio fecal.

Atualmente, o método preferencial para avaliar a qualidade nutricional das proteínas na alimentação humana, adotado pela FAO/Organização Mundial da Saúde (OMS), é o *Protein Digestibility Corrected Amino Acid Score* (PDCAAS) (**Quadro 3.4**). Esse método leva em consideração tanto o conteúdo do primeiro aminoácido essencial limitante da proteína quanto a digestibilidade da proteína-teste. O valor obtido é truncado em até 100%, pois, por definição, qualquer aminoácido em

Tabela 3.4 Perfil de aminoácidos de fontes animais e vegetais de proteína

	Fontes animais				Fontes vegetais				
	Carne bovina (magra)	Frango (magro)	Ovo (inteiro)	Leite (desnatado)	Soja (grão)	Ervilha (madura)	Amendoim	Aveia (em flocos)	Trigo (pão)
Proteína (g/100 g alimento)	22,1	21,2	12,6	3,4	13	5,4	25,8	13,2	8,8
AAE (mg/g de proteína)									
Isoleucina	45,5	49,1	53,4	44,5	44	36	35,2	38,3	68,5
Leucina	79,5	82,8	86,4	97	71,5	59,6	64,8	74,5	26,7
Lisina	84,5	96,2	72,6	74,8	59,8	58,5	35,9	48,4	17,3
Metionina	26	26	30,2	18,4	12,1	15,1	12,3	15,7	21,7
Fenilalanina	39,5	40,4	54,1	43	45,3	36,9	51,8	50,6	28,6
Treonina	40	44,8	44,2	24,3	39,8	37,5	34,2	29	37,7
Triptofano	6,6	12,6	13,3	11,9	12,1	6,8	9,7	13,8	29,1
Valina	49,6	51,8	68,3	53,4	44,5	43,4	41,9	52,3	40,6
Histidina	31,9	37,3	24,6	22,3	26,9	19,7	25,3	20,9	35,3

(continua)

Tabela 3.4 Perfil de aminoácidos de fontes animais e vegetais de proteína (*Continuação*)

	Fontes animais				Fontes vegetais				
	Carne bovina (magra)	Frango (magro)	Ovo (inteiro)	Leite (desnatado)	Soja (grão)	Ervilha (madura)	Amendoim	Aveia (em flocos)	Trigo (pão)
AANE (mg/g de proteína)									
Alanina	60,8	58,4	58,5	29,7	44,9	44,3	39,7	42,8	49,2
Arginina	64,6	67,6	65,2	21,4	80,5	79	119,6	64,6	22,3
Ácido aspártico	91,1	94,1	105,7	72,1	116,4	91,5	121,9	92,5	312,5
Ácido glutâmico	150,1	148,1	133,1	199,7	187,9	136,7	208,9	215,2	38
Glicina	60,9	44,3	34,4	14,8	41,6	33,9	60,2	48,8	104,3
Prolina	47,6	31,8	40,7	101,8	46,9	31,9	44,1	34,3	47,6
Serina	39,4	38,2	77,2	49,9	55,7	33,4	49,3	53,6	29,1
AACE (mg/g de proteína)									
Cistina	12,9	10,5	21,6	36,5	9,1	5,9	12,8	34,6	47,6
Tirosina	31,9	36	39,7	43,9	35,8	21	40,7	30	43,8

AAE: aminoácidos essenciais; AANE: aminoácidos não essenciais; AACE: aminoácidos condicionalmente essenciais. Fonte: Adaptada de Gilbert *et al.*, 2011.

quantidade acima do necessário será catabolizado. Na **Tabela 3.5**, estão apresentados os valores de referência de aminoácidos (mg/g de proteína) para diferentes faixas etárias.

Quadro 3.4 Equação para cálculo do PDCAAS

PDCAAS = mg do aminoácido limitante em 1 g da proteína teste ÷ mg do mesmo aminoácido em 1 g da proteína de referência × digestibilidade verdadeira fecal (%) × 100

Tabela 3.5 Padrão de aminoácidos de acordo com a idade

mg/g de proteína	0,5 ano	1 a 2 anos	3 a 10 anos	11 a 14 anos	15 a 18 anos	Adultos
Histidina	20	18	16	16	16	15
Isoleucina	32	31	31	30	30	30
Leucina	66	63	61	60	60	59
Lisina	57	52	48	48	47	45
Metionina + cisteína	28	26	24	23	23	22
Fenilalanina + tirosina	52	46	41	41	40	30
Treonina	31	27	25	25	24	23
Triptofano	8,5	7,4	6,6	6,5	6,3	6
Valina	43	42	40	40	40	39

Existem várias tabelas com os valores de PDCAAS de diferentes fontes proteicas, dependendo do tipo de alimento testado e da análise determinante do perfil de aminoácidos dessa matriz. Na **Tabela 3.6** são apresentados valores mais comuns encontrados na literatura.

Em uma consulta da FAO/OMS, realizada em 2011, propôs-se um novo índice teórico para superar as limitações do PDCAAS relacionadas com a medição da digestibilidade verdadeira (DV) dos aminoácidos em indivíduos. Isso ocorre porque é difícil medir a digestibilidade ileal em humanos com os métodos correntes, sendo necessárias novas metodologias para esse fim. Embora o escore de aminoácidos indispensáveis (*Digestible Indispensable Amino Acid Score* – DIAAS) tenha sido reconhecido como uma metodologia superior, também foi reconhecido que, até a obtenção de mais dados em humanos, sua utilização tem evoluído desde a última edição deste livro. Atualmente, já existem métodos não invasivos para determinar a digestibilidade em humanos, aplicáveis em diferentes estados fisiológicos. As principais diferenças entre DIAAS e PDCAAS encontram-se detalhadas a seguir:

Tabela 3.6 Valores de PDCAAS de diferentes fontes proteicas

Fonte de proteína	PDCAAS
Caseína	1
Clara do ovo	1
Carne bovina	0,92
Trigo integral	0,42
Arroz	0,47
Sorgo	0,2 a 0,3
Soja (proteína concentrada)	1
Ervilha (proteína concentrada)	0,73
Grão de bico	0,71

PDCAAs: *Protein Digestibility Corrected Amino Acid Score.*

Digestible Indispensable Amino Acid Score

- **Base de cálculo:** o DIAAS é calculado com base na digestibilidade verdadeira dos aminoácidos indispensáveis, medida no final do intestino delgado (íleo). Isso fornece uma avaliação mais precisa da quantidade de aminoácidos realmente absorvida pelo corpo.
- **Escala de valores:** o DIAAS pode superar 100%, indicando que uma proteína fornece mais aminoácidos essenciais do que a necessidade mínima diária.
- **Referência:** comparação com a necessidade diária de aminoácidos essenciais, utilizando-se um "ideal" teórico.
- **Precisão:** considera as perdas de aminoácidos durante o processamento e a digestão, proporcionando uma avaliação mais detalhada da qualidade da proteína.
- **Fonte de dados:** recomendado pela FAO e considerado mais avançado e preciso com relação ao PDCAAS.

Protein Digestibility Corrected Amino Acid Score

- **Base de cálculo:** o PDCAAS é calculado com base na digestibilidade total da proteína e no perfil de aminoácidos da proteína. A digestibilidade é medida pelo desaparecimento dos aminoácidos no trato digestivo.
- **Escala de valores:** o PDCAAS é truncado em 100%, não permitindo valores acima disso. Isso pode subestimar a qualidade de proteínas extremamente ricas em aminoácidos essenciais.
- **Referência:** comparação com o perfil de aminoácidos de uma proteína de referência, normalmente a proteína do ovo ou leite.

- **Precisão:** não considera a digestibilidade verdadeira ao final do íleo, o que pode resultar em uma avaliação menos precisa da absorção real de aminoácidos.
- **Fonte de dados:** amplamente utilizado nos Estados Unidos e em outros países, recomendada pela FAO antes da introdução do DIAAS.

Cálculo da Quantidade da Proteína Dietética

É importante determinar a quantidade total de proteína dietética ingerida. Para isso, podem-se usar os valores de proteína líquida (*Net Protein Utilization*, NPU ou UPL), que indicam a proporção de nitrogênio ingerido que é retido no organismo sob condições específicas. Para estimar o NPU de uma dieta ou refeição, multiplica-se a quantidade de proteína de cada alimento (em gramas) por fatores de correção específicos para cada tipo de alimento. Os fatores de correção utilizados são: proteína de origem animal, 0,7; proteína de leguminosas, 0,6; proteína de cereais e outros vegetais, 0,5.

O somatório das quantidades de proteína líquida de todos os alimentos analisados fornece o NPU total, que, multiplicado por 4, informa a quantidade de calorias (kcal) da proteína líquida, denominada NPCal. A partir da NPCal, é possível calcular o NDpCal%, que é o percentual de proteína líquida com relação ao valor energético total (VET). A **Tabela 3.7** exemplifica o cálculo de NPU, NPCal e NDpCal%, considerando 1.600 kcal como VET de uma dieta.

Essa abordagem é importante tanto no atendimento individual quanto em saúde pública, especialmente no Programa de Alimentação do Trabalhador (PAT), em que se recomenda que o NDpCal% permaneça entre 6% e 10%. Valores abaixo dessa faixa podem indicar baixo teor de proteínas totais ou alto teor de proteínas vegetais, o que implica baixa disponibilidade. Por outro lado, considera-se desperdício uma porcentagem acima do recomendado.

Tabela 3.7 Exemplo do cálculo de NPU, NPCal e NDpCal%, considerando 1.600 kcal como VET de uma dieta

- 100 g de bife (filé-mignon) – 28,3 g de proteína
  NPU (proteína líquida): 28,3 × **0,7** = 19,8 g
- 50 g de feijão – 11,3 g de proteína
  NPU: 11,3 × **0,6** = 6,8 g
- 200 g de arroz – 14,3 g de proteína
  NPU: 14,3 × **0,5** = 7,2 g

NPU total (soma de proteínas líquidas) = 19,8 + 6,8 + 7,2 = 33,8 g
NPCal: 33,8 × 4 = 135,2 kcal

NDpCal% = NPCal × 100 ÷ VCT
135,2 × 100 ÷ 1.600 = 8,5%

Caso Clínico

Paciente: Ana L., 25 anos, estudante de nutrição, vegetariana há 5 anos.

Queixa principal: há cerca de seis meses iniciou com fadiga crônica, unhas quebradiças, queda de cabelo e dificuldade de concentração.

História da doença atual: relata ter iniciado a dieta vegetariana repentinamente, eliminando todos os produtos de origem animal da alimentação. Nos últimos meses, tem sentido cada vez mais fraqueza, palidez e dificuldade para realizar suas atividades diárias.

Antecedentes pessoais: nega outras doenças, mas relata ter tido um episódio de infecção urinária há três meses.

Hábitos de vida: pratica atividades físicas regularmente (três vezes por semana), mas tem diminuído a frequência em virtude da fadiga. Relata ter dificuldade em encontrar alimentos vegetarianos variados que sejam saborosos e de fácil preparo.

Exame físico: paciente pálida, com cabelos secos e quebradiços, unhas fracas e com estrias transversais brancas. Peso e altura dentro dos padrões de normalidade, sendo classificada como eutrófica.

Exames complementares

- Hemograma: anemia ferropriva.
- Bioquímica: níveis baixos de vitamina B12 e ferro.
- Dosagem de proteínas: níveis de proteínas totais dentro dos limites da normalidade.

Perguntas

1. **Qual a principal causa da anemia nesse caso?**
   - **a.** Deficiência de vitamina B12.
   - **b.** Deficiência de ferro.
   - **c.** Doença celíaca.
   - **d.** Hipotireoidismo.

2. **Qual a melhor estratégia para aumentar a absorção de ferro em uma dieta vegetariana?**
   - **a.** Consumir alimentos ricos em cálcio junto com as refeições.
   - **b.** Aumentar o consumo de laticínios.
   - **c.** Consumir alimentos ricos em vitamina C junto com as refeições.
   - **d.** Diminuir o consumo de fibras.

3. Quais alimentos com boas fontes de ferro biodisponível a paciente deve incluir na dieta para corrigir as deficiências nutricionais?

a. Arroz branco, banana e maçã.

b. Aveia, quinoa e amaranto.

c. Alface, tomate e pepino.

d. Lentilha, grão de bico e tofu.

4. Quais as principais dificuldades encontradas por vegetarianos em relação à sua alimentação?

Respostas

1. b. Deficiência de ferro

A principal causa da anemia nesse caso é a deficiência de ferro, provavelmente associada à má absorção do ferro não heme presente nos alimentos de origem vegetal e à baixa ingestão de vitamina B12.

2. c. Consumir alimentos ricos em vitamina C junto com as refeições

O consumo de alimentos ricos em vitamina C, como frutas cítricas, brócolis e outras verduras e legumes, contribui para o aumento da absorção de ferro não heme.

3. d. Lentilha, grão de bico e tofu

Para corrigir as deficiências nutricionais, a paciente poderia consumir alimentos ricos em ferro heme e alimentos ricos em vitamina C (para aumentar a absorção de ferro). Além disso, é importante incluir alimentos fortificados com vitamina B12 (como leites vegetais) e alimentos ricos em cálcio (como leguminosas, brócolis e tofu).

4. As principais dificuldades encontradas por vegetarianos são a dificuldade em encontrar alimentos variados e saborosos, a falta de conhecimento sobre as necessidades nutricionais específicas e a pressão social para consumir alimentos de origem animal. Além disso, a dificuldade em planejar uma dieta balanceada, que atenda às necessidades de nutrientes essenciais (como B12, ferro, zinco e ômega-3), pode ser um desafio.

Bibliografia

Adibi SA, Morse EL, Masilamani SS, Amin PM. Evidence for two different modes of tripeptide disappearance in human intestine. Uptake by peptide carrier systems and hydrolysis by peptide hydrolases. J Clin Invest. 1975;56(6):1355-63.

Basyuk E, Rage F, Bertrand E. RNA transport from transcription to localized translation: a single molecule perspective. RNA Biol. 2021;18(9):1221-37.

Ben-Yishay R, Shav-Tal Y. The dynamic lifecycle of mRNA in the nucleus. Curr Opin Cell Biol. 2019;58:69-75.

Benyon S. Metabolism and nutrition. London: Mosby International; 1998.

Berdanier CD. Advanced nutrition macronutrients. 2. ed. Boca Raton: CRC Press; 2000.

Bruce A, Bray D, Lewis J, Raff M, Roberts K, Watson JD. Molecular biology of the cell. 4. ed. New York: Garland Science; 2001.

Campbell MK. Bioquímica. 3. ed. Porto Alegre: Artmed; 2000.

Champe PC, Harvey RA. Bioquímica ilustrada. 2. ed. Porto Alegre: Artmed; 1996.

Chesney RW. Society for Pediatric Research presidential address. New functions for an old molecule. Pediatr Res. 1987;22(6):755-9.

Chung YC, Kim YS, Shadchehr A, Garrido A, Macgregor IL, Sleisenger MH. Protein digestion and absorption in human small intestine. Gastroenterology. 1979;76(6):1415-21.

Ciechanover A, Elias S, Heller H, Ferber S, Hershko A. Characterization of the heat-stable polypeptide of the ATP-dependent proteolytic system from reticulocytes. J Biol Chem. 1980;255(16):7525-8.

Day L. Proteins from land plants – Potential resources for human nutrition and food security. Trends Food Sci Technol. 2013;32:25-42.

Devlin TM. Textbook of biochemistry: with clinical correlations. 5. ed. New York: Wiley; 2002.

Doherty FJ, Dawson S, Mayer RJ. The ubiquitin-proteasome pathway of intracellular proteolysis. Essays Biochem. 2002;38:51-63.

Estrutura quaternária da proteína ferritina. Disponível na Internet: <http://www.itqb.unl.pt/.../news/DN_Bfr.htm>. Acesso: ago 2024.

Estrutura secundária da proteína pilina, da bactéria Neisseria gonorrhoeae. Disponível na Internet: https://pt.m.wikiversity.org/wiki/Ficheiro:Pilin-2pil.png. Acesso: ago 2024.

Estrutura terciária da proteína mioglobina. Disponível na Internet: <http://pt.wikipedia.org/wiki/Prote%C3%ADna>. Acesso: ago 2024.

FAO/WHO Expert Consultation. Protein quality Evaluation. Food and Agricultural Organization of the United Nations, FAO Food and Nutrition Paper 51. Roma: FAO/WHO; 1990.

FAO/WHO Protein and Amino Acid Requirements in Human Nutrition. Report of a Joint WHO/FAO/UNU Expert Consultation, WHO Technical Report Series N. 935. Genebra: WHO; 2007.

FAO/WHO. Dietary protein quality evaluationin human nutrition: Reportofan FAO Expert Consultation. FAO Food and Nutrition Paper 92, Roma: FAO/WHO; 2013.

Fisher RB. Protein metabolism. London: Methuen; 1954.

Fricker G, Drewe J. Enteral absorption of octreotide: modulation of intestinal permeability by distinct carbohydrates. J Pharmacol Exp Ther. 1995;274(2):826-32.

Gardiner KR, Ahrendt GM, Gardiner RE, Barbul A. Failure of intestinal amino acid absorptive mechanisms in sepsis. J Am Coll Surg. 1995;181(5):431-6.

Gilbert JA, Bendsen NT, Tremblay A, Astrup A. Effect of proteins from different sources on body composition. Nutr Metab Cardiovasc Dis. 2011;21:B16-31.

Hasselgren PO, Fischer JE. The ubiquitin-proteasome pathway: review of a novel intracellular mechanism of muscle protein breakdown during sepsis and other catabolic conditions. Ann Surg. 1997;225(3):307-16.

Institute of Medicine, Food and Nutrition Board. Dietary reference intakes for energy, carbohydrate, fiber, fatty acids, cholesterol, protein and amino acids. Washington (DC): National Academies Press; 2002.

Institute of Medicine, Food and Nutrition Board. Dietary reference intakes: application in dietary assessment. Washington: National Academic Press; 2001.

Kim YS, Kim YW, Sleisenger MH. Studies on the properties of peptide hydrolases in the brush -border and soluble fractions of small intestinal mucosa of rat and man. Biochim Biophys Acta. 1974;370(1):283-96.

Kon M, Cuervo AM. Chaperone-mediated autophagy in health and disease. FEBS Letters, 2010; 584(7), 1399-04.

Lecker SH, Goldberg AL, Mitch WE. Protein degradation by the ubiquitin–proteasome pathway in normal and disease states. Journal of the American Society of Nephrology, 2006; 17(7), 1807–1819.

Lehninger AL, Nelson DL, Cox MM. Princípios de bioquímica. São Paulo: Sarvier; 1995.

Lemon PW. Beyond the zone: protein needs of active individuals. J Am Soc Nephrol. 2006;17(7):1807-19.

Mathews DM, Adibi SA. Peptide absorption. Gastroenterology. 1976;71(1):151-61.

Matthews DM. Intestinal absorption of peptides. Physiol Rev. 1975;55(4):537-608.

Microbe notes. Disponível na Internet: https://microbenotes.com/protein-structure/. Acesso em: ago 2024.

Mizushima N, Komatsu M. Autophagy: Renovation of cells and tissues. Cell. 2011;147(4), 728-41.

Mizushima N, Levine B, Cuervo AM, Klionsky DJ. Autophagy fights disease through cellular self-digestion. Nature, 2008; 451(7182), 1069-75.

Morgan PT, Witard OC, Højfeldt G, Church DD, Breen L. Dietary protein recommendations to support healthy muscle ageing in the 21st century and beyond: considerations and future directions. Proc Nutr Soc. 2023; 11:1-14

Moughan PJ, Lim WXJ. Digestible indispensable amino acid score (DIAAS): 10 years on. Front Nutr. 2024;11:1389719.

Murray RK, Granner DK, Mayes PA, et al. Harper: bioquímica. 6. ed. Rio de Janeiro: Atheneu; 1990.

Nepa/Unicamp. Tabela brasileira de composição dos alimentos (Taco). 4. ed. Campinas: Núcleo de Estudos e Pesquisas em Alimentação/Universidade Estadual de Campinas; 2011.

Parzych KR, Klionsky DJ. An overview of autophagy: Morphology, mechanism, and regulation. Antioxid Redox Signal. 2014;20(3), 460-73.

Philippi ST. Tabela de composição de alimentos: suporte para a decisão nutricional. Brasília: Coronário; 2002.

Protein and amino acid requirements in human nutrition: report of a joint FAO/WHO/UNU expert consultation [Internet].

Rerat A, Nunes CS, Mendy F, Roger L. Amino acid absorption and production of pancreatic hormones in non-anaesthetized pigs after duodenal infusions of a milk enzymic hydrolysate or of free amino acids. Br J Nutr. 1988;60(1):121-36.

Rerat A. Nutritional value of protein hydrolysis products (oligopeptides and free amino acids) as a consequence of absorption and metabolism kinetics. Arch Tierernahr. 1995;48(1-2):23-36.

Richter CK, Skulas-Ray AC, Champagne CM, Kris-Ethetrton P. Plant protein and animal proteins: do they differentially affect cardiovascular disease risk? Adv Nutr. 2015;6:712-28.

Roberts PR, Zaloga GP. Dietary bioactive peptides. New Horiz. 1994;2(2):237-43.

Rodriguez NR. Introduction to Protein Summit 2.0: continued exploration of the impact of high-quality protein on optimal health. Am J Clin Nutr. 2015;101(6):1317S-1319S.

Sá NG. Nutrição e dietoterapia. 7. ed. São Paulo: Nobel;1990.

Schaafsma G. The Protein Digestibility–Corrected Amino Acid Score. J. Nutr. 2000; 130:1865S-7S.

Shils ME. Tratado de nutrição moderna na saúde e na doença. 9. ed. Barueri: Manole; 2003.

Silk DB, Perrett D, Clark ML. Intestinal transport of two dipeptides containing the same two neutral amino acids in man. Clin Sci Mol Med. 1973;45(3):291-9.

Spano D, Catara G. Targeting the ubiquitin–proteasome system and recent advances in cancer therapy. Cells. 2023;13(1): 29.

Tirapegui J. Nutrição, metabolismo e suplementação na atividade física. Rio de Janeiro: Atheneu; 2012.

Tirapegui J. Nutrição: fundamentos e aspectos atuais. Rio de Janeiro: Atheneu; 2000.

Tomé D, Jahoor F, Kurpad A, Michaelsen KF, Pencharz P, Slater C, Weisell R. Current issues in determining dietary protein quality and metabolic utilization. Eur J Clin Nutr. 2014;68:537-8.

Tome D. Criteria and markers for protein quality assessment – a review. Br J Nutr. 2012; 108:S222-29.

Trumbo P, Schlicker S, Yates AA, Poos M. Dietary reference intakes for energy, carbohydrate, fiber, fat, fatty acids, cholesterol, protein and amino acids. J Am Diet Assoc. 2002;102(11):1621-30.

Velasco N, Long CL, Nelson KM, Blakemore WS. Whole-body protein kinetics in elective surgical patients receiving peptide or amino acid solutions. Nutrition. 1991;7(1):28-32.

Vigiuliouk E, Stewart SE, Jayalath VH, Ng AP, Mirrahimi A, de Souza RJ, Hanley AJ, et al. Effect of replacing animal protein with plant protein on glycemic control in diabetes: a systematic review and meta-analysis of randomized controlled trials. Nutrients. 2015;7:9804-24.

Waitzberg DL. Nitrogênio, aminoácidos, peptídeos e proteínas em nutrição enteral. Novartis Nutrition S/A, 1998.

Ziegler F, Ollivier JM, Cynober L, Masini JP, Coudray-Lucas C, Levy E, et al. Efficiency of enteral nitrogen support in surgical patients: small peptides v non-degraded proteins. Gut. 1990;31(11):1277-83.

4

Gorduras e Metabolismo, na Saúde e na Doença

Raquel Susana Matos de Miranda Torrinhas ◆ Marcia de Souza Antunes ◆
Letícia de Nardi Campos ◆ Dan Linetzky Waitzberg

Mensagens Principais

- Os lipídios são polímeros de ácidos graxos, classificados conforme o tamanho da cadeia e o grau de insaturação
- Após a absorção intestinal, os ácidos graxos são transportados pelo sangue para serem utilizados pelo fígado e tecidos periféricos, ou armazenados como triglicerídeos no tecido adiposo.
- Dentro das células, os ácidos graxos são fundamentais para a síntese de energia, formação de fosfolipídios e produção de mediadores inflamatórios, exercendo funções distintas conforme suas propriedades físico-químicas.
- O estresse metabólico ativa respostas hormonais que aumentam a lipólise e induzem resistência à insulina, evidenciando a importância do manejo nutricional adequado em pacientes críticos.

Objetivos

- Compreender os fundamentos bioquímicos dos lipídios, incluindo sua classificação, estrutura e funções principais.
- Identificar os diferentes tipos de ácidos graxos e sua importância para a saúde e o metabolismo celular.
- Descrever as etapas do metabolismo lipídico, desde a ingestão e absorção até sua utilização e armazenamento nas células.
- Entender a regulação do metabolismo dos lipídios e as alterações metabólicas em condições como jejum e estresse, visando à administração adequada de gorduras na prática clínica.

Definição

A palavra 'lipídio' vem do grego *lipos*, que significa gordura. São compostos biológicos constituídos por ácidos graxos (AG), ácidos carboxílicos formados por uma cadeia linear de átomos de carbono com um grupo carboxílico (COOH) na extremidade. Os átomos de carbono ligam-se por ligações simples ou duplas em configuração cis (sempre com um grupo -CH2 entre duas duplas). Os lipídios assumem diversas formas (**Quadro 4.1**) e, no corpo humano, são armazenados como triglicerídeos, moléculas de ácidos graxos ligados ao glicerol.

Quadro 4.1 Diferentes formas de lipídios

Forma	Exemplos
Óleos	Ésteres formados a partir de ácidos graxos e que se apresentam na forma líquida.
Gorduras	Ésteres formados a partir de ácidos graxos e que se apresentam na forma sólida.
Ceras	Os principais componentes são ésteres formados a partir de ácidos graxos e álcoois de cadeia longa.
Esteroides	Colesterol e hormônios sexuais.
Outros	Sabões, detergentes e sais biliares.

Conceitos Básicos

Classificação

Conforme o **Quadro 4.2**, os lipídios podem ser classificados em simples, compostos e variados:

As características químicas dos AGs componentes dos lipídios determinam sua nomeação e classificação, conforme:

- Número de átomos de carbono na cadeia:
  - Muito longa (≥ 20), longa (14 a 18), média (6 a 12) e curta (≤ 4).
- Número de duplas ligações:
  - Saturados (nenhuma), monoinsaturados (uma) e poli-insaturados (duas ou mais).
- Posição da primeira dupla ligação (para ácidos graxos insaturados):
  - Contada a partir do radical metil (ômega – ω) ou do grupo funcional (delta – Δ).

A **Figura 4.1** ilustra um exemplo. O **Quadro 4.3** resume os diferentes tipos de ácidos graxos e suas principais fontes.

Quadro 4.2 Classificação dos lipídios em simples, compostos e variados

Categoria	Componentes
Simples	• Ácidos graxos • Gorduras neutras (ésteres de ácidos graxos com glicerol, como triglicerídeos) • Ceras (ésteres de ácidos graxos com álcoois, como o colesterol)
Compostos	• Fosfolipídios (ácido fosfórico, ácidos graxos e base nitrogenada) • Glicolipídios (ácidos graxos, monossacarídeo e base nitrogenada) • Lipoproteínas (lipídio e proteína)
Variados	• Esteroides (colesterol, vitamina D, sais biliares) • Vitaminas A, E, K

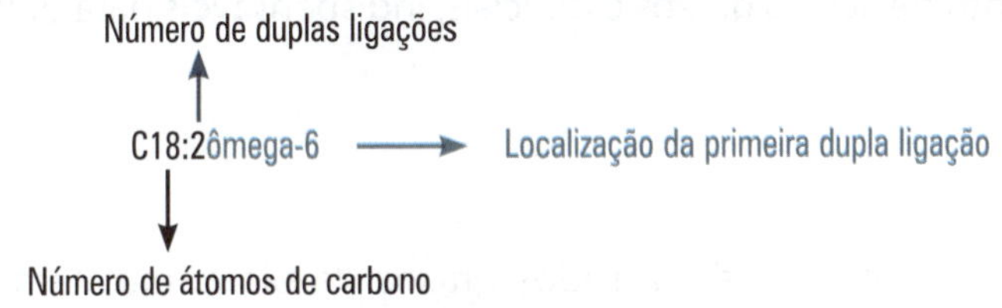

Figura 4.1 Ácido linoleico: 18 carbonos na cadeia (ácido graxo de cadeia longa) e com duas duplas ligações (poli-insaturado), sendo a primeira localizada no sexto carbono.

Quadro 4.3 Tipos fontes alimentares de ácidos graxos

Classificação	Ácidos graxos	Fontes alimentares
Saturados – cadeia curta	• Acético • Propiônico • Butírico	Manteiga, fibras
Saturados – cadeia média	• Caproico • Caprílico • Cáprico	Coco, babaçu
Saturados – cadeia longa	• Láurico • Mirístico • Palmítico • Esteárico • Araquídico	Gordura animal, cacau
Monoinsaturados (ω-9)	• Oleico • Palmitoleico	Azeite de oliva, óleo de canola
Poli-insaturados (ω-6)	• Linoleico • Araquidônico	Óleos de açafrão, soja, milho, algodão, girassol; leite/carne
Poli-insaturados (ω-3)	• Alfa-linolênico • Eicosapentaenoico • Docosaexaenoico	Óleos de peixe, noz, canola, soja

Função

Os lipídios desempenham funções essenciais no organismo, incluindo:

- Fornecimento de energia densa (9,3 kcal/g).
- Proteção de ossos e órgãos, atuando como amortecedores mecânicos.
- Regulação da temperatura corporal, reduzindo a perda de calor.
- Reserva energética, armazenada principalmente no tecido adiposo.
- Participação na síntese hormonal, sendo precursores de hormônios esteroides.
- Composição estrutural das membranas celulares, garantindo sua fluidez e funcionalidade.
- Transporte de vitaminas lipossolúveis (A, D, E e K).
- Sinalização intra e extracelular, influenciando vias metabólicas e inflamatórias.
- Fornecimento de ácidos graxos essenciais, indispensáveis para diversas funções biológicas.

Síntese

O organismo humano utiliza ácidos graxos da dieta, mas também é capaz de sintetizá-los, a partir de glicose e aminoácido, no fígado, no tecido adiposo e nas glândulas mamárias, por meio de reações enzimáticas específicas. Principais reações:

- **Elongamento** (*aumento da cadeia carbônica*):
  - Consiste na adição de dois átomos de carbono à cadeia do ácido graxo.
  - Ocorre no retículo endoplasmático e nas mitocôndrias.
  - Utiliza um processo reverso à betaoxidação.
- **Dessaturação** (*aumento da insaturação da cadeia carbônica*)**:**
  - Consiste na adição de novas ligações duplas.
  - Enzimas responsáveis: nicotinamida adenina dinucleotídeo (NADH)-citocromo b5 redutase, citocromo b5 e acil-CoA dessaturase.
  - Ocorre na membrana do retículo endoplasmático liso.
  - Estimulada pela insulina e inibida por glicose, adrenalina e glucagon.

Ambos os processos ocorrem em todas as famílias de ácidos graxos e envolvem o mesmo complexo enzimático.

Os ácidos graxos podem apresentar ligações duplas em configurações cis ou trans, resultando em uma variedade de moléculas com diferentes propriedades biológicas. A primeira dessaturação ocorre pela ação da D6-dessaturase, sendo a etapa limitante do processo. Entretanto, o organismo não apresenta as enzimas delta-12 e delta-15 dessaturases, responsáveis por inserir duplas ligações antes do nono carbono a partir da extremidade metil. Assim, os ácidos graxos poli-insaturados (AGPIs) ômega-6 (ácido linoleico, ALN) e ômega-3 (ácido alfa-linolênico, ALA) são considerados essenciais, pois não podem ser sintetizados endogenamente e devem ser obtidos exclusivamente pela dieta. Uma vez ingeridos, esses ácidos graxos podem ser convertidos em outros da mesma família (**Figura 4.2**).

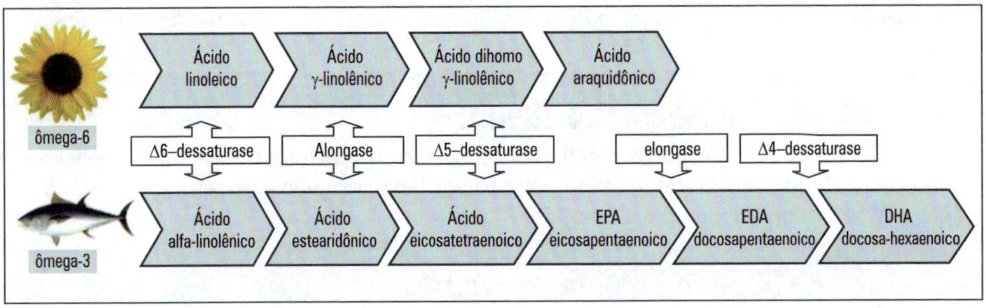

Figura 4.2 Formação de novos ácidos graxos de cadeia longa poli-insaturados tipo ômega-6 e ômega-3 derivados dos ácidos graxos essenciais linoleico e alfa-linolênico.

Principais Tipos de Ácidos Graxos

Ácidos graxos saturados

Os ácidos graxos saturados podem ter cadeia curta (AGCC), média (AGCM) ou longa (AGCL), desempenhando diferentes funções no organismo. As principais características dos AGCC e AGCM estão descritas nos **Quadros 4.4** e **4.5**, respectivamente.

Quadro 4.4 Considerações sobre os ácidos graxos saturados de cadeia curta
Nomenclatura
Ácidos graxos saturados compostos por até quatro carbonos.
Principais representantes
Acetato, propionato, butirato, (90% a 95%), isobutirato, valerato, isovalerato e caproato (5% a 10%).
Principais fontes
Fermentação de fibras, manteiga.

(continua)

Quadro 4.4 Considerações sobre os ácidos graxos saturados de cadeia curta *(Continuação)*

Metabolismo
Resultam da degradação bacteriana de carboidratos e proteínas da dieta. Os principais substratos fermentáveis no cólon são amido e fibras, que geram acetato, propionato e butirato em uma proporção molar de 60:25:15. São absorvidos no jejuno, íleo, cólon e reto.
Função
Fonte primária de energia para os enterócitos; estimula a proliferação celular do epitélio e a manutenção da integridade intestinal; aumenta o fluxo sanguíneo visceral e a absorção de água, sódio e potássio na luz intestinal.
Deficiência
Redução de ácidos graxos saturados de cadeia curta por consumo insuficiente de fibras se associa a incidência aumentada de doenças intestinais, incluindo câncer, retocolite ulcerativa, doença de Crohn ativa, apendicite e doença diverticular.
Perspectivas de indicações
Síndrome do intestino curto (SIC); pacientes em nutrição parenteral prolongada com perdas fecais significativas de água e sódio; condições com degeneração da mucosa colônica (colite por desuso, proteção de anastomoses colorretais, colite ulcerativa refratária); prevenção de atrofia da mucosa colônica em nutrição parenteral, câncer colorretal e translocação bacteriana.
Recomendação
Para a manutenção das funções intestinais, recomenda-se, para adultos, um consumo de fibras maior que 25 g/dia.

Quadro 4.5 Considerações sobre os ácidos graxos saturados de cadeia média

Características químicas
Gordura saturada formada por 6 a 12 átomos de carbono.
Principais representantes
Ácidos caproico, caprílico, cáprico e láurico.
Principais
Óleo de coco, óleo de babaçu, leite materno (em pequenas quantidades).

(continua)

Quadro 4.5 Considerações sobre os ácidos graxos saturados de cadeia média *(Continuação)*

Metabolismo
Absorvidos independentemente da lipase pancreática e dos sais biliares; transportados pela veia porta com rápido clareamento plasmático, sem ligação à albumina; não requerem carnitina para entrar na matriz mitocondrial; direcionados principalmente à betaoxidação, com alta produção de corpos cetônicos; não são armazenados em quantidades significativas no fígado ou tecido adiposo.
Função
Constituem rápida fonte de energia, contribuem para a manutenção do balanço nitrogenado e facilitam a incorporação de ácidos graxos ômega-3 nos tecidos extra-hepáticos.
Deficiência
Ainda não há relatos.
Perspectivas de indicações
Cirrose biliar primária, atresia biliar ou obstrução dos ductos biliares; fibrose cística do pâncreas ou insuficiência pancreática crônica; síndrome do intestino curto, doença de Crohn, de Whipple; linfangiectasia intestinal, obstrução linfática ou fístulas; abetalipoproteinemias, hipobetalipoproteinemia; estresse cirúrgico, câncer, desnutrição.
Recomendação
Oral: suplementação energética Enteral: como única fonte energética, não deve ultrapassar 17% do valor energético total. Fórmulas 20 g a 60 g de triglicerídeos de cadeia média (TCM)/dia, em substituição parcial à AGCL. Parenteral: infusão até o máximo de 2,0 g de gordura/kg/hora. Emulsões lipídicas contendo 50% ou 30% de TCM em sua formulação. Contraindicado como uso rotineiro em diabetes descompensado, desnutrição grave com depleção proteica severa, cirrose hepática avançada e acidose metabólica.

Entre os AGCL saturados, o principal representante é o colesterol, essencial para a síntese de hormônios e lipoproteínas de densidades alta (HDL), baixa (LDL) e muito baixa (VLDL), compostas por ésteres de colesterol e triglicerídeos. O excesso de colesterol leva à hipercolesterolemia e à formação de placas de aterosclerose, por isso seu consumo deve ser moderado (ver ingestão recomendada neste capítulo).

Ácidos graxos insaturados

Os ácidos graxos insaturados são AGCL (a partir de 14 carbonos) e incluem os AGPIs essenciais, ALN e ALA (**Quadro 4.6**), e o monoinsaturado, oleico (**Quadro 4.7**).

Quadro 4.6 Principais características dos ácidos graxos essenciais ômega-6 e ômega-3

Características químicas
Gorduras poli-insaturadas de cadeia longa, com a primeira dupla ligação presente entre o terceiro e o quarto carbono (ômega-3) ou entre o sexto e o sétimo carbono (ômega-6).
Principais representantes
Ômega-3: ácidos alfa-linolênico, eicosapentaenoico, docosapentaenoico, docosaexaenoico e eicosanoides (série ímpar). Ômega-6: ácidos linoleico, gama-linolênico, dihomo-gama-linolênico, araquidônico e eicosanoides (série par).
Principais fontes
Ômega-3: Óleos de peixe (salmão, atum, sardinha, cavala), linhaça, chia, nozes e óleo de canola. Ômega-6: sementes oleaginosas, óleos de milho, girassol e soja.
Metabolismo
Hidrolisados pela lipoproteína lipase no tecido adiposo e muscular, os ácidos graxos livres são transportados no sangue ligados à albumina ou reesterificados em triglicerídeos. Dependem de carnitina para oxidação na mitocôndria e são metabolizados no fígado e armazenados no tecido adiposo como reserva energética, sendo transportados como VLDL.
Função
Componentes da membrana e estruturas celulares, o que pode influenciar a permeabilidade e sinalização intracelulares; precursores de eicosanoides (prostaglandinas e leucotrienos) e de mediadores especializados pró-resolução que participam da resposta imunoinflamatória; cofatores enzimáticos; auxiliam na transferência do oxigênio atmosférico para o plasma sanguíneo e síntese da hemoglobina; podem influenciar a função cerebral e transmissão de impulsos nervosos.
Deficiência
Ômega-3: sintomas neurológicos, redução da acuidade visual, lesões de pele, retardo do crescimento, diminuição da capacidade de aprendizado e eletrorretinograma anormal. Ômega-6: lesões de pele, anemia, aumento da agregação plaquetária, trombocitopenia, esteatose hepática, retardo da cicatrização, aumento da suscetibilidade a infecções e, em crianças, retardo do crescimento e diarreia.
Perspectivas de indicações
Cirrose biliar primária, atresia biliar ou obstrução dos ductos biliares; fibrose cística do pâncreas, insuficiência pancreática crônica, síndrome do intestino curto; doença de Crohn, doença de Whipple e enteropatia tropical; linfangiectasia intestinal, obstrução linfática, fístulas; abetalipoproteinemias, hipobetalipoproteinemia; estresse cirúrgico, câncer, desnutrição.
Recomendação
1% a 3% das calorias totais com ácido graxo essencial, 1% a 2% do valor calórico total (VCT) de ômega-6 e 0,5% a 0,6% do VCT de ômega-3. *Atenção: O consumo excessivo de ômega-3 pode aumentar o risco de estresse oxidativo, especialmente na presença de deficiência de vitamina E. Além disso, um consumo de AGE superior a 15% do valor calórico total pode ser tóxico.

Quadro 4.7 Considerações sobre o AGMI ômega-9
Características químicas
Gordura monoinsaturada com longa cadeia carbônica (mais de 12 carbonos) e uma dupla ligação entre o nono e o décimo carbonos.
Representante
Ácido oleico.
Principais fontes
Óleos de oliva, canola, cártamo e amendoim e o abacate. O óleo de oliva tem alto teor de alfatocoferol, isômero ativo da vitamina E.
Metabolismo
Hidrolisados pela lipoproteína lipase nos tecidos adiposo e muscular, os ácidos graxos livres são transportados no sangue ligados à albumina ou reesterificados em triglicerídeos. Dependem de carnitina para oxidação na mitocôndria e são menos suscetíveis à peroxidação lipídica do que os ácidos graxos poli-insaturados de cadeia longa, em virtude da presença de uma única dupla ligação e seu teor elevado de vitamina E.
Função
Apresentam efeito cardioprotetor, reduzindo o risco de doenças cardiovasculares. Não participam diretamente da síntese de eicosanoides, apresentando potencial inflamatório neutro.
Deficiência
Não há relatos.
Perspectivas de indicações
Diabetes, câncer e hiperlipidemia.
Recomendação
Devem perfazer 80% do total de gordura ingerido, segundo recomendações da American Heart Association.

Metabolismo

Ingestão

A ingestão de gorduras deve representar entre 25% e 35% das calorias diárias totais. De acordo com a recomendação da American Heart Association (AHA), para promover a saúde cardíaca, o consumo de gorduras saturadas deve ser limitado a menos de 6% das calorias diárias. Para uma dieta de 2.000 calorias/dia, isso equivale a cerca de 13 g de gordura saturada. A AHA também recomenda evitar o consumo de gorduras trans, frequentemente encontradas em alimentos processados e fritos. Além disso, incentiva o consumo de gorduras insaturadas (mono e poli-insaturadas), presentes em alimentos como abacate, nozes, sementes, azeite de oliva e peixes ricos em ômega-3 (salmão, sardinha). Essas diretrizes são corroboradas pela Sociedade Brasileira de Cardiologia que, em seu posicionamento sobre o consumo de gorduras e saúde cardiovascular, recomenda que a ingestão de gorduras totais não ultrapasse 35% do valor calórico total da dieta, com um consumo máximo de 10% para gorduras saturadas e a eliminação de ácidos graxos trans da dieta.

Digestão

As gorduras são consumidas predominantemente na forma de triglicerídeos, compostos por três ácidos graxos e um glicerol. Em decorrência de sua complexidade estrutural e natureza hidrofóbica, sua digestão e absorção dependem da ação de enzimas digestivas e processos mecânicos.

A digestão lipídica tem início no estômago, onde ocorre uma combinação de movimentos físicos (propulsão, retropropulsão e mistura) e ação enzimática. As principais enzimas envolvidas são a lipase lingual e a lipase gástrica, que promovem a emulsificação e hidrólise parcial dos AGCM.

No intestino delgado, a colecistocinina (CCK) é secretada em resposta à presença de lipídios e proteínas, estimulando a liberação de bile pela vesícula biliar. A bile é rica em sais biliares e fosfolipídios, que intensificam a emulsificação dos lipídios, facilitando a ação enzimática posterior.

As principais enzimas da digestão duodenal dos lipídios incluem:

- **Lipase pancreática:** hidrolisa triglicerídeos em monoglicerídeos e ácidos graxos livres.
- **Fosfolipase A2:** atua sobre fosfolipídios, removendo um ácido graxo e formando lisofosfolipidios.
- **Colesterol esterase:** age na hidrólise dos ésteres de colesterol, liberando colesterol livre para absorção.

Absorção

A absorção dos ácidos graxos varia conforme o tamanho da cadeia carbônica:

- **Ácidos graxos de cadeia curta:** rapidamente absorvidos no cólon, com baixa concentração de butirato no sangue portal em virtude do intenso metabolismo colônico, formando corpos cetônicos.
- **Ácidos graxos de cadeia média:** ligam-se à albumina após passarem pelos enterócitos e são transportados ao fígado pelo sangue portal, sem necessidade de transporte linfático.

- **Ácidos graxos de cadeia longa:** absorvidos nos enterócitos, ressintetizados como triglicerídeos e incorporados a lipoproteínas, alcançando a circulação via sistema linfático.

A absorção de vitaminas lipossolúveis (A, D, E, K), colesterol e triglicerídeos ocorre principalmente no íleo.

Transporte

Após a absorção intestinal, os ácidos graxos são transportados para o fígado, tecidos periféricos ou armazenados no tecido adiposo. O transporte ocorre de duas formas:

1. **Via exógena:** transporta lipídios da dieta do intestino para o fígado.
2. **Via endógena:** lipoproteínas transportam lipídios do fígado para os tecidos.

As lipoproteínas são compostas por fosfolipídios, colesterol, triglicerídeos e apolipoproteínas:

- **Quilomícrons:** transportam triglicerídeos e colesterol da dieta.
- **VLDL, IDL, LDL e HDL:** regulam a distribuição de lipídios no corpo.
  - LDL: entrega colesterol para os tecidos.
  - HDL: promove transporte reverso do colesterol para o fígado.

Alteracões nesses transportadores podem levar a hiperlipidemia e hipercolesterolemia, agravadas por fatores como dieta inadequada, diabetes, hipertensão e obesidade.

Armazenamento

Os lipídios são armazenados como triglicerídeos, formando reservas de energia no tecido adiposo branco. Aproximadamente 15% do peso corpóreo masculino é composto por tecido adiposo, correspondendo a cerca de dois meses de reserva energética.

- **Tecido adiposo marrom:** responsável pela termogênese, convertendo energia em calor, participa da regulação da temperatura corporal, especialmente em recém-nascidos.
- **Tecido adiposo branco:** predominante nos adultos, distribuído no tecido subcutâneo, influenciado pelo peso corpóreo e estado nutricional. Atua como reserva energética, armazenando triglicerídeos e liberando ácidos graxos durante o jejum, além de secretar hormônios como leptina e adiponectina.
- **Tecido adiposo bege:** um intermediário entre o branco e o marrom, induzido por estímulos como exposição ao frio, com capacidade de gerar calor de forma adaptativa.

A maioria dos depósitos de gordura provém dos triglicerídeos da dieta. No fígado, carboidratos e proteínas podem ser convertidos em ácidos graxos por lipogênese. Em resposta à maior demanda energética, ocorre lipólise, liberando ácidos graxos para síntese de adenosina trifosfato (ATP).

A regulação da lipólise ocorre por:

- **Hormônios lipolíticos:** hormônio adrenocorticotrófico (ACTH), catecolaminas, hormônio do crescimento (GH), glucagon, cortisol e leptina, que ativam a lipase hormônio-sensível (LHS) via monofosfato de adenosina cíclico (AMPc) (**Figura 4.3**).
- **Hormônios antilipolíticos:** insulina, que inibe a lipólise.

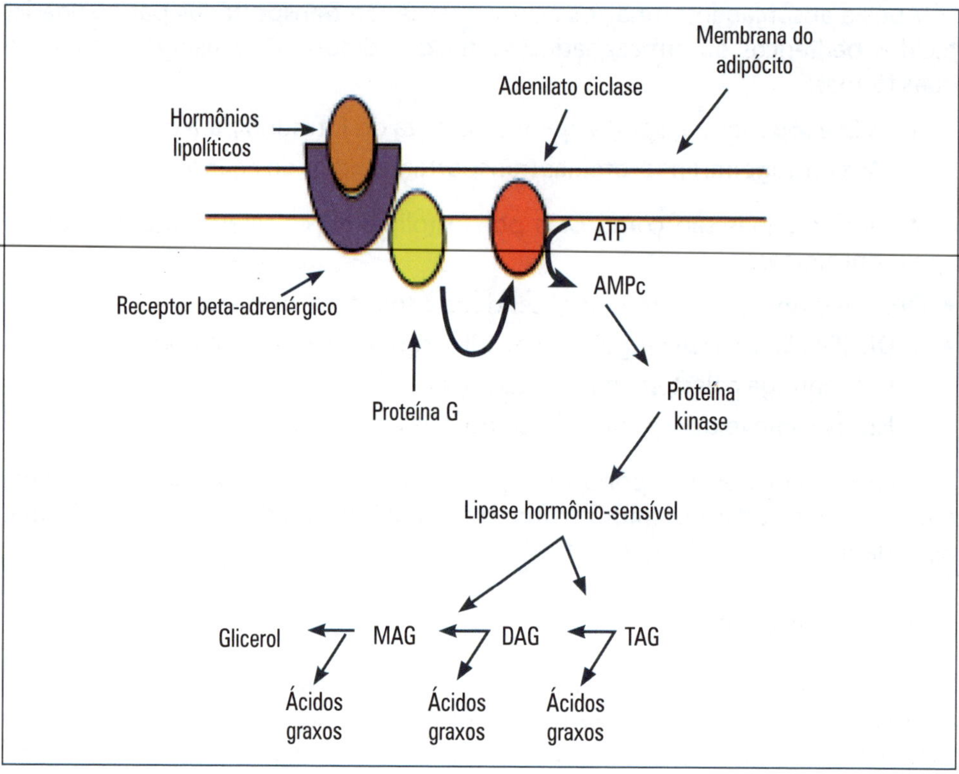

Figura 4.3 Ação dos hormônios lipolíticos na lipólise de triglicerídeos. Hormônios lipolíticos (epinefrina, glucagon e glicocorticoides) ligam-se a receptor específico desencadeando a ativação da enzima adenilato ciclase, com consequente aumento de AMPc. O aumento de AMPc leva à ativação da proteína quinase A, que fosforila e ativa a lipase hormônio-sensível (LHS). Esta, por sua vez, hidrolisa ácidos graxos a partir de triacilgliceróis (TAG), diacilgliceróis (DAG) e monoacilgliceróis (MAG). Os ácidos graxos são, então, liberados dos monoacilgliceróis por meio da ação da lipase monoacilglicerol.

Utilização celular

Síntese de energia

Os triglicerídeos representam a principal reserva energética do corpo, fornecendo 9,3 kcal/g por meio da oxidação de ácidos graxos. Esse processo ocorre predominantemente no fígado e nos músculos, mas não no cérebro, hemácias ou adrenal, em decorrência da ausência de vias metabólicas adequadas nesses tecidos.

A oxidação dos ácidos graxos ocorre na mitocôndria e pode ser classificada em:

- **Betaoxidação mitocondrial:** degrada sequencialmente os ácidos graxos em acetil-CoA, que entra no ciclo de Krebs para a produção de ATP. Os AGCL necessitam de carnitina para atravessar a membrana mitocondrial, enquanto os AGCM utilizam transporte independente de carnitina.
- **Ômegaoxidação:** via metabólica alternativa que ocorre na extremidade ômega dos ácidos graxos, formando ácidos dicarboxílicos, mais comuns nos AGCM. Esses metabólitos são excretados na urina sem toxicidade significativa.

O glicerol, liberado na lipólise, é metabolizado no fígado, enquanto os ácidos graxos são direcionados para o fígado e os músculos, onde são oxidados para geração de energia. Para mais informações sobre esse tópico, consulte o Capítulo 9 – Metabolismo Integrado – Catabolismo, Epigenética e Microbiota.

Síntese de fosfolipídios de membrana

Os ácidos graxos são utilizados seletivamente na síntese de fosfolipídios, que compõem membranas celulares e organelas. Os principais ácidos graxos incorporados às membranas incluem:

- Ácidos eicosapentaenoico (EPA) e docosa-hexaenoico (DHA) – ômega-3.
- Ácido araquidônico (ARA) – ômega-6.
- Ácido oleico (ômega-9).

A composição lipídica das membranas varia entre tipos celulares e é influenciada pela dieta, principalmente pela ingestão de AGPIs. Esses ácidos graxos impactam a estrutura e função da membrana, afetando sua permeabilidade, expressão de receptores e transporte celular. Além disso, os AGPIs ativam rotas intracelulares e participam da sinalização intracelular via *rafts* lipídicos, modulando processos como hemodinâmica, inflamação e resposta imunológica.

Síntese de mediadores inflamatórios

A fosfolipase A2, ativada por epinefrina, trombina e bradicinina, hidrolisa ARA ou EPA dos fosfolipídios de membranas celulares, dando início à síntese de eicosanoides. Juntos, AGPIs, ácido docosapentaenoico (DPA) e DHA, também atuam como precursores dos mediadores especializados pró-resolução (SPMs), como resolvinas, protectinas e maresinas. Essas moléculas são fundamentais para a regulação da resposta inflamatória.

Os eicosanoides são predominantemente sintetizados durante a fase inicial da inflamação via ciclo-oxigenase (COX) e lipoxigenase (LOX), originando leucotrienos, prostaglandinas e tromboxanos. Esses mediadores influenciam diversas funções fisiológicas, incluindo agregação plaquetária, contração do músculo liso, quimiotaxia de leucócitos, produção de citocinas inflamatórias e outras funções imunológicas.

Em contrapartida, os SPMs atuam durante a resolução inflamatória, reduzindo a ativação de polimorfonucleares e inibindo a liberação de citocinas pró-inflamatórias. Além disso, promovem limpeza celular e reparo tecidual, contribuindo para o retorno à homeostase.

Vale destacar que os eicosanoides apresentam efeitos inflamatórios distintos, dependendo do tipo de ácido graxo precursor:

- **ARA:** eicosanoides da série par (pró-inflamatórios e pró-trombóticos).
- **EPA:** eicosanoides da série ímpar (anti-inflamatórios e antitrombóticos).

A **Figura 4.4** apresenta a ilustração da conversão de eicosanoides.

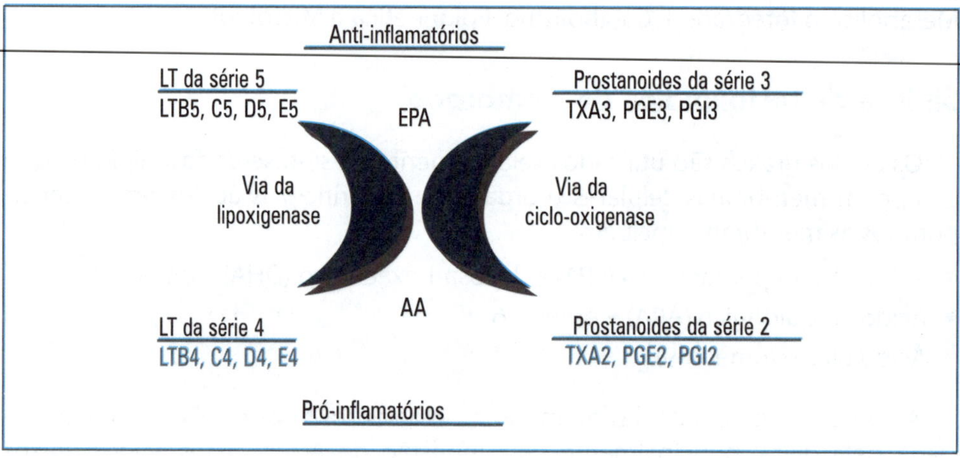

Figura 4.4 Competição pelas vias de lipoxigenase e ciclo-oxigenase por ácido eicosapentaenoico (ômega-3) e ácido araquidônico (ômega-6) para síntese de eicosanoides da série ímpar e da série par, respectivamente. LT: leucotrieno; PG: prostaglandina; TX: tromboxano.

Portanto, uma ingestão excessiva de ácido linoleico, precursor de ARA, pode favorecer processos pró-inflamatórios e imunossupressores. Em contrapartida, uma maior ingestão de ALA e seus derivados ômega-3 pode reduzir a intensidade da resposta inflamatória aguda e proteger funções leucocitárias. Os AGPIs ômega-3 são amplamente reconhecidos por seus efeitos anti-inflamatórios, detalhados no Capítulo 26 – Ácidos Graxos Ômega-3 do Óleo de Peixe, na Saúde e na Doença.

Regulação do Metabolismo

O controle do metabolismo dos ácidos graxos pode ser didaticamente descrito em quatro principais etapas: lipólise, transporte intramitocondrial e betaoxidação.

- **Lipólise:** hormônios como adrenalina, glucagon e ACTH ativam a LHS por meio da fosforilação via AMPc estimulando a degradação dos triglicerídeos e a liberação de ácidos graxos livres. Paralelamente, esses hormônios inibem a síntese de ácidos graxos. A insulina atua de maneira oposta, inibindo a lipólise ao desfosforilar a LHS, reduzindo a liberação de ácidos graxos e favorecendo seu armazenamento.
- **Transporte intramitocondrial:** o malonil-CoA inibe a carnitina aciltransferase I (CAT I), regulando a entrada dos AGCL na mitocôndria para oxidação.
- **Betaoxidação:** a oxidação dos ácidos graxos na mitocôndria pode ser inibida pelo acúmulo de nicotinamida adenina dinucleotídeo na sua forma reduzida (NADH) e flavina adenina dinucleotídeo reduzido (FADH2), que sinalizam suficiente disponibilidade energética, reduzindo a degradação dos ácidos graxos.

Alterações no metabolismo de lipídios no jejum não complicado

O jejum reduz o gasto energético, promove a utilização de fontes alternativas de combustível e preserva a massa magra. A redução da glicemia (60 a 80 mg/dL) ativa a liberação de hormônios contrarreguladores (cortisol, glucagon, hormônio de crescimento e adrenalina), que estimulam a lipase nos adipócitos, levando à liberação de ácidos graxos e glicerol.

Após 24 horas de jejum, os estoques de glicogênio esgotam-se, tornando-se necessária a gliconeogênese a partir de proteínas. Paralelamente, a oxidação dos AGs passa a ser a principal fonte de energia, com a produção de corpos cetônicos (CC) como substratos alternativos para órgãos como cérebro, músculo e coração.

No jejum prolongado, a produção de CC (ácido acetoacético, ácido 3-hidroxibutírico e acetona) aumenta, e sua utilização por tecidos periféricos intensifica-se, garantindo a geração de ATP. Os CC fornecem uma fonte de energia similarmente à glicose. Entretanto, o acúmulo excessivo desses metabólitos pode resultar em acidose metabólica, como ocorre na cetoacidose diabética.

A produção de CC é regulada por:

- Alta razão glucagon/insulina, que favorece a cetogênese.
- Baixa concentração de malonil-CoA, reduzindo a inibição da betaoxidação e intensificando a quebra de ácidos graxos.

Durante o jejum prolongado, há uma redução no consumo de proteínas, favorecendo o uso de CC pelo cérebro e outros órgãos, o que permite a sobrevivência por até dois meses em condições de restrição alimentar severa.

Alterações no metabolismo de lipídios no estresse e jejum complicado

No estresse fisiológico e patológico, as alterações neuroendócrinas afetam significativamente o metabolismo de lipídios. Em pacientes críticos, a ingestão de gorduras e nutrientes é reduzida em decorrência da anorexia, que pode ser causada por fatores como leptina e citocinas pró-inflamatórias. A leptina, secretada pelos adipócitos, regula a massa de gordura corporal e, quando em baixa, aumenta o apetite via neuropeptídeo Y no hipotálamo.

No estresse, o organismo não consegue ativar os mecanismos compensatórios do jejum, como a redução do uso de energia e a preservação de proteínas. Em vez disso, há um intenso catabolismo proteico e lipídico, desencadeado por hormônios catabólicos (adrenalina, glucagon e ACTH), que estimulam a lipólise e aumentam a oxidação de gorduras em tecidos como o músculo, que desenvolve resistência à insulina. Ainda assim, o organismo continua necessitando de glicose, fornecida pela gliconeogênese, o que agrava a perda de massa magra.

Apesar da lipólise intensa, as concentrações plasmáticas de ácidos graxos livres nem sempre aumentam, sugerindo maior clareamento plasmático dessas moléculas. Em algumas situações, a lipoproteína lipase (LPL) é inibida por citocinas pró-inflamatórias, dificultando o clareamento de triacilgliceróis, o que pode resultar em hipertriacilglicerolemia. O excesso de ácidos graxos não oxidados é reesterificado no fígado, aumentando a produção de triglicerídeos e VLDL, o que pode levar à esteatose hepática. As VLDL também exercem um papel protetor contra endotoxemia, ligando-se a endotoxinas e facilitando sua degradação no fígado.

As alterações metabólicas do estresse incluem também a queda nas concentrações plasmáticas de colesterol, LDL e HDL, mesmo com aumento da produção hepática. A redução de HDL, associada a sequestro e retenção subendotelial, compromete o transporte reverso de colesterol. Além disso, as citocinas liberadas no estresse modificam a composição de HDL e LDL, prejudicando suas funções e agravando o risco cardiovascular em pacientes críticos.

Modulação do Metabolismo Lipídico Induzido pelo Estresse

Resposta neuroendócrina ao estresse e metabolismo lipídico

O estresse desencadeia estímulos neuroendócrinos que ativam o sistema endócrino, promovendo a liberação de glucagon, cortisol e catecolaminas, elevando seus níveis plasmáticos e favorecendo o catabolismo lipídico ao reduzir os efeitos da insulina. Em pacientes com queimaduras, os níveis desses hormônios podem aumentar de 2 a 10 vezes em comparação com indivíduos saudáveis, resultando em maior lipólise. Estudos indicam que os adipócitos têm contato direto com terminações nervosas, e sua ativação pode aumentar a lipólise, sugerindo que o metabolismo lipídico pode ser regulado tanto por vias endócrinas quanto por efeitos diretos nos tecidos periféricos.

Cortisol

O cortisol desempenha um papel central no metabolismo energético durante sepse e trauma, mas seu impacto sobre os lipídios ainda não é completamente esclarecido. A hipercortisolemia está associada ao aumento da concentração arterial e do *turnover* de ácidos graxos não esterificados. Entretanto, alguns estudos indicam que o cortisol pode reduzir o efluxo de ácidos graxos em determinados depósitos de gordura, em virtude da inibição da LHS. O aumento arterial de ácidos graxos pode estar relacionado com a maior atividade da LPL, uma vez que as concentrações plasmáticas de triglicerídeos estão reduzidas, ou com efeitos específicos do cortisol em alguns tecidos-alvo.

Catecolaminas

A adrenalina promove aumento do efluxo de ácidos graxos não esterificados do tecido adiposo, intensificando a lipólise e o fluxo sanguíneo, o que facilita a apresentação de triacilgliceróis à LPL. A noradrenalina apresenta efeitos semelhantes, aumentando o fluxo sanguíneo e a mobilização de ácidos graxos e glicerol, demonstrando a atividade da LHS.

O fluxo sanguíneo no tecido adiposo é um fator-chave na regulação do metabolismo lipídico mediado por catecolaminas. Em situações de lesão grave, a perfusão comprometida pode reduzir a concentração e o *turnover* de ácidos graxos, impactando negativamente a oferta energética para os tecidos. Na sepse, observa-se hipertrigliceridemia, atribuída à maior síntese de triacilgliceróis pelo fígado e à redução no clareamento periférico, associada a uma diminuição da atividade da LPL.

A resposta neuroendócrina ao estresse e suas implicações metabólicas estão esquematizadas na **Figura 4.5**.

Resposta citocínica ao estresse e metabolismo lipídico

O dano tecidual desencadeia a liberação de citocinas pró-inflamatórias, como fator de necrose tumoral alfa (TNF-α), interleucina-1 beta (IL-1β) e interleucina-6 (IL-6), que apresentam níveis aumentados em condições como sepse e trauma. Essas citocinas impactam diretamente o metabolismo lipídico, promovendo alterações no balanço energético (ver Capítulo 19 – Citocinas Pró e Anti-inflamatórias, Miosinas, Adipocinas e Impacto no Metabolismo). Além disso, TNF-α e IL-6 promovem alterações neuroendócrinas, estimulando a secreção de cortisol, noradrenalina e glucagon, o que agrava ainda mais o catabolismo lipídico.

O tecido adiposo também secreta citocinas e adipocinas, regulando o metabolismo lipídico por mecanismos parácrinos e endócrinos. A leptina, p. ex., influencia a homeostase energética ao reduzir o apetite e aumentar o gasto energético. Por outro lado, o inibidor do ativador do plasminogênio-1 (PAI-1), produzido pelo tecido adiposo, tem sido associado à resistência à insulina e a distúrbios metabólicos.

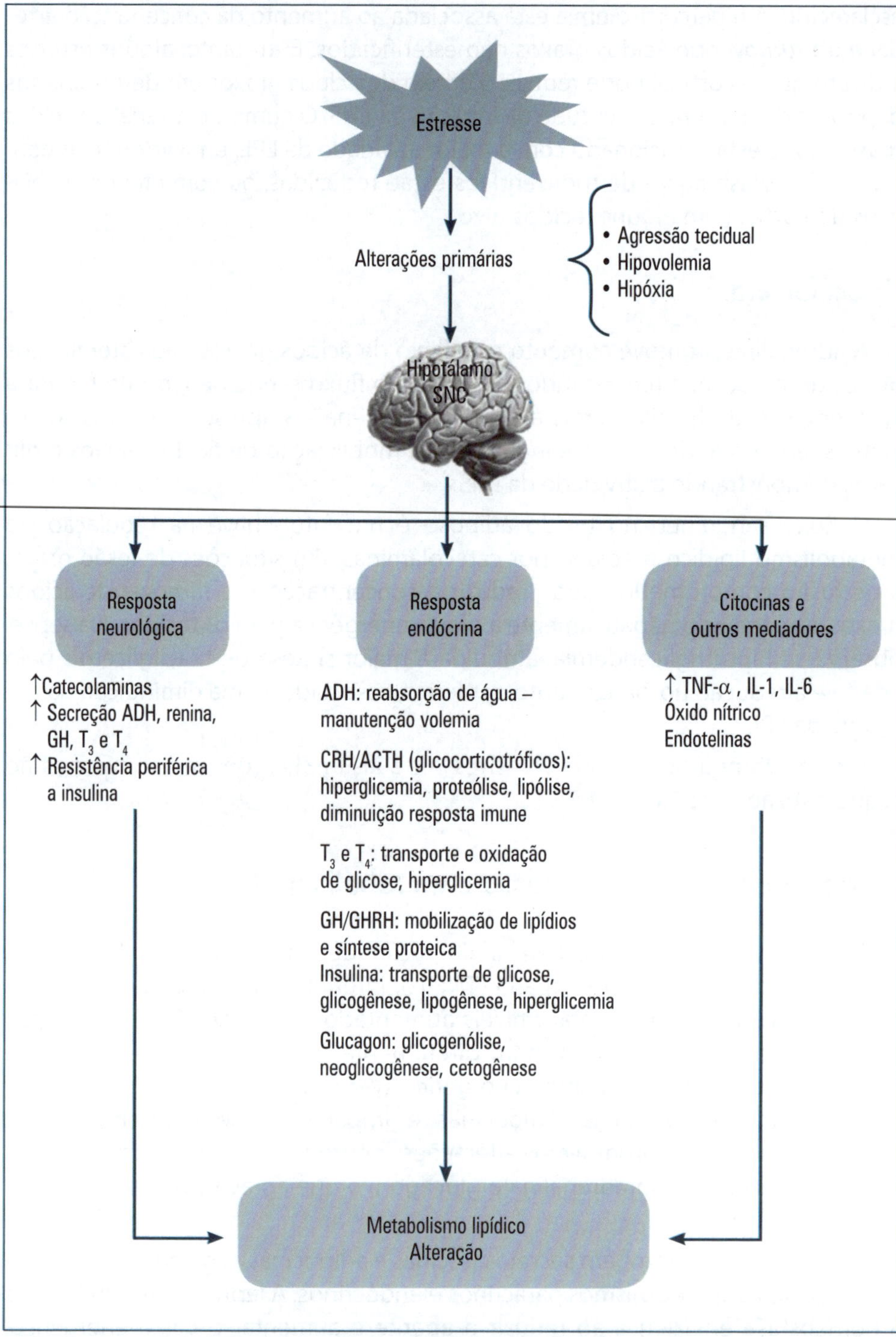

Figura 4.5 Resposta neuroendócrina ao estresse. ACTH: hormônio adenocorticotrófico; ADH: hormônio antidiurético; CRH: hormônio liberador de corticotrofina; GH: hormônio do crescimento; RH: hormônio liberador; SNC: sistema nervoso central; T_3 e T_4: hormônios de tireoide.

No câncer, um importante mediador metabólico é o fator de mobilização de lipídios (LMF), secretado por células tumorais, que estimula a lipólise por meio da ativação da adenilato ciclase, aumentando a expressão de proteínas G envolvidas na mobilização de gordura. Isso contribui para o estado hipercatabólico e para a perda acelerada de peso observada em pacientes com caquexia.

Terapia Nutricional e Uso de Lipídios

Diante das alterações no metabolismo lipídico induzidas pelo estresse e inflamação, a oferta adequada de lipídios via terapia nutricional torna-se essencial. A administração de lipídios pode:

1. Prevenir a deficiência de ácidos graxos essenciais, fundamentais para funções celulares e imunológicas.
2. Fornecer alta densidade calórica, reduzindo o volume de fluidos sem comprometer a oferta energética.
3. Diminuir a administração excessiva de glicose, evitando hiperglicemia, disfunção hepática e sobrecarga metabólica.

Fórmulas enterais e parenterais com diferentes perfis lipídicos são disponíveis para modulação da resposta inflamatória e suporte nutricional. Esse tema será discutido em mais detalhes em outro volume desta obra.

Considerações Finais

Este capítulo abordou os aspectos fundamentais das gorduras, desde sua estrutura bioquímica até suas funções metabólicas no organismo humano. Os ácidos graxos saturados, mono e poli-insaturados desempenham papéis essenciais na produção de energia, na composição das membranas celulares e na regulação de processos inflamatórios. O equilíbrio entre diferentes tipos de ácidos graxos, especialmente o consumo adequado de ácidos graxos essenciais, é determinante para a manutenção da saúde metabólica e a prevenção de doenças cardiovasculares e inflamatórias.

Em condições de estresse metabólico, como trauma ou jejum prolongado, o organismo ativa mecanismos específicos para mobilizar e utilizar suas reservas lipídicas, processos que podem ser modulados por respostas hormonais e citocínicas. Compreender essas adaptações metabólicas é essencial para o manejo nutricional de pacientes críticos, em que a administração de lipídios por via enteral ou parenteral pode ser determinante na preservação da função imunológica, no controle glicêmico e na manutenção da homeostase energética.

Caso Clínico

Mulher de 38 anos, com 1,65 m de altura e 54 kg (IMC: 19,8 kg/m^2), comparece à consulta nutricional para avaliação de risco cardiovascular, motivada por histórico familiar de infarto agudo do miocárdio em seu pai, aos 52 anos. Ela não apresenta queixas clínicas, é normotensa e seus exames laboratoriais mostram:

- Glicemia de jejum 84 mg/dL.
- HDL-colesterol 58 mg/dL.
- Triglicerídeos 75 mg/dL.
- LDL-colesterol 160 mg/dL.

Sua ingestão calórica diária gira em torno de 2.100 kcal, sendo composta por aproximadamente 40% de gorduras, das quais 15% são saturadas, 12% monoinsaturadas e 5% poli-insaturadas. O consumo de fibras é inferior a 15 g/dia e há baixa ingestão de frutas, hortaliças e alimentos fontes de ômega-3.

Perguntas

1. De acordo com as diretrizes da Sociedade Brasileira de Nutrologia (SBN), qual seria a principal orientação dietética inicial para essa paciente?

a. Reduzir a ingestão de colesterol alimentar para < 200 mg/dia.
b. Reduzir a ingestão de gorduras saturadas e substituí-las por gorduras insaturadas.
c. Reduzir a ingestão de gordura total para menos de 15% do valor calórico total (VCT).
d. Iniciar imediatamente suplementação com fitoesteróis e óleo de peixe.

2. Com base nas recomendações da American Heart Association (AHA), qual a recomendação de ingestão de gordura saturada para indivíduos com risco cardiovascular aumentado?

a. Inferior a 15% do valor calórico total.
b. Até 10% do valor calórico total.
c. Inferior a 7% do valor calórico total.
d. Livre de restrição, desde que o colesterol alimentar seja controlado.

3. Qual das alternativas melhor representa a recomendação da Organização Mundial da Saúde (OMS) para ingestão total de lipídios?

a. Até 15% do VCT.
b. De 20% a 25% do VCT.
c. Até 30% do VCT.
d. Entre 35% e 40% do VCT.

4. Qual deve ser a conduta inicial mais adequada?

a. Encaminhamento imediato para avaliação médica e uso de estatinas.

b. Início de uma dieta com redução de gordura total para < 20% do VCT.

c. Propor mudança do padrão alimentar e reavaliar o perfil lipídico em 8 a 12 semanas.

d. Iniciar dieta cetogênica com restrição intensa de carboidratos.

Respostas

1. b

Comentário: A substituição de gorduras saturadas por insaturadas é uma estratégia central na prevenção da aterosclerose, recomendada por diretrizes como a da Sociedade Brasileira de Nutrologia (SBN). Essa troca melhora significativamente o perfil lipídico, reduzindo os níveis de LDL-colesterol mesmo em indivíduos eutróficos, e deve preceder o uso de suplementos.

2. c

Comentário: Diretrizes internacionais, como as da AHA, recomendam limitar a ingestão de gordura saturada a menos de 7% do VCT em indivíduos com risco cardiovascular aumentado – como a paciente com LDL elevado e histórico familiar de doença coronariana precoce. Essa medida está associada à redução significativa dos níveis de LDL-colesterol, principal fator de risco modificável para a doença aterosclerótica.

3. c

Comentário: Diretrizes internacionais, como as da Organização Mundial da Saúde (OMS), recomendam que a ingestão total de gorduras não ultrapasse 30% do VCT, visando à saúde cardiovascular. Essa recomendação não só contribui para a prevenção de dislipidemias e doenças cardiovasculares, como também assegura a ingestão adequada de ácidos graxos essenciais e a absorção de vitaminas lipossolúveis (A, D, E e K). No caso apresentado, observa-se um consumo elevado de gorduras (40%), com predomínio de saturadas.

4. c

Comentário: Em pacientes assintomáticos, com LDL elevado e sem lesões estabelecidas, a primeira abordagem deve ser a mudança dietética associada à melhora do estilo de vida. A reavaliação laboratorial entre 8 e 12 semanas permite verificar a resposta e definir a necessidade de escalonamento terapêutico.

Bibliografia

Ahmed S, Shah P, Ahmed O. Biochemistry, Lipids. [Updated 2023 May 1]. In: StatPearls [Internet]. Treasure Island (FL): StatPearls Publishing; 2024 Jan-. Disponível na Internet: https://www.ncbi.nlm.nih.gov/books/NBK525952/

Calder PC. Lipid metabolism in critically ill. Nutrition and Critical Care. Nestle Nutr Workshop Ser Clin Perform Programme. 2003;8:75-91.

Feingold KR. Introduction to lipids and lipoproteins. In: Feingold KR, Anawalt B, Blackman MR, Boyce A, Chrousos G, Corpas E, et al. Endotext [Internet]. MDText.com, Inc.; South Dartmouth (MA): Jan 14, 2024.

Lee JM, Lee H, Kang S, Park WJ. Fatty acid desaturases, polyunsaturated fatty acid regulation, and biotechnological advances. Nutrients. 2016;8(1):23.

Lichtenstein AH, Appel LJ, Vadiveloo M, Hu FB, Kris-Etherton PM, Rebholz CM, et al. 2021 Dietary guidance to improve cardiovascular health: a scientific statement from the American Heart Association. Circulation. 2021;144(23):e472-84.

Mann ER, Lam YK, Uhlig HH. Short-chain fatty acids: linking diet, the microbiome and immunity. Nat Rev Immunol. 2024;24:577-95.

Reinertsen AF, Vik A, Hansen TV. Biology and total synthesis of n-3 docosapentaenoic acid-derived specialized pro-resolving mediators. Molecules. 2024;29(12):2833.

Thompson TE. "lipid". Encyclopedia Britannica, 12 Sep. 2024. Disponível na Internet: https://www.britannica.com/science/lipid. Acesso: 19 Set 2024.

Waitzberg DL, Alves CC, Torrinhas RS, Passos de Jesus R. Alterações metabólicas no câncer. In: Waitzberg DL, ed. Dieta, nutrição e câncer. Rio de Janeiro: Atheneu; 2004. p.277-88.

Wolfe RR, Herndon DN, Peters EJ, Jahoor F, Desai MH, Holland OB. Regulation of lipolysis in severely burned children. Ann Surg. 1987;206(2):214-21.

5

Fibras Alimentares e Ácidos Graxos de Cadeia Curta, na Saúde e na Doença

Luciana Zuolo Coppini ◆ Giovana Pereira Martucelli ◆ Fábio Guilherme Campos ◆ Angelita Habr-Gama ◆ Dan Linetzky Waitzberg

Mensagens Principais

- As fibras alimentares apresentam efeitos importantes na prevenção e no tratamento de doenças gastrointestinais.
- Para indivíduos saudáveis e pacientes em terapia nutricional enteral, a ingestão recomendada de fibras varia entre 25 e 35 g/dia ou 14 g/1.000 kcal.
- Na terapia nutricional enteral, a inclusão de fibras pode auxiliar na regulação da motilidade intestinal, reduzindo a incidência de constipação e diarreia.
- Estudos clínicos indicam que a suplementação de inulina e fruto-oligossacarídeos (FOS) em quantidades mínimas de 4 g/dia pode favorecer o estabelecimento da microbiota intestinal.
- Embora os benefícios da suplementação de prebióticos na nutrição enteral sejam reconhecidos, ainda são necessários mais estudos para definir uma recomendação formal.

Objetivos

- Definir e classificar as fibras alimentares com base em sua composição química.
- Conceituar fibras prebióticas.
- Descrever o significado clínico dos ácidos graxos de cadeia curta.
- Descrever a importância dos efeitos bifidogênicos das fibras prebióticas.
- Identificar o papel das fibras no trato gastrointestinal.
- Relatar o efeito das fibras e dos prebióticos em terapia nutricional enteral.

Introdução

A fibra alimentar foi reconhecida como um componente dietético essencial há algumas décadas, em virtude de seu mecanismo de ação e dos efeitos benéficos para a saúde.

O aumento da ingestão de fibras alimentares contribui para a prevenção e o manejo de diversas condições, promovendo a melhora tanto de parâmetros bioquímicos quanto da sintomatologia.

Mesmo com benefícios amplamente documentados na literatura, a ingestão média de fibras alimentares permanece abaixo das recomendações em todo o mundo.

Definição e Composição Química

Fibras alimentares são todos os polissacarídeos vegetais da dieta (celulose, hemicelulose, pectinas, gomas e mucilagens), oligossacarídeos, amido resistente e lignina, que não são hidrolisados pelas enzimas do trato digestivo humano.

Segundo essa definição, as fibras alimentares podem ser classificadas, de acordo com sua estrutura e função, em:

- **Celulose:** principal componente da parede celular dos vegetais.
- **Polissacarídeos não celulósicos:** formam a matriz da parede celular e incluem hemiceluloses, substâncias pécticas, gomas e mucilagens.
- **Oligossacarídeos:** incluem os FOS, encontrados em legumes, frutas e cereais; e a inulina, presente em vegetais como aspargos, alho-poró, cebola e alho.
- **Lignina:** confere estrutura e suporte às plantas, permanecendo fixa na parede celular.

Com base em sua solubilidade em água, as fibras são classificadas em dois tipos:

- **Solúveis:** exercem efeitos metabólicos no trato gastrointestinal, retardando o esvaziamento gástrico e o tempo de trânsito intestinal. Além disso, reduzem a absorção de glicose e colesterol, modificam a composição da microbiota intestinal e influenciam o metabolismo. São exemplos pectinas, gomas, mucilagens e algumas hemiceluloses, encontradas no farelo de aveia, na cenoura cozida e na goma guar.
- **Insolúveis:** têm efeito mecânico no trato gastrointestinal, sendo pouco fermentáveis. Aumentam o bolo fecal e aceleram o tempo de trânsito intestinal ao absorver água. São exemplos a celulose, a lignina e as hemiceluloses, presentes no farelo de trigo, em leguminosas e em vegetais folhosos.

Fibras Prebióticas

Fibras prebióticas são ingredientes alimentares não digeríveis que beneficiam o hospedeiro ao estimular o crescimento e/ou a atividade de um número limitado de bactérias presentes no cólon, promovendo o chamado efeito bifidogênico. Como consequência, ocorre um estímulo ao sistema imunológico do hospedeiro e uma redução da presença de bactérias patogênicas no intestino.

Em 2017, a International Scientific Association of Probiotics and Prebiotics (ISAPP) atualizou a definição de prebiótico, descrevendo-o como um "substrato que é utilizado seletivamente por microrganismos do hospedeiro, conferindo um benefício à saúde". Essa definição ampliou o conceito de prebióticos, possibilitando a inclusão de substâncias associadas (não necessariamente carboidratos), além de aplicações em outras partes do corpo, e não somente no trato gastrointestinal, e em diversas categorias, que não sejam apenas alimentos.

Os principais produtos do metabolismo bacteriano das fibras estão apresentados no **Quadro 5.1**.

Quadro 5.1 Produtos do metabolismo bacteriano das fibras e fibras prebióticas

Produtos	Características
Ácidos graxos de cadeia curta	Ácido acético, butírico e propiônico são os principais produtos da fermentação das hemiceluloses e substâncias pécticas. São removidos do lúmen intestinal por difusão iônica e facilitam a absorção de sódio e potássio.
Gases	Hidrogênio, metano e dióxido de carbono, excretados via retal.
Lactato (energia)	Utilizado por bactérias para crescimento e manutenção.
Bifidobactérias (*Bifidobacterium* sp.)	Os fruto-oligossacarídeos estimulam a predominância de bifidobactérias no cólon. Essas bactérias representam cerca de 3% a 5% da microbiota intestinal do adulto e até 95% da microbiota de recém-nascidos. O aumento da abundância e atividade dessas bactérias é desejável em decorrência de seus efeitos positivos na saúde humana.

Atualmente, apenas alguns carboidratos não digeríveis contêm efeito prebiótico comprovado, incluindo oligossacarídeos resistentes, como os frutanos FOS, oligofrutose e inulina) e os galactanos.

Ácidos graxos de cadeia curta

Os ácidos graxos de cadeia curta (AGCC) são ácidos graxos orgânicos com 1 a 4 carbonos, constituindo os principais ânions do conteúdo colônico (60 a

150 mmol/L). Entre 90% e 95% dos AGCC formados são acetato (2C), propionato (3C) e butirato (4C), produzidos em uma razão molar relativamente constante de 60:25:15, respectivamente. Os 5% a 10% restantes incluem isobutirato, valerato, isovalerato e caproato.

Os AGCC são produzidos a partir da fermentação bacteriana de carboidratos e proteínas da dieta. Os principais substratos fermentáveis no cólon são o amido e as fibras alimentares, mas outros açúcares (arabinose, xilose, manose e ramnose) e o muco secretado pela mucosa intestinal também podem ser convertidos em AGCC. Após sua formação, esses ácidos graxos são rapidamente absorvidos ao longo do jejuno, íleo, cólon e reto.

Atualmente, os AGCC são reconhecidos por seus efeitos benéficos na integridade das células epiteliais gastrointestinais, na imunidade, na homeostase da glicose, no metabolismo lipídico, no controle do peso corporal e na redução do risco de alguns tipos de câncer.

Significado clínico da fermentação bacteriana

Os AGCC exercem efeitos tróficos sobre os intestinos delgado e grosso, promovendo o aumento da atividade contrátil nesses segmentos e contribuindo para a prevenção funcional do refluxo na válvula ileocecal.

No cólon, os efeitos tróficos ocorrem por contato direto dos AGCC com a mucosa colônica. No entanto, no intestino delgado, o trofismo é mediado sistemicamente por meio do sistema nervoso autônomo e da gastrina. Os mecanismos de trofismo colônico envolvem:

- Aumento da oxigenação energética.
- Estímulo do fluxo sanguíneo na microcirculação, por dilatação das artérias de resistência.
- Produção de hormônios enterotróficos.
- Ativação do sistema nervoso entérico.

Esse trofismo, ao contrário do que se pensava inicialmente, não se restringe à mucosa, mas ocorre de maneira transmural. Na mucosa, observa-se aumento da proliferação celular e da área de superfície, enquanto os AGCC também podem servir como fonte de energia para células da submucosa e da lâmina própria.

Suplementação energética

A carga fermentável que chega ao cólon diariamente varia de 30 g (20 g de fibras e 10 g de amido) a 80 g (40 g de fibras e 40 g de amido), dependendo da quantidade e do tipo de carboidratos na dieta. Essa carga, por meio da fermentação bacteriana, gera de 300 mmol a 800 mmol de AGCC nas fezes, o que equivale a 90 kcal a 240 kcal, representando 5% a 10% das necessidades energéticas totais do organismo.

No cólon, os AGCC são uma fonte essencial de energia, sendo o butirato reconhecido como a principal fonte energética para os colonócitos. Em ordem de preferência metabólica, os colonócitos utilizam prioritariamente butirato, seguido de propionato, acetato, glutamina e glicose.

Absorção e metabolismo

Após a fermentação bacteriana, os AGCC são absorvidos principalmente por difusão passiva do ácido não ionizado e por um transportador de membrana. Uma vez absorvidos, os AGCC promovem a absorção de sódio, potássio e água, além de aumentar a concentração luminal de bicarbonato. Como efeito final, ocorre a absorção de sódio e cloro, e a secreção de bicarbonato. Esses eventos parecem seguir o mecanismo descrito por Binder *et al.*, conforme ilustrado na **Figura 5.1**.

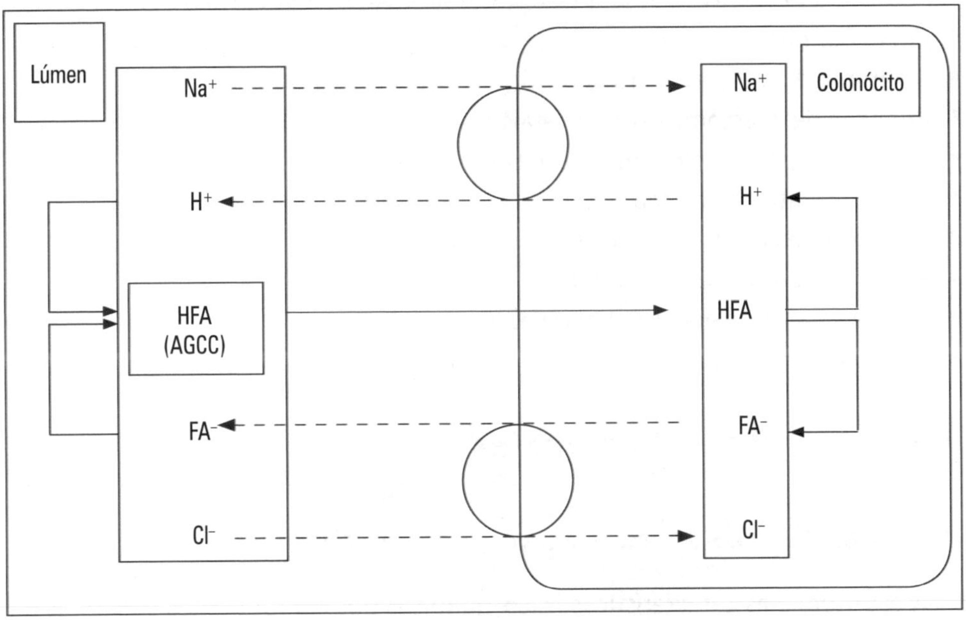

Figura 5.1 Modelo proposto de absorção celular de AGCC (FA^-), com estimulação da absorção de sódio (Na^+) e cloro (Cl^-). AGCC: ácidos graxos de cadeia curta.

No que diz respeito ao metabolismo nitrogenado, os AGCC reduzem a absorção de amônia, em virtude da diminuição do pH luminal. Esse efeito pode ter implicações importantes em pacientes com encefalopatia hepática e insuficiência renal. Além disso, os AGCC estimulam a absorção de vitamina K e magnésio, favorecida pela acidificação do ambiente luminal.

Efeitos Bifidogênicos das Fibras Prebióticas

As bifidobactérias fazem parte da microbiota residente do trato gastrointestinal e exercem efeitos metabólicos benéficos para o hospedeiro humano. Isso ocorre porque essas bactérias inibem a colonização intestinal por microrganismos patogênicos e contêm propriedades anticancerígenas, imunoestimulantes e antidiarreicas. Além disso, contribuem para o alívio da intolerância à lactose e para a redução dos níveis séricos de colesterol.

O crescimento e a atividade metabólica das bifidobactérias podem ser estimulados seletivamente pelos prebióticos. Espécies pertencentes a esse gênero degradam oligo e polissacarídeos em monossacarídeos, que, por sua vez, são metabolizados em intermediários da via de fermentação da hexose e convertidos em AGCC ou outros compostos orgânicos.

O papel exato dos AGCC na etiologia e no tratamento das doenças colorretais ainda não está totalmente elucidado. No entanto, há perspectivas promissoras para seu uso profilático ou terapêutico em diversas condições clínicas, incluindo:

- Colite por desuso.
- Síndrome do intestino curto.
- Proteção de anastomoses colorretais.
- Bolsite pós-proctocolectomia com bolsa ileoanal (IPAA).
- Colite ulcerativa refratária.
- Prevenção da atrofia da mucosa.
- Prevenção do câncer colorretal.
- Prevenção da translocação bacteriana.
- Estados de má-absorção.

Papel das Fibras Alimentares

Efeitos mecânicos sobre o trato gastrointestinal

A estrutura e as características físico-químicas dos componentes das fibras da dieta determinam os efeitos que esses polímeros exercem no trato gastrointestinal (**Quadro 5.2**).

Uma das principais propriedades das fibras alimentares no cólon é sua capacidade de absorver água, formando fezes volumosas e macias. A propriedade hidrofílica das fibras está relacionada tanto com a adsorção de água na superfície quanto com a sua penetração no interior da matriz da parede celular. Essa característica é influenciada pela estrutura dos componentes da fibra, sua afinidade com a parede celular, o tamanho das partículas, o pH e as concentrações de eletrólitos do meio.

QUADRO 5.2 Efeitos fisiológicos das fibras alimentares

Local de ação	Efeitos fisiológicos
Estômago e duodeno	• Retardo do esvaziamento gástrico (*pectina* e *gomas*). • Regulação do pH do suco duodenal (*pectina*). • Aumento da viscosidade do suco duodenal (*pectina* e *gomas*). • Promoção da saciedade pós-prandial.
Intestino delgado	• Regulação da velocidade do trânsito intestinal. • Modulação da absorção de zinco (Zn), ferro (Fe), cálcio (Ca), fósforo (P) e magnésio (Mg).
Cólon	• Aumento do volume fecal (capacidade hidrofílica). • Modulação do número de bactérias. • Regulação da velocidade do trânsito intestinal. • Redução da pressão do lúmen intestinal. • Alterações na atividade enzimática.
Pâncreas	• Modulação da atividade da lipase (*pectina* e *gomas*). • Modulação da atividade da amilase (*pectina*).
Fígado	• Aumento da excreção de sais biliares, com impacto no metabolismo do colesterol.

Fonte: Adaptada de Eastwood e Passmore, 1983.

A constipação intestinal é uma disfunção comum nas sociedades ocidentais, afetando principalmente crianças, mulheres e idosos. Essa condição caracteriza-se por um hábito intestinal infrequente (menos de três evacuações por semana), um tempo de trânsito intestinal superior a quatro dias e um peso fecal abaixo de 50 g/dia. Em pacientes constipados sem causa orgânica identificável, observa-se, com frequência, a ingestão inadequada de fibras. Além disso, o aumento do peso fecal pode estar relacionado com o crescimento da massa bacteriana fecal, resultante da fermentação das fibras.

De modo geral, as fibras são associadas a diversas funções fisiológicas clássicas, como ação anticonstipante, retardo do esvaziamento gástrico e modulação da absorção de glicose. No entanto, é importante destacar que essas propriedades não são comuns a todas as fibras. Por exemplo, o aumento do volume fecal ocorre apenas com aquelas que chegam ao cólon e mantêm alta capacidade de retenção de água.

Efeitos metabólicos

Os mecanismos de ação das fibras alimentares em diferentes distúrbios metabólicos estão resumidos no **Quadro 5.3**.

Quadro 5.3 Mecanismos de ação das fibras alimentares nos distúrbios metabólicos

Distúrbio	Efeito da fibra	Mecanismo de ação
Diabetes *mellitus*	• Reduz glicose sanguínea. • Reduz glicosúria. • Reduz requerimentos de insulina. • Aumenta sensibilidade à insulina.	• Retarda o esvaziamento gástrico. • Formação de gel no intestino (pectina e goma guar), dificultando a absorção de carboidratos. • Efeito protetor dos carboidratos contra a ação de enzimas digestivas. • Modulação da ação de hormônios intestinais (glucagon).
Obesidade	• Aumenta saciedade. • Reduz biodisponibilidade de nutrientes. • Reduz densidade calórica. • Modula a resposta hormonal. • Possível alteração na termogênese. • Aumenta conteúdo de gordura fecal.	• Inibe a absorção de carboidratos com o aumento da ingestão de fibras. • Reduz tempo de trânsito intestinal. • Modula a ação da insulina, do glucagon e de outros hormônios intestinais.
Doenças cardiovasculares (DCV)	• Inibe a circulação de ácidos biliares. • Reduz os níveis de colesterol e triglicerídeos.	• Modifica a microbiota intestinal, alterando a atividade metabólica. • Modula a função de enzimas pancreáticas e intestinais.

Estudos mostram que os benefícios metabólicos das fibras alimentares não se restringem a um tipo específico de fibra nem a uma doença em particular. Esses efeitos são observados em uma ampla faixa de ingestão, embora os melhores resultados no controle glicêmico tenham sido registrados em pacientes que passaram de ingestões baixas para moderadas ou altas.

Com base nos achados da literatura, uma ingestão diária de 15 g a 35 g de fibras pode ser uma meta razoável para promover benefícios metabólicos e reduzir o risco de mortalidade prematura em adultos com diabetes.

Recomendações Nutricionais

De acordo com a Academy of Nutrition and Dietetics (AND), recomenda-se que adultos consumam 20 g a 35 g de fibras por dia ou 10 g a 13 g de fibras para cada 1.000 kcal ingeridas.

Com relação à porção prebiótica, um consumo mínimo de 4 g/dia de FOS ou inulina é necessário para promover o crescimento de bifidobactérias.

Atenção especial deve ser dada às recomendações para crianças, adolescentes e idosos. Embora os dados clínicos ainda sejam limitados, a recomendação para crianças com mais de dois anos segue a fórmula: idade da criança + 5 g/dia, até os 20 anos. Para idosos, recomenda-se um consumo de 10 g a 13 g de fibras para cada 1.000 kcal ingeridas.

Na terapia nutricional enteral, a recomendação de ingestão de fibras é semelhante à da AND, variando entre 25 e 35 g/dia.

Fibras e Nutrição Enteral

A suplementação de fibras mistas na dieta enteral pode trazer benefícios, como:

- Prevenção e redução da constipação e da diarreia.
- Facilitação da adaptação intestinal após estresse cirúrgico, desnutrição ou nutrição parenteral prolongada.
- Efeito bifidogênico, promovendo uma microbiota intestinal saudável.

No entanto, o uso de fibras na nutrição enteral não está isento de aspectos negativos. O consumo excessivo ou em indivíduos com distúrbios de má-absorção pode levar à redução da absorção de vitaminas, minerais, proteínas e calorias.

Conclusão

As fibras alimentares apresentam resultados importantes na prevenção e no tratamento de diversas condições clínicas. Seus principais efeitos no trato gastrointestinal incluem a estimulação do desenvolvimento da mucosa intestinal, a promoção da motilidade intestinal e a melhoria dos perfis lipídico e glicêmico.

Caso Clínico

Paciente de 79 anos, sexo masculino, com história de tabagismo por 30 anos, foi diagnosticado com diabetes tipo 2 há um ano. Desde então, interrompeu a prática de atividades físicas e relatou ganho de peso de 6 kg nos últimos seis meses. Os exames laboratoriais revelaram os seguintes resultados:

- **Triglicerídeos:** 190 mg/dL.
- **Glicemia de jejum:** 124 mg/dL.

- **Hemoglobina glicada (HbA1c):** 6,0%.
- **Colesterol total:** 267 mg/dL.
- **Colesterol HDL (lipoproteína de alta densidade):** 34 mg/dL.
- **Colesterol LDL (lipoproteína de baixa densidade):** 140 mg/dL.
- **Creatinina:** 1,0 mg/dL.
- **Ureia:** 41 mg/dL.
- **Potássio:** 4,0 mg/dL.
- **Albumina:** 3,9 g/dL.

1. **Você indicaria uma alimentação com fibras alimentares?**
   - **a.** Sim, fibras insolúveis.
   - **b.** Não, as fibras alimentares não interferem no metabolismo dos macronutrientes.
   - **c.** Sim, fibras solúveis.
   - **d.** Não sei.

Alternativa correta: c. Sim, fibras solúveis.

Comentário: O consumo de fibras solúveis, como farelo de aveia, pectina, *psyllium* e goma guar, retarda o esvaziamento gástrico e reduz os níveis de colesterol LDL, além de contribuir para um melhor controle glicêmico e lipídico. As fibras solúveis ajudam a modular a absorção de glicose e colesterol, o que pode beneficiar o paciente.

2. **Qual é a quantidade recomendada de fibra para o paciente?**
   - **a.** 45 g ao dia.
   - **b.** 10 g/kg de peso corpóreo.
   - **c.** 25 g ao dia.
   - **d.** 5 g/kg de peso corpóreo.

Alternativa correta: c. 25 g ao dia.

Comentário: Para pacientes com diabetes, recomenda-se um consumo diário de fibras na faixa de **25 g a 30 g**, com o objetivo de melhorar o controle glicêmico e lipídico, além de auxiliar na manutenção do peso corporal adequado.

3. **Quais tipos de fibras você indicaria para o paciente aumentar a ingestão de fibras?**
   - **a.** Celulose e lignina.
   - **b.** Goma guar e celulose.
   - **c.** Não indicaria fibras.
   - **d.** Goma guar e inulina.

Alternativa correta: d. Goma guar e inulina.

Comentário: A adição de fibras à dieta, especialmente as fibras solúveis, como goma guar e inulina (um oligossacarídeo com efeito prebiótico), pode trazer benefícios metabólicos significativos. As fibras solúveis ajudam na modulação da microbiota intestinal, na regulação da glicemia e na redução dos níveis de colesterol e triglicerídeos.

Bibliografia

American Association of Cereal Chemists (AACC). Dietary fiber technical committee. The definition of dietary fiber. Cereal Foods World. 2001; 46:112-29.

Anderson JA. Whole grains protect against atherosclerotic cardiovascular disease. Proc Nutr Soc. 2003;62:123-42.

Binder HJ, Mehta P. Short-chain fatty acids stimulate active sodium and chloride absorption in vitro in the rat distal colon. Gastroenterol. 1989;96:989-96.

Brown L, Rosner B, Willett WW, Sacks FM. Cholesterol-lowering effects of dietary fiber: a meta-analysis. Am J Clin Nutr. 1999;69:30-42.

Flesch AG, Poziomyck AK, Damin DC. O uso terapêutico dos simbióticos. Arq Bras Cir Dig. 2014;27(3):206-9.

Gibson GR, Hutkins R, Sanders ME, Prescott SL, Reimer RA, Salminen SJ, et al. Expert consensus document: the International Scientific Association for Probiotics and Prebiotics (ISAPP) consensus statement on the definition and scope of prebiotics. Nat Rev Gastroenterol Hepatol. 2017;14(8):491-502.

Reynolds AN, Akerman AP, Mann J. Dietary fibre and whole grains in diabetes management: systematic review and meta-analyses. PLoS Med. 2020;17(3):e1003053.

Rezende ESV, Lima GC, Naves MMV. Dietary fibers as beneficial microbiota modulators: a proposed classification by prebiotic categories. Nutrition. 2021;89:111217.

Roberfroid MB, Delzenne NM. Dietary fructans. Annu Rev Nutr. 1998;18:117-43.

Slavin JL. Position of the American Dietetic Association: health implications of dietary fiber. J Am Diet Assoc. 2008;1716-31.

6

Vitaminas e Metabolismo, na Saúde e na Doença

Gabriela Pereira da Costa Oliveira ◆ Viviane Chaer Borges ◆
Patrícia Mara Realino Guaitoli ◆ Maria Tereza Ferrini (*in memoriam*) ◆
Denise Marco ◆ Andrea Bottoni ◆ Natália Pelegrino Paulino ◆ Dan Linetzky Waitzberg

Mensagens Principais

- ❑ As vitaminas são essenciais para a manutenção da saúde e para o tratamento de doenças.
- ❑ Dividem-se em hidrossolúveis (complexo B e vitamina C) e lipossolúveis (vitaminas A, D, E e K).
- ❑ Suas recomendações nutricionais são baseadas na quota dietética recomendada (RDA) e na ingestão dietética de referência (DRI).
- ❑ Pacientes com doenças agudas ou crônicas, incluindo aqueles em terapia nutricional, apresentam necessidades específicas, conforme diretrizes da European Society for Clinical Nutrition and Metabolism (ESPEN).
- ❑ A deficiência de vitaminas pode impactar significativamente os desfechos clínicos, especialmente quando associada à doença e ao seu tratamento.
- ❑ A conscientização da equipe de saúde é essencial para a identificação e correção de deficiências vitamínicas.
- ❑ Estudos indicam que o consumo de fontes alimentares de vitaminas é mais eficaz na prevenção de doenças do que a suplementação.

Objetivos

- Definir e classificar as vitaminas de acordo com sua solubilidade e função no organismo.
- Descrever o metabolismo e as principais funções das vitaminas na saúde.
- Apresentar as recomendações nutricionais de vitaminas para indivíduos saudáveis e para pacientes em diferentes condições clínicas.
- Identificar os sinais e sintomas de deficiência e toxicidade das vitaminas.
- Relacionar as principais fontes alimentares de vitaminas e sua biodisponibilidade.
- Discutir o impacto da deficiência e do excesso vitamínico nos desfechos clínicos.
- Destacar a importância da abordagem nutricional na prevenção e no tratamento de doenças associadas às vitaminas.

Introdução

As vitaminas são compostos orgânicos presentes naturalmente nos alimentos em quantidades variáveis e reduzidas, sendo essenciais tanto na saúde quanto na doença. Elas se dividem em:

- Hidrossolúveis (*complexo B e vitamina C*), cujos excessos são excretados pelo organismo.
- Lipossolúveis (*vitaminas A, D, E e K*), que, quando não absorvidas, são armazenadas no fígado e nos tecidos adiposos.

Para a população geral, recomendações internacionais estão disponíveis na forma de RDA ou DRIs. Por outro lado, para pacientes com doenças agudas e crônicas, incluindo aqueles em terapia nutricional, a ESPEN publicou recentemente uma diretriz com suas recomendações.

Neste capítulo, abordaremos os seguintes aspectos individuais das distintas vitaminas lipossolúveis e hidrossolúveis:

- Metabolismo e função orgânica.
- Sinais e sintomas de deficiência e toxicidade.

Informações sobre recomendações individuais e fontes alimentares serão apresentadas em tabelas e quadro, a saber:

- Recomendações nutricionais na saúde (**Tabela 6.1A** e **B**) na doença (**Tabela 6.2**) e durante a terapia nutricional (**Tabela 6.3**).
- Fontes alimentares (**Quadro 6.1**).

Tabela 6.1A Ingestões dietéticas de referência (DRI) para vitaminas lipossolúveis

Fase da vida	Vitamina A[a] (μg/d)	Vitamina C (mg/d)	Vitamina D[b,c] (μg/d)	Vitamina E[d] (mg/d)	Vitamina K (μg/d)
0 a 6	400,0*	40,0*[g]	10,0*	4,0*	
7 a 12	500,0*	50,0*[g]	10,0*	5,0*	2,5*
Crianças (anos)					
1 a 3	**300,0**	**15,0**	**15,0**	**6,0**	30,0*
4 a 8	**400,0**	**25,0**	**15,0**	**7,0**	55,0*
9 a 13	**600,0**	**45,0**	**15,0**	**11,0**	60,0*
14 a 18	**900,0**	**75,0**	**15,0**	**15,0**	75,0*
19 a 30	**900,0**	**90,0**	**15,0**	**15,0**	120,0*
31 a 50	**900,0**	**90,0**	**15,0**	**15,0**	120,0*
51 a 70	**900,0**	**90,0**	**15,0**	**15,0**	120,0*
> 70	**900,0**	**90,0**	**20,0**	**15,0**	120,0*
9 a 13	**600,0**	**45,0**	**15,0**	**11,0**	60,0*
14 a 18	**700,0**	**65,0**	**15,0**	**15,0**	75,0*

(continua)

Tabela 6.1A Ingestões dietéticas de referência (DRI) para vitaminas lipossolúveis *(Continuação)*

Fase da vida	Vitamina A[a] (µg/d)	Vitamina C (mg/d)	Vitamina D[b,c] (µg/d)	Vitamina E[d] (mg/d)	Vitamina K (µg/d)
Crianças (anos)					
19 a 30	700,0	75,0	15,0	15,0	90,0*
31 a 50	700	75	15	15	90*
51 a 70	700	75	15	15	90*
> 70	700	75	20	15	90*
14 a 18	750	80	15	15	75*
19 a 30	770	85	15	15	90*
31 a 50	770	85	15	15	90*
14 a 18	1,200	115	15	19	75*
19 a 30	1,300	120	15	19	90*
31 a 50	1,300	120	15	19	90*

Tabela 6.1B Ingestões dietéticas de referência (DRI) para vitaminas hidrossolúveis

Fase da vida	Biotina (μg/d)	Tiamina (mg/d)	Riboflavina (mg/d)	Niacina[e] (mg/d)	Vitamina B6 (mg/d)	Folato (μg/d)[f]	Vitamina B12 (μg/d)	Ácido pantotênico (mg/d)
Bebês (meses)								
0 a 6	5*	0,2*	0,3*	2*	0,1*	65*	0,4*	1,7*
7 a 12	6*	0,3*	0,4*	4*	0,3*	80*	0,5*	1,8*
Crianças (anos)								
1 a 3	8*	**0,5**	**0,5**	**6**	**0,5**	**150**	**0,9**	2*
4 a 8	12*	**0,6**	**0,6**	**8**	**0,6**	**200**	**1,2**	3*
Homens (anos)								
9 a 13	20*	**0,9**	**0,9**	**12**	**1,0**	**300**	**1,8**	4*
14 a 18 aos	25*	**1,2**	**1,3**	**16**	**1,3**	**400**	**2,4**	5*
19 a 30	30*	**1,2**	**1,3**	**16**	**1,3**	**400**	**2,4**	5*
31 a 50	30*	**1,2**	**1,3**	**16**	**1,3**	**400**	**2,4**	5*
51 a 70	30*	**1,2**	**1,3**	**16**	**1,7**	**400**	**2,4**[h]	5*
> 70	30*	**1,2**	**1,3**	**16**	**1,7**	**400**	**2,4**[g]	5*

(continua)

Tabela 6.1B Ingestões dietéticas de referência (DRI) para vitaminas hidrossolúveis *(Continuação)*

Fase da vida	Biotina (µg/d)	Tiamina (mg/d)	Riboflavina (mg/d)	Niacina[e] (mg/d)	Vitamina B6 (mg/d)	Folato (µg/d)[f]	Vitamina B12 (µg/d)	Ácido pantotênico (mg/d)
Mulheres (anos)								
9 a 13	20*	0,9	0,9	12	1,0	300	1,8	4*
14 a 18	25*	1,0	1,0	14	1,2	400[i]	2,4	5*
19 a 30	30*	1,1	1,1	14	1,3	400[i]	2,4	5*
31 a 50	30*	1,1	1,1	14	1,3	400[i]	2,4	5*
51 a 70	30*	1,1	1,1	14	1,5	400	2,4[h]	5*
> 70	30*	1,1	1,1	14	1,5	400	2,4[h]	5*
Gravidez (anos)								
14 a 18	30*	1,4	1,4	18	1,9	600[i]	2,6	6*
19 a 30	30*	1,4	1,4	18	1,9	600[i]	2,6	6*
31 a 50	30*	1,4	1,4	18	1,9	600[i]	2,6	6*

(continua)

Tabela 6.1B Ingestões dietéticas de referência (DRI) para vitaminas hidrossolúveis *(Continuação)*

Fase da vida	Biotina (μg/d)	Tiamina (mg/d)	Riboflavina (mg/d)	Niacina[e] (mg/d)	Vitamina B6 (mg/d)	Folato (μg/d)[f]	Vitamina B12 (μg/d)	Ácido pantotênico (mg/d)
Lactação (anos)								
14 a 18	35*	**1,4**	**1,6**	**17**	**2,0**	**500**	**2,8**	7*
19 a 30	35*	**1,4**	**1,6**	**17**	**2,0**	**500**	**2,8**	7*
31 a 50	35*	**1,4**	**1,6**	**17**	**2,0**	**500**	**2,8**	7*

Nota: Esta tabela apresenta as RDAs em negrito e as ingestões adequadas (AI) sem negrito seguidas por um asterisco (*).
[a]Como equivalente de atividade de retinol (RAE). 1 RAE = Rg retinol, 12 Rg G-caroteno, 24 Rg F-caroteno ou 24 Rg G-criptoxantina.
[b]Como colecalciferol. 1 μg de colecalciferol = 40 UI de vitamina D.
[c]Assumindo o mínimo de luz solar.
[d]Como F-tocoferol. F-tocoferol inclui RRR-F-tocoferol, a única forma de F-tocoferol que ocorre naturalmente nos alimentos e as 2R-estereoisoméricas formas de F-tocoferol (RRR-, RSR-, RRS e RRS-F tocoferol que ocorre em alimentos e suplementos fortificados. Não inclui as formas 2S-estereoisoméricas de F-tocoferol (SRR-, SSR-, SRS- e SSS-F-tocoferol), também encontradas em alimentos fortificados e suplementos.
[e]Como equivalente de niacina (NE). 1 mg de niacina = 60 mg de triptofano; 0 a 6 meses = niacina pré-formada (não NE).
[f]Como equivalente de folato alimentar (DFE). 1 DFE = 1 μg folato alimentar = 0,6 μg de ácido fólico de alimento fortificado ou como um suplemento consumido com alimento = 0,5 μg de um suplemento ingerido com o estômago vazio.
[g]Grupo de estágio de vida para crianças são 0 a 5,9 e 6 a 11,9 meses.
[h]Uma vez que 10% a 30% das pessoas mais velhas podem mal absorver a vitamina B12 ligada ao alimento, é aconselhável para aqueles com mais de 50 anos atingir sua RDA principalmente pelo consumo de alimentos fortificados com B12 ou um suplemento que contenha B12.
[i]Em virtude de evidência relacionando a ingestão de folato com defeitos no tubo neural de fetos, recomenda-se que todas as mulheres capazes de engravidar consumam 400 μg de suplementos ou alimentos fortificados em adição à ingestão de folato alimentar proveniente de uma alimentação variada.
[j]É assumido que mulheres continuarão consumindo 400 μg de suplementos ou alimento fortificado até ter sua gravidez confirmada, e elas entram no cuidado pré-natal o qual ocorre após o final do período peri-concepcional – o período crítico para a formação do tubo neural.
Fonte: Adaptada de National Academies of Sciences, Engineering, and Medicine; Health and Medicine Division; Food and Nutrition Board; Committee to Review the Dietary Reference Intakes for Sodium and Potassium; Oria M, Harrison M, Stallings VA, editors. Dietary Reference Intakes for Sodium and Potassium. Washington (DC): National Academies Press (US); 2019 Mar 5. Appendix J, Dietary Reference Intakes Summary Tables. Disponível na Internet: https://www.ncbi.nlm.nih.gov/books/NBK545442/. Acesso: 20 jun 2024.

Tabela 6.2 Risco de depleção ou deficiência de vitaminas relacionado com a doença

Doença	Deficiência que favorece o desenvolvimento da doença	Inadequação ou *déficit* que piora a condição	Deficiência como resultado da doença
Alcoolismo	–	B1	A,D,E,K,B1,B2,B6,B7,B9,B12,C
Hepatite alcoólica	B6	–	–
Anemia	B1,B6,B9,B12	–	–
Caquexia do câncer	D	–	–
Cardiomiopatia/falência cardíaca	B1,B6,D	–	–
Doença pulmonar obstrutiva crônica	D	–	–
Falência intestinal crônica	–	–	B2,B7,B9,B12,A,D,E,K
Gastrite atrófica	–	–	B9,B12,C,D
Diabetes *mellitus*	B9	–	-
Doença inflamatória intestinal	–	–	B1,B6,B12,A,D,E,K
Doença hepática	–	–	B12,A,D,E
Esclerose múltipla	B7	–	–
Obesidade	Betacaroteno,E	B1,B9,D	–
Obesidade pós cirurgia bariátrica	–	–	A,D,E,K,B1,B9,B12,C
Osteoporose	B12,D,K	–	–
Falência renal crônica	–	–	B1,B6,B9,K,D
Sarcopenia	B1,B12,D	D	-
Doença crítica	–	B1,C,D	B1,B12,D

Fonte: Adaptada de ESPEN practical short micronutrient guideline, 2024.

Tabela 6.3 **Recomendações diárias de vitaminas durante a terapia nutricional**

Vitaminas	Nutrição parenteral a longo prazo e domiciliar	Nutrição parenteral em casos de necessidades aumentadas[a]	Nutrição enteral em 1.500 kcal[b]	Nutrição enteral em 1.500 kcal, em casos de necessidades aumentadas[c]
Lipossolúveis				
A retinol[d]	800 µg a 1.100 µg RE	1.100 µg	900 µg a 1.500 µg	1.500 µg
D_3 colecalciferol	200 UI/5 µg	800 UI a 1.000 UI/20 µg a 25 µg	25 µg	30 µg
E alfa-tocoferol	≥ 9 mg	20 mg a 25 mg	15 mg	40 mg
K_2 menaquinona	150 µg[e]	1 mg a 10 mg[f]	120 µg	120 µg
Hidrossolúveis	**Oferta mínima[g]**			
B1 tiamina	2,5 mg	100 mg a 200 mg	1,5 mg	100 mg
B2 riboflavina	3,6 mg	10 mg	1,2 mg	10 mg
B3 niacina	40 mg	40 mg	18 mg	40 mg
B5 ácido pantotênico	15 mg	15 mg	5 mg	7,5 mg

(continua)

Tabela 6.3 Recomendações diárias de vitaminas durante a terapia nutricional *(Continuação)*

Vitaminas	Nutrição parenteral a longo prazo e domiciliar	Nutrição parenteral em casos de necessidades aumentadas[a]	Nutrição enteral em 1.500 kcal[b]	Nutrição enteral em 1.500 kcal, em casos de necessidades aumentadas[c]
Hidrossolúveis	**Oferta mínima[g]**			
B6 piridoxina	4 mg	6 mg	1,5 mg	7,5 mg
B7 biotina	60 µg	60 µg	30 µg	75 µg
B9 ácido fólico	400 µg	600 µg a 1.000 µg	330 µg a 400 µg DFE*	500 µg
B12 cianocobalamina	5 µg	5 µg	> 2,5 µg	7,5 µg
C ácido ascórbico	100 mg a 200 mg	200 mg a 500 mg	100 mg	200 mg

*DFE: equivalente de folato dietético.
[a]Necessidades aumentadas podem ocorrer em pacientes com perdas elevadas, como perdas gastrointestinais, terapia de reposição renal contínua, nos hipermetabólicos ou que já apresentavam depleção antes de começar a nutrição parenteral, e na gravidez.
[b]O valor de 1.500 kcal foi escolhido com base em vários estudos que confirmam que esse valor parece ser um objetivo muito comum. Em caso de uma oferta maior de nutrientes p. ex., 2.000 kcal/dia ou mais), exceder essa recomendação não expõe o paciente a qualquer risco, considerando os níveis máximos toleráveis.
[c]Necessidades aumentadas em pacientes críticos já desnutridos na admissão (NRS _5): ofertar por, no máximo, 15 dias como repleção, para evitar suplementação intravenosa.
[d]Retinol inclui retinol e éster de retinil.
[e]Durante a nutrição parenteral, normalmente os requerimentos de vitamina K são ofertados por meio de emulsões lipídicas.
[f]Altas doses administradas em caso de coagulopatia (não relacionadas com nutrição).
[g]Para as vitaminas hidrossolúveis, as quantidades recomendadas mínimas, e quantidades maiores, geralmente podem ser ofertadas com segurança.
Fonte: Adaptada de ESPEN practical short micronutrient guideline, 2024.

Quadro 6.1 Principais fontes alimentares das vitaminas

Vitaminas lipossolúveis	Fontes alimentares
Vitamina A	Carne vermelha, fígado, ovos, peixe, camarão, leite fortificado, batata-doce, cenoura, abóboras, espinafre, manga.
Vitamina D	Peixes gordos (sardinha, atum, salmão), leite e cereais fortificados.
Vitamina E	Óleos vegetais, vegetais folhosos verdes, grãos integrais, oleaginosas.
Vitamina K	Ovos, leite, repolho, espinafre, brócolis, couve.
Vitaminas hidrossolúveis	**Fontes alimentares**
Vitamina B1	Presunto, leite de soja, melancia, abóbora.
Vitamina B2	Leite, iogurte, queijo, cereais e grãos integrais e fortificados.
Vitamina B3	Carne vermelha, peixe, frango, grãos integrais e fortificados, cogumelos, batatas.
Vitamina B5	Frango, grãos integrais, brócolis, abacate, cogumelos.
Vitamina B6	Carne vermelha, peixe, frango, leguminosas, tofu e outros produtos de soja, banana.
Vitamina B7	Grãos integrais, ovos, soja, peixe.
Vitamina B9	Cereais e grãos fortificados, aspargos, espinafre, brócolis, feijão fradinho, grão de bico, suco de laranja.
Vitamina B12	Carne, peixe, frango, leite, queijo, cereais e leite de soja fortificados.
Vitamina C	Frutas cítricas, batata, brócolis, pimentão, espinafre, morango, couve-de-bruxelas.

Fonte: Adaptado de Harvard Health Publishing, 2024. Disponível na Internet: https://www.health.harvard.edu/staying-healthy/the-best-foods-for-vitamins-and-minerals. Acesso: 16 ago 2024.

Vitaminas Lipossolúveis

Vitamina A

Função

A vitamina A é um pró-hormônio que se apresenta sob diferentes formas: retinol, ácido retinoico, retinal e carotenoides. O retinol e o retinal estão envolvidos na visão e na função reprodutiva, enquanto o ácido retinoico regula o crescimento e a diferenciação celular. A maioria dos carotenoides exerce ação antioxidante. Além disso, a vitamina A desempenha um papel essencial no sistema imunológico e na manutenção da integridade dos tecidos.

Metabolismo

O retinol é convertido em ácido retinoico e retinal. A vitamina A e os carotenoides são absorvidos no intestino delgado e transportados pelo sistema linfático até o fígado, onde são majoritariamente estocados.

Sinais e sintomas de deficiência

Maior susceptibilidade a infecções, especialmente do trato respiratório, seguidos pelos sinais oftálmicos clássicos de deficiência, como cegueira noturna e xeroftalmia. Além disso, há comprometimento da função imunológica e da barreira intestinal.

Risco de deficiência

Doença hepática, alcoolismo, doença renal crônica, síndrome do intestino curto e obesidade.

Toxicidade

Pode ser aguda (> 300.000 UI em adultos ou > 60.000 UI em crianças em poucas horas ou dias) ou crônica (> 25.000 UI/dia por mais de seis anos ou > 100.000 UI/dia por mais de seis meses). Os sintomas incluem aumento da pressão intracraniana, náuseas, cefaleia, dores articulares e ósseas, além de efeitos hepatotóxicos.

Vitamina D

Função

A vitamina D é a precursora do hormônio esteroide. Está presente naturalmente em poucos alimentos (vitamina D_2) e é produzida na pele pela exposição à luz solar ultravioleta (vitamina D_3 ou 25-hidroxivitamina D). É essencial para a manutenção dos níveis séricos de cálcio e fosfato, participando da mineralização óssea, do sistema esquelético, do movimento muscular, do suporte imunológico e da otimização das funções celulares.

Metabolismo

É absorvida no jejuno e metabolizada no fígado em calcidiol (25-hidroxivitamina D). Nos rins, sofre uma segunda hidroxilação, convertendo-se em calcitriol (1,25-dihidroxivitamina D), sua forma biologicamente ativa. É estocada nos músculos e no tecido adiposo e excretada principalmente pela bile, com pouca eliminação pela urina.

Sinais e sintomas de deficiência

Raquitismo.

Risco de deficiência

Pacientes com disfunção hepática ou renal grave, acamados e cronicamente doentes.

Toxicidade

Rara, mas pode ocorrer por suplementação farmacológica em altas doses (dose única de milhões de UI ou doses diárias > 10.000 UI a 100.000 UI), erros de fabricação ou aumento da sensibilidade à vitamina D. Não é causada por excesso de exposição à luz solar. Os sintomas incluem hipercalcemia, hipercalciúria, tonturas, arritmias cardíacas e insuficiência renal.

Vitamina E

Função

A forma natural e biologicamente ativa da vitamina E é o alfa-tocoferol, o principal antioxidante lipossolúvel. Sua principal função é proteger os lipídios das membranas celulares, as lipoproteínas e a gordura estocada contra a peroxidação lipídica. Outras funções incluem ação antioxidante, modulação imunológica e anti-inflamatória, além de prevenção de doenças cardiovasculares, especialmente doença arterial coronariana e oclusão aterosclerótica.

Metabolismo

É absorvida no jejuno e transportada pelo sistema linfático por meio dos quilomícrons, sendo distribuída para os tecidos periféricos e estocada no tecido adiposo. É excretada principalmente nas fezes.

Sinais e sintomas de deficiência

Distúrbios do equilíbrio e coordenação, neuropatia periférica e fraqueza muscular em casos de deficiência prolongada.

Risco de deficiência

Raro, mas pode ocorrer em desnutrição grave e má-absorção de gordura. O uso de medicamentos para perda de peso que reduzem a absorção de gordura também pode levar à deficiência.

Toxicidade

Sem efeitos adversos conhecidos.

Vitamina K

Função

A vitamina K apresenta-se em três formas:

- Vitamina K_1 (filoquinona): produzida pelas plantas.
- Vitamina K_2 (menaquinona): sintetizada pela microbiota intestinal humana.
- Vitamina K_3 (menadiona): forma sintética, convertida em menaquinona-4 (MK-4).

A vitamina K atua como cofator da enzima carboxilase, essencial para a ativação de proteínas envolvidas na coagulação sanguínea, incluindo protrombina. Além disso, desempenha um papel importante no metabolismo ósseo, ajudando a prevenir osteopenia e osteoporose.

Metabolismo

É absorvida no intestino delgado e transportada em associação com moléculas de lipoproteínas para o fígado, tecido adiposo e ósseo. É estocada em pequenas quantidades, quando comparada com outras vitaminas lipossolúveis, e excretada nas fezes e na urina.

Sinais e sintomas de deficiência

Sangramento significativo, osteoporose, desenvolvimento ósseo comprometido e maior risco de doenças cardiovasculares.

Risco de deficiência

Má-absorção de gordura, uso prolongado de antibióticos ou anticoagulantes e desnutrição.

Toxicidade

Rara, mas excesso de vitamina K pode interferir significativamente em terapias anticoagulantes.

Vitaminas Hidrossolúveis

Tiamina (vitamina B1)

Função

Essencial para o metabolismo dos carboidratos e energético. Participa da síntese de neurotransmissores e ácidos nucleicos e do controle do estresse oxidativo.

Metabolismo

É absorvida principalmente no jejuno, em suas formas fosforiladas. É estocada no fígado em pequenas quantidades, o que eleva o risco de deficiência. É excretada na urina.

Sinais e sintomas de deficiência

Beribéri (sintomas cardiovasculares, rigidez e cãibras musculares, edema de face e extremidades, anorexia, confusão mental, oftalmoplegia e ataxia), irritabilidade, depressão. Em etilistas, pode levar à encefalopatia de Wernicke, caracterizada por confusão mental, oftalmoplegia e ataxia.

Risco de deficiência

Desnutrição, alcoolismo crônico, câncer, síndrome de má-absorção, paciente crítico, obesidade pré e pós-cirurgia bariátrica, gravidez e lactação. Atenção especial deve ser dada à síndrome da realimentação, associada a aumento da mortalidade em pacientes hospitalizados.

Toxicidade

Rara, pois os rins eliminam o excesso de tiamina.

Riboflavina (vitamina B2)

Função

Componente das coenzimas flavina adenina dinucleotídeo (FAD) e flavina mononucleotídeo (FMN). Participa das reações de oxidorredução, do sistema antioxidante, da produção de energia e do metabolismo de outras vitaminas do complexo B (niacina, B6, B12 e folato).

Metabolismo

Absorção no jejuno, facilitada pela combinação com o fósforo na mucosa intestinal. É estocada no fígado, no coração e nos rins, e excretada na urina.

Sinais e sintomas de deficiência

Queilose, glossite, estomatite angular, dermatite seborreica, anemia, prurido e fotofobia. Pode estar associada à deficiência de piridoxina, folato e niacina.

Risco de deficiência

Disfunção da tireoide, diabetes, alcoolismo, doença renal, gravidez, lactação, queimaduras, traumas, cirurgias, fraturas e uso de drogas psicoativas e fármacos antidepressivos. Na anorexia nervosa e em idosos, o baixo consumo de produtos lácteos pode levar à deficiência dessa vitamina.

Toxicidade

O consumo excessivo raramente causa efeitos colaterais.

Niacina (vitamina B3)

Função

Termo genérico para nicotinamida e ácido nicotínico. A nicotinamida compõe as coenzimas nicotinamida adenina dinucleotídeo (NAD) e nicotinamida adenina dinucleotídeo fosfato (NADP), essenciais para mais de 400 reações enzimáticas. Participa da produção de energia, reparo do ácido desoxirribonucleico (DNA) e contém efeito antioxidante.

Metabolismo

É absorvida no estômago e, principalmente, no intestino delgado. Pequenas quantidades são estocadas nos eritrócitos e leucócitos. É excretada na urina.

Sinais e sintomas de deficiência

Pelagra, caracterizada por dermatite eritematosa, demência e diarreia.

Risco de deficiência

Doença de Hartnup, doenças genéticas recessivas, comprometimento da absorção de triptofano, tumores carcinoides e tratamento quimioterápico prolongado.

Toxicidade

Vermelhidão da pele com doses acima de 30 mg/dia e hepatotoxicidade acima de 3 g/dia, podendo evoluir para falência múltipla de órgãos.

Ácido pantotênico (vitamina B5)

Função

Componente da coenzima A (CoA) e da proteína carreadora de acila (ACP), participando do metabolismo celular. Está envolvido na liberação de energia de macronutrientes, gorduras, carboidratos e aminoácidos cetogênicos, síntese de colesterol, hormônios esteroides e fosfolipídios.

Metabolismo

A CoA é hidrolisada em ácido pantotênico e absorvida no intestino. Circula no sangue ligada aos eritrócitos. É estocada no fígado, grande parte na forma de CoA, e excretada na urina.

Sinais e sintomas de deficiência

Irritabilidade, insônia, formigamento nas mãos e nos pés, anorexia, distúrbios gastrointestinais, cefaleia e astenia.

Risco de deficiência

Desnutrição grave.

Toxicidade

Rara.

Piridoxina (vitamina B6)

Função

Compreende seis compostos relacionados, sendo o piridoxal-fosfato a forma biologicamente ativa. Participa do metabolismo de proteínas, carboidratos e lipídios, da síntese de neurotransmissores e hemoglobina e da manutenção do sistema imune.

Metabolismo

É absorvida no jejuno, é transportada no plasma com a albumina e a hemoglobina, e estocada principalmente no músculo esquelético. É excretada na urina.

Sinais e sintomas de deficiência

Anemia microcítica, distúrbios neurológicos, estomatite, queilose, glossite e seborreia nasolabial.

Risco de deficiência

Uso de fármacos antagonistas da piridoxina (isoniazida, corticosteroides, anticonvulsivantes), alcoolismo, idosos, gravidez e insuficiência renal dialítica.

Toxicidade

Neuropatia sensorial com ataxia em doses crônicas de 1 a 6 g/dia por 12 a 40 meses.

Biotina (vitamina B7)

Função

Cofator de cinco carboxilases, essenciais para o metabolismo de ácidos graxos, glicose e aminoácidos. Essencial para o desenvolvimento fetal.

Metabolismo

É absorvida no intestino delgado e estocada em sua maior parte no fígado.

Sinais e sintomas de deficiência

Alopecia, dermatite e ataxia.

Risco de deficiência

Alcoolismo, má-absorção, desnutrição grave, tabagismo e gravidez. O uso prolongado de antibióticos pode comprometer a produção intestinal de biotina.

Toxicidade

Improvável.

Folato (vitamina B9)

Função

Termo genérico que inclui tanto sua forma natural nos alimentos quanto sua forma sintética em suplementos e alimentos fortificados (ácido fólico). Participa da síntese de ácidos nucleicos e do metabolismo dos aminoácidos.

Metabolismo

É absorvido no intestino delgado, estocado no fígado e excretado na urina. Pode ser sintetizado no cólon pela microbiota intestinal.

Sinais e sintomas de deficiência

- Anemia megaloblástica e pancitopenia.
- Glossite, estomatite angular e úlceras orais.
- Manifestações neuropsiquiátricas (depressão, irritabilidade, insônia, comprometimento cognitivo, psicose).
- Anorexia e fadiga.

Risco de deficiência

- Alcoolismo.
- Gravidez (risco aumentado de defeitos do tubo neural).
- Doença renal crônica e/ou hemodiálise.
- Diabetes.

Toxicidade

Pode mascarar a deficiência de vitamina B12, além de:

- Aumentar o risco e a progressão de câncer.
- Causar resistência à insulina em crianças.
- Interagir com medicamentos para epilepsia.
- Provocar hepatotoxicidade.

Cianocobalamina (vitamina B12)

Função

Apresenta-se em quatro diferentes formas, sendo a 5-desoxiadenosilcobalamina e a metilcobalamina as formas metabolicamente ativas. A vitamina B12 é essencial para metabolismo mitocondrial, função imunológica, síntese de neurotransmissores, integridade do DNA e manutenção da bainha de mielina.

Metabolismo

É absorvida no íleo distal, sendo sua absorção dependente do fator intrínseco gástrico. Estocada principalmente no fígado e excretada nas fezes e na urina.

Sinais e sintomas de deficiência

- Anemia megaloblástica.
- Leucopenia e trombocitopenia.
- Déficit cognitivo (perda de memória, confusão mental, depressão e psicose).
- Comprometimento neurológico (diminuição do senso de posição).

A deficiência de vitamina B12 é subdiagnosticada, especialmente em vegetarianos e veganos.

Risco de deficiência

- Anemia perniciosa.
- Idosos.
- Vegetarianos e indivíduos com desordens gastrointestinais.
- Diabéticos em uso prolongado de metformina.
- Pós-bariátricos.

Toxicidade

Sem relatos de toxicidade conhecida.

Ácido ascórbico (vitamina C)

Função

Considerada o mais potente antioxidante hidrossolúvel, a vitamina C combate os radicais livres e participa da regeneração de outros antioxidantes.

Além disso, é essencial para:

- Síntese de colágeno.
- Produção de hormônios adrenais, carnitina e neurotransmissores.
- Melhora da absorção do ferro não heme.
- Função imunológica (reforço da imunidade celular).

Metabolismo

É absorvida no íleo e estocada principalmente nas glândulas pituitária e adrenal, nos leucócitos e no cérebro. É excretada pela urina.

Sinais e sintomas de deficiência

Escorbuto clássico (anemia, cicatrização prejudicada, mialgia, dor óssea e gengivite).

Risco de deficiência

Condições inflamatórias crônicas e estresse oxidativo aumentado (sepse, trauma, parada cardíaca, cirurgias grandes e queimaduras).

- Pós-bariátricos.
- Alcoolismo e tabagismo.
- Fumantes e pacientes em diálise crônica.
- Falência cardíaca, síndrome de má-absorção e doença pulmonar obstrutiva crônica (DPOC) grave.

Toxicidade

Suplementação contraindicada em:

- Talassemia.
- Deficiência de glicose-6-fosfato desidrogenase (G6PD).
- Doença falciforme e hemocromatose.

Eventos adversos incluem:

- Cristalização de oxalato de cálcio urinário e formação de cálculos renais.
- Nefropatia.
- Gastroenterite.

Conclusão

As vitaminas são elementos essenciais da nutrição, tanto na saúde quanto na doença. Em indivíduos saudáveis, estudos recentes indicam que a prevenção de doenças está mais fortemente associada ao consumo de fontes alimentares de vitaminas do que à sua suplementação.

Por outro lado, em condições patológicas, a deficiência ou inadequação vitamínica pode impactar os desfechos clínicos, especialmente quando combinada com as consequências da própria doença e de seu tratamento. Diante disso, a conscientização e atuação da equipe de saúde são fundamentais, mesmo que os dados clínicos disponíveis ainda sejam limitados.

Caso Clínico

Paciente masculino, 52 anos, internado há 45 dias e recebendo nutrição parenteral exclusiva em decorrência uma fístula digestiva de alto débito. Embora o débito tenha diminuído progressivamente, o paciente permanece em jejum.

Nos últimos sete dias, apresentou declínio do estado geral, fraqueza, sonolência e tontura, sintomas inicialmente interpretados como depressão reativa. Relatou medo de cair, recusando-se a sair do leito.

O quadro evoluiu para diplopia, confusão mental, rebaixamento do nível de consciência e nistagmo horizontal. Avaliado pela equipe de neurologia, solicitou-se uma ressonância magnética de crânio, que revelou hipersinal em T2 simétrico nas regiões paraventriculares do tálamo, hipotálamo, corpos mamilares, área periaquedutal, quarto ventrículo e linha média do cerebelo – achados compatíveis com encefalopatia de Wernicke.

Durante a análise crítica do evento, identificou-se que uma falha no fluxo de informações levou à substituição do complexo vitamínico usualmente utilizado, sem a devida comunicação ao médico prescritor, impedindo a reposição profilática adequada de vitaminas essenciais ao metabolismo energético.

1. **Qual vitamina está deficiente no quadro clínico descrito anteriormente?**
   - **a.** Vitamina B12 (cianocobalamina).
   - **b.** Vitamina B1 (tiamina).
   - **c.** Vitamina C.
   - **d.** Vitamina B6 (piridoxina).

Resposta correta: b.

Comentário: A encefalopatia de Wernicke foi descrita em 1881 por Carl Wernicke e, originalmente, associada ao alcoolismo. Quando não tratada, pode evoluir para a síndrome de Korsakoff, que se caracteriza por déficit de memória retrógrada e anterógrada, perda de identidade e incapacidade de formar novas memórias. Além disso, sequelas neurológicas graves podem comprometer permanentemente a função motora e a qualidade de vida do paciente, podendo evoluir para demência, coma e óbito.

2. Quais são as alterações descritas na tríade clássica de Wernicke?

- **a.** Confusão, ataxia e oftalmoplegia.
- **b.** Rebaixamento do nível de consciência, fraqueza muscular, diplopia.
- **c.** Agitação, tremores grosseiros, liberação simpática (hipertensão, sudorese, taquicardia).
- **d.** Sonolência excessiva, confusão, fraqueza muscular.

Resposta correta: a.

Comentário: Embora a tríade clássica da encefalopatia de Wernicke inclua confusão, ataxia e oftalmoplegia, esses sinais estão presentes em menos de 30% dos casos. Muitas vezes, a apresentação clínica não é típica, podendo incluir outros déficits neurológicos ou sintomas sobrepostos à abstinência alcoólica, dificultando o diagnóstico precoce. Pacientes com fatores de risco para deficiência de tiamina devem receber suplementação imediata com doses elevadas da vitamina, para evitar a progressão da doença e sequelas neurológicas irreversíveis.

3. Quais são os principais fatores de risco para déficit de tiamina?

- **a.** Etilismo.
- **b.** Desnutrição por anorexia, doenças oncológicas, hiperêmese gravídica, cirurgia bariátrica.
- **c.** Terapia nutricional parenteral prolongada sem aporte adequado de tiamina.
- **d.** Todas as opções anteriores.

Resposta correta: d.

Comentário: No caso do etilismo crônico, diversos mecanismos contribuem para a deficiência de tiamina, incluindo: redução da ingestão alimentar; diminuição da conversão da tiamina em sua forma ativa (tiamina pirofosfato); menor capacidade de armazenamento hepático; inibição da absorção intestinal pelo álcool; alterações nutricionais associadas ao alcoolismo. Por isso, é fundamental garantir a administração profilática de tiamina em pacientes com alto risco de deficiência, especialmente hospitalizados, críticos ou em terapia nutricional.

4. **Como tratar a encefalopatia de Wernicke?**
    - **a.** Complexo B via oral ou endovenoso, de 6/6 horas.
    - **b.** Cianocobalamina 500 mg + tiamina 100 mg intramuscular, 1×/semana.
    - **c.** Tiamina 300 mg via oral de 8/8 horas, por seis meses.
    - **d.** Tiamina endovenosa em doses elevadas, acompanhada de hidratação e correção de distúrbios eletrolíticos e vitamínicos, com especial atenção ao magnésio.

Resposta correta: d.

Comentário: As doses recomendadas para o tratamento da encefalopatia de Wernicke variam de 300 a 1.500 mg/dia, administradas por via endovenosa, divididas em 4 a 6 aplicações diárias. O tratamento deve ser mantido por 5 a 7 dias, seguido por uma redução progressiva da dose nos sete dias subsequentes. Após a fase inicial, recomenda-se tiamina via oral na dose de 600 a 900 mg/dia por pelo menos seis meses. Além da tiamina, é essencial a correção dos distúrbios eletrolíticos, com destaque para o magnésio, que atua como cofator essencial no metabolismo dependente de tiamina.

Bibliografia

Berger MM, Shenkin A, Dizdar OS, et al. ESPEN practical short micronutrient guideline. Clin Nutr. 2024; 43:825-857.

Bjelakovic G, Nikolova D, Bjelakovic M, et al. Effects of primary or secondary prevention with vitamin A supplementation on clinically important outcomes: a systematic review of randomised clinical trials with meta-analysis and trial sequential analysis. BMJ Open. 2024; 14(5):e078053.

Harvard Medical School, Harvard Health Publishing. The best foods for vitamins and minerals. Disponível na Internet: https://www.health.harvard.edu/staying-healthy/the-best-foods-for-vitamins-and-minerals. Acesso: 16 ago 2024.

Lambert M. Is it worth taking supplements and can they prevent cancer? World Cancer Research Fund, 2023. Disponível na Internet: https://www.wcrf-uk.org/our-blog/is-it-worth-taking-supplements-can-they-prevent-cancer/#:~:text=One%20of%20World%20Cancer%20Research,in%20smokers%20and%20non%2Dsmokers. Acesso: 15 ago 2024.

Mavar M, Sorić T, Bagarić E, et al. The power of vitamin D: is the future in precision nutrition through personalized supplementation plans? Nutrients. 2024;16(8):1176.

National Institutes of Health. Office of Dietary Supplements. Biotin. Disponível na internet: https://ods.od.nih.gov/factsheets/Biotin-HealthProfessional/. Acesso: 12 ago 2024.

National Institutes of Health. Office of Dietary Supplements. Cobalamin. Disponível na Internet: https://ods.od.nih.gov/factsheets/VitaminB12-HealthProfessional/. Acesso: 13 ago 2024.

National Institutes of Health. Office of Dietary Supplements. Folate. Disponível na Internet: https://ods.od.nih.gov/factsheets/Folate-HealthProfessional/. Acesso: 13 ago 2024.

National Institutes of Health. Office of Dietary Supplements. Niacin. Disponível na Internet: https://ods.od.nih.gov/factsheets/Niacin-HealthProfessional/. Acesso: 10 ago 2024.

National Institutes of Health. Office of Dietary Supplements. Pantothenic acid. Disponível na Internet: https://ods.od.nih.gov/factsheets/PantothenicAcid-HealthProfessional/. Acesso em: 12 ago 2024.

National Institutes of Health. Office of Dietary Supplements. Pyridoxine. Disponível na Internet: https://ods.od.nih.gov/factsheets/VitaminB6-HealthProfessional/. Acesso: 12 ago 2024.

National Institutes of Health. Office of Dietary Supplements. Riboflavin. Disponível em: https://ods.od.nih.gov/factsheets/Riboflavin-HealthProfessional/. Acesso em: 8 ago 2024.

National Institutes of Health. Office of Dietary Supplements. Thiamin. Disponível em: https://ods.od.nih.gov/factsheets/Thiamin-HealthProfessional/. Acesso em: 8 ago 2024.

National Institutes of Health. Office of Dietary Supplements. Vitamin C. Disponível na Internet: https://ods.od.nih.gov/factsheets/VitaminC-HealthProfessional/. Acesso: 14 ago 2024.

Oliveira GPC, Borges VC, Guaitoli PMR, Ferrini MT, Marco D, Bottoni A, et al. Vitaminas. In: Waitzberg DL. 5. ed. Nutrição oral, enteral e parenteral na prática clínica. Rio de Janeiro: Atheneu; 2017. p. 179-198.

The National Academies of Sciences, Engineering, and Medicine; Health and Medicine Division; Food and Nutrition Board; Committee to Review the Dietary Reference Intakes for Sodium and Potassium; Oria M, Harrison M, Stallings VA, editors. Dietary reference intakes for sodium and potassium. Washington (DC): National Academies Press (US); 2019. Appendix J, Dietary Reference Intakes Summary Tables. Disponível na Internet: https://www.ncbi.nlm.nih.gov/books/NBK545442/. Acesso: 20 jun 2024.

7

Eletrólitos, Minerais, Elementos-Traço e Elementos Ultratraço e Metabolismo, na Saúde e na Doença

Renata Cristina Campos Gonçalves ◆ Gabriela Pereira da Costa Oliveira ◆
Patrícia Mara Realino Guaitoli ◆ Natália Pelegrino Paulino ◆
Maria Tereza Ferrini (*in memoriam*) ◆ Maria de Lourdes Teixeira da Silva ◆
Dan Linetzky Waitzberg

Mensagens Principais

- ❑ Os eletrólitos, elementos-traço e elementos ultratraço são micronutrientes essenciais que desempenham funções orgânicas fundamentais, tanto na forma iônica quanto como constituintes de compostos biológicos, incluindo enzimas, hormônios, secreções e proteínas estruturais.
- ❑ Esses elementos são cruciais para a regulação do metabolismo enzimático, a manutenção do equilíbrio ácido-básico, a excitabilidade neuromuscular e a pressão osmótica, além de facilitarem a transferência de substâncias através das membranas celulares e integrarem tecidos orgânicos.
- ❑ A interação entre esses elementos é sinérgica e interdependente, de modo que o excesso ou a deficiência de um pode impactar o metabolismo de outro.

Objetivos

- Apresentar os conceitos básicos de eletrólitos, elementos-traço e elementos ultratraço.
- Abordar os aspectos do metabolismo, deficiência e toxicidade desses nutrientes.
- Capacitar o leitor a compreender as estratégias mais adequadas para reposição e manutenção do equilíbrio metabólico.

Eletrólitos e Minerais

Sódio (Na)

O sódio é o cátion mais abundante do fluido extracelular e um dos principais responsáveis pela manutenção da pressão osmótica do sangue, do plasma e dos fluidos intersticiais. Além disso, desempenha um papel essencial na distribuição da água no organismo, na manutenção do equilíbrio ácido-básico e no transporte ativo de moléculas através das membranas celulares.

A recomendação de sódio encontra-se na **Tabela 7.1**.

Metabolismo

O sódio é rapidamente absorvido no trato gastrointestinal. A ingestão média desse eletrólito varia entre 2,3 a 5,7 g/dia (6 g a 15 g de cloreto de sódio (NaCl)]. Sua principal via de excreção é urinária, mas perdas adicionais ocorrem pelo suor e pelas secreções gastrointestinais.

Deficiência e toxicidade

A deficiência de sódio (hiponatremia), definida quando sua concentração plasmática é menor que 135 mEq/L, pode ou não ser aguda. A hiponatremia aguda manifesta-se com letargia e fraqueza, podendo progredir rapidamente para convulsões e morte.

O excesso de sódio (hipernatremia), definida quando a concentração plasmática de sódio é superior a 145 mEq/L, pode ocorrer em idosos e crianças com redução do reflexo de sede e em situações clínicas específicas, como em pacientes intubados e com distúrbios neurológicos.

Potássio (K)

O potássio é o cátion mais abundante no ambiente intracelular (98%) e tem papel essencial no metabolismo celular, participando da síntese de proteínas e do glicogênio. Também atua na transmissão nervosa, na contratilidade do músculo cardíaco e na manutenção da tonicidade intracelular, sendo um dos principais determinantes do potencial da membrana celular. Sua regulação ocorre por meio da concentração plasmática de potássio e da bomba de sódio-potássio.

A recomendação de potássio encontra-se na **Tabela 7.1**.

Metabolismo

Aproximadamente 90% do potássio ingerido por via oral é absorvido pelo trato gastrointestinal. No plasma, entre 10% a 20% circulam ligados a proteínas, enquanto a maior parte é armazenada no musculo esquelético. A principal via de excreção é a urinária, regulada pela quantidade ingerida, mas há também perdas pelo suor e pelas fezes.

Tabela 7.1 Ingestões dietéticas de referência (DRI) para eletrólitos, minerais e elementos-traço

Fase da vida	Cálcio (mg/d)	Cromo (μg/d)	Cobre (μg/d)	Flúor (mg/d)	Iodo (μg/d)	Ferro (mg/d)	Magnésio (mg/d)	Manganês (mg/d)	Molibdênio (μg/d)
Bebês									
0 a 6 meses	200*	0,2*	200*	0,01*	110*	0,27*	30*	0,003*	2*
7 a 12 meses	260*	5,5*	220*	0,5*	130*	**11**	75*	0,6*	3*
Crianças									
1 a 3 anos	**700**	11*	**340**	0,7*	**90**	**7**	**80**	1,2*	**17**
4 a 8 anos	**1.000**	15*	**440**	1*	**90**	**10**	**130**	1,5*	**22**
Homens									
9 a 13 anos	**1.300**	25*	**700**	2*	**120**	**8**	**240**	1,9*	**34**
14 a 18 anos	**1.300**	35*	**890**	3*	**150**	**11**	**410**	2,2*	**43**
19 a 30 anos	**1.000**	35*	**900**	4*	**150**	**8**	**400**	2,3*	**45**
31 a 50 anos	**1.000**	35*	**900**	4*	**150**	**8**	**420**	2,3*	**45**
51 a 70 anos	**1.000**	30*	**900**	4*	**150**	**8**	**420**	2,3*	**45**
> 70 anos	**1.200**	30*	**900**	4*	**150**	**8**	**420**	2,3*	**45**
Mulheres									
9 a 13 anos	**1.300**	21*	**700**	2*	**120**	**8**	**240**	1,6*	**34**
14 a 18 anos	**1.300**	24*	**890**	3*	**150**	**15**	**360**	1,6*	**43**
19 a 30 anos	**1.000**	25*	**900**	3*	**150**	**18**	**310**	1,8*	**45**
31 a 50 anos	**1.000**	25*	**900**	3*	**150**	**18**	**320**	1.8*	**45**
51 a 70 anos	**1.200**	20*	**900**	3*	**150**	**8**	**320**	1.8*	**45**
> 70 anos	**1.200**	20*	**900**	3*	**150**	**8**	**320**	1.8*	**45**

(continua)

Tabela 7.1 **Ingestões dietéticas de referência (DRI) para eletrólitos, minerais e elementos-traço** *(Continuação)*

Fase da vida	Cálcio (mg/d)	Cromo (μg/d)	Cobre (μg/d)	Flúor (mg/d)	Iodo (μg/d)	Ferro (mg/d)	Magnésio (mg/d)	Manganês (mg/d)	Molibdênio (μg/d)
Gravidez									
14 a 18 anos	**1.300**	29*	**1.000**	3*	**220**	**27**	**400**	2,0*	**50**
19 a 30 anos	**1.000**	30*	**1.000**	3*	**220**	**27**	**350**	2,0*	**50**
31 a 50 anos	**1.000**	30*	**1.000**	3*	**220**	**27**	**360**	2,0*	**50**
Lactação									
14 a 18 anos	**1.300**	44*	**1.300**	3*	**290**	**10**	**360**	2,6*	**50**
19 a 30 anos	**1.000**	45*	**1.300**	3*	**290**	**9**	**310**	2,6*	**50**
31 a 50 anos	**1.000**	45*	**1.300**	3*	**290**	**9**	**320**	2,6*	**50**

Fase da vida	Fósforo (mg/d)	Selênio (μg/d)	Zinco (mg/d)	Potássio (mg/d)	Sódio (mg/d)	Cloro (g/d)			
Bebês									
0 a 6 meses	100*	15*	2*	400*	110*	0,18*			
7 a 12 meses	275*	20*	3	860*	370*	0,57*			
Crianças									
1 a 3 anos	**460**	**20**	**3**	2.000*	800*	1,5*			
4 a 8 anos	**500**	**30**	**5**	2.300*	1.000*	1,9*			

(continua)

Tabela 7.1 Ingestões dietéticas de referência (DRI) para eletrólitos, minerais e elementos-traço *(Continuação)*

Fase da vida	Fósforo (mg/d)	Selênio (µg/d)	Zinco (mg/d)	Potássio (mg/d)	Sódio (mg/d)	Cloro (g/d)			
Homens									
9 a 13 anos	**1.250**	**40**	**8**	2.500*	1.200*	2,3*			
14 a 18 anos	**1.250**	**55**	**11**	3.000*	1.500*	2,3*			
19 a 30 anos	**700**	**55**	**11**	3.400*	1.500*	2,3*			
31 a 50 anos	**700**	**55**	**11**	3.400*	1.500*	2,3*			
51 a 70 anos	**700**	**55**	**11**	3.400*	1.500*	2,0*			
> 70 anos	**700**	**55**	**11**	3.400*	1.500*	1,8*			
Mulheres									
9 a 13 anos	**1.250**	**40**	**8**	2.300*	1.200*	2,3*			
14 a 18 anos	**1.250**	**55**	**9**	2.300*	1.500*	2,3*			
19 a 30 anos	**700**	**55**	**8**	2.600*	1.500*	2,3*			
31 a 50 anos	**700**	**55**	**8**	2.600*	1.500*	2,3*			
51 a 70 anos	**700**	**55**	**8**	2.600*	1.500*	2,0*			
> 70 anos	**700**	**55**	**8**	2.600*	1.500*	1,8*			

(continua)

Tabela 7.1 Ingestões dietéticas de referência (DRI) para eletrólitos, minerais e elementos-traço *(Continuação)*

Fase da vida	Fósforo (mg/d)	Selênio (µg/d)	Zinco (mg/d)	Potássio (mg/d)	Sódio (mg/d)	Cloro (g/d)			
Gravidez									
14 a 18 anos	**1.250**	**60**	**12**	2.600*	1.500*	2,3*			
19 a 30 anos	**700**	**60**	**11**	2.900*	1.500*	2,3*			
31 a 50 anos	**700**	**60**	**11**	2.900*	1.500*	2,3*			
Lactação									
14 a 18 anos	**1.250**	**70**	**13**	3*	1.500*	2,3*			
19 a 30 anos	**700**	**70**	**12**	3*	1.500*	2,3*			
31 a 50 anos	**700**	**70**	**12**	3*	1.500*	2,3*			

Nota: Esta tabela apresenta a ingestão dietética recomendada (RDA) em negrito e a ingestão adequada (AI) sem negrito seguidas por um asterisco (*).
Fonte: Adaptada de National Academies of Sciences, Engineering, and Medicine; Health and Medicine Division; Food and Nutrition Board; Committee to Review the Dietary Reference Intakes for Sodium and Potassium; Oria M, Harrison M, Stallings VA, editors. Dietary reference intakes for sodium and potassium. Washington (DC): National Academies Press (US); 2019 Mar 5. Appendix J, Dietary Reference Intakes Summary Tables. Disponível na Internet: https://www.ncbi.nlm.nih.gov/books/NBK545442/. Acesso: 20 jun 2024.

Deficiência e toxicidade

A hipocalemia ocorre quando os valores de potássio sérico são inferiores a 3,6 mEq/L e está mais frequentemente associada a perdas excessivas pela urina e fezes. Os sintomas geralmente surgem quando os níveis séricos atingem 3,0 mEq/L.

A hipercalemia é definida quando o valor de potássio sérico é maior que 5,0 mEq/L. Os sintomas costumam aparecer quando os valores atingem 5,5 mEq/L e incluem parestesias, paralisia, dores musculares, confusão mental, arritmias, elevação da onda T no eletrocardiograma e parada cardíaca.

Cloro (Cl)

O cloro é o principal ânion do fluido extracelular e essencial para a manutenção do equilíbrio ácido-básico do organismo, atuando em conjunto com o bicarbonato e o hidrogênio.

Também influencia a osmolaridade sanguínea e urinária, o balanço hídrico e o volume extracelular, principalmente em associação ao sódio.

A recomendação de cloro encontra-se na **Tabela 7.1**.

Metabolismo

O cloro é rapidamente absorvido no trato gastrointestinal. Sua principal via de excreção é a urinária, na forma de ânion cloreto associado a um cátion, predominantemente o sódio. Nos rins, cerca de 99% do cloro filtrado é reabsorvido.

Deficiência e toxicidade

A deficiência de cloro pode levar à alcalose metabólica. O aumento da excreção de cloro pode ocorrer em decorrência do uso de esteroides, hormônios adrenais e diuréticos, além de estar associado à hiperventilação e à acidose metabólica.

Cálcio (Ca)

O cálcio, mineral mais abundante no organismo, está presente em diversos alimentos, pode ser adicionado a outros, encontrado em alguns medicamentos, como antiácidos, e disponível como suplemento alimentar.

O controle da concentração sérica de cálcio, que corresponde a aproximadamente 1% do total corporal, é regulado pelo paratormônio (hormônio da paratireoide), pela calcitonina (hormônio da tireoide) e pela vitamina D.

A recomendação de cálcio encontra-se na **Tabela 7.1**.

Metabolismo

A absorção de cálcio ocorre, predominantemente, no duodeno e jejuno, por um processo ativo que depende da presença de vitamina D e da proteína de ligação do cálcio.

Sua absorção pode ser reduzida pelo oxalato presente na dieta e pelo uso de alguns medicamentos. No sangue, o cálcio sérico apresenta-se sob três formas: ionizado (metabolicamente ativo), ligado a proteínas (principalmente albumina) e associado a outros ânions. A reabsorção renal de cálcio pode atingir até 99%, conforme a necessidade do organismo.

A excreção ocorre predominantemente pela urina (150 a 250 mg/dia) e pelas fezes (100 a 150 mg/dia), com menores perdas pelo suor (15 mg/dia) e quantidades insignificantes eliminadas pela bile, suco pancreático e saliva (menos de 1%).

Deficiência e toxicidade

A hipocalcemia é definida quando os valores séricos de cálcio total são inferiores a 8,6 mg/dL. Os sintomas clínicos podem incluir hipotensão com alterações cardiovasculares, alterações neuromusculares com parestesia de extremidades, diarreia, perda de peso, edema papilar, raquitismo e osteopenia. Em casos mais graves, pode ocorrer osteoporose com fraturas espontâneas.

A hipercalcemia caracteriza-se por concentrações séricas de cálcio total superiores a 10,5 mg/dL. Os sintomas podem evoluir de fadiga, náusea, vômitos e anorexia para arritmias cardíacas, coma e, nos casos mais graves, morte.

Fósforo (P)

O fósforo, um mineral essencial, está naturalmente presente em muitos alimentos e disponível como suplemento dietético. É um componente estrutural de ossos, dentes, DNA e RNA, além de fazer parte dos ácidos nucleicos e dos fosfolipídios. Desempenha, ainda, um papel fundamental na regulação do pH sanguíneo (equilíbrio acido-básico), na oxigenação tecidual, nas funções neurológicas e musculares, nos processos de mineralização, na síntese de colágeno e na homeostase do cálcio.

A recomendação de fósforo encontra-se na **Tabela 7.1**.

Metabolismo

Do fósforo ingerido, aproximadamente 60% a 70% são absorvidos no jejuno, principalmente na forma de fosfato livre. No organismo, está presente como fósforo nos tecidos e ossos e como íon fosfato no fluido extracelular, em que representa cerca de 1% do total corporal. Sua concentração sérica é influenciada pela ingestão alimentar, absorção intestinal, excreção renal, reabsorção óssea e distribuição entre os compartimentos intra e extracelular.

Aproximadamente 85% do fósforo corporal está armazenado nos ossos, enquanto o restante é distribuído no músculo esquelético, na pele, no sistema nervoso e em outros órgãos. A reabsorção renal de fósforo varia entre 85% e 90% (4 e 8 mg/minuto). Sua regulação metabólica é mediada por hormônios, como o paratormônio e o hormônio do crescimento, além da vitamina D. A excreção ocorre predominantemente pela urina (50% a 70% da ingestão oral), enquanto 30% a 50% são eliminados pelas fezes.

Deficiência e toxicidade

Em adultos, a concentração normal de fosfato no soro ou plasma varia entre 2,5 e 4,5 mg/dL (0,81 a 1,45 mmol/L). A hipofosfatemia é definida como uma concentração sérica de fosfato inferior ao limite inferior da faixa normal, enquanto a hiperfosfatemia.

Magnésio (mg)

O magnésio, um mineral abundante no organismo, está naturalmente presente em muitos alimentos, pode ser adicionado a produtos alimentares, está disponível como suplemento dietético e está presente em alguns medicamentos, como antiácidos e laxantes. É um cofator em mais de 300 sistemas enzimáticos que regulam diversas reações bioquímicas no corpo, incluindo a síntese de proteínas, a função muscular e nervosa, o controle da glicose no sangue e a regulação da pressão arterial.

A recomendação de magnésio encontra-se na **Tabela 7.1**.

Metabolismo

Do magnésio ingerido, aproximadamente 30% a 50% são absorvidos, principalmente na porção jejunoileal do intestino delgado, sendo esse processo inversamente proporcional à ingestão dietética. No sangue, o magnésio sérico circula em três formas: ligado à albumina (33%), na forma ionizada metabolicamente ativa (61%) e ligado a outros componentes (5%). Cerca de 60% a 65% do magnésio corporal está armazenado nos ossos, 27% nos músculos e o restante em outros tecidos, enquanto apenas 2% estão presentes no fluido extracelular.

A reabsorção renal do magnésio ocorre por mecanismos ativos (no néfron) e passivos (no túbulo proximal). Sua excreção ocorre predominantemente pela urina (1,4 mg/kg/dia), enquanto perdas fecais correspondem a aproximadamente 0,5 mg/kg/dia. A regulação da concentração intra e extracelular do magnésio depende da ingestão alimentar, da absorção intestinal e da excreção renal.

Deficiência e toxicidade

A deficiência sintomática de magnésio em virtude da baixa ingestão alimentar em indivíduos saudáveis é incomum, pois os rins ajustam a excreção urinária para manter a homeostase. No entanto, a ingestão cronicamente insuficiente ou perdas excessivas desse mineral, associadas a algumas condições clínicas, alcoolismo crônico e uso de determinados medicamentos, podem levar à deficiência de magnésio.

A hipermagnesemia é definida como uma concentração sérica de magnésio superior a 2,3 mg/dL. Pode ocorrer em indivíduos com insuficiência renal associada à alta ingestão oral de magnésio, frequentemente relacionada com o uso de antiácidos contendo esse mineral.

Enxofre (S)

O enxofre é um elemento essencial presente em aminoácidos como cisteína e metionina, além de outras moléculas biologicamente importantes, como glutationa, coenzima A, homocisteína, cistationina e taurina. Participa da proteção contra o estresse oxidativo e em diversas funções celulares, incluindo a regulação da pressão osmótica, a estabilização de membranas, a sinalização do cálcio e o fluxo de elétrons mitocondrial. Também está envolvido na regulação positiva da biogênese celular.

Metabolismo

No lúmen intestinal, o enxofre sofre transulfuração e oxidação, resultando na formação de sulfeto de hidrogênio (H_2S), sulfito (SO_3^{2-}), tiossulfato ($S2O_3^{2-}$) e sulfato (SO_4^{2-})

Os estoques corporais de enxofre são mantidos principalmente por meio da ingestão dietética de metionina, com o suporte de vitaminas do complexo B e minerais como zinco, níquel, molibdênio, cobalto, potássio, magnésio, ferro, cálcio e sódio. A microbiota intestinal desempenha um papel relevante na regulação e no armazenamento do enxofre no organismo.

Deficiência e toxicidade

Não há uma recomendação diária estabelecida para o enxofre, e sua deficiência é rara, sendo observada principalmente em dietas pobres em proteínas, especialmente naqueles com baixa ingestão de aminoácidos sulfurados.

Embora algumas evidências sugiram que altas concentrações de H_2S derivadas da atividade bacteriana intestinal possam exercer efeitos tóxicos, como aumento da carcinogênese e do potencial metastático em alguns tipos de câncer, há um número crescente de estudos indicando que baixas doses endógenas e exógenas desse composto podem oferecer benefícios fisiológicos significativos.

Elementos-traço

Ferro (Fe)

O ferro é o oligoelemento mais abundante no corpo humano. Apresenta quatro valências químicas, sendo os estados ferroso (Fe^{2+}) e férrico (Fe^{3+}) os de maior importância biológica. Ocorre naturalmente na forma inorgânica (não heme) e na forma orgânica (heme), em que desempenha sua principal função ao participar da ligação, do transporte (hemoglobina, mioglobina) e do metabolismo do oxigênio (catalases, peroxidases), além de atuar na respiração celular e no transporte de elétrons (citocromos).

A recomendação de ferro encontra-se na **Tabela 7.1**.

Metabolismo

O metabolismo do ferro mantém sua homeostase dinâmica, regulando estritamente sua captação, absorção, transporte, utilização, perda e armazenamento. Esse mecanismo garante ferro suficiente para atender às necessidades biológicas sem causar estresse oxidativo.

A absorção ocorre predominantemente no duodeno e no jejuno. Parte do ferro absorvido (Fe^{2+}) é transportada para a circulação por meio da ferroportina, a qual é convertida em Fe^{3+} e ligada à transferrina, responsável pelo transporte plasmático de ferro para uso posterior. Outra porção é armazenada no fígado, principalmente na ferritina, que atua como principal reservatório de ferro em uma forma não tóxica, garantindo sua biodisponibilidade intracelular.

Deficiência e toxicidade

A deficiência de ferro é o distúrbio nutricional mais comum no mundo e, frequentemente, é tratada de maneira inadequada. Além das implicações clínicas, pode gerar impactos econômicos, uma vez que reduz a capacidade de trabalho.

Em geral, a etiologia da deficiência de ferro está associada a perda sanguínea, má-absorção, aumento das necessidades fisiológicas, fluxo menstrual intenso, doações frequentes de sangue, ingestão inadequada e doenças crônicas ou dissabsortivas.

A **Tabela 7.2** mostra o risco de depleção ou deficiência de ferro relacionados com doenças.

Tabela 7.2 Risco de depleção ou deficiência de elementos-traço relacionados com doenças

Doença	Deficiência que favorece o desenvolvimento da doença	Inadequação ou déficit que piora a condição	Deficiência como resultado da doença
Alcoolismo	–	Fe	Zn
Hepatite alcoólica	Zn	Fe, Zn	–
Anemia	Fe, Cu, Co	–	–
Caquexia do câncer	Zn	–	–

(continua)

Tabela 7.2 Risco de depleção ou deficiência de elementos-traço relacionados com doenças *(Continuação)*

Doença	Deficiência que favorece o desenvolvimento da doença	Inadequação ou déficit que piora a condição	Deficiência como resultado da doença
Cardiomiopatia/falência cardíaca	Se, Fe	Se	–
Doença pulmonar obstrutiva crônica	Cu, Se, Mn, Zn	–	–
Falência intestinal crônica	–	–	Cu, Fe, Zn
Gastrite atrófica	–	–	Fe
Diabetes *mellitus*	Cr	–	–
Doença inflamatória intestinal	–	Zn	Fe, Se, Zn
Doença hepática gordurosa não alcoólica	Cu	–	–
Doença hepática	–	Zn	Se, Zn
Obesidade	Se, Zn	Fe, Se, Zn	
Obesidade pós-cirurgia bariátrica	–	–	Cu, Zn, Fe
Osteoporose	Cu, Fe, Zn, Mn, F, Bo	–	–
Falência renal crônica	–	–	Cu, Se, Zn
Sarcopenia	Zn, carnitina	Se, Zn	–
Doença crítica		Fe, Se, Zn	Cr, Fe, Se, Zn

Fonte: Berger MM, Shenkin A, Dizdar OS, Amrein K, Augsburger M, Biesalski HK, *et al.* ESPEN practical short micronutrient guideline. Clin Nutr. 2024; 43(3):825-57.

Zinco (Zn)

O zinco está presente em vários tecidos humanos, predominantemente no espaço intracelular. Em adultos, o teor corporal de zinco varia entre 1,4 g e 2,3 g. Mais de 300 metaloenzimas dependentes de zinco, como anidrase carbônica, fosfatase alcalina, RNA e DNA polimerases e álcool desidrogenase, desempenham papéis essenciais em praticamente todas as vias metabólicas. Suas funções incluem regulação da homeostase, proliferação, diferenciação e apoptose celular, controle da transcrição de DNA em RNA, defesa antioxidante, suporte às funções imunológicas, síntese, secreção e utilização insulínica, preservação da integridade das barreiras mucosas, manutenção da função neurológica e regulação da resposta inflamatória.

A recomendação de zinco encontra-se na **Tabela 7.1**.

Metabolismo

O zinco dietético é absorvido principalmente pelos enterócitos na parte superior do intestino delgado. O equilíbrio intracelular do zinco é fundamental para manter diversos processos fisiológicos. Seu transporte é mediado por duas classes de proteínas transportadoras que atuam em direções opostas para regular sua homeostase. Uma facilita o efluxo de zinco, promovendo sua translocação do citoplasma para o lúmen das organelas ou para o meio extracelular. A outra transporta o zinco para o citoplasma a partir do meio extracelular ou de compartimentos de armazenamento intracelular, elevando os níveis disponíveis do mineral.

Deficiência e toxicidade

A deficiência de zinco pode ser causada por ingestão inadequada, aumento das necessidades fisiológicas, perdas excessivas, má-absorção ou comprometimento da sua utilização. Crianças, gestantes e lactantes têm maior demanda por zinco e, portanto, estão mais suscetíveis à depleção. A deficiência aguda compromete tanto a imunidade inata quanto a adaptativa, afetando todas as células imunológicas, enquanto a deficiência crônica está associada ao aumento da inflamação.

A **Tabela 7.2** mostra o risco de depleção ou deficiência de zinco relacionados com doenças.

A toxicidade do zinco depende da via e da dose de exposição, podendo diferir entre formas agudas e crônicas. Os sintomas de toxicidade geralmente aparecem quando a ingestão excede 1 g a 2 g de zinco.

Cobre (Cu)

O cobre é um oligoelemento vital que desempenha um papel fundamental em diversos processos celulares, desde a produção de energia até a defesa antioxidante e a angiogênese. Apresenta-se em dois estados redox distintos: a forma cúprica oxidada (Cu^{2+}) e a forma cuprosa reduzida (Cu^{+}). Atua como cofator catalítico essencial para proteínas envolvidas no crescimento e desenvolvimento, além de participar de reações de oxidação-redução em oxidases que contêm cobre.

A manutenção da homeostase do cobre é crucial, pois tanto sua deficiência quanto seu excesso podem representar riscos à saúde humana.

A recomendação de cobre encontra-se na **Tabela 7.1**.

Metabolismo

A absorção do cobre ocorre no estômago e no intestino delgado, predominantemente no duodeno, sendo altamente regulada por uma rede sofisticada de proteínas transportadoras. Esse mecanismo assegura uma distribuição e utilização adequadas do mineral nas células. A manutenção da homeostase do cobre é essencial para evitar distúrbios metabólicos e garantir um funcionamento fisiológico ideal.

O fígado é o principal órgão responsável pelo metabolismo do cobre, regulando sua distribuição para diversos tecidos e promovendo a eliminação do excesso.

Uma dieta equilibrada fornece cerca de 1,4 mg/dia para homens e 1,1 mg/dia para mulheres; aproximadamente 0,8 mg/dia é suficiente para manter os níveis adequados no organismo. Embora a absorção de cobre aumente em estados de deficiência, a quantidade presente na dieta é o principal fator determinante de sua absorção intestinal.

A biodisponibilidade do cobre pode ser reduzida por fatores dietéticos, como ferro, zinco e ácido ascórbico.

Deficiência e toxicidade

Os sintomas de depleção de cobre requerem algumas semanas para se desenvolverem e não são facilmente reconhecidos.

A **Tabela 7.2** mostra o risco de depleção ou deficiência de cobre relacionados com doenças.

A intoxicação por cobre é rara, mas pode ocorrer em ambientes industriais ou em casos de colestase, que comprometem a capacidade do fígado de excretar o excesso do mineral, levando à toxicidade crônica.

Cromo (Cr)

O cromo existe em vários estados de valência. O cromo trivalente (cromo III) é a forma biologicamente ativa e estável, enquanto os cromos IV, V e VI são considerados cancerígenos. O cromo III é encontrado em diversos alimentos, como grãos, carnes e cereais integrais. Seu papel biológico está relacionado com o aumento do efeito da insulina nos tecidos periféricos, além de ser um possível componente essencial de metaloenzimas envolvidas no metabolismo de carboidratos, proteínas e gorduras.

A dieta americana média proporciona um consumo diário aproximado de 30 μg de cromo, valor dentro da faixa considerada adequada.

A recomendação de cromo encontra-se na **Tabela 7.1**.

Metabolismo

Apenas 0,4% a 2,5% do cromo ingerido na dieta é absorvido no intestino delgado, por meio de difusão passiva. Esse processo depende da concentração total de cromo no organismo. No soro, o cromo circula ligado à transferrina e à albumina e, no nível tecidual, acredita-se que sua captação ocorra por endocitose. O cromo é excretado principalmente na urina, com níveis normais que variam entre 3 e 50 μg/d. Os fatores que aumentam a perda urinária de cromo incluem estresse metabólico e intolerância à glicose.

Deficiência e toxicidade

A deficiência de cromo é rara em indivíduos com uma dieta oral típica.

A **Tabela 7.2** mostra o risco de depleção ou deficiência de cromo relacionados com doenças.

A toxicidade do cromo depende de sua valência. O cromo VI é cancerígeno, nefrotóxico e pode causar dermatite, enquanto o cromo III ingerido apresenta baixa toxicidade em virtude de sua baixa absorção. No entanto, a administração parenteral de cromo III pode ter maior potencial tóxico.

Selênio (Se)

O selênio participa do sistema de defesa do organismo contra o estresse oxidativo, sendo um componente essencial para a síntese de selenoproteínas. Nos alimentos, encontra-se principalmente na sua forma orgânica, como selenometionina, selenocisteína e selênio-metilselenocisteína, enquanto nos suplementos está presente na forma inorgânica, como selenato e selenito.

Dentre suas funções destacam-se a regulação da ação do hormônio da tireoide e sua atividade redox e antioxidante.

A recomendação de selênio encontra-se na **Tabela 7.1**.

Metabolismo

O selênio apresenta uma taxa de absorção elevada (entre 56% e 81%), que ocorre predominantemente no duodeno e jejuno. No plasma, circula ligado a proteínas. As maiores concentrações de selênio no organismo são encontradas nos rins e no fígado, mas também há quantidades significativas no pâncreas e nos músculos. A excreção ocorre principalmente pela urina (60% a 80%), seguida pela eliminação fecal, cutânea e pulmonar.

Deficiência e toxicidade

A deficiência de selênio é causada, principalmente, pela ingestão insuficiente e está diretamente associada ao seu conteúdo no solo, que varia amplamente entre diferentes regiões.

A **Tabela 7.2** mostra o risco de depleção ou deficiência de selênio relacionados com doenças.

A toxicidade por selênio é rara. No entanto, estudos recentes sugerem que níveis elevados desse mineral no organismo podem estar positivamente associados ao diabetes tipo 2 e ao câncer de próstata.

Manganês (Mn)

O manganês é um dos metais mais abundantes no corpo humano, estando presente principalmente nos ossos, no fígado, no pâncreas e nas glândulas pituitária e adrenal. Participa de diversos processos fisiológicos, incluindo regulação da glicemia e da energia celular, reprodução, digestão, crescimento ósseo, coagulação sanguínea, homeostase, defesa antioxidante e função imunológica.

A recomendação de manganês encontra-se na **Tabela 7.1**.

Metabolismo

Menos de 5% do manganês ingerido por via oral é absorvido no intestino delgado, sendo essa absorção inversamente proporcional à ingestão. No organismo, o manganês é mobilizado do sangue para o fígado, onde se concentra em maior quantidade, além de estar presente nos ossos, no pâncreas, nos rins e na pituitária. A principal via de excreção é a biliar, com menor eliminação pela urina.

Deficiência e toxicidade

A deficiência de manganês é rara, mas pode causar algumas consequências.

A **Tabela 7.2** mostra o risco de depleção ou deficiência de manganês relacionados com doenças.

A toxicidade ocorre principalmente em indivíduos que fazem uso prolongado de nutrição parenteral total ou que apresentam doenças hepáticas. O cérebro é o principal órgão afetado, e os sintomas iniciais incluem dor de cabeça, astenia, irritabilidade, fadiga e dor muscular. Nos casos mais graves, a intoxicação pode evoluir para uma síndrome neurodegenerativa conhecida como manganismo, caracterizada por sintomas psiquiátricos.

Molibdênio (Mo)

O molibdênio é um elemento traço essencial, naturalmente presente nos alimentos. Atua como cofator de metaloenzimas envolvidas em reações de oxidação-redução, desempenhando um papel importante na detoxificação de purinas e pirimidinas.

A recomendação de molibdênio encontra-se na **Tabela 7.1**.

Metabolismo

O molibdênio é bem absorvido (40% a 100%) no trato gastrointestinal; entretanto, sua principal região de absorção ainda não esteja totalmente definida. No organismo, é transportado pelos eritrócitos até o fígado, onde é armazenado, além de estar presente nos rins, nas glândulas adrenais e nos ossos. A principal via de excreção ocorre pela urina, com menor eliminação pelas fezes.

Deficiência e toxicidade

A deficiência de molibdênio é extremamente rara e foi descrita apenas em pacientes com erros inatos do metabolismo, como deficiência da enzima sulfito oxidase, ou em indivíduos submetidos a nutrição parenteral total prolongada sem suplementação adequada.

A toxicidade é incomum em humanos, mas pode ocorrer em casos de exposição ocupacional ao molibdênio.

Iodo (I)

O iodo desempenha um papel central na fisiologia da tireoide, sendo o principal componente dos hormônios tireoidianos, responsáveis pela regulação da atividade metabólica e do crescimento de diversos tecidos. Está naturalmente presente nos alimentos, mas seu teor varia conforme a concentração no solo. Também pode ser adicionado ao sal ou ingerido na forma de suplementos alimentares.

A recomendação de iodo encontra-se na **Tabela 7.1**.

Metabolismo

O iodo é rapidamente absorvido no estômago e no duodeno, sendo transportado pelo sistema porta até o fígado, de onde é rapidamente captado pela tireoide. No plasma, circula ligado à albumina ou à pré-albumina. Além da tireoide, também pode ser armazenado em menor quantidade nos músculos, na pele e no esqueleto. Sua excreção ocorre predominantemente pela urina.

Deficiência e toxicidade

A deficiência de iodo ainda representa um problema de saúde pública, especialmente em regiões onde o solo é pobre. Como estratégia para reduzir sua prevalência, diversos países implementaram programas de iodação do sal.

A **Tabela 7.2** mostra o risco de depleção ou deficiência de iodo relacionados com doenças.

A intoxicação por iodo é rara e pode causar sintomas semelhantes aos da deficiência, embora o excesso desse mineral também possa levar ao hipertireoidismo.

Flúor (Fl)

Naturalmente presente nos alimentos e nas bebidas, o flúor desempenha um papel importante na prevenção de cáries, na estimulação da atividade dos osteoblastos e na redução do risco de osteoporose.

A recomendação de flúor encontra-se na **Tabela 7.1**.

Metabolismo

A absorção do flúor ocorre rapidamente no estômago e no intestino, atingindo uma taxa de aproximadamente 80%. Sua excreção ocorre predominantemente pela urina.

Deficiência e toxicidade

A deficiência de flúor é rara. No entanto, a toxicidade crônica é mais frequente e pode resultar em fluorose dental e esquelética, além de sintomas gastrointestinais e neuromusculares.

Elementos Ultratraço

Entenda o metabolismo, a deficiência e a toxicidade dos elementos ultratraço no **Quadro 7.1**.

Quadro 7.1 Metabolismo, deficiência e toxicidade dos elementos ultratraço

Elementos ultratraço	Metabolismo	Deficiência e toxicidade
Cobalto (Cb)	Componente essencial da vitamina B12, favorecendo a hematopoiese e o crescimento. Exerce ação inibidora sobre enzimas respiratórias e contém atividade de peptidases. É absorvido pelo trato gastrointestinal.	A deficiência está relacionada com anemia perniciosa, com perda de vitamina B12. Não há relatos de sua toxicidade.
Silício (Si)	Influencia a formação óssea e de colágeno. O metabolismo e a absorção de Si podem estar afetados por alguns nutrientes, como fibras, molibdênio, magnésio e flúor.	Sinais de deficiência de silício não foram definidos em seres humanos.
Vanádio (Vn)	A maior parte do vanádio ingerido é excretado nas fezes, menos de 5% do vanádio é absorvido. Está relacionado com melhora da hiperglicemia.	Sua necessidade provavelmente é muito pequena e sua deficiência ainda não foi identificada em seres humanos.
Estanho (Es)	Sua absorção ocorre no trato gastrointestinal. O estanho é essencial ao crescimento normal e componente do transporte de elétrons de várias proteínas.	É relativamente atóxico. A exposição excessiva por alimentos ocorre em lata laqueada, podendo afetar o metabolismo de outros elementos-traço como zinco e cobre.

(continua)

Quadro 7.1 Metabolismo, deficiência e toxicidade dos elementos ultratraço *(Continuação)*

Elementos ultratraço	Metabolismo	Deficiência e toxicidade
Chumbo (Pb)	Absorção ocorre no trato gastrointestinal e pode estar diminuída com a presença de cálcio, ferro, zinco e lactose na dieta. É armazenado nos ossos (90%), fígado e rins e sua excreção ocorre principalmente por via biliar e o restante, por via urinária.	A intoxicação por chumbo resulta em anemia, lesão renal e anormalidades do sistema nervoso central, que vão desde ataxia e estupor até convulsões e coma.
Mercúrio (Hg)	Armazenado nos rins, no cérebro, no pulmão e nos cabelos.	Pode causar anemia, anorexia, depressão, dermatite, fadiga, dores de cabeça, hipertensão, insônia, torpor, irritabilidade, tremores, fraqueza, problemas de audição e de visão. Intoxicações mais severas podem levar a inúmeros problemas neurológicos graves, inclusive paralisias cerebrais.
Boro (B)	Não se acumula na maioria dos tecidos do corpo, mas ossos, unhas e cabelos têm níveis mais elevados de boro do que outros tecidos do corpo. O ácido bórico é a principal forma de boro no sangue, na urina e em outros fluidos corporais.	Os sinais e sintomas de sua deficiência não foram firmemente estabelecidos. Dados limitados sugerem que a deficiência pode afetar a função cerebral, reduzindo o estado de alerta mental e prejudicando a função cerebral executiva.
Lítio (Li)	Rapidamente absorvido pelo trato gastrointestinal e armazenado no tecido muscular. Sua excreção ocorre por via urinária.	A intoxicação pode resultar em perturbações gastrointestinais, fraqueza muscular, tremor, sonolência e um sentimento de atordoamento, convulsões, coma e morte.
Estrôncio (Sr)	É armazenado e absorvido no tecido ósseo. É importante para o endurecimento de ossos e dentes.	Deficiência pode causar osteoporose senil. Sua toxicidade é desconhecida.
Cádmio (Cd)	Absorção ocorre no trato gastrointestinal, sendo inversamente proporcional ao teor de Zn e Cu na dieta. É armazenado nos rins, no fígado, nos ossos e nos dentes.	Dieta rica em cádmio pode levar ao acúmulo afetando alguns órgãos, especialmente o rim. Esse elemento é um agente cancerígeno, está presente no tabaco ou na alimentação.

(continua)

Quadro 7.1 Metabolismo, deficiência e toxicidade dos elementos ultratraço *(Continuação)*

Elementos ultratraço	Metabolismo	Deficiência e toxicidade
Arsênico (As)	Importante como fator ativador das células vermelhas, do metabolismo de proteínas e de várias enzimas. Cerca de 60% a 75% do arsênico inorgânico ingerido com alimento é absorvido.	A deficiência é descrita somente em animais. Os sinais de alta exposição subaguda e crônica do arsênico incluem desenvolvimento de dermatose de vários tipos, depressão hematopoiética, lesão hepática, perturbações sensitivas, neurite periférica, anorexia e perda de peso.

Fonte: Adaptado de Sobotka L, *et al.* Água e eletrólitos durante a terapia nutricional. In: Sobotka L. Bases da nutrição clínica. 2. ed. Rio de Janeiro: Rubio.

Caso Clínico

Paciente G. P. C, 48 anos, sexo feminino, com história de hipotireoidismo, acidente vascular cerebral (AVC) isquêmico e doença de Crohn, complicada por uma colectomia subtotal e subsequentes ressecções do intestino delgado, resultando em síndrome do intestino curto (com menos de 200 cm de intestino delgado remanescente).

Admitida no hospital com fadiga e déficit neurológico progressivo. Ao exame físico, apresentou sinais vitais estáveis, mas com fraqueza importante em extremidades superiores e inferiores, ataxia e parestesia nas extremidades superiores.

A paciente recebia nutrição enteral domiciliar, sem suplementação adicional de micronutrientes.

- A tomografia computadorizada da cabeça não revelou anormalidades.
- A ressonância magnética evidenciou área focal de estreitamento do intestino delgado remanescente.
- A avaliação nutricional diagnosticou desnutrição grave.

Embora tenha sido admitida recebendo nutrição enteral, em virtude da alta demanda nutricional, foi necessária a transição para nutrição parenteral.

1. **Nesse caso, as manifestações clínicas refletem deficiência de:**
   - **a.** Cálcio.
   - **b.** Magnésio.
   - **c.** Cobre.
   - **d.** Ferro.

Resposta correta: c

Comentário: A deficiência de cobre pode estar presente em qualquer condição clínica que cause má-absorção, incluindo a síndrome do intestino curto.

2. **As principais manifestações clínicas da deficiência crônica de cobre são:**
   - **a.** Anemia microcítica, neutropenia, mielopatia, parestesia e ataxia.
   - **b.** Gota e hipotireoidismo.
   - **c.** Cardiomiopatia de Keshan e aumento de infecções virais.
   - **d.** Alopécia e "*rach*"cutâneo (exantema).

Resposta correta: a

Comentário: As manifestações clínicas da deficiência grave de cobre são principalmente hematológicas e neurológicas.

- Distúrbios hematológicos (como anemia microcítica e neutropenia) geralmente são reversíveis com a reposição de cobre.
- Comprometimentos neurológicos (mielopatia, ataxia e parestesias) podem ser irreversíveis se o diagnóstico e tratamento forem tardios.

3. **A reposição de cobre mostrou-se extremamente efetiva para a paciente. Qual a recomendação dos *Guidelines* da European Society for Clinical Nutrition and Metabolism (ESPEN) (2024) nesse caso?**
   - **a.** 1 a 3 mg/dia de cobre, via enteral.
   - **b.** 0,3 a 0,5 mg/dia de cobre, via endovenosa.
   - **c.** 4 a 8 mg/dia, via endovenosa, infusão lenta.
   - **d.** Nenhuma das alternativas anteriores.

Resposta correta: c

Comentário: Em casos de deficiência grave, a via endovenosa é preferida em decorrência da absorção intestinal comprometida. A recomendação atual da ESPEN (2024) sugere administração de 4 a 8 mg/dia por via endovenosa, com infusão lenta. Isso reduz o risco de efeitos adversos, como distúrbios gastrointestinais e toxicidade aguda.

Bibliografia

Abdullah KM, Kaushal JB, Takkar S, Sharma G, Alsafwani ZW, Pothuraju R, et al. Copper metabolism and cuproptosis in human malignancies: Unraveling the complex interplay for therapeutic insights. Heliyon. 2024 7;10(5): e27496.

Afzal S, Ocasio Quinones GA. Chromium Deficiency. [Internet]. In: StatPearls]. Treasure Island (FL): StatPearls Publishing; 2024 [cited 2024 Jun 7]. Disponível na Internet: https://pubmed.ncbi.nlm.nih.gov/35881755/ –. PMID: 35881755.

Berger MM, Shenkin A, Dizdar OS, Amrein K, Augsburger M, Biesalski HK, et al. ESPEN practical short micronutrient guideline. Clin Nutr. 2024; 43(3):825-57

Buret AG, Allain T, Motta JP, Wallac JL. Effects of hydrogen sulfide on the microbiome: from toxicity to therapy. Antioxid. Redox Signal. 2022; 36(4-6):211-9.

Chen B, Yu P, Chan WN, Xie F, Zhang Y, Liang L, et al. Cellular zinc metabolism and zinc signaling: from biological functions to diseases and therapeutic targets. Signal Transduct Target Ther. 2024;9(1):6.

Hansen AW, Venkatachalam KV. Sulfur-Element containing metabolic pathways in human health and crosstalk with the microbiome. Biochem Biophys Rep. 2023; 13;(35):101529.

National Academies of Sciences, Engineering, and Medicine; Health and Medicine Division; Food and Nutrition Board; Committee to Review the Dietary Reference Intakes for Sodium and Potassium; Oria M, Harrison M, Stallings VA, editors. Dietary Reference Intakes for Sodium and Potassium. Washington (DC): National Academies Press (US); 2019 Mar 5. Appendix J, Dietary Reference Intakes Summary Tables. Disponível na Internet: https://www.ncbi.nlm.nih.gov/books/NBK545442/ Acesso: 20 jun 2024.

National Insitutes of Healh. Office of Dietary Supplements. Disponível na Internet: https://ods.od.nih.gov/factsheets/Calcium-HealthProfessional/ Acesso: 19 jun 2024.

Sobotka L, et al. Água e eletrólitos durante a terapia nutricional. In: Sobotka L. Bases da nutrição clínica. 2. ed. Rio de Janeiro: Rubio; 2008.

Wilson T, Bendich A. Nutrition Guidelines for Improved Clinical Care. Med Clin North Am. 2022;106(5):819-36.

Parte 2

Nutrição e Metabolismo

8

Fisiologia da Fome e Saciedade

Adriana Trejger Kachani ◆ Táki Athanássios Cordás

Mensagens Principais

- A fome é uma necessidade fisiológica desencadeada pela privação de energia, enquanto a saciedade é a sensação de plenitude pós-prandial que inibe o consumo alimentar.
- O hipotálamo é o principal regulador de fome e saciedade, recebendo sinais de diferentes órgãos e integrando estímulos metabólicos, hormonais e neurais.
- O trato digestório, o tecido adiposo, o pâncreas e o fígado produzem hormônios que modulam a ingestão alimentar, como grelina (estimula fome) e leptina (induz saciedade).
- A regulação do apetite envolve peptídeos orexígenos (estimulam a fome) e anorexígenos (inibem a fome), incluindo neuropeptídeo Y (NPY), peptídeo agouti (AgRP), glucagon (GLP-1), pró-opiomelanocortina (POMC) e transcrito regulador de cocaína e anfetamina (CART).
- A insulina, a orexina e os glucocorticoides participam tanto da fome quanto da saciedade, regulando o metabolismo energético e a homeostase da glicose.
- O comportamento alimentar é influenciado por fatores sociais, emocionais e de recompensa, podendo levar à alimentação hedônica e emocional.
- O sistema de recompensa cerebral influencia as escolhas alimentares, com destaque para dopamina, serotonina e cortisol.
- A composição da dieta afeta a sinalização neural e hormonal, influenciando diretamente a regulação do apetite.

Objetivos

- Explicar os conceitos fisiológicos de fome e saciedade, diferenciando seus mecanismos de controle.
- Descrever a regulação hipotalâmica da ingestão alimentar e os sinais metabólicos, hormonais e neurais envolvidos.
- Apresentar os principais peptídeos e hormônios que regulam a fome e a saciedade, detalhando suas funções.
- Explorar como fatores ambientais e emocionais podem alterar o comportamento e levar ao consumo alimentar excessivo ou inadequado.
- Discutir a influência da dieta na regulação do apetite e no metabolismo energético.
- Relacionar a homeostase energética com o controle do peso corporal e o desenvolvimento de distúrbios metabólicos.
- Contextualizar a importância do equilíbrio entre mecanismos fisiológicos e influências externas para a manutenção da saúde metabólica.

Fome e Saciedade

A fome pode ser definida como a necessidade fisiológica de comer, caracterizada por uma combinação de sensações induzidas pela privação de energia ou alimentos, que faz com que busquemos por comida sem necessariamente estar associada a um tipo específico de alimento.

Em condições normais, na ausência de emoções intensas, transtornos neuropsiquiátricos ou doenças clínicas, a ingestão alimentar pode ser motivada por diferentes fatores:

- **"Sentimos fome":** ocorre quando há uma necessidade metabólica expressa por sinais centrais e periféricos
- **"Desejamos comer":** a chamada fome hedônica, desencadeada pelo desejo de comer, independentemente de uma necessidade energética.
- **"É hora de comer":** influenciada por hábitos sociais e culturais, como horários predefinidos para refeições em família ou no grupo social.
- **"A comida está disponível":** o simples fato de o alimento estar acessível pode estimular a ingestão, um comportamento associado a mecanismos ancestrais de estocagem de energia.

O termo *fome* refere-se estritamente à necessidade fisiológica descrita no fator "sentimos fome".

A saciedade, por sua vez, é definida como a sensação de satisfação e plenitude pós-prandial, inibindo o consumo alimentar. Está relacionada com o volume gástrico em jejum, com o consumo calórico, com a sensação de conforto e com a capacidade máxima de distensão estomacal. A saciedade persiste durante o processo de digestão e absorção dos nutrientes e, à medida que o esvaziamento gástrico e o metabolismo avançam, um novo período de fome pode surgir.

A regulação da fome e saciedade ocorre no hipotálamo, principalmente nos núcleos lateral, ventromedial e arqueado. Falhas em algum dos componentes desse circuito de controle podem contribuir para o descontrole do consumo alimentar. O núcleo arqueado, em particular, recebe sinais tanto do cérebro quanto de órgãos periféricos, incluindo nutrientes, hormônios [peptídeo semelhante ao GLP-1, polipeptídeo insulinotrópico dependente de glicose (GIP), colecistocinina CCK)], neurotransmissores (dopamina, noradrenalina) e estímulos do sistema nervoso autônomo (SNA).

Os peptídeos que regulam o apetite podem ser classificados como:

- **Orexígenos (estimulam a fome):** NPY e AgRP.
- **Anorexígenos (inibem a fome):** alfa-MSH, hormônio liberador de corticotropina (CRH), ambos derivados da POMC, e o CART.

Outros sistemas periféricos também desempenham um papel importante na regulação do consumo alimentar. O trato digestório, p. ex., secreta hormônios anorexígenos, como CCK, peptídeo YY (PYY), oxintomodulina e GLP-1. Além disso, o sistema gustatório, o pâncreas, o tecido adiposo, o fígado e os músculos comunicam-se com o cérebro por meio de conexões neurais fornecidas pelo sistema nervoso autônomo, além de mecanismos hormonais e metabólicos. O cérebro integra essas informações para regular o estado nutricional, além de interagir com os sistemas de recompensa e motivação.

O sistema nervoso central (SNC) não apenas controla a fome e a ingestão alimentar, mas também modula o metabolismo, coordenando reações químicas responsáveis pelo armazenamento e consumo de energia para a manutenção das funções biológicas.

Situações especiais, como estresse e prática de atividade física, influenciam a regulação do apetite. Nessas condições, há secreção de adrenalina e noradrenalina, acompanhada da liberação de peptídeos como CRH e alfa-MSH. Simultaneamente, ocorre a inibição da secreção de NPY, um peptídeo que estimula a produção de insulina e modula rapidamente a homeostase energética.

A alimentação também pode influenciar diretamente a sinalização hipotalâmica. Refeições ricas em lipídios reduzem a expressão hipotalâmica de NPY e POMC, afetando o controle do consumo alimentar. Por outro lado, uma refeição hiperproteica pode competir com o transporte de triptofano para o cérebro, reduzindo a síntese de serotonina, o que pode levar a um aumento na ingestão de carboidratos.

Além disso, micronutrientes como zinco, cromo e magnésio estão envolvidos na produção de hormônios, metabolismo de macronutrientes e resistência insulínica, desempenhando um papel na modulação cerebral da fome e saciedade.

A **Figura 8.1** resume os principais componentes envolvidos na regulação da fome e saciedade.

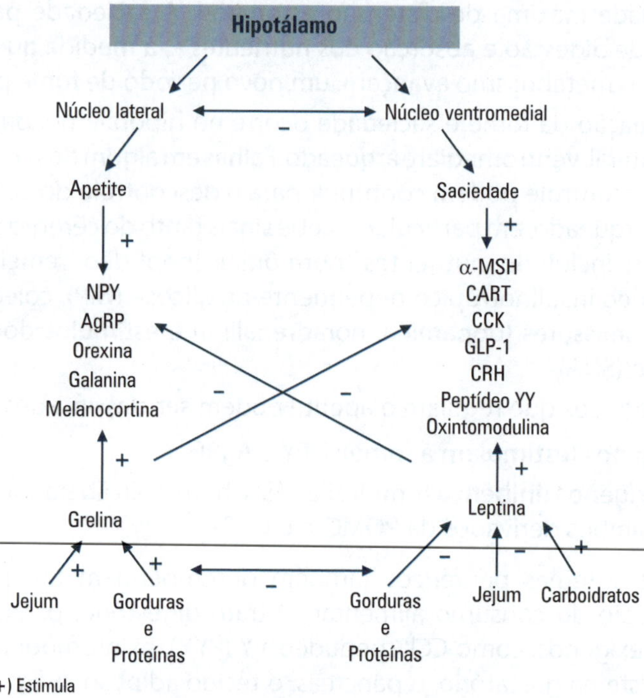

Figura 8.1 Principais reguladores da fome e saciedade. α-MSH: hormônio alfa-melanócito estimulante; CART: transcrito regulador de cocaína e anfetamina; CCK: colecistocinina; GLP-1: peptídeo semelhante ao glucagon; CRH: hormônio liberador de corticotropina. Fonte: Adaptada de Albiero KA, 2011.

Sinalizadores da Fome

Os sinais de fome têm início no estômago, quando o nervo vago detecta que ele está vazio, reforçado pela secreção de grelina e por sintomas de hipoglicemia. Os principais sinalizadores da fome são:

- **Hormônios tireoidianos:** regulam a alimentação em resposta ao estado nutricional e estão associados ao jejum e ao gasto energético.
- **NPY:** o peptídeo mais abundante no cérebro, expresso em diversos tipos de neurônios. Promove a busca por comida por meio da percepção olfativa e é responsável pelo armazenamento de energia em forma de gordura, atuando diretamente nos adipócitos. Além disso, ajuda a reduzir ansiedade e estresse, modula a percepção de dor e afeta o ritmo cardíaco.
- **AgRP:** detecta sinais de hormônios circulantes e responde ativando regiões cerebrais que estimulam respostas orexígenas em estados de inanição.
- **Grelina:** atua no hipotálamo estimulando a liberação de peptídeos orexígenos, como NPY e AgRP. Além de ser um dos principais reguladores do consumo alimentar, está envolvida no controle da secreção ácida, motilidade gástrica e ações cardiovasculares. Sua secreção é inibida pela ingestão de nutrientes,

especialmente refeições ricas em carboidratos. Mantém-se alta no jejum e nos períodos que antecedem as refeições, caindo logo após a alimentação.

- **Glucocorticoides:** hormônios esteroides produzidos pelas glândulas adrenais em resposta ao estresse. O cortisol, principal glucocorticoide, está associado ao aumento do apetite e do consumo alimentar, além de modular a leptina, o NPY e algumas citocinas relacionadas com o estresse. Seu impacto é tão relevante que há propostas para o uso de seus níveis séricos como biomarcador do apetite.
- **Orexina:** também conhecida como hipocretina, atua no sistema nervoso simpático e regula a homeostase da glicose, a sensibilidade à insulina e o ciclo fome-saciedade. A orexina A está particularmente envolvida na regulação da alimentação, estimulando o consumo alimentar e o gasto energético.
- **Galanina:** exerce ação inibitória sobre a secreção de insulina e, por isso, está relacionada com o consumo alimentar. Também tem um papel importante na fisiopatologia da anorexia nervosa.

Sinalizadores da Saciedade

A sinalização da saciedade é iniciada com a presença de alimentos no estômago, que, por meio do nervo vago, envia sinais sobre a quantidade de nutrientes ingeridos. Simultaneamente, a digestão é ativada, estimulando a liberação de enzimas pancreáticas e da vesícula biliar. Os principais sinalizadores da saciedade são:

- **Leptina:** produzida principalmente nos adipócitos, sua concentração está diretamente relacionada com a quantidade de massa adiposa. Também é encontrada no epitélio gástrico e no músculo esquelético. Regula o controle alimentar, o metabolismo glicídico e lipídico e o gasto energético. Inibe a liberação de NPY, ativa a POMC e estimula a produção de alfa-MSH e GLP-1. Seus níveis caem no jejum e em temperaturas baixas, enquanto a insulina, o consumo elevado de carboidratos e estados infecciosos podem reduzir sua concentração.
- **CCK:** secretada pelas células enteroendócrinas do duodeno e jejuno, sua liberação depende do tipo de macronutriente ingerido, sendo mais intensa em resposta ao consumo de lipídios. A secreção de fibras também regula sua liberação, enquanto proteínas também a estimulam. Seus níveis começam a aumentar 10 a 15 minutos após a refeição, atingem um pico e podem permanecer elevados por até cinco horas. O efeito sacietógeno da CCK é mediado por receptores do tipo 1 via nervo vago, enquanto os receptores do tipo 2 regulam a secreção ácida. Além de reduzir o consumo alimentar, a CCK também retarda o esvaziamento gástrico, prolongando a saciedade. Baixas concentrações de CCK no sangue estão associadas ao aumento do apetite gástrico.
- **GLP-1:** produzido pelas células L do íleo e cólon, células alfa do pâncreas e núcleo do trato solitário no cérebro. Seus níveis aumentam após a ingestão alimentar em dois picos (10 a 15 minutos e 30 a 60 minutos) e exercem múltiplos efeitos metabólicos, incluindo estímulo à secreção de insulina, retardamento do esvaziamento gástrico e indução de saciedade no hipotálamo.

- **PYY:** produzido no íleo e cólon em resposta à ingestão alimentar, regula o esvaziamento gástrico e a secreção pancreática. Atua no hipotálamo via nervo vago, ativando neurônios associados à saciedade. Seus níveis plasmáticos aumentam 15 minutos após o início da alimentação, atingem o pico em 60 minutos e permanecem elevados por até seis horas.
- **α-MSH:** produzido no hipotálamo, estimulado pela leptina e pelo sono adequado, regula o apetite, promovendo a saciedade e influenciando o metabolismo do tecido adiposo.
- **CART:** distribuído de forma discreta no cérebro, sua produção é estimulada pela leptina e está envolvida na regulação do apetite, do gasto energético e na resposta ao estresse. Parece desempenhar um papel na fisiopatologia da anorexia nervosa e da obesidade, sendo mais abundante em indivíduos dependentes de cocaína e drogas estimulantes.
- **Oxintomodulina (OXM):** secretada na porção distal do intestino em resposta à ingestão alimentar, reduz a ingestão calórica e os níveis séricos de grelina, desempenhando um papel importante na regulação do apetite, especialmente após cirurgias bariátricas.

Sinalizadores de Fome e Saciedade

Alguns hormônios e peptídeos podem atuar tanto na fome quanto na saciedade, dependendo das condições metabólicas e de sua interação com outros sinalizadores.

- **Insulina:** secretada pelas células beta do pâncreas após a ingestão alimentar ou em resposta ao glucagon e às catecolaminas. Participa tanto na saciedade como na fome, dependendo de sua interação com outros hormônios e peptídeos. Como hormônio anabólico, aumenta a captação de glicose, e a consequente queda da glicemia pode estimular o apetite. Por outro lado, tem um papel essencial no SNC na promoção de saciedade, aumento do gasto energético e regulação da ação da leptina. A insulina também interfere na secreção de êntero-hormônios, como o GLP-1, e está implicada na memória calórica de refeições prévias, permitindo um ajuste do metabolismo conforme o valor energético ingerido regularmente.
- **Melanocortina (POMC):** sua ativação é modulada pelo estado nutricional e ocorre no hipotálamo. Quando os níveis de energia estão elevados, promove o gasto energético e reduz a ingestão alimentar; sob influência da grelina, estimula o consumo alimentar.

Comportamento Alimentar

Além do controle fisiológico da fome, o comportamento alimentar é influenciado por fatores hedônicos e emocionais.

A *fome hedônica* é um estado motivacional desencadeado por exposição e consumo repetido de alimentos altamente palatáveis. Esse tipo de fome pode sobrepor-se aos sinais fisiológicos de fome e saciedade, levando ao consumo excessivo de alimentos. A alimentação hedônica é explicada por um processo composto por três componentes:

- ***Gostar:*** mediado por circuitos opioides, endocanabinoides e GABAérgicos, ativa regiões cerebrais associadas ao prazer, especialmente diante de alimentos saborosos.
- ***Querer:*** motivado por estímulos visuais e olfativos, é regulado pela dopamina no núcleo *accumbens*, amígdala e hipocampo. Pode ser modulado por insulina e leptina.
- ***Aprender:*** envolve a formação de associações entre estímulos alimentares e experiências, modulando preferências alimentares e o desejo por determinados alimentos.

Existe também a fome emocional, uma resposta comportamental na qual a alimentação é usada como uma forma de lidar com emoções ou estresse. Esse tipo de fome é processado por um sistema neural complexo, sendo particularmente relevante na infância, na adolescência e em adultos obesos.

Nessas situações, há uma falha no córtex pré-frontal, região cerebral responsável pela tomada de decisões, levando a escolhas alimentares impulsivas ou baseadas em recompensas imediatas. Além disso, a amígdala, envolvida no processamento emocional, pode ser ativada por estímulos externos, desencadeando comportamentos alimentares compulsivos como forma de aliviar sentimentos negativos. O hipocampo, que desempenha um papel fundamental na formação de memórias emocionais, também é acionado nesses momentos.

Alguns neurotransmissores são estimulados nesse processo:

- **Dopamina:** liberada em resposta à ingestão de alimentos palatáveis, promovendo prazer e recompensa.
- **Serotonina:** neurotransmissor relacionado com o humor; quando seus estoques estão reduzidos, pode influenciar o apetite, levando à busca por alimentos que reestabeleçam rapidamente seus níveis, como carboidratos e gorduras.
- **Cortisol:** hormônio do estresse, cuja elevação pode aumentar o apetite e influenciar as escolhas alimentares.

Esses componentes formam uma rede complexa que regula o comportamento alimentar em resposta a estímulos emocionais e de estresse.

Sistema monoaminérgico

Os neurotransmissores monoaminérgicos são produzidos nos axônios e responsáveis pela transmissão de informações entre células nervosas. Dentre eles, destacam-se a serotonina, a dopamina e o ácido gama-aminobutírico (GABA), que desempenham papéis centrais no comportamento alimentar.

- **Serotonina:** envolvida na saciedade, motivação, recompensa alimentar, escolha de macronutrientes e regulação do tamanho das refeições. Atua predominantemente no tronco encefálico, hipotálamo e circuito mesolímbico.
- **Dopamina:** precursora natural da adrenalina e noradrenalina, desempenha um papel fundamental no comportamento motivado por recompensa. Diferentemente do que se pode imaginar, não está diretamente envolvida na resposta hedônica, mas sim no "querer" a recompensa, ou seja, na motivação para buscar determinados alimentos.

Considerações Finais

O consumo alimentar é regulado por múltiplos mediadores biológicos e influências ambientais. O hipotálamo integra informações neurais e hormonais para ajustar a ingestão alimentar e o metabolismo energético. No entanto, a alimentação humana não responde apenas a necessidades fisiológicas, mas também a fatores psicológicos, sociais e culturais, determinando como, quando e quanto comemos.

Caso Clínico

Um paciente de 35 anos, sem história de doenças metabólicas, procura atendimento médico relatando aumento do apetite, especialmente à noite, e dificuldade em manter o peso. Ele menciona que, mesmo após refeições volumosas, sente fome pouco tempo depois. Além disso, refere estresse elevado no trabalho e insônia frequente. Exames laboratoriais mostram níveis normais de glicose e insulina, mas revelam uma discreta redução nos níveis de leptina.

Perguntas

1. **Qual hormônio está mais provavelmente envolvido na sensação persistente de fome desse paciente?**
   a. GLP-1.
   b. Grelina.
   c. Leptina.

Resposta correta: b) Grelina

A **grelina** é um hormônio orexígeno produzido pelo estômago que estimula a fome. Como o paciente sente fome logo após as refeições, um aumento nos níveis de grelina pode ser a causa subjacente. A leptina, embora reduzida, tem um papel mais crônico na regulação do peso e da saciedade.

2. **Qual estrutura cerebral é responsável pela regulação da fome e saciedade, integrando sinais hormonais e metabólicos?**
   a. Hipotálamo.
   b. Hipocampo.
   c. Córtex pré-frontal.

Resposta correta: a) Hipotálamo

O **hipotálamo** é o centro de controle da fome e saciedade, recebendo sinais hormonais, como leptina e grelina, e modulando a ingestão alimentar.

3. **Considerando o relato de estresse e insônia do paciente, qual substância pode estar influenciando negativamente sua regulação do apetite?**
   a. Dopamina.
   b. Cortisol.
   c. Serotonina.

Resposta correta: b) Cortisol

O **cortisol**, hormônio liberado em resposta ao estresse, está associado ao aumento do apetite e ao consumo alimentar hedônico, o que pode explicar o aumento da fome e a busca por alimentos calóricos durante a noite.

Bibliografia

Albiero, KA. Mecanismos fisiológicos e nutricionais na regulação da fome e saciedade. Revista Uningá. 2011;30(1). Disponível em: https://doi.org/10.46311/2318-0579.30.eUJ987.

Alvarenga M, Koritar P. Atitude e comportamento alimentar – determinantes de escolhas e consumo. In: Alvarenga M, Figueiredo M, Timerman F, Antonaccio C. Nutrição comportamental. Santana do Parnaíba: Editora Manole; 2015. p. 23-50.

Choudhury SM, Tan TM, Bloom SR. Gastrointestinal hormones and their role in obesity. Curr Opin Endocrinol Diabetes Obes. 2016;23(1):18-22.

Cifuentes L, Acosta A. Homeostatic regulation of food intake. Clin Res Hepatol Gastroenterol. 2022;46(2):101794.

Fang P, Yu M, Shi M, Bo P, Zhang Z. Galanin peptide family regulation of glucose metabolism. Front Neuroendocrinol. 2020;56:100801.

Horio N, Liberles SD. Hunger enhances food-odour attraction through a neuropeptide Y spotlight. Nature. 2021;592:262-6.

Horner K, Hopkins M, Finlayson G, Gibbons C, Brennan L. Biomarkers of appetite: is there a potential role for metabolomics? Nutr Res Rev. 2020;33(2):271-86.

Lau J, Herzog H. CART in the regulation of appetite and energy homeostasis. Front Neurosci. 2014;8:313.

López-Méndez I, Maldonado-Rojas ADC, Uribe M, Juárez-Hernández E. Hunger & satiety signals: another key mechanism involved in the NAFLD pathway. Front Endocrinol (Lausanne). 2023;14:1213372.

Müller TD, Finan B, Bloom SR, D'Alessio D, Drucker DJ, Flatt PR, et al. Glucagon-like peptide 1 (GLP-1). Mol Metab. 2019;30:72-130.

Palomino R, Lee HW, Millhauser GL. The agouti-related peptide binds heparan sulfate through segments critical for its orexigenic effects. J Biol Chem. 2017;292(18):7651-61.

Quarta C, Claret M, Zeltser LM, Williams KW, Yeo GSH, Tschöp MH, et al. POMC neuronal heterogeneity in energy balance and beyond: an integrated view. Nat Metab. 2021;3(3):299-308.

Skrzypski M, Billert M, Nowak KW, Strowski MZ. The role of orexin in controlling the activity of the adipo-pancreatic axis.

Vianna MT, Deram S. As bases neuroquímicas da alimentação. In: Kachani AT, Cordás TA. Nutrição em psiquiatria. 2. ed. Santana do Parnaíba: Editora Manole; 2021. p.12-26.

Yanagi S, Sato T, Kangawa K, Nakazato M. The homeostatic force of ghrelin. Cell Metab. 2018; 27:786-804.

9

Metabolismo Integrado – Catabolismo, Epigenética e Microbiota

Raquel Susana Matos de Miranda Torrinhas ◆
Ernesto Lima-Gonçalves (*in memoriam*) ◆ Ana Cristina Martinez

Mensagens Principais

- O metabolismo é definido como o conjunto de reações químicas que promovem a degradação (catabolismo) e a síntese (anabolismo) de nutrientes na célula.
- O catabolismo de carboidratos, lipídios e proteínas gera produtos finais mais simples, convergindo para o ciclo do ácido cítrico como via final comum para liberação de energia.
- O anabolismo utiliza a energia liberada pelo catabolismo para construir componentes celulares, como proteínas e ácidos nucleicos.
- Metabólitos intermediários do ciclo do ácido cítrico atuam como cofatores essenciais para enzimas envolvidas na regulação epigenética, influenciando a expressão gênica e o fenótipo celular.
- Ácidos graxos de cadeia curta (AGCC), produzidos pela fermentação bacteriana no intestino, atuam como moléculas sinalizadoras que afetam a liberação de hormônios intestinais, a sensibilidade à insulina e a inflamação, influenciando o metabolismo.

Objetivos

- Conceituar as transformações bioquímicas que ocorrem após a absorção de carboidratos, lipídios e proteínas.
- Descrever os fenômenos de liberação de energia e formação componentes celulares, incluindo a via final comum dos nutrientes: o ciclo do ácido cítrico.

- Apresentar avanços do conhecimento sobre a atuação de metabólitos intermediários do ciclo do ácido cítrico como cofatores para enzimas epigenéticas, afetando a expressão gênica e a saúde metabólica.
- Apresentar avanços do conhecimento sobre a influência da microbiota intestinal no metabolismo do hospedeiro, incluindo a produção de AGCC e seu papel na sinalização hormonal e na modulação da sensibilidade à insulina.

Conceitos Básicos do Metabolismo

Os organismos, independentemente de sua espécie ou complexidade estrutural, só podem manter-se vivos por meio da realização contínua de funções vitais. Uma dessas funções engloba o conjunto de atividades pelas quais o organismo obtém substratos essenciais para dois objetivos principais: obtenção de energia em forma adequada para a realização de todas as tarefas celulares e obtenção da matéria-prima necessária para construir ou substituir estruturas celulares e teciduais. Os elementos que o organismo utiliza para alcançar esses dois objetivos – carboidratos, lipídios e proteínas – são fornecidos pelos alimentos ingeridos.

O conjunto de processos pelos quais os alimentos são transformados para fornecer energia e matéria-prima para as atividades do organismo é denominado metabolismo. A metabolização de carboidratos e lipídios tem uma função mais energética, enquanto a metabolização de proteínas tem uma função mais plástica (estrutural). A obtenção de matéria-prima para a construção de novas estruturas depende da disponibilidade de energia. Portanto, os metabolismos de carboidratos, lipídios e proteínas são complementares e equitativamente importantes.

Adiciona-se que os metabolismos de carboidratos, lipídios e proteínas não ocorrem isoladamente. Por exemplo, durante o jejum, quando os níveis de glicose estão baixos, o corpo pode quebrar ácidos graxos em acetil-coenzima A (CoA) via β-oxidação para fornecer energia. Da mesma forma, aminoácidos podem ser desaminados para formar intermediários do ciclo do ácido cítrico, que podem então ser usados na gliconeogênese para produzir glicose. Esse entrelaçamento garante que o organismo tenha flexibilidade metabólica para responder a diferentes necessidades energéticas e nutricionais.

Parte dos processos metabólicos destina-se a reduzir os alimentos ingeridos a substâncias de estrutura crescentemente simplificada, com frequente liberação de energia. Esse conjunto de processos recebe a denominação genérica de catabolismo. Outro conjunto de processos permite que o organismo elabore substâncias mais complexas a partir dos elementos simplificados resultantes do catabolismo, destinadas à formação de células ou tecidos, ou para uso futuro em condições de necessidade. Esse conjunto de processos recebe a denominação genérica de anabolismo.

Tanto os processos catabólicos quanto os anabólicos envolvem transformações químicas que dependem de enzimas específicas para cada reação e, normalmente, requerem oxigênio. Alguns produtos finais dos processos catabólicos devem ser eliminados, sejam resíduos prejudiciais ao organismo ou não, o que inclui dióxido de carbono e água. No anabolismo, a biossíntese de alguns componentes celulares também necessita de átomos de hidrogênio ricos em energia.

O ser humano consegue obter de fontes vegetais e animais todos os macrocomponentes (glicídicos, lipídicos e proteicos) e microcomponentes (vitaminas e sais minerais) necessários para seu metabolismo. No jejum, o organismo recorre às reservas energéticas dos tecidos, como glicogênio e lipídios, para manter as funções vitais. Processos catabólicos, como a glicogenólise (quebra do glicogênio) e a lipólise (quebra dos lipídios), liberam energia e substratos que podem ser usados em processos anabólicos, como a síntese de proteínas ou a produção de glicose a partir de precursores não carboidratos (gliconeogênese), mesmo sem ingestão alimentar.

A **Figura 9.1** resume as diferentes etapas das transformações metabólicas, a partir dos alimentos ingeridos. As flechas de mão dupla traduzem a possibilidade de determinada etapa realizar-se em ambos os sentidos, catabólico e anabólico.

A adenosina trifosfato (ATP) desempenha papel central no metabolismo celular, atuando como transportador de energia. Ao transferir sua energia para outras biomoléculas, a ATP perde um grupo fosfato terminal e converte-se em adenosina difosfato (ADP). Esse mecanismo permite que a energia armazenada seja utilizada para diferentes funções celulares.

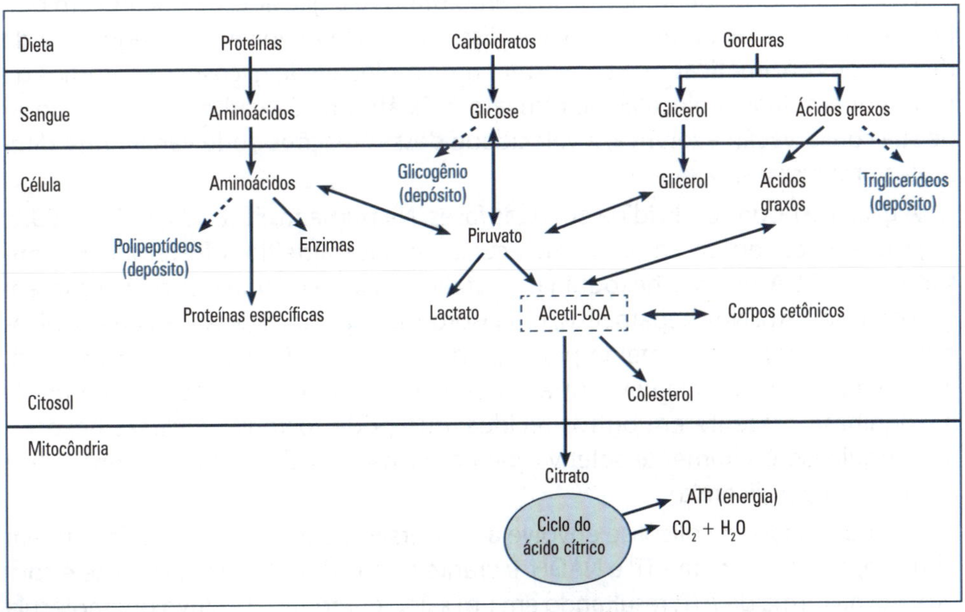

Figura 9.1 Etapas fundamentais das transformações metabólicas. ATP: adenosina trifosfato; CoA: coenzima A.

Vias Catabólicas Fundamentais

As atividades catabólicas ocorrem continuamente e em paralelo aos processos anabólicos. Para fins didáticos, essas vias serão examinadas separadamente.

Catabolismo de derivados de carboidratos

A glicose desempenha um papel central no metabolismo dos carboidratos, servindo tanto como substrato para a degradação de compostos mais complexos (catabolismo) quanto como precursora na síntese de novas moléculas (anabolismo). Além disso, diversos tecidos e órgãos a utilizam como principal fonte de energia. O glicogênio é a principal forma de armazenamento da glicose. Trata-se de um polissacarídeo sintetizado por meio da glicogênese, predominantemente no fígado e no músculo esquelético, quando há abundância de glicose circulante. Durante períodos de jejum ou exercício, ocorre a glicogenólise, processo pelo qual o glicogênio é degradado para liberar glicose e manter a homeostase glicêmica.

Além da glicose estocada, o organismo pode sintetizá-la a partir de precursores não glicídicos, em um processo denominado gliconeogênese. Essa via utiliza substratos, como o piruvato e o fosfoenolpiruvato, principalmente intermediários do ciclo do ácido cítrico. A gliconeogênese é essencial para a manutenção dos níveis glicêmicos, mas representa um processo metabólico dispendioso. Para cada molécula de glicose formada a partir do piruvato, são consumidas moléculas de ATP e nicotinamida adenina dinucleotídeo hidreto (NADH), exigindo um gasto energético considerável.

A principal via de degradação dos carboidratos é a glicólise, que ocorre em praticamente todos os organismos vivos. Esse processo envolve uma sequência de dez reações enzimáticas que convertem uma molécula de glicose (seis átomos de carbono) em duas moléculas de piruvato (três átomos de carbono cada). Apesar de sua conservação evolutiva, a velocidade dessas reações pode variar entre diferentes organismos.

A glicólise pode ser dividida em duas fases. Na primeira, ilustrada na **Figura 9.2**, a glicose é convertida em duas moléculas de gliceraldeído-3-fosfato, com consumo de ATP. A enzima hexoquinase catalisa a conversão inicial da glicose em glicose-6-fosfato. Nos hepatócitos, uma isoforma específica dessa enzima, a glicoquinase, desempenha papel importante na regulação da glicemia, pois sua atividade é modulada pela concentração de glicose circulante. Diferentemente da hexoquinase presente em outros tecidos, que pode fosforilar diversas hexoses, a glicoquinase é altamente seletiva para a glicose, sendo particularmente ativa durante a hiperglicemia.

A segunda fase da glicólise envolve a conversão do gliceraldeído-3-fosfato em piruvato, etapa que gera ATP e NADH. Durante essa fase, a energia da glicose é conservada na forma de ATP, resultando em um saldo energético positivo por molécula de glicose metabolizada. As reações dessa etapa estão representadas na **Figura 9.3**.

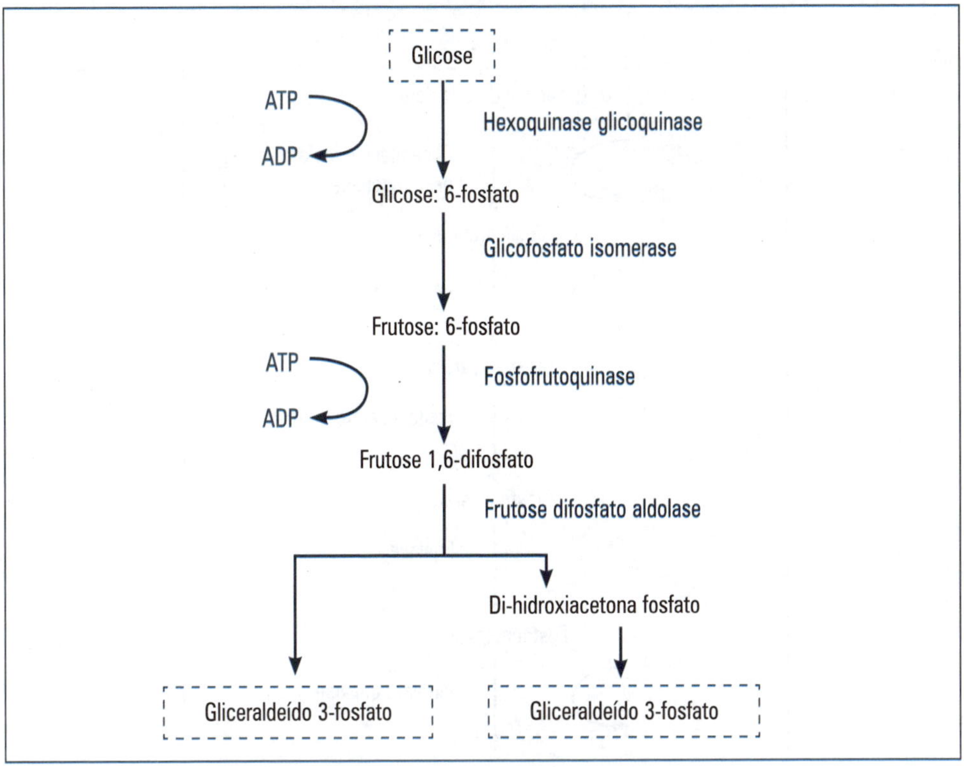

Figura 9.2 Primeira fase da glicólise: passos intermediários da transformação da glicose em duas moléculas de gliceraldeído-3-fosfato. À esquerda, em cinza, estão indicadas as etapas em que ocorre perda de energia pela passagem de adenosina trifosfato (ATP) à adenosina difosfato (ADP); à direita, em azul, estão identificadas as enzimas que participam de cada transformação.

Na presença de oxigênio, o piruvato resultante da glicólise é convertido em acetil-CoA, que entra no ciclo do ácido cítrico para a produção de CO_2 e H_2O. Em condições anaeróbicas, no entanto, o piruvato é reduzido a lactato, processo que desvia seu destino metabólico e pode contribuir para a acidose metabólica em situações como choque orgânico.

A conversão do piruvato em acetil-CoA ocorre por meio de um complexo multienzimático que envolve reações de descarboxilação e desidrogenação, sendo necessário o uso de várias coenzimas. Entre elas, o ácido lipoico pode ser sintetizado endogenamente, enquanto outras – tiamina pirofosfato, flavina-adenina dinucleotídeo (FAD), coenzima A e nicotinamida adenina dinucleotídeo (NAD) – dependem da ingestão dietética de vitaminas como tiamina, riboflavina, ácido pantotênico e niacina.

Alterações genéticas que afetam enzimas do metabolismo dos carboidratos podem resultar em erros inatos do metabolismo, que se manifestam em diferentes estágios da vida. Dentre essas condições, destacam-se a galactosemia, a intolerância hereditária à frutose, a acidose láctica, a pentosúria, a deficiência de piruvato quinase e as glicogenoses, que compreendem vários tipos já descritos na literatura.

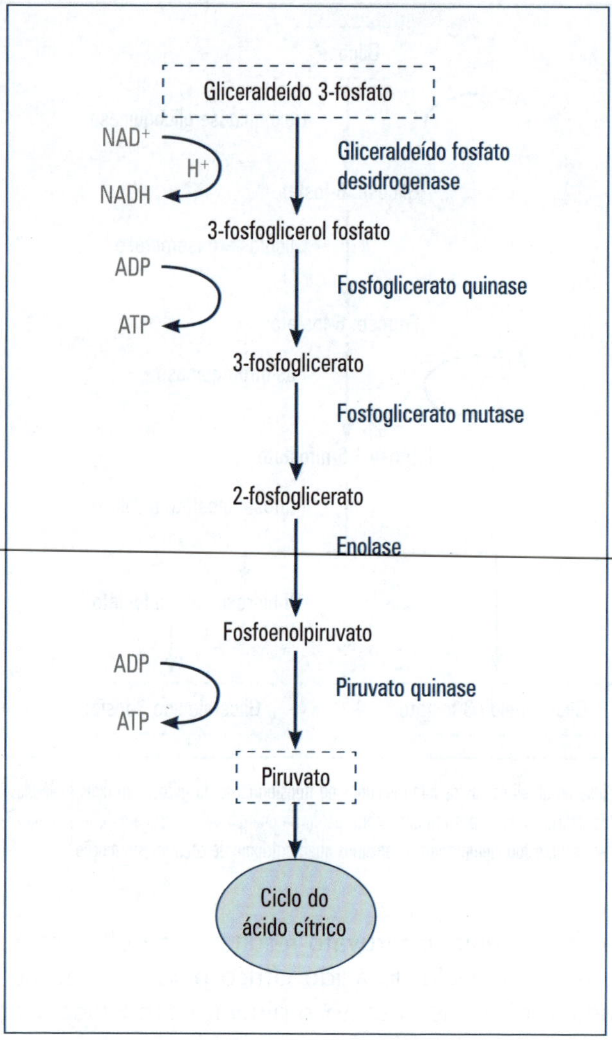

Figura 9.3 Segunda fase da glicólise: transformação do gliceraldeído 3-fosfato em piruvato para entrada no ciclo do ácido cítrico. À esquerda, em cinza, estão indicadas as etapas em que ocorre ganho de energia pela transformação de adenosina difosfato (ADP) em adenosina trifosfato (ATP), bem como a etapa em que ocorre desidrogenação com participação do sistema nicotinamida adenina dinucleotídeo (NAD)/nicotinamida adenina dinucleotídeo hidreto (NADH); à direita, em azul, estão identificadas as enzimas que participam de cada etapa.

Catabolismo de moléculas lipídicas

Os lipídios desempenham duas funções principais nos organismos vivos: integram a estrutura das membranas celulares e atuam como a principal forma de armazenamento de energia química, liberando 9 kcal/g durante seu catabolismo. Os lipídios mais simples e abundantes que contêm ácidos graxos como unidades fundamentais são os triacilgliceróis, também chamados de triglicerídeos ou gorduras. Essas moléculas são compostas por três ácidos graxos esterificados a um glicerol. A maior parte da energia derivada do catabolismo de um triacilglicerol provém da degradação dos ácidos graxos, enquanto uma fração menor provém do metabolismo do glicerol.

A degradação inicial dos triacilgliceróis ocorre por meio da ação da lipase, que os hidrolisa em ácidos graxos e glicerol. Após essa reação, esses compostos seguem vias metabólicas distintas. Os ácidos graxos são convertidos em acil-CoA graxo e degradados por beta-oxidação até formarem acetil-CoA, que ingressa no ciclo do ácido cítrico para a geração de ATP. O glicerol, por sua vez, pode ser utilizado na síntese de fosfolipídios, glicose ou na ressíntese de triacilgliceróis. A **Figura 9.4** ilustra as etapas do catabolismo dos triacilgliceróis em ácidos graxos e glicerol e seus respectivos destinos metabólicos.

A captação celular de ácidos graxos de cadeia longa ocorre por meio de mecanismos mediados por transportadores, enquanto ácidos graxos de cadeia

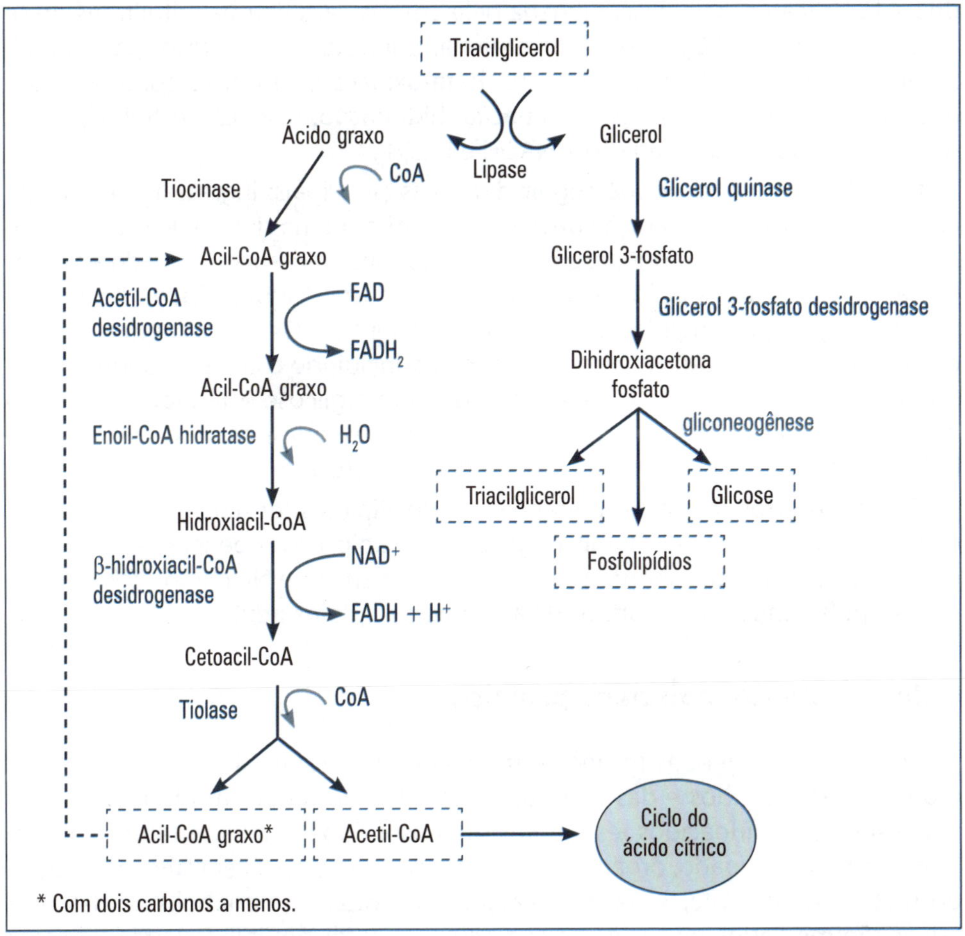

Figura 9.4 Degradação dos triacilgliceróis em ácidos graxos e glicerol. O acil-CoA graxo é metabolizado por sucessivas reações, perdendo dois carbonos a cada ciclo até sua conversão completa em acetil-CoA, que entra no ciclo do ácido cítrico. Esse processo, denominado beta-oxidação, envolve a ação de enzimas específicas (destacadas em azul). CoA: coenzima A; FAD: flavina-adenina dinucleotídeo; FADH: flavina-adenina dinucleotídeo reduzido; NAD: nicotinamida adenina dinucleotídeo.

curta e média podem difundir-se livremente através da membrana celular. A beta-oxidação ocorre na matriz mitocondrial, e a entrada dos ácidos graxos nessas organelas depende do comprimento de sua cadeia. Enquanto ácidos graxos de cadeia curta e média ingressam diretamente na mitocôndria, os de cadeia longa requerem transporte mediado pela carnitina. Na dieta ocidental, assim como nos tecidos corporais, predominam os ácidos graxos com 16 a 18 carbonos. Por isso, este capítulo abordará principalmente a oxidação de ácidos graxos de cadeia longa.

No citosol, os ácidos graxos de cadeia longa são ativados por enzimas acil-CoA sintetase, formando acil-CoA de cadeia longa (LC-Acyl-CoA). Em seguida, esse composto é conjugado com carnitina pela ação da enzima carnitina-palmitoiltransferase 1a (CPT1a), um passo limitante da oxidação dos ácidos graxos. O produto resultante, LC-acilcarnitina, é transportado para a mitocôndria pela proteína carnitina-acilcarnitina translocase (CACT). Uma vez dentro da mitocôndria, a LC-acilcarnitina é desconjugada pela enzima carnitina-palmitoiltransferase 2 (CPT2), liberando LC-Acyl-CoA e carnitina, que retorna ao citosol para reutilização. O LC-Acyl-CoA então entra na beta-oxidação, um ciclo composto por quatro etapas principais (desidrogenação, hidratação, oxidação e tiólise), resultando na produção de acetil-CoA, NADH e $FADH_2$.

O acetil-CoA gerado pode seguir duas vias principais: ingressar no ciclo do ácido cítrico (TCA) para geração de ATP ou ser utilizado na síntese de corpos cetônicos (cetogênese). A cetogênese ocorre predominantemente no fígado em condições de elevada oxidação de ácidos graxos e baixa disponibilidade de glicose, como no jejum prolongado ou em dietas cetogênicas. Os corpos cetônicos produzidos são transportados para outros tecidos, incluindo o cérebro, onde podem servir como fonte alternativa de energia quando a glicose está indisponível. No entanto, quando a produção de corpos cetônicos excede a capacidade de metabolização pelos tecidos periféricos, pode ocorrer cetose.

Dentre os erros inatos do metabolismo dos lipídios, destacam-se condições como hipercolesterolemia familiar, glicoesfingolipidoses, doenças relacionadas com a degradação da esfingomielina (como a doença de Niemann-Pick), sulfatidoses, lipofuscinoses e distúrbios de acúmulo de lipídios neutros.

Catabolismo de moléculas proteicas

As proteínas ingeridas fornecem matéria-prima essencial para a construção e o reparo dos tecidos e das estruturas proteicas do organismo humano. Após a digestão, os aminoácidos resultantes são absorvidos e transportados pelo sistema porta até o fígado, órgão que desempenha um papel central na regulação do metabolismo proteico. Tanto o catabolismo quanto o anabolismo das proteínas são mediados por enzimas específicas, cuja disponibilidade regula esses processos.

A oxidação de aminoácidos contribui com uma fração relativamente pequena da energia total utilizada pelo organismo adulto e ocorre a uma taxa inferior à da oxidação de carboidratos e lipídios. Esse processo é estimulado em duas condições principais:

1. Quando a oferta de aminoácidos excede a demanda para a síntese proteica, como ocorre em dietas hiperproteicas.
2. Quando há ingestão insuficiente ou comprometimento do metabolismo de carboidratos, como no jejum prolongado ou no diabetes.

Em ambas as situações, os aminoácidos sofrem remoção de seus grupos amino por meio de reações de desaminação.

Os esqueletos de carbono remanescentes da desaminação dos aminoácidos podem ser oxidados até CO_2 e H_2O, em parte pelo ciclo do ácido cítrico. Por outro lado, os grupos amino podem ser reaproveitados na síntese de novos aminoácidos e compostos nitrogenados essenciais ou excretados na forma de ureia. Na síntese de novos aminoácidos, os grupos amino são transferidos para o α-cetoglutarato em reações de transaminação, mediadas por transaminases, originando glutamato. O glutamato, por sua vez, pode ser utilizado em vias biossintéticas ou direcionado para reações que resultam na excreção de produtos nitrogenados residuais.

Os 20 aminoácidos que compõem as proteínas humanas contêm estruturas distintas, o que implica diferentes vias de degradação. No entanto, todas essas vias convergem para a formação de cinco metabólitos principais que ingressam no ciclo do ácido cítrico: acetil-CoA, α-cetoglutarato, succinil-CoA, fumarato e oxaloacetato. A conversão dos aminoácidos nesses compostos permite sua participação em diversas funções metabólicas. De acordo com seu destino metabólico, os aminoácidos podem ser classificados em três categorias:

1. **Cetogênicos:** aminoácidos que originam acetoacetato e hidroxibutirato, precursores da acetil-CoA, podendo levar à formação de corpos cetônicos no fígado.
2. **Glicogênicos:** aminoácidos metabolizados em intermediários como piruvato, α-cetoglutarato, succinato, succinil-CoA e oxaloacetato, permitindo sua conversão em glicose.
3. **Glicogênicos e cetogênicos:** aminoácidos que podem ser convertidos tanto em glicose quanto em corpos cetônicos, dependendo das necessidades metabólicas do organismo.

A **Figura 9.5** ilustra essas classificações e os caminhos metabólicos que os aminoácidos percorrem, enquanto a **Figura 9.6** apresenta as vias de degradação do catabolismo dos aminoácidos e sua relação com o ciclo do ácido cítrico.

Um aspecto crítico do metabolismo proteico é o destino do nitrogênio liberado durante a degradação dos aminoácidos. O grupo amino é convertido em amônia, uma substância altamente tóxica, especialmente para o sistema nervoso central. Para evitar sua toxicidade, a maior parte dos animais terrestres excreta o nitrogênio sob a forma de ureia, um composto solúvel e não tóxico, sintetizado no fígado a partir da amônia.

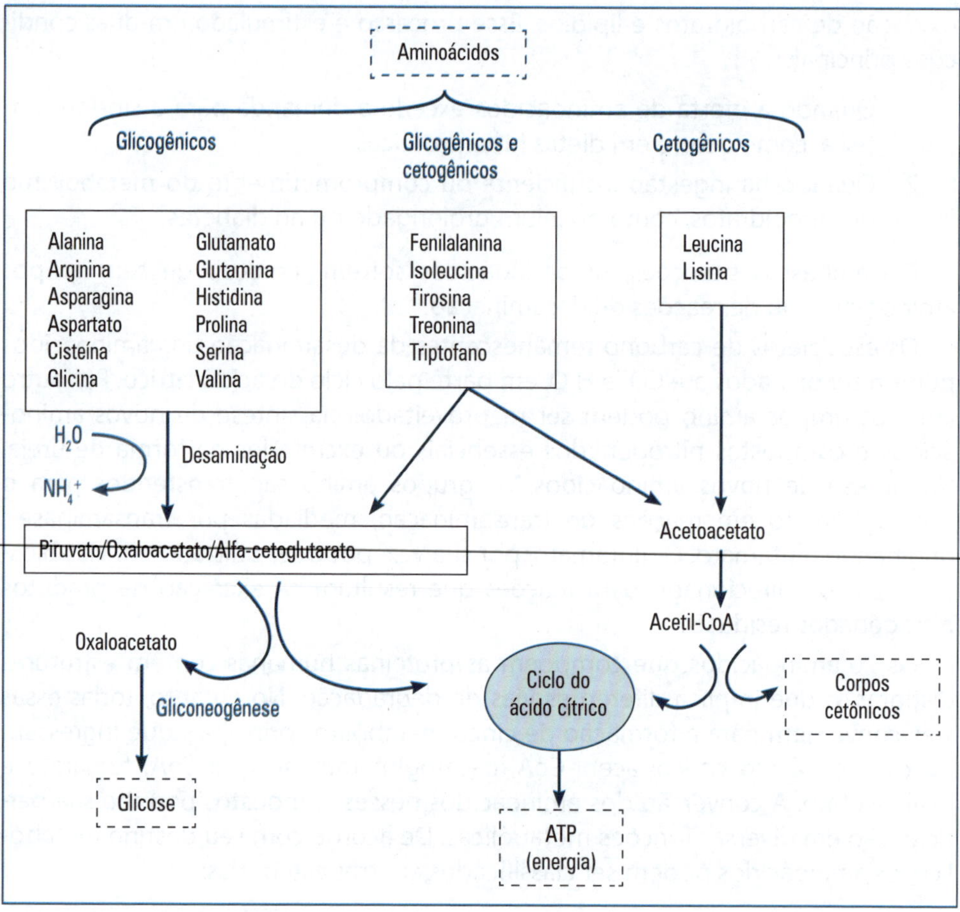

Figura 9.5 Classificação dos aminoácidos em glicogênicos, cetogênicos ou ambos. Os metabólitos gerados a partir dos aminoácidos podem participar de diferentes vias metabólicas, resultando na produção de glicose, adenosina trifosfato (ATP) ou corpos cetônicos.

A amônia gerada nos tecidos periféricos é transportada até o fígado por meio de compostos intermediários não tóxicos, como a glutamina e a alanina. No cérebro e em outros tecidos, a amônia combina-se ao glutamato, formando glutamina, que é transportada para o fígado. No fígado, a glutamina é convertida novamente em glutamato e amônia, que então é processada no ciclo da ureia para excreção. Nos músculos esqueléticos, a amônia pode ser conjugada ao piruvato para formar alanina, que também é transportada ao fígado, onde gera piruvato para a gliconeogênese e libera amônia para excreção. Se o fígado falha em metabolizar adequadamente a amônia, esta pode acumular-se no sangue, resultando em encefalopatia hepática, um quadro grave associado a disfunções neurológicas.

Os erros inatos do metabolismo dos aminoácidos resultam de mutações que afetam enzimas ou mecanismos de transporte envolvidos nessas vias metabólicas. Dentre os distúrbios do metabolismo dos aminoácidos aromáticos,

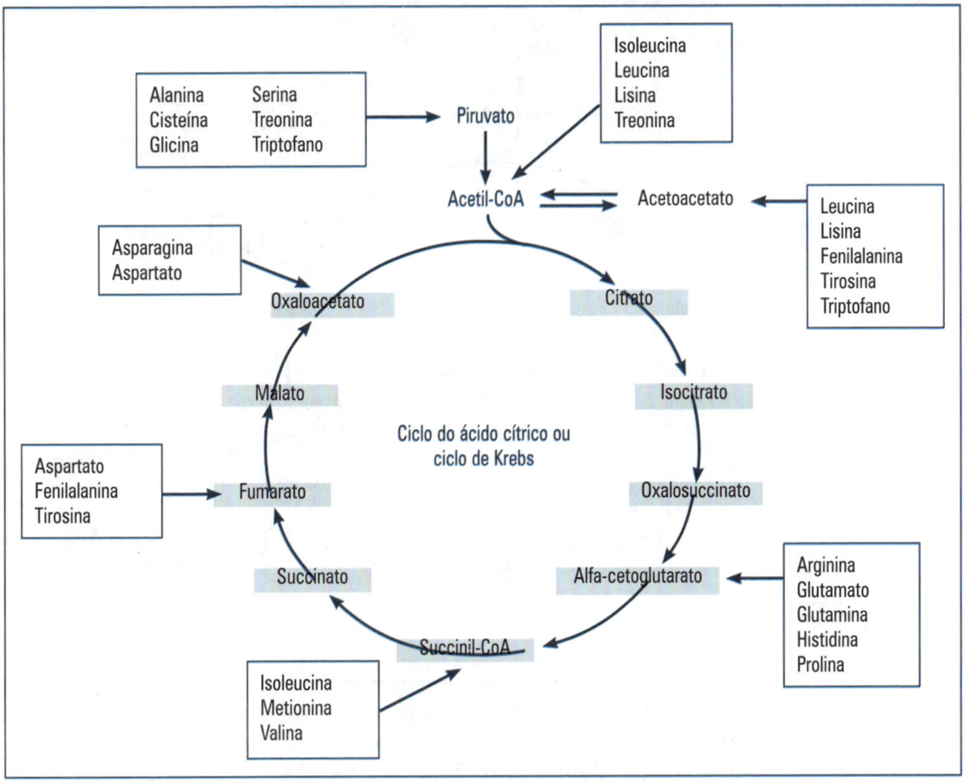

Figura 9.6 Produtos finais da degradação de cada aminoácido e sua integração ao ciclo do ácido cítrico para a geração de ATP.

destacam-se as hiperfenilalaninemias, como a fenilcetonúria, e os defeitos no metabolismo da tirosina. Entre os aminoácidos de cadeia ramificada, a leucinose e a hipervalinemia são exemplos comuns, enquanto nos aminoácidos sulfurados, a hipermetioninemia e a homocistinúria são condições relevantes. Distúrbios envolvendo o metabolismo de glicina, triptofano, prolina e hidroxiprolina também podem ocorrer, assim como alterações nos mecanismos de transporte renal ou intestinal, como a má-absorção da metionina, defeitos no transporte de prolina e síndrome de Fanconi.

Via final comum – o ciclo do ácido cítrico

O ciclo do ácido cítrico, também conhecido como ciclo de Krebs, é o ponto central do catabolismo oxidativo dos esqueletos de carbono provenientes de carboidratos, aminoácidos e ácidos graxos (**Figura 9.7**). Esse ciclo ocorre nas mitocôndrias e desempenha um papel fundamental na produção de energia celular, uma vez que cada etapa oxidativa reduz coenzimas como NAD^+ e FAD, formando NADH e $FADH_2$. Esses metabólitos transferem elétrons para a cadeia transportadora de elétrons, resultando na síntese de ATP, a principal fonte de energia do organismo.

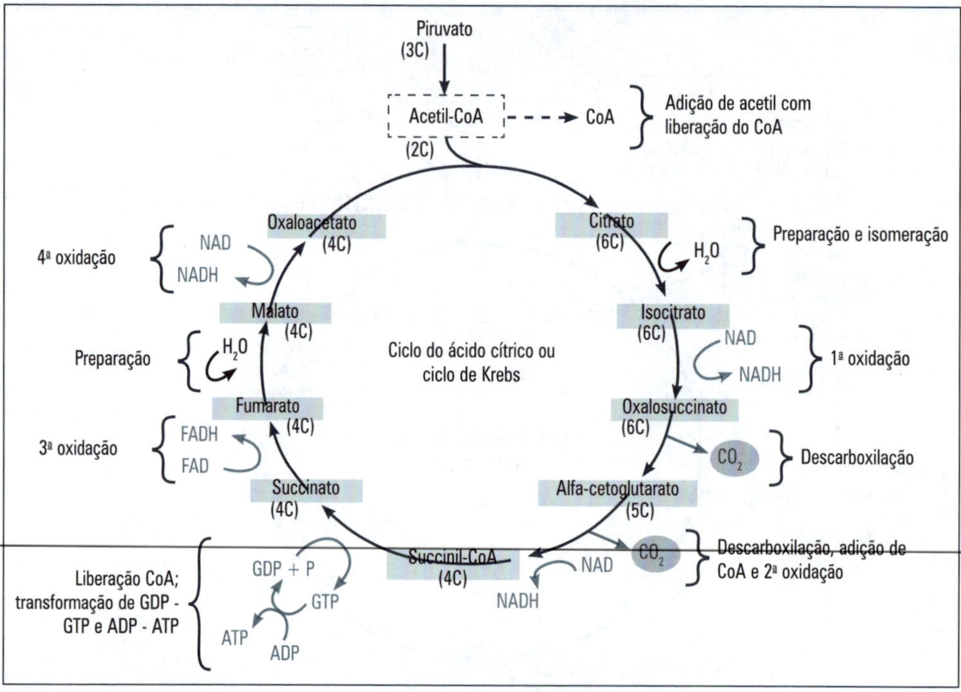

Figura 9.7 Representação esquemática do ciclo do ácido cítrico (ciclo de Krebs). ADP: adenosina difosfato; ATP: adenosina trifosfato; CoA: coenzima A; FAD: flavina-adenina dinucleotídeo; FADH: flavina-adenina dinucleotídeo reduzido; GDP: guanosina difosfato; GTP: guanosina trifosfato; NAD: nicotinamida adenina dinucleotídeo; NADH: nicotinamida adenina dinucleotídeo hidreto.

O ciclo do ácido cítrico é mediado por um sistema enzimático que opera de maneira cíclica. Seu ponto de partida é a condensação do acetil-CoA com o oxaloacetato, catalisada pela citrato sintase, formando citrato. Essa reação é praticamente irreversível e favorece a progressão do ciclo. Em seguida, o citrato é convertido em isocitrato pela aconitase e posteriormente oxidado pela isocitrato desidrogenase, liberando CO_2 e produzindo NADH. A próxima etapa envolve a descarboxilação oxidativa do α-cetoglutarato pelo complexo α-cetoglutarato desidrogenase, resultando na formação de succinil-CoA e na geração de mais NADH.

A succinil-CoA é convertida em succinato pela succinil-CoA sintetase, com produção de guanosina trifosfato (GTP). O succinato é então oxidado a fumarato pela succinato desidrogenase, reação que gera $FADH_2$. A fumarase converte o fumarato em malato, que, por sua vez, é oxidado a oxaloacetato pela malato desidrogenase, produzindo mais NADH. O oxaloacetato, então, reage com uma nova molécula de acetil-CoA, permitindo a continuidade do ciclo. Teoricamente, uma única molécula de oxaloacetato poderia participar indefinidamente do ciclo, desde que não fosse desviada para outras vias metabólicas.

O ciclo do ácido cítrico é parte do metabolismo energético celular, que inclui outros processos fundamentais para a produção e utilização de ATP, como glicólise, fosforilação oxidativa e beta-oxidação de ácidos graxos. Cada uma dessas vias ocorre em compartimentos celulares distintos e interage para garantir um suprimento contínuo de energia. A regulação cruzada entre o ciclo de Krebs e a glicólise é crucial para a homeostase energética, sendo a piruvato desidrogenase (PDH) um elemento central desse controle.

Além de sua função catabólica, o ciclo do ácido cítrico fornece intermediários para diversas vias biossintéticas (reações catapleróticas), incluindo a síntese de ácidos graxos, aminoácidos, neurotransmissores, purinas, heme e glicose. Além disso, a acetil-CoA pode ser utilizada para a síntese de corpos cetônicos no fígado, fornecendo uma fonte alternativa de energia durante a cetose.

Metabólitos como o citrato podem ser exportados da mitocôndria para o citoplasma, onde regulam a síntese de ácidos graxos e o ciclo celular. Para manter o ciclo em funcionamento, processos anapleróticos repõem seus intermediários, como a conversão de piruvato em oxaloacetato pela piruvato carboxilase. O fígado também pode sintetizar α-cetoglutarato por transaminação ou desaminação oxidativa do glutamato.

Alterações genéticas ou deficiências nutricionais que afetam o ciclo do ácido cítrico podem ter consequências metabólicas graves. Deficiências no complexo piruvato desidrogenase (PDC) ou na tiamina (vitamina B1) comprometem a entrada do piruvato no ciclo, levando ao acúmulo de lactato e acidose metabólica. A deficiência do PDC, frequentemente associada a mutações no gene *PDHA1* (ligado ao cromossomo X), causa acidose láctica congênita e sintomas neurológicos severos. Por outro lado, a deficiência de tiamina resulta na síndrome de beribéri, que afeta o coração e o sistema nervoso.

Outro distúrbio relevante ocorre em mutações na isocitrato desidrogenase 2 (IDH2), comuns em leucemia mieloide aguda. Essas mutações levam à produção de 2-hidroxiglutarato em vez de α-cetoglutarato, causando alterações epigenéticas associadas ao desenvolvimento neoplásico. Esse metabólito aberrante tem sido identificado como um biomarcador em pacientes pediátricos com erros inatos do metabolismo.

Conceitos avançados do metabolismo

Os processos metabólicos são fortemente influenciados por hormônios, como a insulina, cuja ausência, como no diabetes, compromete a absorção de glicose pelos tecidos periféricos. Em resposta, o organismo aumenta a produção endógena de glicose, intensificando a glicogenólise e estimulando a gliconeogênese hepática, o que frequentemente resulta em hiperglicemia e glicosúria. Para sustentar esse aumento na produção de glicose, a síntese de proteínas e lipídios nos tecidos periféricos é inibida, direcionando aminoácidos e ácidos graxos para a geração de glicose e corpos cetônicos.

De maneira geral, o metabolismo celular exige o cumprimento de diversas condições fundamentais:

- Disponibilidade de substratos metabólicos, provenientes da alimentação ou de reservas armazenadas em tecidos específicos.
- Energia acessível, essencial para a realização das diferentes etapas metabólicas.

- Atividade enzimática adequada, tanto em termos qualitativos quanto quantitativos.
- Oxigênio, necessário para reações aeróbicas.
- Disponibilidade de átomos de hidrogênio, que atuam como redutores em reações metabólicas essenciais.

Vias metabólicas clássicas, como a glicólise, o ciclo do ácido cítrico e a fosforilação oxidativa, são mecanismos fundamentais para o suprimento energético celular. No entanto, avanços recentes mostram que o metabolismo orgânico vai muito além do anabolismo e catabolismo de nutrientes para a manutenção da homeostase. Alguns metabólitos intermediários do ciclo do ácido cítrico atuam como cofatores essenciais para enzimas reguladoras da epigenética, influenciando a expressão gênica e a função celular.

Por exemplo, o α-cetoglutarato é um cofator para as enzimas *Ten-Eleven Translocation* (TET), que participam da demetilação da 5-metilcitosina no DNA, um processo essencial para a regulação da expressão gênica. Por outro lado, a acetilação de histonas, mecanismo associado à ativação da transcrição, depende da transferência de grupos acetil para histonas pelas histonas acetiltransferases (HATs), facilitando a abertura da cromatina e a transcrição de genes. O metabolismo da S-adenosilmetionina (SAM), principal doador de grupos metil, desempenha papel crítico na metilação do DNA e das histonas, processos essenciais para a regulação da expressão gênica e a manutenção da identidade celular. A metilação de DNA nas ilhas CpG pode silenciar genes, sendo um mecanismo frequentemente desregulado em cânceres.

Outro fator-chave na regulação epigenética é o NAD^+, uma coenzima essencial no metabolismo energético, que também é substrato das sirtuínas – enzimas envolvidas na remoção de grupos acetil de histonas e outras proteínas. A SIRT1, uma sirtuína dependente de NAD^+, desacetila a histona H3, modulando a expressão de genes relacionados com o metabolismo e a resposta ao estresse oxidativo.

Além da epigenética, processos metabólicos específicos desempenham papéis críticos na ativação de células imunológicas. Durante a ativação de macrófagos em uma resposta inflamatória, intermediários metabólicos como succinato e citrato funcionam como sinais reguladores da expressão de genes inflamatórios. De forma semelhante, a ativação alternativa dos macrófagos, associada a funções anti-inflamatórias, exige uma reprogramação epigenética dependente de α-cetoglutarato.

A produção de espécies reativas de oxigênio (ROS) durante a respiração mitocondrial também atua como um sinal metabólico, ajustando a atividade de diversas vias bioquímicas. Além disso, fatores endógenos, como a microbiota intestinal, desempenham um papel fundamental na regulação metabólica. A interação entre microbiota, sistema imunológico e metabolismo é reconhecida como essencial para a manutenção da homeostase.

Evidências crescentes mostram que a microbiota intestinal influencia diversos aspectos do metabolismo, incluindo a digestão, absorção e metabolização de nutrientes. A fermentação de carboidratos não digeríveis pelas bactérias intestinais gera AGCC, como acetato, propionato e butirato, que são absorvidos pelas células epiteliais intestinais. Esses metabólitos fornecem energia e modulam processos como a gliconeogênese e a lipogênese hepática.

A microbiota intestinal também regula a absorção de lipídios, modulando a emulsificação e a hidrólise de gorduras. Algumas bactérias intestinais produzem enzimas que facilitam a degradação de lipídios complexos em ácidos graxos e monoglicerídeos. A degradação de proteínas pela microbiota intestinal resulta em aminoácidos e seus derivados, que podem ser utilizados pelo hospedeiro ou reabsorvidos no intestino. Alguns produtos da degradação proteica, como aminas biogênicas e amônia, podem ter efeitos tóxicos ou funcionar como sinais metabólicos.

Além disso, a microbiota intestinal influencia o balanço energético do organismo, regulando o armazenamento de gordura e o gasto energético. Metabólitos microbianos, como os AGCC, desempenham papéis na sinalização hormonal e na modulação da sensibilidade à insulina. Há também uma interação significativa entre a microbiota e o sistema imunológico, uma vez que bactérias intestinais modulam a maturação e a função de células imunológicas. Além disso, mediadores inflamatórios produzidos pelo sistema imunológico podem impactar a sensibilidade à insulina, a utilização de nutrientes e o armazenamento de energia.

Alterações na composição da microbiota intestinal (disbiose) estão associadas a diversas condições metabólicas, incluindo obesidade, diabetes tipo 2 e doenças cardiovasculares, frequentemente caracterizadas por um estado de inflamação crônica de baixo grau.

Conclusão

O metabolismo pode ser definido como o conjunto de reações químicas responsáveis pelos processos de síntese (anabolismo) e degradação (catabolismo) de nutrientes nas células. Nesse processo, carboidratos, lipídios e proteínas são metabolizados por diferentes enzimas, resultando em compostos menores que convergem para uma via metabólica comum: o ciclo do ácido cítrico (ciclo de Krebs), onde ocorre a liberação de energia, água e gás carbônico. No entanto, avanços recentes indicam que o metabolismo celular vai muito além da produção de energia e da manutenção da homeostase. Metabólitos essenciais atuam como cofatores para enzimas epigenéticas, modulando diretamente a modificação do DNA e das histonas, o que, por sua vez, influencia o metabolismo celular e a expressão gênica. Além disso, a interação entre a microbiota intestinal e o metabolismo do hospedeiro é um campo de pesquisa dinâmico e fundamental para a compreensão da saúde metabólica. A microbiota influencia a absorção de nutrientes, a regulação do metabolismo energético e a função do sistema imunológico, desempenhando um papel central no desenvolvimento e na progressão de doenças metabólicas. Essas descobertas ampliam as perspectivas para novas estratégias terapêuticas, incluindo intervenções nutricionais e moduladores da microbiota, reforçando a interconexão entre metabolismo, epigenética e saúde sistêmica.

Caso Clínico

Mariana, 32 anos, adotou uma dieta extremamente restritiva para perda de peso, reduzindo drasticamente a ingestão de carboidratos e lipídios. Após algumas semanas, começou a sentir fadiga intensa, dificuldade de concentração e perda de massa muscular. Ao procurar um nutricionista, foi informada de que seu corpo estava sofrendo uma redução no metabolismo energético, comprometendo o equilíbrio entre catabolismo e anabolismo. O profissional explicou a importância dos nutrientes para fornecer energia e manter funções celulares essenciais.

Perguntas

1. O que caracteriza o metabolismo energético?

- **a.** Apenas o processo de degradação dos nutrientes para produção de energia.
- **b.** O equilíbrio entre reações catabólicas e anabólicas, garantindo o funcionamento celular.
- **c.** A exclusividade do uso de carboidratos como fonte de energia no organismo.

Resposta correta: b

O metabolismo envolve catabolismo (degradação de nutrientes para produção de energia) e anabolismo (síntese de componentes celulares), o que garante o equilíbrio energético e celular.

2. Qual é a via metabólica comum para a liberação de energia a partir de carboidratos, lipídios e proteínas?

- **a.** Ciclo do ácido cítrico.
- **b.** Glicólise anaeróbica.
- **c.** Beta-oxidação.

Resposta: a

O ciclo do ácido cítrico é a via final comum para a oxidação de carboidratos, lipídios e proteínas, permitindo a liberação de energia na forma de ATP.

3. **Como os ácidos graxos de cadeia curta (AGCC) influenciam o metabolismo?**
   a. Reduzem a sensibilidade à insulina e aumentam a inflamação.
   b. Atuam como moléculas sinalizadoras, afetando hormônios intestinais e a resposta metabólica.
   c. São armazenados diretamente como tecido adiposo sem qualquer impacto no metabolismo.

Resposta correta: b

Os AGCC, produzidos pela fermentação bacteriana no intestino, regulam a liberação de hormônios intestinais, modulam a sensibilidade à insulina e influenciam processos inflamatórios, afetando o metabolismo.

Bibliografia

Haddad A, Mohiuddin SS. Biochemistry, citric acid cycle. [Updated 2023 May 1]. In: StatPearls [Internet]. Treasure Island (FL): StatPearls Publishing; 2024 Jan-. Disponível na Internet: https://www.ncbi.nlm.nih.gov/books/NBK541072/.

Kemp F, Braverman EL, Byersdorfer CA. Fatty acid oxidation in immune function. Front Immunol. 2024;15:1420336.

Kurhaluk N. Tricarboxylic acid cycle intermediates and individual ageing. Biomolecules. 2024;14:260.

Nieuwdorp M, Gilijamse PW, Pai N, Kaplan LM. Role of the microbiome in energy regulation and metabolism. Gastroenterology. 2014;146:1525-33.

Rigoulet M, Bouchez CL, Paumard P, Ransac S, Cuvellier S, Duvezin-Caubet S, et al. Cell energy metabolism: an update. Biochim Biophys Acta Bioenerg. 2020;1861:148276.

Ryan DG, O'Neill LAJ. Krebs cycle reborn in macrophage immunometabolism. Annu Rev Immunol. 2020;38:289-313.

Tremaroli V, Bäckhed F. Functional interactions between the gut microbiota and host metabolism. Nature. 2012;489:242-9.

10

Motilidade, Digestão, Absorção e Processamento de Nutrientes

Maria de Lourdes Teixeira da Silva ♦ Joaquim José Gama-Rodrigues ♦
Álvaro Henrique de Almeida Delgado

Mensagens Principais

- O conhecimento da fisiologia da motilidade e sua regulação da digestão, da absorção e do processamento dos nutrientes garante o melhor aproveitamento nutricional nos pacientes com alteração da motilidade gastrointestinal que fazem uso de terapia nutricional enteral.
- Nos últimos anos foram desvendados vários aspectos da motilidade digestiva, graças a novas técnicas de exploração do trato gastrointestinal (TGI).
- O esvaziamento do estômago pode demorar de 1 a 5 horas. Do duodeno ao cólon, o transporte pode demorar cerca de 90 minutos. Os restos alimentares podem permanecer cerca de 1 a 2 dias no intestino grosso.
- A maior parte da digestão dos macronutrientes ocorre no jejuno.

Objetivos

- Compreender a fisiologia da motilidade pós-prandial e interdigestiva e sua regulação.
- Compreender os processos de digestão e absorção dos macronutrientes: carboidratos, proteínas e lipídios.

Introdução

O conhecimento da anatomia do TGI, da fisiologia da motilidade e sua regulação, da digestão, absorção e processamento dos nutrientes, favorece o melhor aproveitamento nutricional, sendo importante para o exercício das boas práticas em nutrição enteral.

Nos últimos anos, foram desvendados vários aspectos da motilidade digestiva, graças a novas técnicas de exploração do TGI, que permitiram cuidados apropriados, e muitas vezes, preventivos nos transtornos da motilidade.

Macronutrientes, carboidratos, proteínas e lipídios são encontrados nos alimentos na forma de moléculas complexas, e no tubo digestivo sofrem fragmentação em seus constituintes moleculares mais simples, como glicose, aminoácidos e ácidos graxos. Somente após essa fragmentação é que os alimentos tornam-se aptos a serem incorporados ao meio interno.

Dessa forma, a desnutrição pode ocorrer se houver falhas em quaisquer pontos dessas etapas, mesmo na presença de uma dieta balanceada.

Anatomia do Trato Gastrointestinal

As funções digestivas são distribuídas ao longo dos nove metros de extensão linear do tubo digestivo, que se estende da boca ao ânus (**Figura 10.1**).

A estrutura básica da parede do tubo digestivo é formada pela mucosa, submucosa, muscular e serosa, a partir do lúmen intestinal. As variações da espessura da parede ao longo do TGI relacionam-se com as funções específicas que cada segmento exerce no processo digestivo (**Figura 10.2**).

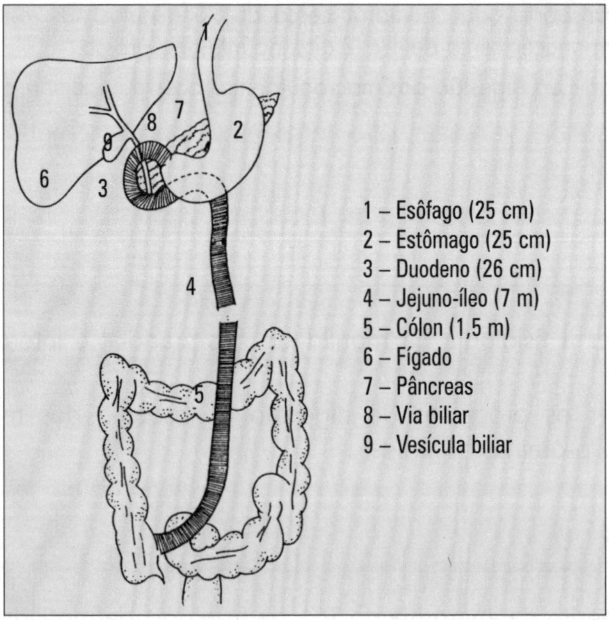

Figura 10.1 Esquema anatômico do aparelho digestivo. Em parênteses, o comprimento médio de cada segmento.

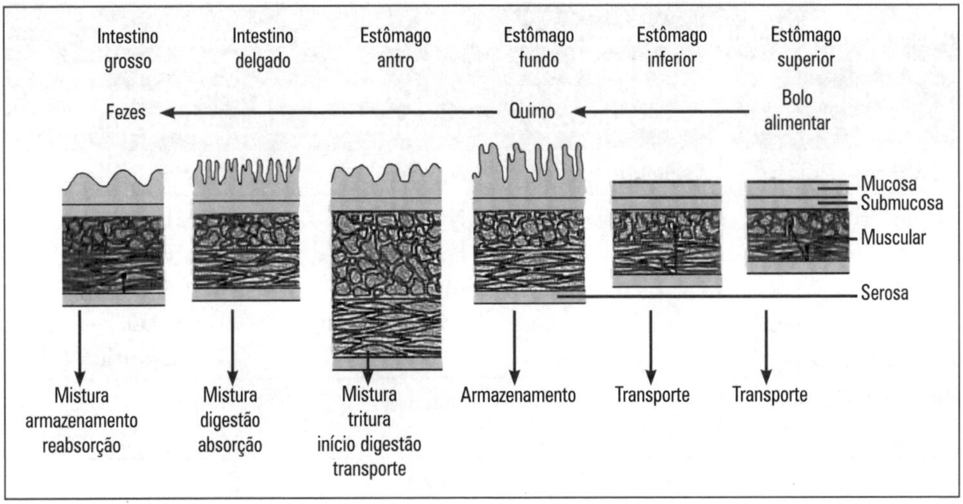

Figura 10.2 Variações da parede do tubo digestivo e funções correspondentes.

Esôfago

O esôfago, tubo de 20 cm a 25 cm, apresenta superfície mucosa lisa, com epitélio escamoso estratificado. As glândulas cárdicas e esofágicas estendem-se até a submucosa. Há poucos gânglios no plexo submucoso, mas com muitas ramificações. Em seus extremos, o esôfago apresenta esfíncteres: esfíncter esofágico superior (EES) e esfíncter esofágico inferior (EEI). A camada muscular do esôfago apresenta músculo liso e estriado no terço médio, estriado no terço superior e liso no inferior.

A camada externa não é serosa como nos demais órgãos, e sim uma camada com numerosas fibras elásticas, que permitem dilatação temporária do esôfago para a passagem do bolo alimentar.

Estômago

O estômago, órgão em forma de bolsa, é limitado na parte superior pelo EEI e na inferior pelo piloro. Apresenta superfície rugosa em todo o corpo, com aumento da superfície de contato com o alimento. O epitélio é monoestratificado de células cilíndricas altas. Os tipos de glândulas, células e produtos secretados encontram-se na **Quadro 10.1**. O plexo submucoso contém poucos gânglios. A camada muscular, diferentemente do esôfago, torna-se mais espessa à medida que se aproxima do piloro. O plexo mioentérico continua desde o esôfago, mas os gânglios aumentam em número e tamanho no antro e piloro. Esses reforços muscular e ganglionar garantem a atividade peristáltica do antro e duodeno. A serosa gástrica é bastante vascularizada e continua com os epíplons.

Quadro 10.1 Glândulas gástricas, células no seu interior e os produtos secretados

Glândulas (% do total)	Localização	Célula da glândula	Produtos secretados
Cárdicas (5%)	Estômago proximal	Mucosa	Mucina PGII
Oxínticas (75%)	Fundo e corpo	Parietal Principal Mucosa Enterocromafins	HCl, FI PGI, PGII Mucina, PGI, PGII Histamina Cromogranina A
Pilóricas (25%)	Antro e piloro	Mucosa	Mucina PGII

PG: pepsinogênio; FI: fator intrínseco; HCl: ácido clorídrico.

Intestino delgado

O intestino delgado (ID), tubo sinuoso de cinco a sete metros de comprimento, consiste em duodeno (25 cm), jejuno (2 m a 3 m) e íleo (3 m a 4 m).

Na superfície mucosa do ID existem pregas, numerosas vilosidades e microvilosidades intestinais para ampliar a capacidade absortiva (**Figura 10.3**), ficando semelhante a um "campo de futebol". O epitélio é monoestratificado, com ciclo de vida curto, de dois dias. As células nascem na base das vilosidades, sobem gradualmente e descamam na superfície.

O plexo submucoso é bem desenvolvido e contém muitos gânglios no ID. A camada muscular é composta por músculo circular e longitudinal.

Os vasos sanguíneos e as ramificações nervosas encontram-se na serosa do ID, que se estende até o mesentério. O duodeno e a válvula ileocecal estão fixos no peritônio parietal.

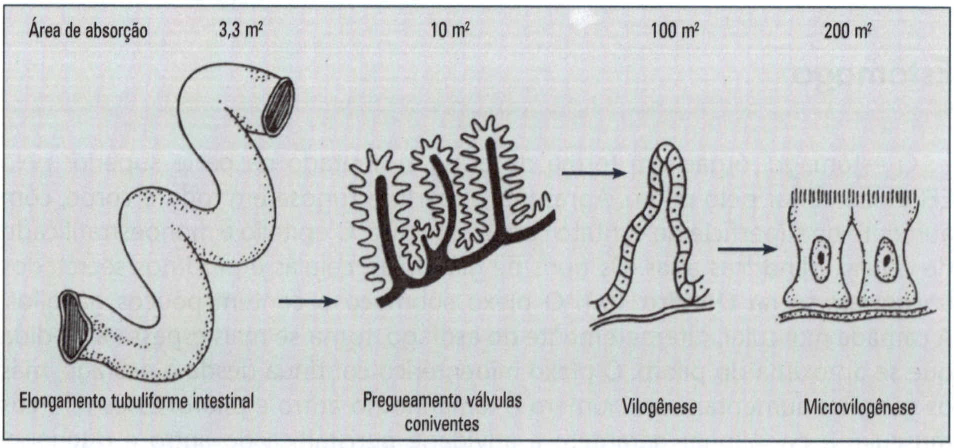

Figura 10.3 Ampliação da superfície absortiva do intestino delgado.

Intestino grosso

O intestino grosso (IG), tubo de cerca de um metro e meio, consiste em ceco, cólon ascendente, cólon transverso, cólon descendente, sigmoide e reto.

A mucosa tem superfície lisa e sem pregas, mas é espessada pela presença de criptas, principalmente nas porções mais distais. O epitélio é cilíndrico e monoestratificado até o canal anal. Na mucosa do reto distal, existem pregas longitudinais e as criptas encurtam até desaparecer.

A submucosa contém um emaranhado de veias, artérias, vasos linfáticos e plexos nervosos. O plexo submucoso é mais delgado.

A camada muscular circular interna é semelhante aos outros segmentos do TGI até o nível do canal anal, onde forma o esfíncter interno. A camada muscular externa e a longitudinal se dispõem do ceco ao sigmoide, em três faixas relativamente mais curtas do segmento intestinal, designadas tênias. As tênias gradualmente tornam-se mais largas e coalescem à altura do sigmoide distal e, no reto, a camada muscular longitudinal é completa. As saculações ou haustrações são formadas ao longo do cólon nos espaços entre as tênias e são separadas entre si por anéis circulares, as pregas semilunares.

O plexo nervoso ganglionar mioentérico no IG é semelhante ao ID.

O ceco e o cólon ascendente não têm mesentério e praticamente são retroperitoneais, recobertos em sua superfície anterior pela serosa, que se continua com o peritônio parietal. A serosa apresenta pequenas saculações, denominadas apêndices epiploicos.

Motilidade Gastrointestinal

O conhecimento da fisiologia da motilidade e sua regulação da digestão, da absorção e do processamento dos nutrientes garante o melhor aproveitamento nutricional nos pacientes com alteração da motilidade gastrointestinal que fazem uso de terapia nutricional enteral. Além de doenças próprias do TGI, algumas condições clínicas podem cursar com distúrbios da motilidade digestiva, como diabetes *mellitus*, pacientes críticos, traumatismo cranioencefálico, anorexia ou bulimia nervosa ou ainda em neonatologia.

Avanços recentes no entendimento da motilidade gastrointestinal melhoraram significativamente a nossa compreensão dos mecanismos subjacentes e potenciais alvos terapêuticos dos transtornos da motilidade. O conhecimento da inervação do TGI é um passo importante para elucidar aspectos que envolvem a fisiologia e as desordens da motilidade.

A inervação intrínseca ou sistema nervoso intestinal caracteriza-se por controlar a secreção gastrointestinal e o fluxo sanguíneo local (plexo submucoso). A atividade motora garante aumento do tônus da parede intestinal, aumento da intensidade e frequência das contrações rítmicas e da velocidade de condução, com peristaltismo mais rápido (plexo mioentérico). O plexo submucoso ou plexo de

Meissner localiza-se entre a mucosa e a camada muscular circular. O plexo mioentérico ou plexo de Auerbach localiza-se entre as camadas musculares.

A inervação extrínseca divide-se em inervação autônoma e voluntária. A inervação voluntária atua apenas na deglutição e evacuação. A inervação autônoma pode ser simpática e parassimpática. A inervação parassimpática tem sua origem no tronco cerebral e nas inervações sacrais e, via nervo vago, libera acetilcolina do esôfago até o cólon ascendente e garante aumento da atividade motora do TGI. A inervação simpática tem sua origem na medula espinhal (T5-L2) e suas fibras simpáticas pré e pós-ganglionares atuam liberando noradrenalina, que inibe a atividade motora do TGI. As inervações intrínseca e extrínseca atuam isoladamente ou em conjunto na manutenção das funções digestivas.

Para melhor compreensão dos distúrbios da motilidade e de seu manuseio, as fases da motilidade digestiva serão divididas didaticamente em motilidade gastroduodenal, do intestino delgado e do intestino grosso.

Motilidade gastroduodenal

O esvaziamento gástrico é regulado por um processo que reflete integração das forças propulsivas do estômago proximal, contrações do estômago distal, forças inibitórias do piloro e contrações do duodeno. A fisiologia da motilidade gastrointestinal tem características diversas conforme a fase do processo digestivo. Divide-se didaticamente em motilidade pós-prandial e interdigestiva (**Figura 10.4**).

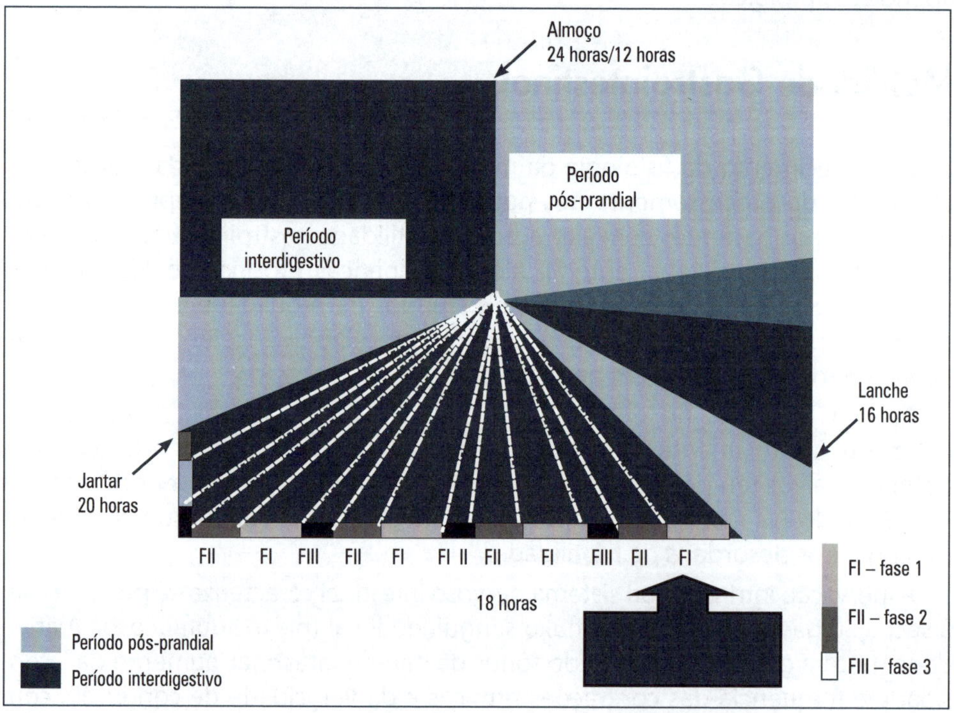

Figura 10.4 Circulação do conteúdo gástrico durante a contração peristáltica no estômago distal.

Motilidade pós-prandial

O padrão pós-prandial inicia-se imediatamente após a ingestão de alimentos. A visão e mastigação do alimento estimulam o estômago a contrair-se.

O esôfago não é apenas um tubo por onde passam os alimentos, mas apresenta padrões de movimentos e inervação próprios. Em estado de repouso, o esfíncter superior do esôfago (ESE) e o esfíncter inferior do esôfago (EIE) encontram-se fechados para evitar que o suco gástrico entre no esôfago e na traqueia. Durante a deglutição, a hipofaringe se contrai e o ESE se relaxa. No corpo do esôfago, uma contração peristáltica se propaga até o esôfago distal. Quando a contração peristáltica se inicia, o EIE se abre e permanece aberto até que a contração peristáltica o alcance.

Funcionalmente, o estômago pode ser dividido em uma porção proximal e uma porção distal, cada uma com funções motoras diferentes. O estômago proximal serve principalmente como um reservatório, acomodando o alimento e o contato com as secreções. A principal função da parte distal é misturar, triturar e conduzir o alimento até o piloro, esvaziando o conteúdo do estômago.

Vale destacar que, além da inervação intrínseca e extrínseca explicada anteriormente, outra estrutura envolvida no controle da motilidade gástrica é o chamado marcapasso gástrico. Localizado na grande curvatura do corpo proximal, consiste em uma área de maior densidade de células intersticiais de Cajal, promovendo atividade elétrica rítmica, as chamadas ondas lentas, e atividade contrátil fásica.

O estômago proximal (fundo e parte proximal do corpo) apresenta apenas atividade tônica que determina relaxamento para receber o alimento e promover sua acomodação e contato com as secreções. Essa atividade motora é influenciada pelo nervo vago e por hormônios circulantes (gastrina, colecistoquinina, secretina). O estômago distal (parte distal do corpo e antro) caracteriza-se por contrações peristálticas, com função de misturar, triturar e conduzir o alimento até o piloro.

Imediatamente depois da deglutição, observa-se relaxamento na porção proximal do estômago (relaxamento receptivo), com diminuição da pressão, para receber o alimento. Segue-se, na porção proximal do estômago, a fase de acomodação (relaxamento adaptativo), em que os alimentos continuam entrando e a pressão mantém-se controlada, a fim de permitir a função de armazenamento do estômago.

O estômago distal começa a contrair-se logo após a entrada do alimento no estômago, segundo padrão irregular inicialmente. Após alguns minutos, ocorre estabilização, e o estômago distal realiza três contrações peristálticas por minuto, no sentido do corpo para o antro, até o piloro. A força contrátil antral pós-prandial é mediada pela acetilcolina (fibras vagais excitatórias).

Vários fatores podem interferir na atividade motora antral (neural, humoral, farmacológica) e no esvaziamento gástrico (**Quadro 10.2**).

Quadro 10.2 Fatores que podem modular o esvaziamento gástrico

Fator	Efeito
Refeição	
Volume	Velocidade proporcional ao volume
Acidez	Lentifica
Osmolalidade	Hipertônica lentifica
Densidade calórica	Inversamente proporcional
Gordura	Lentifica
Certos aminoácidos (L-triptofano)	Lentifica
Outros	
Gordura ileal	Lentifica (freio ileal)
Distensão colorretal	Lentifica
Gravidez	Lentifica

Por muito tempo acreditou-se que o piloro mantinha-se fechado durante a maior parte do tempo. Entretanto, ao contrário, o piloro fica aberto a maior parte do tempo. Quando a contração peristáltica do antro chega ao piloro, uma pequena quantidade de quimo sai do estômago (1 mL a 4 mL por contração) antes que o piloro se feche (**Figura 10.5**). O restante do quimo retrocede em direção ao fundo gástrico. Alimentos maiores que 0,5 mm a 1,5 mm são retidos pelo piloro, que apresenta padrão de contrações rítmicas, algumas vezes com a frequência das contrações do antro (três por minuto), outras com a do duodeno (até 12 por minuto), ou com combinação de ambos. Essa medida evita que o duodeno se sobrecarregue de alimentos.

Todos os movimentos do estômago, piloro e duodeno objetivam o transporte dos alimentos, na direção e quantidade corretas.

O esvaziamento de líquidos ocorre conforme uma curva exponencial (**Figura 10.6**). Em geral, o esvaziamento inicia-se imediatamente, e em 30 minutos esvaziam-se cerca de 300 mL de líquido. O tempo que a refeição líquida permanece no estômago depende, entre outras variáveis, de seu valor osmótico e calórico (**Figura 10.7**).

O esvaziamento de alimentos liquidificados e sólidos inicia-se após uma fase prévia de retenção do alimento no estômago, variável conforme a consistência, composição e quantidade da refeição, em geral 5 e 22 minutos, respectivamente (**Figura 10.8**).

O esvaziamento do estômago pode demorar de 1 a 5 horas. Do duodeno ao cólon, o transporte pode demorar cerca de 90 minutos. Os restos alimentares podem permanecer cerca de 1 a 2 dias no intestino grosso.

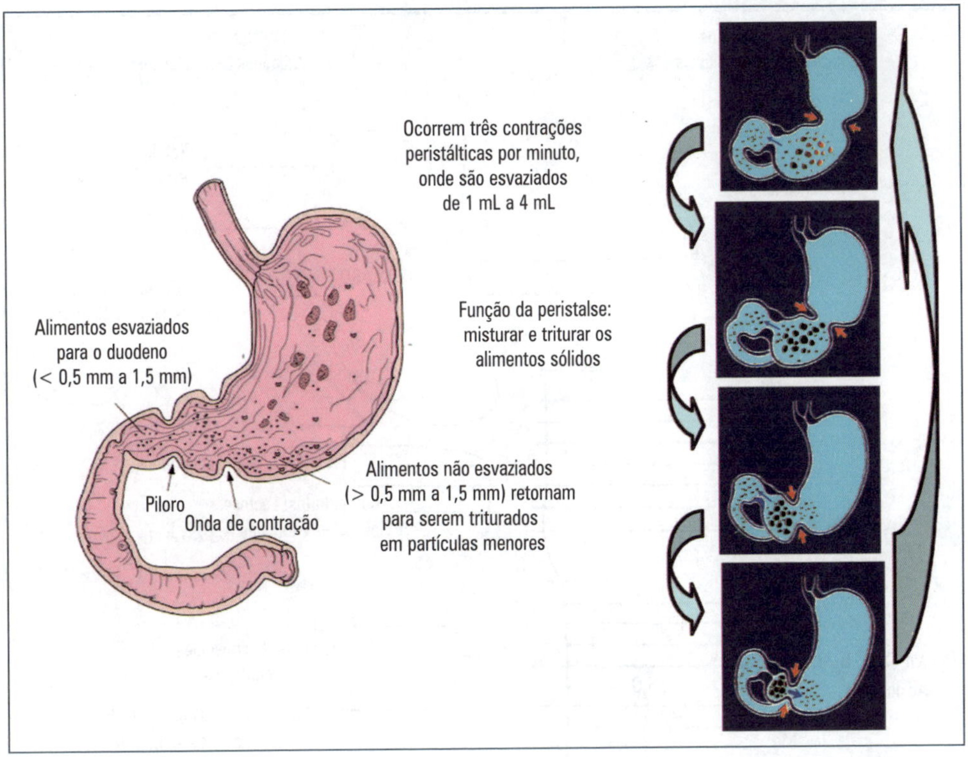

Figura 10.5 Velocidade de esvaziamento de dieta líquida, semilíquida e sólida. Fonte: Adaptada de Smout e Akkermans, 1992.

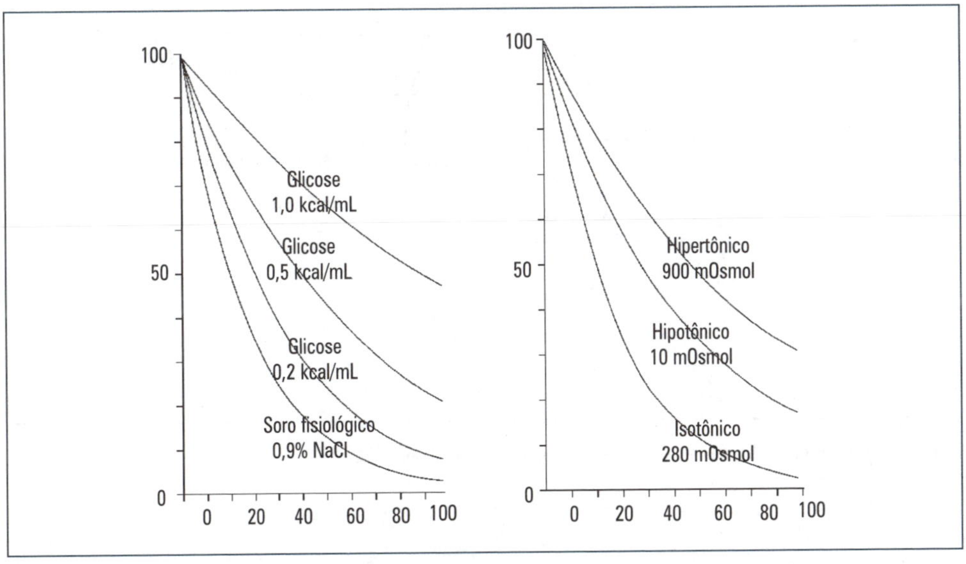

Figura 10.6 Influência do valor osmótico e calórico no esvaziamento.

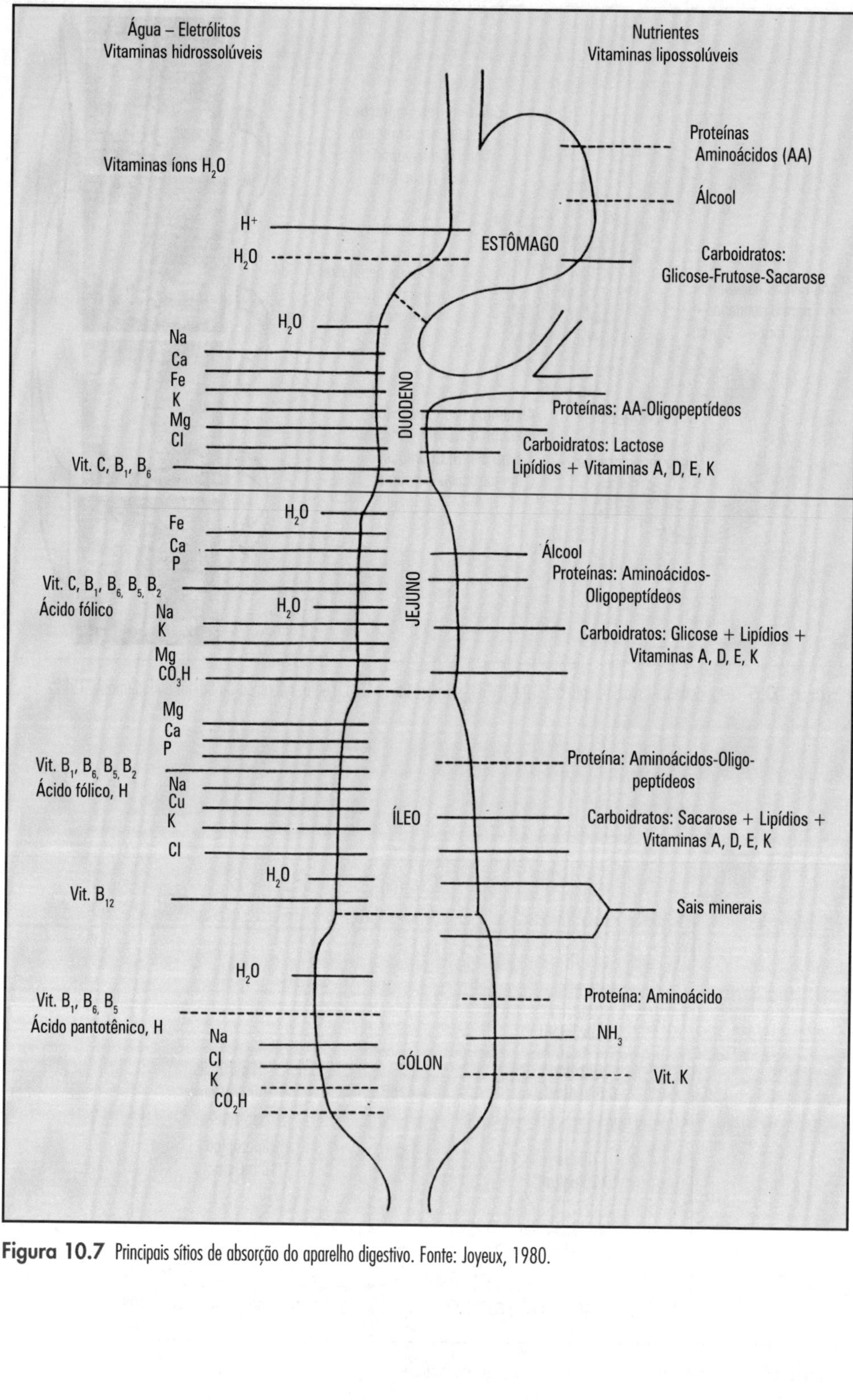

Figura 10.7 Principais sítios de absorção do aparelho digestivo. Fonte: Joyeux, 1980.

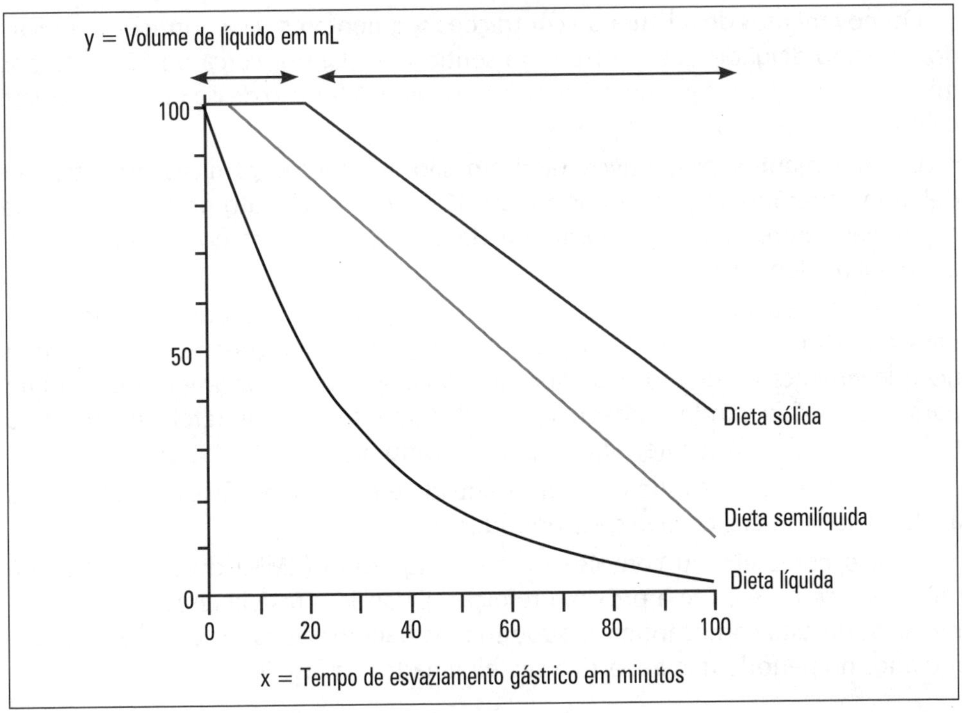

Figura 10.8 Representação das enzimas digestivas e absorção de carboidratos. Fonte: Adaptada de Greene III, 1978.

Motilidade interdigestiva

Inicia-se 4 a 6 horas após a refeição, ou ao término do período pós-prandial. Este é um período de jejum, que tem a duração de 90 a 100 minutos e esse ciclo de atividade motora periódica se repete até que seja feita uma nova refeição.

O padrão de jejum ou interdigestivo compreende três fases que se sucedem regularmente. Na fase I, o estômago permanece quase imóvel por cerca de 40 minutos. Na fase II, os movimentos peristálticos ocorrem em ritmo irregular por 40 minutos. O ritmo elétrico basal tem a frequência de três ondas lentas por minuto, que ganham maiores amplitude e frequência nos últimos minutos. Na fase III, os movimentos atingem força, amplitude e frequência máximas por 10 minutos. Depois da fase III, cessam as contrações e o estômago torna-se imóvel (fase I). Esse padrão cíclico dos movimentos gástricos que se repete a cada 90 minutos chama-se complexo motor migratório interdigestivo (CMMI). A função principal do CMM é "varrer" os restos de alimentos não digeridos (maiores que 0,5 mm a 1,5 mm) que ficaram retidos pelo piloro (fase III). Durante a fase III, o duodeno contrai-se (12 contrações por minuto, com sua frequência máxima).

Motilidade do intestino delgado

Os movimentos do intestino delgado são dois: movimentos de mistura e propulsivos.

Os movimentos de mistura ou contrações segmentares são contrações rítmicas do intestino delgado que ocorrem no sentido caudal por cerca de 12 vezes por minuto no duodeno e jejuno, e 8 a 9 vezes no íleo. A função dessa onda é misturar o conteúdo intestinal.

Os movimentos propulsivos também são contrações rítmicas do intestino delgado, anterógradas, que ocorrem até 12 vezes por minuto no duodeno, mas o intervalo entre elas pode aumentar de 5 a 25 segundos no sentido caudal, em geral no íleo terminal.

A válvula ileocecal (VIC) evita o fluxo retrógrado do conteúdo fecal do cólon para o intestino delgado. O esfíncter ileocecal, em condições normais, permanece levemente contraído e diminui a velocidade do esvaziamento do quimo para o ceco, facilitando a absorção. Imediatamente após as refeições ocorre o reflexo gastroileal, que intensifica o peristaltismo no íleo.

A motilidade no período de jejum se divide em três fases: fases I, II e III, iguais às do período interdigestivo gastroduodenal.

O ciclo completo ou complexo motor migratório (CMM) dura de 90 a 100 minutos e se repete até a próxima refeição. Quando a fase III chega ao íleo terminal, outra está começando no duodeno. As bactérias e os restos celulares acumulados no período não absortivo são eliminados na fase III.

Motilidade pós-prandial

O quimo gástrico, quando chega ao intestino delgado, transita lentamente, com velocidade constante, independentemente da consistência original da refeição, até o extremo distal. É a fase de absorção dos alimentos. Ocorrem contrações fásicas, de ritmo irregular. O número e a força dessas contrações dependem da composição dos alimentos ingeridos. É maior após dieta rica em glicose do que a rica em gordura, por exemplo. O tempo de trânsito é atrasado por influência de alimentos gordurosos. O estresse psíquico e o esforço físico podem acelerar ou retardar o trânsito do intestino delgado, respectivamente. Esses efeitos ocorrem por influência do nervo vago e do sistema simpático.

Motilidade interdigestiva

Durante o período interdigestivo, o intestino delgado está praticamente vazio. As substâncias sólidas indigeríveis se esvaziam do estômago durante a fase III do CMM. São transportadas pelo CMM com os restos celulares e outros detritos até o íleo distal em 90 minutos (5 cm a 10 cm por minuto). O papel principal do CMM é evitar estase e hipercrescimento bacteriano no intestino delgado.

Motilidade do intestino grosso

O fluxo no intestino grosso também é anterógrado e lento, podendo durar até sete dias, conforme avaliação por radiografia contrastada.

Os locais de retardo do trânsito são ceco e cólon ascendente (locais principais de absorção), e sigmoide e reto (locais de armazenamento). Não são necessários movimentos intensos para essas funções, razão pela qual os movimentos são mais lentos.

Mesmo nos pontos de maior rapidez de trânsito, este ainda é bem mais lento que no intestino delgado. Os movimentos do cólon, à semelhança do intestino delgado, são de propulsão e mistura.

Os movimentos de mistura ou haustrais ou contrações segmentares ocorrem por distensão intestinal produzida pela presença do quimo, e produzem contrações anelares no intestino grosso, o que confere ao cólon seu aspecto característico. Esse movimento é responsável pela mistura do conteúdo e por permitir contato direto com a mucosa, favorecendo a reabsorção de água e eletrólitos.

Os movimentos de massa consistem na contração do músculo circular ao longo do cólon, no sentido caudal, à velocidade de um centímetro por segundo. O bolo fecal pode permanecer parado por algumas horas e então se mover rapidamente por alguns centímetros e parar novamente para novo repouso prolongado. No sigmoide, o movimento de massa pode determinar a evacuação, embora esta possa ser inibida voluntariamente.

Logo após as refeições, por liberação hormonal, a atividade elétrica e motora do cólon aumenta muito durante 30 a 60 minutos. Essa atividade, conhecida como reflexo gastrocólico, dura cerca de uma hora, e favorece a evacuação após as refeições.

No intestino grosso não ocorre o complexo motor migratório.

Motilidade pós-prandial

Alguns minutos depois da ingestão de alimentos, a atividade motora do cólon aumenta muito durante 30 a 60 minutos. É a resposta ou reflexo gastrocólico, que induz haustrações intensas e às vezes contrações maciças do cólon, que podem gerar sensação de necessidade de evacuação. A secreção gástrica de gastrina e colecictoquinina, induzida pelo início da refeição, também origina o reflexo gastrocólico. Não ocorre o padrão pós-prandial visto no estômago e no intestino delgado.

Motilidade interdigestiva

No intestino grosso não existe o equivalente ao CMM. Caso ocorressem, as evacuações se processariam a cada 90 minutos durante o jejum e comprometeriam a reabsorção de água e eletrólitos. O intestino grosso nunca está vazio.

Regulação dos Processos Digestivos

O processo digestivo consiste em uma série de transformações sequenciais deflagrada por mediadores químicos, endócrinos e estímulos diversos, desenvolvidos pelo aparelho digestivo com a finalidade de possibilitar a melhor absorção alimentar.

A digestão inicia-se na boca, onde a mastigação e a insalivação reduzem os alimentos sólidos a uma massa de menor tamanho, auxiliados pela movimentação da língua. Segue-se a deglutição voluntária e/ou reflexa, que conduz o bolo alimentar ao estômago.

A regulação da secreção cloridropéptica e o esvaziamento gástrico ocorrem pela ação integrada de hormônios gástricos (gastrina, enteroglucagon e 5-hidroxitriptamina) e mediadores químicos do sistema nervoso autônomo (catecolamina e acetilcolina).

A intrincada modulação de todas as funções é de responsabilidade dos hormônios gastrointestinais (**Quadro 10.3**).

A motilidade gastrointestinal normal depende da composição química do alimento. O efeito de diferentes alimentos na motilidade ocorre, em grande parte, em decorrência dos hormônios liberados pelo trato gastrointestinal que regulam, por *feedback*, o esvaziamento gástrico e os movimentos intestinais. Juntos, alguns desses hormônios e outros mediadores, atuam a nível de sistema nervoso central para coordenar a motilidade com a saciedade, a ingestão alimentar e o equilíbrio energético. Por exemplo, a chegada excessiva de nutrientes não digeridos no íleo e cólon, que eventualmente ocorre em situações de má-absorção intestinal, deflagra a inibição da motilidade gastrointestinal e a redução do esvaziamento gástrico, fato chamado de "freio ileal". Alguns hormônios gastrointestinais retardam o esvaziamento, enquanto outros servem para acelerar o processo, conforme visto na **Quadro 10.4**.

Quadro 10.3 Hormônios gastrointestinais

Hormônio	Local de produção	Estímulo para liberação	Ação
Gastrina	Mucosa do antrogástrico	Distensão mecânica do piloro e/ou presença de peptídeos no piloro.	Secreção do suco gástrico, principalmente ácido clorídrico.
Secretina	Pâncreas	Presença de gorduras, polipeptídeos e do quimo ácido no duodeno.	Secreção do suco pancreático, principalmente enzimas digestivas.
Colecistocinina	Pâncreas	Presença de gorduras, polipeptídeos e do quimo ácido no duodeno.	Secreção do suco pancreático, principalmente enzimas digestivas.
Enterogastrona	Intestino	Presença de gordura no intestino.	Inibição da secreção de ácido pelo estômago.

Quadro 10.4 Hormônios gastrointestinais – efeitos na motilidade

Hormônios que retardam a motilidade gastrointestinal	Hormônios que aceleram a motilidade gastrointestinal
Colecistoquinina	Motilina
Leptina	Grelina
Glucagon	
Peptídeo YY	
GLP-1	
GLP-2	
Enterostatina	
Oxintomodulina	

Fonte: Adaptado de Goyal *et al.*

O quimo penetra no duodeno, tendo seu pH neutralizado pela volumosa secreção das glândulas de Brünner. A mudança do pH favorece a imediata ação das enzimas pancreáticas e ativação do tripsinogênio em tripsina.

De outro lado, para manter a osmolaridade do quimo semelhante à do plasma, é necessário que haja fluxos bidirecionais de íons e fluidos entre o meio interno e o lúmen intestinal.

As enzimas responsáveis pela digestão e absorção encontram-se na **Quadro 10.5.**

Quadro 10.5 Enzimas digestivas

Local de atuação	Enzimas	Local de produção	Substrato
Boca e estômago	Amilase Pepsinogênio	Glândulas salivares Estômago Piloro Duodeno	Amido Proteínas
Intestino delgado	Amilase	Pâncreas	Amido
	Lipase	Pâncreas Monoglicerídeos	Triglicerídeos Diglicerídeos Ácido graxo, glicerol
	Fosfolipase A2	Pâncreas	Fosfolipídios

(continua)

Quadro 10.5 Enzimas digestivas *(Continuação)*

Local de atuação	Enzimas	Local de produção	Substrato
	Colesterol Esterase Tripsinogênio	Pâncreas Pâncreas	Éster de colesterol Proteínas e peptídeos
	Maltase	Borda em escova	Maltose
	Invertase	Borda em escova	Sacarose
	Lactase	Borda em escova	Lactose
	Aminopeptidase	Borda em escova	Polipeptídeos
	Dipeptidases	Borda em escova	Dipeptídeos

Fonte: Adaptado de Mitchell *et al.*

Os movimentos peristálticos não promovem a mistura do quimo às secreções digestivas e favorecem o trânsito do conteúdo intestinal ao longo de seu comprimento, garantindo digestão e absorção adequadas.

A regulação da motilidade intestinal é função do sistema intrínseco, representado pelos plexos mioentérico e submucoso, e do sistema nervoso autônomo.

Didaticamente, a digestão pode ser dividida em três fases.

Fases da digestão

A **fase cerebral** do processo digestivo inicia-se com o simples pensamento, visão, cheiro ou paladar de algum alimento. O hipotálamo estimula o nervo vago que, por meio de sua atividade colinérgica, estimula as secreções das glândulas salivares, do estômago e do pâncreas. A atividade secretória dessa fase representa 20% a 40% da atividade secretória máxima. A cavidade oral tem papel importante nessa fase. A mastigação promove trituração e mistura de alimentos sólidos. Ocorre liberação de amilase salivar, lipase lingual e fator R, com o início da digestão dos alimentos, o que favorece a deglutição do bolo, que será conduzido pelo esôfago até o estômago.

A fase seguinte ou **fase gástrica** é também mediada pelo nervo vago.

A presença do alimento no fundo gástrico determina, além do aumento do estímulo colinérgico, a distensão gástrica, com consequente liberação de histamina, gastrina, ácido clorídrico, fator intrínseco, pepsinogênio I e II e lipase gástrica. No estômago, por ação de três enzimas, lipase gástrica, pepsina e amilase salivar, ocorre digestão parcial de gorduras, proteínas e carboidratos, respectivamente, que representa 20% a 30% da digestão total.

A terceira fase, **fase intestinal**, ocorre com a entrada do quimo no duodeno, que, por apresentar um pH ácido, estimula a secreção de secretina pelas células neuroendócrinas do duodeno e jejuno, que estimula a liberação pancreática de bicarbonato. O pH intraluminal ácido no bulbo duodenal é então neutralizado pelo bicarbonato secretado. A presença de proteína e gordura estimula a secreção de colecistoquinina, que causa contração da vesícula biliar, com aumento da excreção de bile e estímulo da secreção de enzimas pancreáticas.

A maior parte da digestão dos macronutrientes ocorre no jejuno. O quimo intestinal no íleo é composto principalmente por carboidratos não digeridos (fibras), vitamina B12 ligada ao fator intrínseco, água e eletrólitos. Os nutrientes que escapam da absorção do jejuno podem ser absorvidos no íleo.

A transferência do quimo do lúmen intestinal para o meio interno é chamada absorção e depende do contato com a superfície mucosa intestinal. A absorção dos nutrientes pode ocorrer por difusão passiva, por transporte ativo, em menor proporção mediados pela adenosina trifosfato como carreadora, como é o caso de glicose, galactose, alguns aminoácidos e eletrólitos, e ainda por pinocitose. Assim, a **Figura 10.9** indica os locais preferenciais de absorção dos macro e micronutrientes.

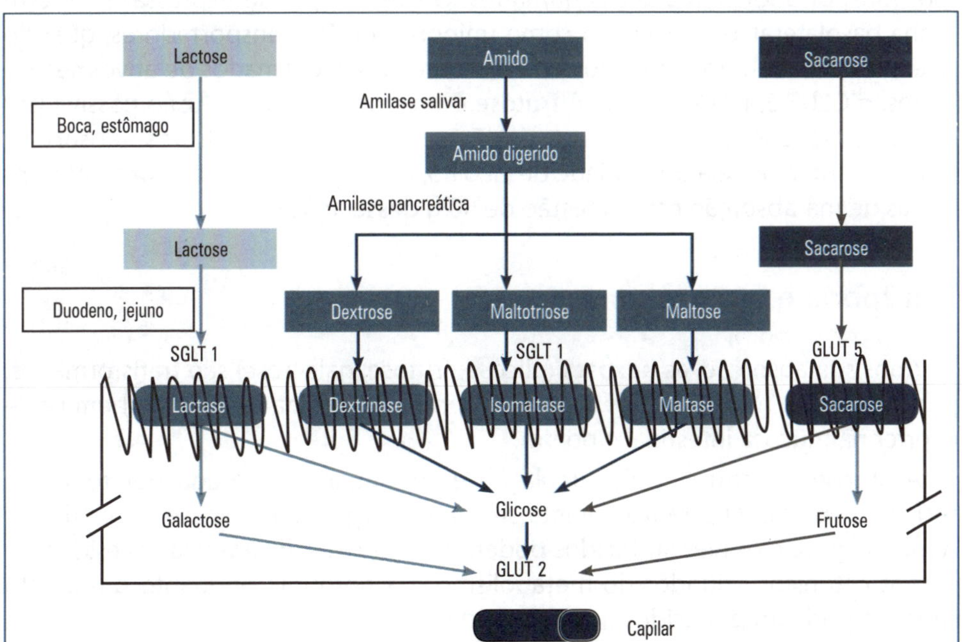

Figura 10.9 Digestão e absorção das proteínas. SGLT-1: cotransportador sódio-glicose 1; GLUT: transportador de glicose.

Carboidratos

Digestão e absorção

Amido (60%), sacarose (30%) e lactose (10%) são os carboidratos mais frequentemente ingeridos e representam cerca de 50% das calorias ingeridas. As fontes principais são cereais, pão e vegetais. O amido (principal polissacarídeo) inicia sua digestão na boca por ação da amilase salivar, que é inativada pela acidez gástrica, após curta ação em fundo gástrico. A amilase pancreática é a principal responsável pela digestão do amido em oligossacarídeos.

Os produtos da digestão do amido, as maltodextrinas, com a sacarose e a lactose, são hidrolisados por outras enzimas presentes na borda em escova do intestino. São elas: sacarase, lactase, maltase e invertase. Os produtos finais da digestão de carboidratos são glicose, frutose e galactose (**Figura 10.9**). Esses produtos passam para a célula da mucosa intestinal, para os capilares sanguíneos e, então, para a veia porta, onde são metabolizados.

A glicose e a galactose são absorvidas por transporte ativo sódio-dependente.

Esse transporte ocorre em duas etapas: inicialmente a glicose acumula-se no epitélio do lúmen intestinal pelo cotransportador Na^+/glicose (SGLT1) e posteriormente passa para o sangue através da membrana basolateral com o auxílio do transportador de glicose 2 (GLUT 2). O GLUT 2, assim como o GLUT 3, 5 e outros, são transportadores intestinais humanos. O GLUT 2, por se expressar na membrana basolateral, é classificado como uniportador. Os transportadores, quando se expressam na borda em escova da membrana, são chamados de ativos secundários, o GLUT 5, por exemplo. A frutose é transportada por difusão passiva por dois uniportadores, o GLUT 2 e o GLUT 5. A quantidade de frutose absorvida pode ser limitada pela quantidade de GLUT 5, e 80% da população apresenta sintomas de má-absorção com ingestão de 50 g desse açúcar.

Transporte e armazenamento

Após sua absorção, as hexoses (glicose, frutose, galactose) são transformadas, principalmente no fígado, em glicose. A transformação da frutose também pode ocorrer na mucosa intestinal e no rim.

A glicose distribuída pela circulação é continuamente usada por todos os tecidos corporais. O cérebro salienta-se como o órgão mais glicose-dependente. A musculatura e os demais tecidos podem derivar parte da energia necessária de corpos cetônicos oriundos do metabolismo das gorduras, enquanto o músculo cardíaco pode utilizar ácidos graxos e ácido lático.

Parte da glicose sanguínea provém da absorção portal dos produtos da digestão de carboidratos. O restante vem da hidrólise da glicose-6-fosfato (G-6-P).

A G-6-P provém do glicogênio pela glicogenólise ou de outros precursores (glicogênese), em que se destaca a gliconeogênese, "que indica a formação de glicose *de novo* a partir de fontes que não hidratos de carbono".

O glicogênio armazenado no fígado é o bastante para fornecer glicose para o organismo por 12 a 24 horas.

No jejum prolongado, fígado, rim e endotélio intestinal podem formar glicose por meio do glicerol (derivado da hidrólise do triglicerídeo), oxalacetato e alfacetopiruvato (derivado do catabolismo de aminoácidos).

Proteínas

Digestão e absorção

A digestão da proteína tem início no estômago, em meio ácido, por ação da pepsina secretada pela mucosa gástrica, a partir de seu precursor pepsinogênio. A proteólise gástrica depende do pH, do esvaziamento gástrico e do tipo de proteína ingerido. A digestão gástrica decompõe as proteínas em proteose, peptonas e polipeptídeos maiores. As proteases pancreáticas são secretadas como proenzimas e ativadas pela tripsina na luz duodenal.

As proteases são classificadas em endopeptidases (tripsina, quimotripsina e elastase) e exopeptidases (carboxipeptidases A e B). O produto final da digestão intraluminal consiste em aminoácidos e pequenos peptídeos, com 2 a 6 aminoácidos. A absorção ocorre como aminoácidos, di e tripeptídeos. A eficiência da absorção é maior para os dipeptídeos que para os aminoácidos.

A concentração das dipeptidases na borda em escova e citoplasma mostra que os di e tripeptídeos são absorvidos principalmente nessa forma e que no citoplasma sofrem ação da peptidase intracelular e são convertidos em aminoácidos, e só então transportados pela circulação portal. O sistema de absorção de dipeptídeos é único para os 400 dipeptídeos diferentes e é múltiplo para os 20 aminoácidos (nove sistemas diferentes na borda em escova e cinco dos quais na membrana basolateral). Possivelmente, essas diferenças explicam a maior facilidade de absorção dos di e tripeptídeos, se comparados com aminoácidos.

A **Figura 10.10** mostra a digestão e absorção das proteínas.

Transporte e armazenamento

Os aminoácidos intestinais são transportados via circulação portal sob a forma livre.

Os aminoácidos são rapidamente removidos da circulação, sendo ofertados por todos os tecidos e órgãos corpóreos. No entanto, diferentemente do que ocorre com carboidratos e lipídios, os aminoácidos não são armazenados.

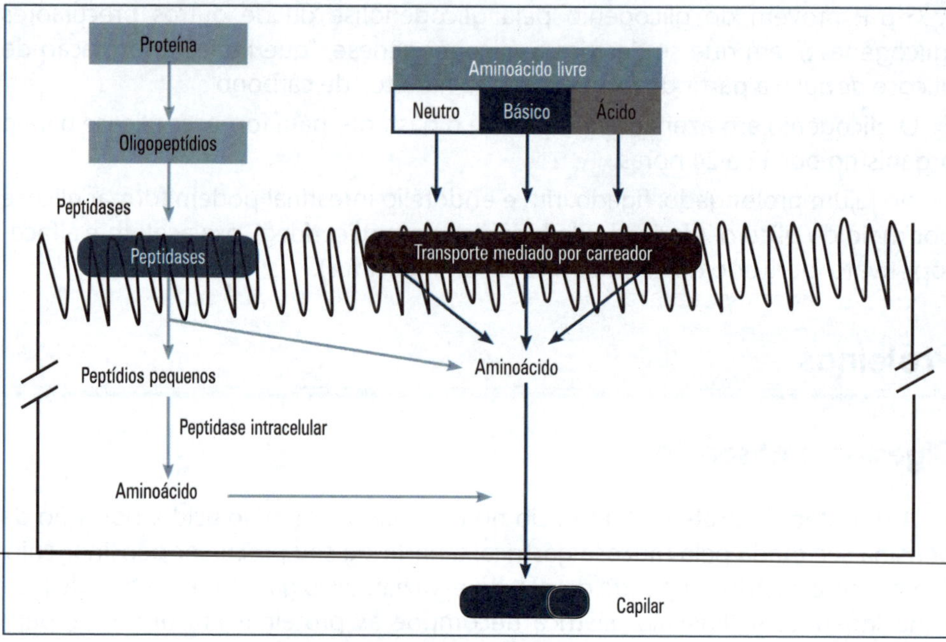

Figura 10.10 Digestão e absorção das proteínas. Fonte: Adaptada de Wilson e Dietschy, 1971.

Lipídios

Digestão e absorção

O processo digestivo gástrico das gorduras ocorre mais lentamente do que o dos demais macronutrientes, em função do retardo do esvaziamento gástrico, provocado pela liberação de enterogastrona graças ao estímulo do lipídio no duodeno.

Os triglicerídeos representam cerca de 90% a 95% dos lipídios ingeridos e cerca de 60 a 100 g/d. A estrutura química dos triglicerídeos consiste em três ácidos graxos de cadeia longa unidos a uma molécula de glicerol. A insolubilidade dos lipídios em água determina um mecanismo particular para sua digestão e absorção, o que garante absorção de até 95% dos triglicerídeos ingeridos.

Recentemente verificou-se a presença da lipase gástrica (tributirinase), capaz de resistir ao ambiente ácido e às proteases gástricas e promover lipólise mesmo na ausência de sais biliares. A lipase gástrica hidrolisa parte dos triglicerídeos, preferencialmente de cadeia curta. Sua presença favorece a lipólise intestinal, podendo até compensar parcialmente casos de eventual redução da lipase pancreática.

A digestão das gorduras no duodeno ocorre por atuação das enzimas pancreáticas. A lipase e a colipase atuam sobre os triglicerídeos, com hidrólise e formação de diglicerídeos, monoglicerídeos, ácidos graxos livres e glicerol. A fosfolipase A2 transforma os fosfolipídios em fosfatídios e ácidos graxos, ácido fosfórico e bases. A enzima colesterol esterase hidrolisa os ésteres de colesterol em colesterol livre e ácidos graxos. O movimento peristáltico do intestino e a solubilização das gorduras com os sais biliares facilitam a atuação das enzimas pancreáticas.

Os produtos da quebra das gorduras formam complexos com os sais biliares, denominados micelas. Essas micelas permitem que as gorduras sejam transportadas para o citoplasma intracelular, e os sais biliares permanecem no lúmen intestinal para nova atuação até serem reabsorvidos no íleo e reconduzidos ao fígado (circulação êntero-hepática).

As gorduras no citoplasma são carreadas por uma proteína até o retículo liso, onde sofrerão nova reesterificação, reconstituindo novamente os triglicerídeos, éster de colesterol e fosfolipídios. Após a reesterificação, esses compostos se unem, formando uma grande partícula, que é revestida por proteína, denominada quilomícron.

Os fosfolipídios cobrem a camada externa do quilomícron com face para a camada aquosa. No interior encontram-se os triglicerídeos e ésteres de colesterol, representando 80% da massa total. As apoproteínas auxiliam na captação dos quilomícrons e em seu metabolismo. Os quilomícrons alcançam o sistema linfático até o ducto torácico e caem na corrente sanguínea na junção das veias subclávia esquerda e jugular interna esquerda, sendo levados ao fígado para metabolização.

Os triglicerídeos de cadeia média são absorvidos intactos diretamente (30%) ou são hidrolisados pela lipase pancreática em ácidos graxos livres. Esses ácidos graxos, por serem mais hidrossolúveis, passam rapidamente para o citoplasma, onde não são reesterificados e não formam quilomícrons, sendo transportados diretamente pelo sistema capilar intestinal até a veia porta.

As vitaminas lipossolúveis A, D, E e K também são absorvidas na forma micelar. A **Figura 10.11** mostra a digestão e absorção dos lipídios.

Transporte e armazenamento

Os quilomícrons hidrossolúveis constituem a alternativa para o transporte plasmático de ácidos graxos.

Na linfa e no sangue, os quilomícrons modificam-se com a adição de apolipoproteína. Os quilomícrons modificados interagem com a enzima lipase-lipoproteína endotelial, também conhecida como fator clareador.

A remoção plasmática dos quilomícrons modificados ocorre em aproximadamente uma hora, com rápida hidrólise em ácido graxo e glicerol.

Os ácidos graxos liberados ligam-se à albumina sérica.

De outro lado, os lipídios sintetizados no fígado são transportados no plasma ligados a lipoproteínas até o tecido adiposo e demais órgãos.

As lipoproteínas, classificadas conforme densidade de centrifugação, são lipoproteínas de densidade muito baixa (VLDL), lipoproteína de densidade elevada (HDL) e lipoproteína de baixa densidade (LDL).

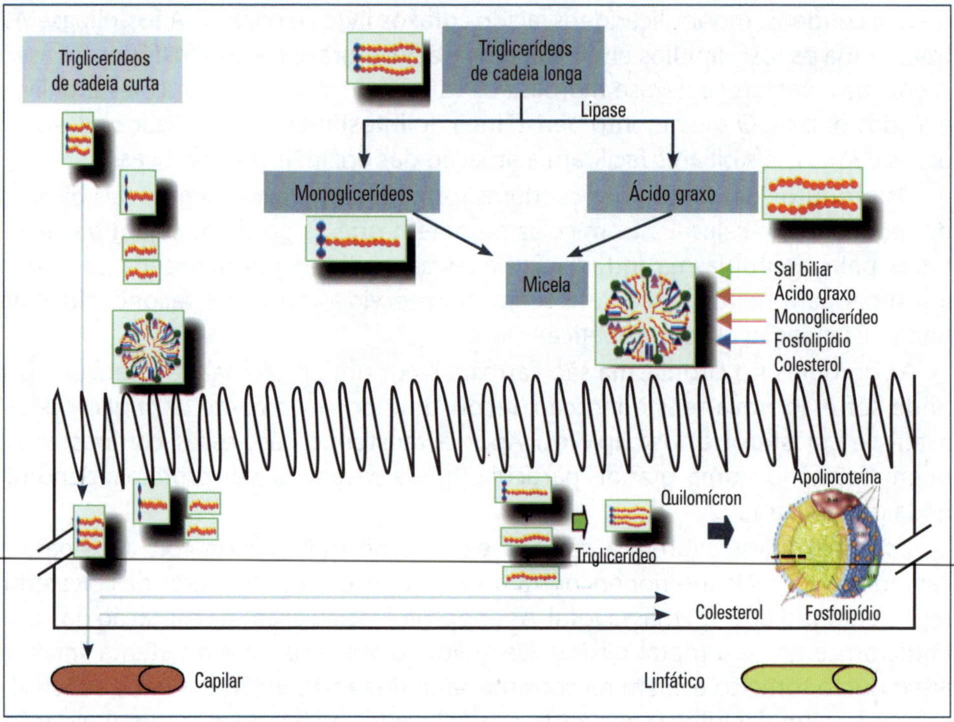

Figura 10.11 Digestão e absorção dos lipídios.

Vitaminas e Minerais

A digestão, a absorção, o transporte e o armazenamento de todas as vitaminas e minerais podem ser vistos detalhadamente nos capítulos específicos.

Microbiota e Metabolismo dos Nutrientes

O tubo digestório é o meio pelo qual nosso organismo entra em contato de maneira mais intensa com o meio externo, expondo-se, portanto, a uma variedade enorme de agentes, sejam eles bactérias, fungos, vírus ou arqueias, os quais compõem a microbiota intestinal. O conjunto de genes da microbiota intestinal (microbioma) é estimado em cerca de 3 milhões de genes, cerca de 150 vezes maior que o genoma humano. A microbiota intestinal é essencial para o metabolismo humano, fornecendo enzimas que o corpo humano não produz, como as que degradam polissacarídeos e peptídeos e sintetizam vitaminas.

A microbiota participa diretamente da metabolização de nutrientes e vitaminas a partir dos alimentos, principalmente por meio da fermentação de carboidratos não absorvíveis, o que leva a produção dos ácidos graxos de cadeia curta

(AGCC). Estes têm, entre variadas funções, papel de nutrir os enterócitos e regular o metabolismo energético.

A microbiota intestinal também participa diretamente do metabolismo dos ácidos biliares, alterando não apenas a metabolização como a sinalização desses ácidos, contribuindo para digestão e absorção de gorduras e vitaminas lipossolúveis. Com relação às proteínas, trabalhos mostraram que a microbiota tem capacidade proteolítica considerável, convertendo proteínas não digeridas em peptídeos e aminoácidos, variando o grau de atividade entre a população colônica e ileal.

Há mais de 40 anos que também é reconhecido o papel da microbiota na síntese de algumas vitaminas, como a vitamina K e as vitaminas do complexo B (biotina, cobalamina, riboflavina, tiamina e folato). Essas vitaminas são fundamentais para o metabolismo bacteriano, como também para o próprio indivíduo.

Receptores de paladar no intestino

Além de seu papel na absorção de nutrientes, o trato gastrointestinal é um local onde ocorre a detecção de nutrientes e são desencadeadas respostas biológicas complexas envolvendo sinais humorais e neurais. Células gastrointestinais diversas expressam as moléculas de sinalização de sabor amargo, incluindo células enteroendócrinas, células da borda em escova, células caliciformes e células de Paneth.

Durante décadas, pensou-se que os receptores de sabor amargo (TAS2R) estavam localizados apenas nas papilas valadas da parte posterior da língua e serviam como sensores de nutrientes e substâncias nocivas. No entanto, nos últimos anos, o TAS2R também foi relatado em tecidos extraorais, como pele, pulmões e intestino, em que sua função ainda é incerta.

As células enteroendócrinas expressam TAS2R, que atuam como sensores de nutrientes, podem modular a secreção de diferentes êntero-hormônios por meio da α-gustducina.

Os principais êntero-hormônios envolvidos são grelina, peptídeo 1, peptídeo YY e colecistocinina (CCK). Os principais efeitos de alguns desses êntero-hormônios são exercidos no nervo vago, com um aumento da sensação de saciedade e alteração da motilidade do trato gastrointestinal. Os êntero-hormônios também desempenham um papel crucial coordenando a digestão, o esvaziamento gástrico, a absorção, a produção de alimentos e a homeostase metabólica geral.

As células tufo expressam receptores amargos, doces e umami e atuam como células epiteliais quimiossensoriais. Essas células detectam principalmente helmintos e protozoários e sua ativação leva à produção de citocinas e aumentam a resposta imunológica. As células de Goblet e Paneth encontradas nas criptas jejunais também expressam TAS2R. A ativação desses receptores pode modular a expressão de RNA mensageiro (mRNA) de peptídeos antimicrobianos (α-defensina, β-defensina e REG3A), genes codificadores de proteínas do muco e mucinas e quimiocinas.

Assim, surgem evidências de que receptores de sabor amargo no intestino humano desempenham papéis na regulação do sistema imunológico inato e metabólicos no contexto da obesidade. Dessa forma, investigações nesse campo podem abrir novos caminhos para intervenções com moléculas bioativas ou agonistas do TAS2R direcionadas à ativação de TAS2R e determinar farmacoterapia personalizada no tratamento de doenças inflamatórias e desordens metabólicas como a obesidade.

Conclusão

O conhecimento da anatomia do TGI, da fisiologia da motilidade e sua regulação, da digestão, absorção e processamento dos nutrientes, favorece o melhor aproveitamento nutricional.

Graças aos avanços nas técnicas de exploração do TGI, pode-se aprimorar os cuidados apropriados e, muitas vezes, preventivos nos transtornos da motilidade.

Minicaso Clínico

CMM, uma mulher de 30 anos com história de diabetes *mellitus* tipo 1 apresenta sintomas de náuseas crônicas, distensão abdominal e episódios de diarreia. Ela foi internada em decorrência de desidratação e perda significativa de peso. A história médica revela que CMM tem enfrentado dificuldades com a adesão ao tratamento e alterações na motilidade gastrointestinal, especialmente após as refeições.

Exame físico: desidratada, com leve distensão abdominal, dor à palpação na região epigástrica. Os sinais vitais mostram frequência cardíaca elevada e pressão arterial levemente baixa.

Exames laboratoriais: hemograma com leve anemia, hiponatremia e hipocalemia, hiperglicemia

Com base na história clínica e nos dados apresentados, qual é a abordagem inicial mais adequada para o manejo clínico:

- **a.** Prescrever dieta líquida baixa em carboidratos e iniciar hidratação intravenosa.
- **b.** Iniciar terapia nutricional enteral com fórmula hiperglicêmica.
- **c.** Realizar endoscopia digestiva alta para avaliar a motilidade gastrointestinal.

Análise das alternativas

- **a.** Prescrever dieta líquida baixa em carboidratos e iniciar hidratação intravenosa.

Parcialmente adequada. Iniciar hidratação intravenosa é essencial para corrigir a desidratação e as alterações eletrolíticas; no entanto, a restrição de carboidratos pode não abordar os distúrbios da motilidade.

b. Iniciar terapia nutricional enteral com fórmula hiperglicêmica.

Incorreta. Embora a terapia nutricional enteral possa ser uma abordagem para melhorar a nutrição, uma fórmula hiperglicêmica não é apropriada, já que apresenta níveis elevados de glicose. Isso pode exacerbar sua condição e não ajudar na motilidade gastrointestinal prejudicada.

c. Realizar uma endoscopia digestiva alta para avaliar a motilidade gastrointestinal.

Correta. Dada a presença de sintomas como náuseas crônicas e distensão abdominal, além da história de diabetes que pode afetar a motilidade gastrointestinal, a endoscopia digestiva alta é uma ferramenta diagnóstica útil. Isso permitirá a avaliação direta da mucosa e a possibilidade de identificar distúrbios relacionados com a motilidade, além de descartar outras condições, como obstruções ou lesões.

Assim, no contexto do tratamento da motilidade gastrointestinal e da nutrição em pacientes como CMM, a avaliação direta por meio de uma endoscopia digestiva alta é fundamental para diagnóstico preciso e manejo adequado, enquanto a endoscopia pode fornecer informações valiosas sobre a interação entre a diabetes e a motilidade gastrointestinal.

Bibliografia

Barbuti RC, et al. Absorção de nutrientes: In: Zaterka S, Passos MCF, Chinzon D. Tratado de Gastroenterologia: da graduação à pós-graduação. 3. ed. Rio de Janeiro: Atheneu; 2023. p. 221-40.

Baker JR, Curtin BF, Moshiree B, Rao SSC.. Organizing and developing a GI motility lab in community practice: challenges and rewards. Curr Gastroenterol Rep. 2022;24(6):73-87.

Beyers PL. Digestão, absorção, transporte e excreção dos nutrientes. In: Mahan LK, Raymond JL. Krause: alimentos, nutrição e dietoterapia. São Paulo: Roca; 2018.

Descamps-Solà M, Vilalta A, Jalsevac F, Blay MT, Rodríguez-Gallego E, Pinent M, et al. Bitter taste receptors along the gastrointestinal tract: comparison between humans and rodents. Front Nutr. 2023;10:1215889.

Fox MR, Kahrilas PJ, Roman S, Gyawali CP, Scott SM, Rao SS, et al. Clinical measurement of gastrointestinal motility and function: who, when and which test? Nat Rev Gastroenterol Hepatol. 2018;15(9):568-79.

Goyal RK, Guo Y, Mashimo H. Advances in the physiology of gastric emptying. Neurogastroenterol Motil. 2019;31(4): e13546.

Guyton AC, Hall JE. Textbook of medical physiology. 14. ed. Philadelphia: WB Saunders; 2020.

Hawkey CJ, Bosch J, Richter JE, Garcia-Tsao G, Chan FKL. Textbook of clinical gastroenterology and hepatology. 2nd ed. Hoboken: Wiley-Blackwell; 2012.

Krevsky B, Urbain JLC, Maurer AH, Fisher RS. Motility symposium – gastroduodenal motility and dysmotility: an update on techniques available for evaluation. Am J Gastroenterol. 1995;90(6):869-92.

Liu W, Jin Y, Wilde PJ, Hou Y, Wang Y, Han J. Mechanisms, physiology, and recent research progress of gastric emptying. Crit Rev Food Sci Nutr. 2021;61(16):2742-55.

Omer E, Chiodi C. Fat digestion and absorption: normal physiology and pathophysiology of malabsorption, including diagnostic testing. Nutr Clin Prac. 2024:39 Suppl 1: S6-16.

Rowland I, Gibson G, Heinken A, Scott K, Swann J, Thiele I, et al. Gut microbiota functions: metabolism of nutrients and other food components. Eur J Nutr. 2018;57(1):1-24.

Teixeira da Silva ML, Gama-Rodrigues J. Motilidade, digestão, absorção e processamento dos nutrientes. In: Waitzberg DL. Nutrição oral, enteral e parenteral na prática clínica. 3. ed. Rio de Janeiro: Atheneu; 2004. p.151-66.

Tuzim K, Korolczuk A. An update on extra-oral bitter taste receptors. J Transl Med. 2021;19(1):440.

Waitzberg DL, Silva MCGB, Teixeira da Silva ML, Pinto Júnior PE, Correia BFC, Borges VC, et al. Estado atual do emprego de triglicerídeos de cadeia média em nutrição enteral e parenteral. GED. 1986;5:103-11.

Xiao Y, Xu L.Prevalence and risk factors of enteral feeding intolerance in critically ill patients and the effectiveness of preventive treatments: a prospective study. Saudi J Med Med Sci. 2023;11(2):135-42.

11

Microbiota e Disbiose

Philippe Marteau ◆ Bianca Depieri Balmant ◆ Joel Doré

Mensagens Principais

- A biodiversidade e riqueza da microbiota intestinal são cruciais para a estabilidade e saúde do hospedeiro, permitindo que alterações na microbiota sejam, em muitos casos, reversíveis.
- A disbiose pode manifestar-se por excesso de microrganismos patogênicos, deficiência de microrganismos benéficos ou diminuição da biodiversidade.
- O diagnóstico da disbiose envolve tecnologias como sequenciamento de nova geração (NGS), reação em cadeia da polimerase (PCR) quantitativa e metagenômica e permite análises detalhadas da microbiota. Ferramentas de triagem, como o Questionário Dys-R, são úteis para uma avaliação inicial dos sintomas.
- As intervenções terapêuticas para a modulação da microbiota na disbiose incluem: probióticos e prebióticos, antibióticos seletivos, modulação dietética e transplante de microbiota fecal (TMF)

Objetivos

O objetivo deste capítulo é compreender a complexidade e relevância da microbiota intestinal (MI) para a saúde humana e avaliar as consequências e o tratamento da disbiose.

Introdução

A microbiota refere-se ao conjunto de microrganismos que colonizam diversas regiões do corpo humano, com destaque para o trato gastrointestinal. Esse sistema representa um ecossistema microbiano altamente complexo, desempenhando papéis fundamentais na manutenção da saúde. O termo microbioma, por sua vez, abrange o material genético desses microrganismos e suas interações funcionais com o hospedeiro.

A composição da microbiota varia de acordo com a localização no corpo. No intestino, quatro filos bacterianos predominam: *Bacteroidetes*, *Firmicutes*, *Actinobacteria* e *Proteobacteria*. O filo *Bacteroidetes*, que inclui gêneros como *Bacteroides* e *Prevotella*, é responsável pela fermentação de polissacarídeos. O filo *Firmicutes*, com gêneros como *Clostridium*, *Lactobacillus* e *Faecalibacterium*, auxilia na digestão de fibras e na produção de ácidos graxos de cadeia curta (AGCC). O filo *Actinobacteria*, representado principalmente pelo gênero *Bifidobacterium*, desempenha um papel crucial na fermentação de açúcares. Por fim, o filo *Proteobacteria*, que inclui *Escherichia coli*, abrange microrganismos que podem tornar-se patogênicos em situações de desequilíbrio da microbiota.

A relevância da MI para a saúde humana é multifacetada. Metabolicamente, ela fermenta fibras alimentares, produzindo AGCC que regulam o metabolismo energético e a inflamação. Funcionalmente, atua como uma barreira física contra patógenos, competindo por nutrientes e produzindo substâncias antimicrobianas. No sistema imunológico, a MI contribui para o desenvolvimento e a regulação das respostas imunes, prevenindo reações exacerbadas que poderiam levar a inflamações crônicas ou doenças autoimunes.

Nos últimos anos, o entendimento da relação entre a MI e o hospedeiro avançou significativamente, reforçando a importância de uma interação harmônica. Essa relação simbiótica é crucial para a manutenção da saúde e começa logo após o nascimento. O período neonatal é chave para a formação da MI, que responde a estímulos fornecidos pelo hospedeiro, como tipo de parto, alimentação, medicamentos e aleitamento materno, formando, assim, uma microbiota única em cada indivíduo.

Por outro lado, o hospedeiro também depende da MI para desempenhar funções essenciais, em uma interdependência que vai além do que se acreditava anteriormente. A MI participa ativamente de processos metabólicos, imunológicos e de proteção, destacando a necessidade de equilíbrio entre o organismo e seus microrganismos para garantir o bom funcionamento de diversas reações biológicas.

Nesse contexto, a MI pode ser comparada a um sistema funcional estruturado, semelhante a um órgão, realizando interações indispensáveis com o hospedeiro. Embora cada indivíduo tenha uma microbiota única, em pessoas saudáveis é possível identificar três principais perfis microbianos, conhecidos como enterotipos, que refletem diferentes composições e funções da MI.

Da Resiliência à Transição Crítica

A riqueza e a biodiversidade da MI são atributos essenciais para a sua estabilidade, resistência e resiliência, que são fundamentais para a saúde do hospedeiro. Em muitos casos, alterações na microbiota são reversíveis; quando a pressão externa é removida, o ecossistema pode demonstrar sua resiliência retornando à sua configuração original. No entanto, se uma força externa desloca o ecossistema além de seu ponto de inflexão, ele pode alcançar um novo estado de equilíbrio, que difere da configuração inicial.

Um exemplo clássico desse fenômeno é a ocorrência de infecções crônicas associadas ao *Clostridium difficile* após o uso de antibióticos. O tratamento antibiótico pode induzir mudanças temporárias na MI, levando-a a um estado alternativo de equilíbrio, no qual uma bactéria subdominante, como o *C. difficile*, pode tornar-se predominante e causar diarreia.

Essas transições entre estados de saúde e doença desafiam o conceito tradicional de um espectro contínuo entre saúde e doença. Para que uma transição crítica ocorra, mecanismos de *feedback* negativo podem promover a manutenção do novo estado estável por meio de de sinais autoagravantes (**Figura 11.1**). Além disso, os ciclos viciosos gerados durante esse processo podem induzir um fenômeno

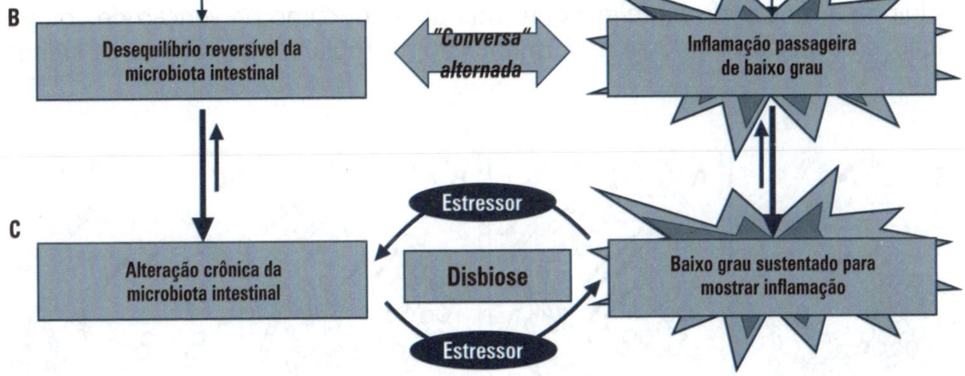

Figura 11.1 Caminhos de transição entre eubiose, disbiose e inflamação na microbiota intestinal. O processo de transição entre eubiose e disbiose inicia-se com um desequilíbrio reversível na microbiota (**B**). Caso esse desequilíbrio não seja corrigido, pode evoluir para uma alteração crônica da microbiota (**C**), resultando em um estado de inflamação crônica de baixo grau. A disbiose tem o potencial de instaurar um ciclo de retroalimentação negativa, no qual a inflamação crônica intensifica o desequilíbrio microbiano, perpetuando a disbiose e comprometendo o equilíbrio imunológico do hospedeiro. Fonte: Scheffer *et al.*, 2009.

conhecido como histerese, no qual o retorno ao estado saudável requer um investimento de energia significativamente maior do que aquele necessário para a transição para o estado patológico, mesmo após a remoção completa do fator estressor.

Disbiose – Tipos e Consequências

A disbiose, em seu conceito primário, pode ser considerada uma anomalia na composição da microbiota comensal associada a uma doença. Essa condição pode ser classificada em três tipos distintos (**Figura 11.2**): excesso de patobiontes (microrganismos potencialmente deletérios); deficiência de simbiontes (microrganismos comensais benéficos); e perda da estrutura do ecossistema, evidenciada pela baixa biodiversidade (redução da riqueza da microbiota).

A proliferação de bactérias patogênicas ou patobiontes foi inicialmente identificada como a forma primária de disbiose. No século XX, os pesquisadores, baseando-se nos postulados de Koch, procuraram determinar se um microrganismo específico era um agente patogênico ou simplesmente um biomarcador associado a uma doença. Os postulados de Koch impulsionaram avanços significativos na infectologia e na compreensão do papel dos microrganismos nas doenças. Antes da identificação e compreensão da virulência de *Clostridium difficile* em amostras clínicas, as diarreias frequentemente eram atribuídas ao *Staphylococcus aureus*, também presente nas fezes. Naquela época, *C. difficile* era mais comumente considerado um biomarcador indireto de disbiose, em vez de um agente causador da doença.

A deficiência de comensais, normalmente predominantes em uma MI saudável, foi reconhecida como um sinal de disbiose desde os primeiros usos de antibióticos, que frequentemente resultavam em altos índices de distúrbios intestinais e infecções. Isso levou ao reconhecimento do papel fundamental da MI saudável, incluindo a função de barreira, conhecida também como prevenção de colonização, e despertou interesse na fermentação microbiana para mitigar os efeitos

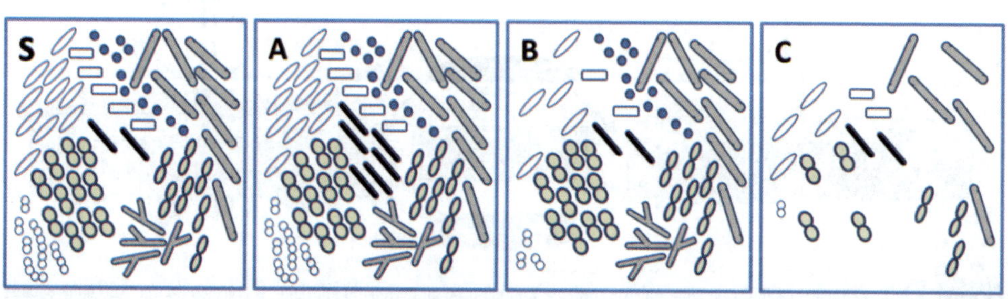

Figura 11.2 Tipos de disbiose. **S**: Diversidade da microbiota em indivíduos saudáveis. **A**: Microbiota enriquecida com patógenos ou patobiontes (*itens pretos*), associada a um estado patológico. **B**: Microbiota com perda de simbiontes protetores (*itens brancos*), associada a um estado patológico. **C**: Microbiota frágil com acentuada perda de riqueza global, tornando o ecossistema sujeito a homeostasia alterada e transição crítica (ver **Figura 12.1**).

de alguns componentes alimentares na diarreia osmótica. Além disso, a disbiose tem sido associada à diminuição dos *Firmicutes* (particularmente os produtores de butirato), com implicações para patologias como doenças inflamatórias intestinais e distúrbios metabólicos. Por exemplo, a perda de *Faecalibacterium prausnitzii* foi identificada em pacientes com doenças inflamatórias intestinais, sublinhando a importância da simbiose entre a microbiota e o hospedeiro. Deficiências na microbiota, que podem ocorrer a nível de gene, espécie, gênero, filo ou função (como a produção de butirato), podem estar associadas ao risco de distúrbios imunológicos.

A redução da biodiversidade ou riqueza da microbiota (em termos de espécies ou genes) e a alteração das redes funcionais (número de inter-relações) são características marcantes da disbiose. Esse tipo de disbiose tem sido associado a diversas condições patológicas, incluindo doenças inflamatórias intestinais, e em alguns indivíduos obesos, está correlacionada com uma resposta reduzida a intervenções dietéticas de restrição calórica.

Independentemente do tipo de disbiose, diversas patologias têm sido associadas à MI, refletindo o crescente interesse em entender sua estrutura e função. A disbiose, caracterizada por alterações na composição e função da microbiota, pode estar vinculada a modificações nas funções metabólicas do organismo, como degradação de fibras, absorção de nutrientes, produção de vitaminas, controle de populações bacterianas e modulação da permeabilidade intestinal.

Para uma compreensão mais completa, é essencial considerar a disbiose não apenas como uma perturbação na simbiose entre microbiota e hospedeiro, mas também como um fator que pode influenciar o dismetabolismo da microbiota. Portanto, é relevante incorporar biomarcadores associados ao dismetabolismo da microbiota e considerar os critérios fisiológicos do hospedeiro na avaliação e gestão dessas condições.

Diagnóstico e Monitoramento da Disbiose

O diagnóstico da disbiose tem ganhado destaque no campo da saúde em virtude de seu impacto em várias condições metabólicas, inflamatórias e infecciosas. Com o avanço das tecnologias de análise da microbiota, métodos como NGS, PCR quantitativa e metagenômica surgem como ferramentas poderosas para investigar a diversidade e a composição microbiana no trato gastrointestinal.

O NGS permite a identificação precisa de milhares de espécies microbianas simultaneamente, caracterizando a diversidade microbiana de maneira profunda. Essa técnica analisa sequências de DNA microbiano, possibilitando a identificação tanto de organismos dominantes quanto raros. A PCR quantitativa, por sua vez, é utilizada para quantificar espécies específicas de interesse, sendo um método robusto e amplamente utilizado para detectar variações na abundância de determinados microrganismos relacionados com saúde e a doença. Por fim, a metagenômica oferece uma visão abrangente da funcionalidade microbiana ao analisar todo o conteúdo genético de uma amostra, fornecendo informações sobre genes, funções metabólicas e potenciais interações entre os microrganismos e o hospedeiro.

Embora esses métodos de diagnóstico, como NGS, PCR quantitativa e metagenômica, ofereçam alta precisão e detalhamento, eles são relativamente caros e podem não estar amplamente disponíveis em todos os contextos clínicos. Como alternativa, ferramentas de triagem, como o questionário de risco de disbiose (Questionário Dys-R), podem ser empregadas como uma primeira abordagem para identificar sintomas e sinais associados à disbiose, antes da realização de exames mais detalhados. Essa ferramenta oferece uma maneira mais acessível de triagem inicial e auxilia a direcionar pacientes para exames laboratoriais mais avançados, quando necessário.

Além dos métodos de análise, o monitoramento da disbiose pode ser feito por meio de biomarcadores associados às alterações na microbiota. Entre os principais marcadores estão os AGCC, como butirato, propionato e acetato, que desempenham papéis cruciais na regulação da função imunológica e na saúde do epitélio intestinal. Reduções significativas nos níveis de AGCC podem ser indicativas de disbiose. Outro importante marcador é a presença elevada de endotoxinas, como o lipopolissacarídeo (LPS), derivadas de bactérias Gram-negativas. O aumento de endotoxinas no plasma está associado a processos inflamatórios crônicos e à permeabilidade intestinal aumentada.

Adicionalmente, o monitoramento da zonulina também pode ser utilizado na avaliação da permeabilidade intestinal. A zonulina é uma proteína reguladora das junções estreitas do epitélio intestinal, e sua expressão aumentada está relacionada com o aumento da permeabilidade intestinal, permitindo a translocação de endotoxinas e outros antígenos para a circulação sistêmica. Níveis elevados de zonulina no soro ou nas fezes estão associados à disbiose e podem ser encontrados em condições como síndrome metabólica, doenças autoimunes e inflamatórias intestinais.

Por fim, o perfil inflamatório também é uma ferramenta crucial, com destaque para citocinas como TNF-α, IL-6 e IL-1β, cujos níveis elevados refletem uma resposta imunológica exacerbada em condições de disbiose. Assim, o diagnóstico e o monitoramento da disbiose exigem uma abordagem multifatorial, combinando tecnologias avançadas de análise da microbiota com a avaliação de biomarcadores metabólicos e inflamatórios, fornecendo uma visão detalhada da saúde intestinal e suas interações sistêmicas.

Intervenções Terapêuticas e Perspectivas Futuras na Disbiose

As intervenções terapêuticas voltadas para a modulação da microbiota têm ganhado crescente destaque no manejo clínico da disbiose, com o objetivo de restaurar o equilíbrio microbiano e promover a saúde intestinal. Dentre essas abordagens, destacam-se:

- **Probióticos e prebióticos:** amplamente estudados no tratamento da disbiose, os probióticos são microrganismos vivos que proporcionam benefícios à saúde do hospedeiro, atuando por meio da competição por nutrientes, produção de substâncias antimicrobianas e modulação do sistema imunológico. Diversas cepas, como *Lactobacillus* e *Bifidobacterium*, demonstram eficácia na restauração da homeostase microbiana. Os prebióticos, por sua vez, são fibras não digeríveis que servem como substrato fermentável para bactérias benéficas, promovendo seu crescimento seletivo. A combinação de probióticos e prebióticos, chamada simbióticos, tem sido explorada como uma abordagem sinérgica no tratamento da disbiose.
- **Antibióticos seletivos:** são utilizados para eliminar espécies patogênicas específicas. No entanto, o uso de antibióticos exige cautela, pois sua ação pode afetar indiscriminadamente o microbioma, agravando o desequilíbrio microbiano. Dessa forma, seu uso é geralmente reservado para casos nos quais a presença de patógenos está bem estabelecida e contribui diretamente para quadros infecciosos ou inflamatórios.
- **Modulação dietética:** dietas ricas em fibras e alimentos fermentados favorecem a diversidade microbiana e promovem o crescimento de espécies benéficas. Por outro lado, dietas com alto teor de açúcares e gorduras saturadas estão associadas à redução da diversidade microbiana e ao aumento de bactérias pró-inflamatórias.
- **Transplante de microbiota fecal (TMF):** surge como uma intervenção promissora, especialmente no tratamento de infecções recorrentes por *Clostridioides difficile*. O TMF envolve a transferência de microbiota saudável para um receptor com disbiose, restabelecendo a diversidade bacteriana e promovendo a recuperação do ecossistema intestinal. Além de seu sucesso no tratamento de infecções, o TMF está sendo investigado para condições como doenças inflamatórias intestinais e síndromes metabólicas, que também estão associadas à disbiose.

O desenvolvimento de terapias personalizadas, baseadas no perfil individual da microbiota, é um dos principais focos das pesquisas futuras. Isso pode levar à criação de intervenções mais precisas, como a formulação de probióticos específicos e ajustes dietéticos direcionados a corrigir desequilíbrios individuais. A variabilidade do microbioma entre os indivíduos sugere que abordagens generalistas podem ter eficácia limitada, destacando a medicina de precisão como uma área de grande interesse.

Além disso, bioativos produzidos por bactérias comensais estão sendo encapsulados e testados em ensaios clínicos para tratar condições como síndrome do intestino irritável, diabetes *mellitus* e doença inflamatória intestinal.

As perspectivas futuras na pesquisa da microbiota e disbiose prometem ampliar nosso entendimento sobre a complexidade desse ecossistema e seu impacto na saúde humana. A personalização das terapias, a exploração de novas interações microbianas e o desenvolvimento de tecnologias avançadas representam áreas com grande potencial para transformar o manejo clínico de condições associadas à disbiose nos próximos anos.

Caso Clínico Comentado

Paciente: homem, 55 anos

História clínica: O paciente foi diagnosticado com síndrome metabólica há dois anos e faz uso de metformina para o controle glicêmico. Recentemente, apresentou queixas de distensão abdominal, flatulência excessiva e diarreia intermitente, além de fadiga e sensação de mal-estar geral. Relatou também aumento de peso nos últimos seis meses, apesar de não ter feito mudanças significativas na dieta.

Exames complementares: Exames laboratoriais mostraram elevação leve de marcadores inflamatórios (PCR), além de níveis baixos de AGCC, principalmente butirato. A análise da microbiota fecal, por meio de sequenciamento de nova geração, revelou uma redução significativa da diversidade microbiana, com diminuição de *Firmicutes*, principalmente de *Faecalibacterium prausnitzii*, e predominância de bactérias do filo *Proteobacteria*.

Diagnóstico: Disbiose intestinal associada à síndrome metabólica e à inflamação crônica de baixo grau.

Discussão: Esse caso ilustra um exemplo clássico de disbiose, caracterizado pela perda de diversidade microbiana e pelo desequilíbrio entre simbiontes e patobiontes. A redução de *Firmicutes*, em particular *Faecalibacterium prausnitzii*, é um marcador significativo, dado o papel crucial dessa bactéria na produção de butirato. O butirato exerce funções benéficas na manutenção da integridade da barreira intestinal e na modulação do sistema imunológico. A disbiose identificada no paciente está associada tanto ao estado inflamatório crônico quanto a manifestações gastrointestinais, como distensão, flatulência e diarreia. Esses sintomas são frequentemente observados em indivíduos com uma MI desbalanceada, em que o aumento de *Proteobacteria* contribui para maior produção de endotoxinas, como o LPS, exacerbando a inflamação sistêmica. Adicionalmente, é relevante destacar o impacto da metformina na MI, uma vez que esse fármaco pode induzir efeitos gastrointestinais adversos, como os relatados pelo paciente. Evidências sugerem que a metformina pode intensificar a produção de ácidos biliares secundários, agravando os sintomas de distensão abdominal e diarreia. A dificuldade de perda de peso observada nos últimos meses pode estar igualmente associada à disbiose e ao estado inflamatório crônico. Alterações na MI, especialmente a redução de bactérias produtoras de AGCC, comprometem a eficiência na extração de energia dos alimentos e estão correlacionadas com a resistência à insulina. Além disso, o aumento de *Proteobacteria* e a consequente elevação de LPS promovem inflamação e resistência à leptina, contribuindo para o acúmulo de tecido adiposo e dificultando o controle do peso corporal.

Conduta: As intervenções terapêuticas para esse paciente devem focar a restauração da diversidade microbiana e a modulação da inflamação. Uma das estratégias recomendadas é a introdução de cepas probióticas, como *Lactobacillus* e *Bifidobacterium*, que podem auxiliar na competição com bactérias patogênicas e no reequilíbrio da MI. O uso de prebióticos ricos em fibras, como a inulina, também é indicado, uma vez que favorece o crescimento seletivo de bactérias benéficas, como *Faecalibacterium prausnitzii*. Além disso, recomenda-se uma dieta rica em fibras solúveis e alimentos fermentados, que contribuem para o aumento da diversidade microbiana e a produção de AGCC. Paralelamente, é fundamental reduzir o consumo de açúcares simples e gorduras saturadas, que podem favorecer a proliferação de *Proteobacteria*. Por fim, a suplementação de butirato ou de seus precursores pode ser considerada como uma forma de auxiliar na recuperação da barreira intestinal e na modulação dos processos inflamatórios.

Bibliografia

Balmant BD, Fonseca DC, Rocha IM, Callado L, Torrinhas RSMM, Waitzberg DL. Dys-R Questionnaire: a novel screening tool for dysbiosis linked to impaired gut microbiota richness. Nutrients. 2023;15(19):4261.

DeGruttola AK, Low D, Mizoguchi A, Mizoguchi E. Current understanding of dysbiosis in disease in human and animal models. Inflamm Bowel Dis. 2016;22(5):1137-50.

Fasano A. All disease begins in the (leaky) gut: role of zonulin-mediated gut permeability in the pathogenesis of some chronic inflammatory diseases. F1000Res. 2020;9:F1000 Faculty Rev-69.

Gilbert JA, Blaser MJ, Caporaso JG, Jansson JK, Lynch SV, Knight R. Current understanding of the human microbiome. Nat Med. 2018;24(4):392-400.

Hajjo R, Sabbah DA, Al Bawab AQ. Unlocking the potential of the human microbiome for identifying disease diagnostic biomarkers. Diagnostics (Basel). 2022;12(7):1742.

Han K, Xu J, Xie F, Crowther J, Moon JJ. Engineering strategies to modulate the gut microbiome and immune system. J Immunol. 2024;212(2):208-15.

Kennedy MS, Chang EB. The microbiome: composition and locations. Prog Mol Biol Transl Sci. 2020;176:1-42.

Larcombe S, Hutton ML, Lyras D. Involvement of bacteria other than clostridium difficile in antibiotic-associated diarrhoea. Trends Microbiol. 2016;24(6):463-76.

Matzaras R, Nikopoulou A, Protonotariou E, Christaki E. Gut microbiota modulation and prevention of dysbiosis as an alternative approach to antimicrobial resistance: a narrative review. Yale J Biol Med. 2022;95(4):479-94.

Pantazi AC, Balasa AL, Mihai CM, Chisnoiu T, Lupu VV, Kassim MAK, et al. Development of gut microbiota in the first 1000 days after birth and potential interventions. Nutrients. 2023;15(16):3647.

Parsaei M, Sarafraz N, Moaddab SY, Ebrahimzadeh Leylabadlo H. The importance of Faecalibacterium prausnitzii in human health and diseases. New Microbes New Infect. 2021; 43:100928.

Satam H, Joshi K, Mangrolia U, Waghoo S, Zaidi G, Rawool S, et al. Next-generation sequencing technology: current trends and advancements. Biology (Basel). 2023;12(7):997.

Scheffer M, Bascompte J, Brock WA, Brovkin V, Carpenter SR, Dakos V, et al. Early-warning signals for critical transitions. Nature. 2009;461(7260):53-9.

Shaheen WA, Quraishi MN, Iqbal TH. Gut microbiome and autoimmune disorders. Clin Exp Immunol. 2022;209(2):161-74.

12

Microbiota – Genética, Geografia e Dieta

Simone Vasconcelos Generoso ♦ Ilanna Marques Gomes da Rocha ♦
Bianca Depieri Balmant ♦ Raquel Susana Matos de Miranda Torrinhas

Mensagens Principais

- A microbiota intestinal (MI) é modulada por múltiplos fatores, incluindo genética, geografia e dieta, influenciando diretamente a saúde e o risco de doenças.
- A genética do hospedeiro desempenha um papel importante na composição e estabilidade da MI, regulando a resposta imunológica, a disponibilidade de nutrientes e a interação com microrganismos. Variações genéticas podem afetar a abundância de determinados táxons microbianos e a suscetibilidade a doenças inflamatórias intestinais.
- A MI sofre influências do ambiente e do estilo de vida, sendo impactada pela urbanização, migração e práticas sanitárias. Populações indígenas preservam uma microbiota mais diversa, enquanto padrões de vida ocidentalizados tendem a reduzi-la.
- A dieta é um dos principais fatores modificáveis da MI, impactando sua composição e função a curto e longo prazo.
- Padrões alimentares saudáveis, como a dieta do Mediterrâneo e dietas ricas em vegetais, favorecem a diversidade microbiana e promovem um ambiente intestinal benéfico, enquanto dietas ocidentalizadas, ricas em gorduras saturadas e açúcares, reduzem essa diversidade e aumentam a suscetibilidade a doenças metabólicas e inflamatórias.
- Os macronutrientes afetam a MI de diferentes formas: fibras aumentam a diversidade microbiana e promovem a produção de ácidos graxos de cadeia curta (AGCC); proteínas de origem animal podem levar à formação de metabólitos pró-inflamatórios; e lipídios modulam a composição microbiana conforme seu tipo e proporção.
- Micronutrientes e aditivos alimentares também afetam a MI; deficiências vitamínicas podem impactar sua composição, e aditivos, como emulsificantes e adoçantes artificiais, podem induzir disbiose e inflamação intestinal.

Objetivos

- Explicar como diferentes fatores modulam a MI, destacando a interação entre genética, geografia, dieta e estilo de vida.
- Demonstrar a influência da dieta na composição microbiana, detalhando os efeitos dos macronutrientes, micronutrientes e aditivos alimentares.
- Analisar as variações geográficas da MI, enfatizando as diferenças entre populações urbanizadas, rurais e indígenas.
- Discutir como a urbanização e a migração alteram a MI, evidenciando os impactos dessas mudanças na saúde metabólica e inflamatória.
- Apresentar a complexidade da personalização de intervenções dietéticas, considerando a variabilidade interindividual e a necessidade de monitoramento contínuo.
- Ressaltar a importância de mais pesquisas para entender melhor a relação entre alimentação, MI e saúde, possibilitando estratégias mais eficazes para prevenção e tratamento de doenças associadas à disbiose.

Introdução Geral

A **microbiota humana** é composta por trilhões de microrganismos que habitam principalmente o intestino e desempenham um papel fundamental na manutenção da saúde e no desenvolvimento de doenças. Sua composição e função são influenciadas por uma interação complexa de fatores, incluindo **genética**, **geografia** e **dieta**.

A **genética** do hospedeiro pode impactar a resposta imunológica e o ambiente intestinal, favorecendo o crescimento de determinados microrganismos. A **geografia** influencia a microbiota por meio de exposições ambientais distintas, hábitos alimentares, práticas culturais e variações no estilo de vida. Por outro lado, a **dieta**, considerada o fator mais modificável, afeta diretamente a diversidade e a atividade da MI, podendo favorecer populações microbianas benéficas ou, em alguns casos, contribuir para o desequilíbrio da sua composição – condição conhecida como disbiose.

Compreender a interação entre esses fatores é essencial para o desenvolvimento de estratégias personalizadas que promovam a saúde intestinal e auxiliem na prevenção de doenças.

Genética

A composição do **microbioma intestinal humano** resulta de uma interação complexa entre fatores **extrínsecos**, como estilo de vida e uso de medicamentos, e **intrínsecos**, como a genética do hospedeiro e a regulação imunológica e metabólica. Embora seja reconhecido que a genética influencia a composição da MI, o grau dessa influência ainda não é totalmente compreendido. Fatores como ritmos circadianos e horários de ingestão alimentar podem causar oscilações na composição microbiana ao longo do tempo. No entanto, algumas espécies persistem em diferentes abundâncias por longos períodos, sugerindo que a herança genética do hospedeiro desempenha um papel significativo na modelagem do microbioma.

A relação entre seres humanos e suas comunidades microbianas tem uma longa história de **coevolução**, o que resultou em uma simbiose complexa e mutualística no trato gastrointestinal. Essa interação, composta por milhares de espécies, exerce funções essenciais no desenvolvimento e na manutenção da saúde. A **disbiose intestinal**, está frequentemente associada a diversas doenças. Evidências crescentes indicam que a variabilidade genética humana pode afetar a composição e a função do microbioma, influenciando diretamente sua estabilidade e resiliência.

Variações genéticas humanas impactam a MI por diferentes mecanismos, incluindo a disponibilidade de nutrientes e a modulação do sistema imunológico. A produção de imunoglobulina A (IgA), peptídeos antimicrobianos e microRNAs pelo hospedeiro, p. ex., regula a comunidade microbiana e contribui para a manutenção da homeostase. Estudos de associação genômica ampla (GWAS) demonstraram que variações em genes relacionados com a digestão, a imunidade e até mesmo com as preferências alimentares influenciam a diversidade microbiana, moldando o microbioma de acordo com o perfil genético individual.

Observou-se a hereditariedade de alguns táxons microbianos em estudos com gêmeos, os quais demonstraram que o microbioma de gêmeos monozigóticos tende a ser mais semelhante entre si do que em gêmeos dizigóticos. Esses achados reforçam o papel da genética na definição da microbiota, evidenciando que fatores hereditários podem influenciar significativamente a comunidade microbiana.

Para compreender melhor a relação causal entre genética e microbiota, a randomização mendeliana tem se mostrado uma ferramenta valiosa. Esse método utiliza variantes genéticas como variáveis instrumentais, permitindo inferir relações causais e revelando que algumas variantes genéticas impactam significativamente a estrutura microbiana. Estudos com base no sequenciamento 16S rRNA identificaram múltiplos *loci* genéticos associados à variabilidade microbiana, com influência na diversidade e na abundância de táxons específicos.

Além das influências imunológicas, a genética também desempenha um papel importante no contexto das doenças inflamatórias intestinais (DII). Genes como NOD2, que regulam a resposta imunológica, estão envolvidos na predisposição para DII. Mutações em NOD2 representam um dos principais fatores de risco para essas doenças e contribuem para a alteração da MI, favorecendo a proliferação de alguns patógenos. Outros genes envolvidos nas vias de sinalização JAK-STAT, que regulam a resposta inflamatória, também foram associados às DII, reforçando a relação entre a genética do hospedeiro e a composição da MI.

Em contextos de disbiose, essas alterações genéticas podem permitir o crescimento excessivo de patobiontes, como a *Escherichia coli* invasiva aderente, agravando o quadro inflamatório.

Estudos recentes ampliaram o conhecimento sobre a interação entre variações genéticas e microbiota. Quin *et al.* identificaram dezenas de variantes genéticas associadas a táxons microbianos específicos em uma coorte populacional de 5.959 indivíduos, incluindo espécies do filo Actinobacteria, bem como dos gêneros *Bacteroides*, *Ruminococcus* e *Methanobrevibacter*. Entre os achados, variantes no *locus* LCT, relacionadas com o metabolismo de laticínios, foram associadas ao táxon *Bifidobacterium*, ilustrando como fatores genéticos e dietéticos interagem para moldar a microbiota. Esse estudo reforça a necessidade de considerar fatores ambientais e alimentares ao investigar as relações entre microbiota e genoma.

Apesar dos avanços nesse campo, ainda há desafios na determinação de relações causais entre variantes genéticas e alterações microbianas associadas ao desenvolvimento de doenças. A variabilidade dos resultados entre estudos, frequentemente relacionada com diferenças metodológicas e com a diversidade genética e ambiental dos participantes, dificulta a replicação de descobertas. Análises longitudinais do microbioma, associadas a dados clínicos detalhados, podem ser uma estratégia eficaz para esclarecer essas relações. Além disso, a padronização da dieta antes da coleta de amostras tem se mostrado essencial, dado o impacto rápido e reprodutível da alimentação na composição da MI. O aprimoramento dessas metodologias permitirá uma compreensão mais precisa e poderá viabilizar intervenções personalizadas voltadas para a promoção da saúde intestinal e a prevenção de doenças.

Geografia

Pesquisas recentes ampliaram a compreensão sobre como a geografia influencia a MI, moldando sua composição e função. A variação na microbiota entre diferentes populações e regiões destaca a interação complexa entre o meio ambiente e a saúde humana, fornecendo *insights* para a medicina personalizada e estratégias de saúde pública. A seguir, os principais impactos da geografia na MI serão explorados.

Variações geográficas na composição da microbiota intestinal

A composição da MI varia significativamente entre diferentes regiões geográficas, em grande parte em virtude de fatores ambientais, como dieta, clima e condições sanitárias. Por exemplo, indivíduos que vivem em áreas rurais, onde as dietas são ricas em fibras e alimentos minimamente processados, tendem a apresentar uma MI mais diversa do que indivíduos que vivem em ambientes urbanos,

nos quais as dietas costumam conter maiores quantidades de gorduras e açúcares refinados. Estudos demonstram que populações na África e na América do Sul, cujas dietas são baseadas em alimentos vegetais ricos em fibras, abrigam uma MI enriquecida com *Prevotella* e outros gêneros bacterianos que digerem fibras. Em contraste, populações ocidentalizadas, que consomem dietas mais ricas em gordura animal e proteína, apresentam predominância de *Bacteroides*.

O clima também influencia indiretamente a MI, modulando fatores como disponibilidade de alimentos, estilo de vida e exposições ambientais. O acesso a determinados tipos de alimentos depende do clima local, o que afeta os padrões dietéticos das populações. Em climas frios, dietas ricas em proteínas e gorduras de origem animal são mais comuns, favorecendo o crescimento de *Bacteroides*. Por outro lado, em climas mais quentes, dietas à base de plantas, ricas em fibras, tendem a ser predominantes, favorecendo a colonização por gêneros como *Prevotella*. Além disso, climas temperados podem facilitar maior exposição ao ar livre e contato com microrganismos ambientais que podem colonizar o intestino.

As condições de saneamento e higiene, que variam amplamente entre as regiões, também exercem um impacto significativo sobre a MI. Em países com altos padrões de saneamento, a microbiota tende a ser menos diversa, o que, segundo algumas pesquisas, pode estar relacionado com o aumento da incidência de doenças autoimunes e alérgicas. Por outro lado, em regiões com infraestrutura sanitária menos desenvolvida, embora a exposição a patógenos seja maior, a microbiota também pode apresentar maior diversidade, conferindo efeitos protetores contra determinadas condições.

Migração e mudanças na microbiota intestinal

A migração fornece um modelo natural para estudar a influência da geografia sobre a MI. Quando um indivíduo se muda para outra região, sua microbiota começa a se modificar, refletindo as novas condições ambientais e dietéticas.

Por exemplo, imigrantes que se mudam de países não ocidentalizados para países ocidentais frequentemente apresentam uma rápida alteração em sua MI, muitas vezes acompanhada de perda de diversidade microbiana. Essa mudança está associada a um risco aumentado de obesidade e doenças metabólicas, condições mais prevalentes em sociedades ocidentais. Estudos indicam que, dentro de 6 a 9 meses após a realocação, a MI dos imigrantes já começa a se assemelhar à da população local, evidenciando a forte influência da dieta e do ambiente na composição microbiana.

Além disso, as alterações na MI tornam-se mais pronunciadas ao longo das gerações. Filhos de imigrantes tendem a ter uma microbiota mais semelhante à da população anfitriã, moldada pelo estilo de vida e pela dieta locais. Esse fenômeno destaca a plasticidade da microbiota, mas também levanta preocupações sobre a potencial perda de diversidade microbiana benéfica originalmente presente na população de origem.

Populações indígenas e microbiota

Populações indígenas que preservam estilos de vida e dietas tradicionais oferecem uma perspectiva única sobre a relação entre geografia e MI. Esses grupos geralmente apresentam uma microbiota altamente diversa, que se acredita refletir o microbioma humano ancestral, antes das transformações associadas à industrialização.

Pesquisas conduzidas com povos como os Hadza da Tanzânia e os Yanomami da Amazônia demonstraram que essas populações abrigam em seus intestinos espécies microbianas raras ou ausentes em populações urbanizadas. Essas espécies estão frequentemente associadas à digestão de fibras vegetais complexas, que constituem um componente básico das dietas tradicionais.

O estudo da microbiota indígena não apenas contribui para o entendimento da evolução do microbioma humano, mas também alerta para as possíveis implicações da perda de diversidade microbiana para a saúde. À medida que essas populações adotam hábitos ocidentalizados, sua MI sofre alterações, frequentemente resultando na redução da diversidade microbiana e no aumento da incidência de doenças comuns em sociedades ocidentais, como obesidade e diabetes. Esse fenômeno levanta preocupações sobre a homogeneização global da microbiota e suas possíveis consequências para a saúde humana.

Impacto da urbanização

A urbanização representa outro fator significativo na modulação da MI. À medida que mais pessoas migram para áreas urbanas, mudanças na dieta, no estilo de vida e na exposição a microrganismos ambientais alteram a composição da microbiota.

Pessoas que vivem em ambientes urbanos tendem a ter menor contato com micróbios ambientais do que pessoas que vivem em ambientes rurais, resultando em uma microbiota comparativamente menos diversa. Essa redução na diversidade microbiana tem sido associada ao aumento da prevalência de doenças não transmissíveis, como alergias, asma e DII.

Além disso, a urbanização frequentemente está associada a um estilo de vida mais sedentário, maior nível de estresse e menor exposição a ambientes naturais, fatores que também podem impactar negativamente a MI. A ocidentalização da dieta, caracterizada pelo consumo de alimentos ultraprocessados, baixo teor de fibras e alto teor de açúcar, exacerba essas alterações, resultando em uma microbiota menos resiliente e mais suscetível a distúrbios metabólicos.

Direções futuras e implicações para a saúde pública

Compreender a relação entre geografia e MI tem implicações significativas para a saúde pública. Esse conhecimento destaca a necessidade de abordagens personalizadas, considerando fatores ambientais, dietéticos e culturais na promoção da saúde intestinal.

Intervenções voltadas para a diversificação da dieta e o consumo de alimentos diversos e ricos em fibras podem auxiliar na manutenção de uma MI saudável, especialmente em populações submetidas a urbanização acelerada ou mudanças dietéticas bruscas. Além disso, a preservação da diversidade microbiana de populações indígenas pode fornecer *insights* valiosos para o desenvolvimento de estratégias de prevenção e tratamento de doenças modernas.

Outro aspecto relevante é a conservação ambiental. À medida que os ecossistemas naturais são impactados pela urbanização e pelas mudanças climáticas, as comunidades microbianas desses ambientes também sofrem alterações, o que pode influenciar a saúde humana. Assim, a proteção dos ecossistemas naturais pode desempenhar um papel fundamental na manutenção da diversidade microbiana essencial para a saúde global.

O estudo da interação entre geografia e MI é um campo em constante evolução, oferecendo novas perspectivas sobre como o ambiente molda a saúde humana. Desde as diferenças nos hábitos alimentares até os impactos da urbanização e da migração, os fatores geográficos que modulam a microbiota são amplos e complexos. À medida que as pesquisas avançam, espera-se que estratégias de saúde pública mais eficazes e intervenções personalizadas possam ser implementadas, garantindo que os benefícios de uma microbiota diversa e equilibrada estejam ao alcance de todos.

Dieta

A dieta é um dos principais fatores na modulação da MI, uma vez que a principal fonte de nutrição para esses microrganismos provém da alimentação do hospedeiro. Como resultado, a MI é altamente sensível a mudanças nos padrões alimentares, tanto a curto quanto a longo prazo. Os alimentos ingeridos chegam parcialmente digeridos ao intestino, onde são submetidos à ação da MI. A quantidade e os tipos de macronutrientes consumidos influenciam o crescimento de diferentes bactérias e a produção de metabólitos, que podem exercer efeitos positivos ou negativos no epitélio intestinal e no sistema imunológico da mucosa.

Influência dos macronutrientes na microbiota intestinal

O consumo de fibras dietéticas está associado ao aumento da diversidade da MI. A metabolização desses nutrientes pela MI resulta na produção de ácidos graxos de cadeia curta (AGCC), como acetato, butirato e propionato, que atuam como fonte de energia para os colonócitos e participam de mecanismos de sinalização celular, incluindo modulação da inflamação, regulação da motilidade intestinal, metabolismo de lipídios e glicose, além do controle da saciedade.

Por outro lado, uma dieta pobre em fibras e rica em açúcar, característica da dieta ocidental, favorece a proliferação de bactérias degradadoras do muco do cólon, aumentando a suscetibilidade a patógenos. Estudos em modelos animais demonstraram que dietas ricas em glicose ou frutose reduzem a diversidade microbiana, promovem alterações na composição da MI e desencadeiam inflamação intestinal.

Parte da proteína não digerida alcança o cólon e é fermentada por bactérias específicas, resultando na produção de metabólitos variados, dependendo da quantidade e da qualidade das proteínas dietéticas ingeridas (de origem vegetal ou animal) e da composição da MI. A ingestão de proteínas de origem animal está associada à formação de ácidos graxos de cadeia ramificada e de compostos potencialmente tóxicos, como amônia, nitrosaminas e N-óxido de trimetilamina (TMAO). O TMAO tem sido descrito como um metabólito pró-aterogênico, desempenhando um papel relevante no desenvolvimento de doenças cardiovasculares. Em contrapartida, o consumo de proteínas de origem vegetal está relacionado com efeitos benéficos na MI, aumentando a abundância de bactérias produtoras de butirato, um metabólito associado à saúde intestinal.

O metabolismo do triptofano, um aminoácido presente na dieta, gera derivados do indol, que atuam como ligantes do receptor de hidrocarboneto de arila (AhR). Esse receptor está envolvido em múltiplas funções biológicas, podendo exercer efeitos distintos na dependência do contexto celular e do microambiente.

A quantidade e o tipo de lipídios consumidos também influenciam a MI, promovendo a seleção de bactérias tolerantes aos ácidos biliares, que podem produzir compostos tóxicos, como p-cresol e sulfetos de hidrogênio. O consumo elevado de gorduras saturadas está associado à redução da riqueza e da diversidade microbiana. Por outro lado, dietas com alta proporção de ácidos graxos poli-insaturados ômega-6 com relação aos ômega-3 podem induzir endotoxemia e alterar a barreira intestinal, aumentando o risco de distúrbios metabólicos. Por outro lado, o consumo de ácidos graxos poli-insaturados ômega-3 (PUFAs) e monoinsaturados (MUFAs) favorece a abundância de bactérias benéficas produtoras de butirato, promovendo um ambiente intestinal mais saudável.

Vitaminas, minerais e aditivos

Além dos macronutrientes, diversos aditivos alimentares, como emulsificantes, corantes e adoçantes artificiais, têm demonstrado capacidade de induzir alterações na MI, tanto em estudos com modelos animais quanto em humanos. A suplementação de emulsificantes dietéticos em ratos, p. ex., resultou no aumento de bactérias mucolíticas. Além disso, esses aditivos podem induzir inflamação de baixo grau, elevando os níveis de lipopolissacarídeos (LPS) e flagelina, o que pode contribuir para processos inflamatórios intestinais e para a carcinogênese do cólon associada à inflamação.

É importante destacar que a ingestão de micronutrientes pode influenciar a composição da MI, ao mesmo tempo que a microbiota participa da síntese de algumas vitaminas essenciais para o organismo. A deficiência de vitamina D tem sido associada à redução da diversidade microbiana, além de promover alterações na composição da MI e aumentar a suscetibilidade à colite. Da mesma forma, a deficiência de vitamina B12 pode resultar em um desequilíbrio na MI, com potenciais impactos na saúde do hospedeiro.

Conclusão

As pesquisas que investigam a influência de componentes alimentares específicos na modulação da MI têm aumentado significativamente. De modo geral, os resultados indicam que padrões alimentares considerados saudáveis, como aqueles baseados em vegetais e na dieta do Mediterrâneo, estão frequentemente associados ao aumento da população de microrganismos considerados benéficos. Em contrapartida, dietas tipicamente ocidentais, caracterizadas pelo alto consumo de proteínas de origem animal, gorduras saturadas e açúcares, estão associadas à menor abundância desses mesmos grupos microbianos.

Entretanto, ainda são necessários mais estudos sobre o papel de nutrientes específicos na modulação da MI, a fim de possibilitar abordagens dietoterápicas mais personalizadas.

Os conhecimentos discutidos neste capítulo sobre os fatores moduladores da MI demonstram a complexidade envolvida no desenvolvimento de intervenções personalizadas. Segundo Zmora *et al.*, a modulação da MI de forma personalizada requer reavaliações periódicas e deve considerar múltiplos parâmetros, descritos na **Figura 12.1**.

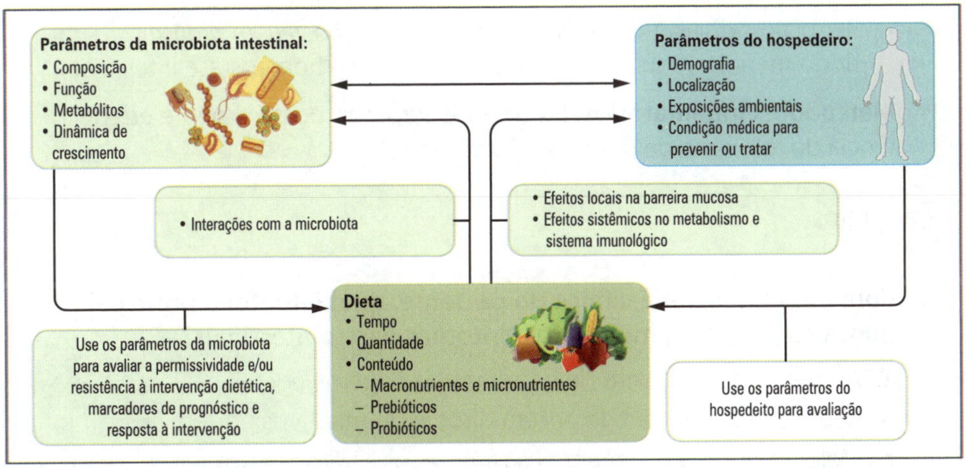

Figura 12.1 Parâmetros da microbiota intestinal e do indivíduo a serem considerados na elaboração de intervenções dietéticas e na suplementação personalizada de prebióticos e probióticos para favorecer a saúde intestinal. Fonte: Adaptada de Zmora *et al.*, 2019.

Caso Clínico

História clínica

Homem, 42 anos, engenheiro brasileiro, mudou-se para o Japão há cinco anos a trabalho.

No Brasil, sua alimentação era baseada em arroz, feijão, carnes grelhadas, ovos, vegetais cozidos e frutas, com consumo ocasional de laticínios (queijos e iogurtes).

Após a mudança, sua dieta passou a incluir maior consumo de peixe cru, soja fermentada (missô e *natto*), algas marinhas, arroz glutinoso e macarrão de trigo sarraceno, com redução significativa de feijão e fibras insolúveis. Além disso, passou a consumir regularmente produtos lácteos fermentados, como iogurtes probióticos e leite fermentado.

Após um ano, o paciente passou a apresentar episódios frequentes de distensão abdominal, gases, diarreia intermitente e desconforto pós-refeições, especialmente após ingerir missô, *natto* e leite fermentado.

Investigação clínica e laboratorial

- **Diário alimentar:** revelou elevado consumo de alimentos fermentados e ricos em polióis, além da redução na ingestão de fibras insolúveis e leguminosas.
- **Análise da MI:**
  - Aumento expressivo de *Prevotella* e *Lactobacillus*, associado ao alto consumo de carboidratos fermentáveis e alimentos fermentados.
  - Redução significativa de *Bacteroides* e *Faecalibacterium prausnitzii*, sugerindo menor produção de AGCC e impacto na homeostase intestinal.
- **Marcadores inflamatórios:** levemente elevados, possivelmente em decorrência do aumento da fermentação intestinal.

Perguntas

1. **Com base na história clínica do paciente, qual fator foi o principal responsável pelo surgimento dos sintomas gastrointestinais?**
   - **a.** Aumento do consumo de proteínas de origem vegetal.
   - **b.** Redução na ingestão de peixes e frutos do mar.
   - **c.** Maior ingestão de alimentos fermentados e carboidratos fermentáveis.
   - **d.** Consumo insuficiente de gorduras insaturadas.

2. **A análise da MI indicou aumento expressivo de *Prevotella* e *Lactobacillus*, além da redução de *Bacteroides* e *Faecalibacterium prausnitzii*. Qual estratégia nutricional seria mais adequada para modular essa microbiota?**
   a. Aumentar o consumo de alimentos fermentados para reforçar a colonização dessas bactérias.
   b. Introduzir gradualmente fibras insolúveis e leguminosas para estimular *Bacteroides* e *Faecalibacterium prausnitzii*.
   c. Reduzir totalmente o consumo de fibras para evitar sintomas gastrointestinais.
   d. Manter a alimentação atual e iniciar suplementação de probióticos.

3. **Considerando os achados clínicos, qual seria a conduta mais apropriada com relação ao consumo de laticínios fermentados?**
   a. Aumentar a ingestão para fortalecer a MI.
   b. Substituir por versões sem lactose e reduzir o consumo de iogurte probiótico.
   c. Excluir completamente os laticínios da dieta.
   d. Aumentar o consumo de queijos maturados como fonte de probióticos.

4. **Após três meses de intervenção nutricional, qual dos seguintes achados indicaria sucesso na modulação da MI do paciente?**
   a. Aumento na diversidade microbiana e melhora dos sintomas gastrointestinais.
   b. Redução de *Bacteroides* e aumento de *Prevotella*.
   c. Persistência dos sintomas, exigindo intervenção farmacológica.
   d. Desenvolvimento de intolerância alimentar a carboidratos fermentáveis.

Respostas

1. **Resposta correta: c**

Comentário: A introdução de missô, *natto* e leite fermentado levou a um excesso de bactérias fermentativas (*Prevotella* e *Lactobacillus*), resultando em fermentação exacerbada e sintomas gastrointestinais, como distensão abdominal e diarreia.

2. **Resposta correta: b**

Comentário: *Bacteroides* e *Faecalibacterium prausnitzii* são fundamentais para a produção de butirato e a homeostase intestinal. O aumento do consumo de fibras insolúveis e leguminosas contribui para sua recuperação e equilíbrio da microbiota.

3. Resposta correta: b

Comentário: O excesso de *Lactobacillus* na MI do paciente pode estar exacerbando a fermentação e os sintomas gastrointestinais. A redução controlada do consumo de laticínios fermentados ajuda a restaurar o equilíbrio.

4. Resposta correta: a

Comentário: A diversificação da MI e o alívio dos sintomas indicam uma adaptação bem-sucedida à nova alimentação, reforçando a importância da personalização da dieta para equilíbrio da microbiota.

Resolução do caso clínico

Com base na avaliação, implementou-se um plano alimentar para modular a microbiota e minimizar sintomas gastrointestinais:

- **Redução gradual de alimentos altamente fermentáveis:** diminuição do consumo frequente de missô e *natto*, em virtude do aumento excessivo de *Prevotella* e *Lactobacillus*, que estavam associados à fermentação exacerbada e produção excessiva de gases. Pequenas quantidades foram mantidas para adaptação progressiva da microbiota.
- **Reintrodução de fibras insolúveis e leguminosas:** inclusão gradual de feijão e vegetais fibrosos para estimular o crescimento de *Bacteroides* e *Faecalibacterium prausnitzii*, que estavam reduzidos e são essenciais para a produção de butirato e manutenção da integridade da mucosa intestinal.
- **Modulação da microbiota com prebióticos naturais:** adição de tubérculos (batata-doce e inhame), *psyllium* e aveia para promover a expansão de *Faecalibacterium prausnitzii*.
- **Ajuste no consumo de laticínios:** substituição do leite fermentado por versões sem lactose, uma vez que o excesso de *Lactobacillus* poderia estar exacerbando a fermentação intestinal. Redução do consumo de iogurte probiótico para equilibrar o microbioma.
- **Monitoramento contínuo e adaptação progressiva:** diário alimentar e ajustes na ingestão de fibras e fermentáveis, conforme a resposta individual.

Evolução

Após três meses, paciente apresentou melhora significativa dos sintomas gastrointestinais, redução da distensão abdominal e maior regulação do trânsito intestinal. A MI mostrou um aumento nos níveis de *Bacteroides* e *Faecalibacterium prausnitzii*, indicando melhor adaptação ao novo padrão alimentar. A diversidade microbiana também foi restabelecida, demonstrando o impacto positivo da transição gradual e do ajuste alimentar na homeostase intestinal.

Conclusão

Esse caso ilustra como mudanças geográficas e dietéticas impactam a MI e a importância de ajustes nutricionais baseados no perfil microbiano. A relação entre fermentação excessiva, diversidade microbiana e adaptação alimentar reforça a necessidade de uma abordagem personalizada na nutrição para promover equilíbrio e saúde intestinal.

Bibliografia

Bourdeau-Julien I, Castonguay-Paradis S, Rochefort G, Perron J, Lamarche B, Flamand N, et al. The diet rapidly and differentially affects the gut microbiota and host lipid mediators in a healthy population. Microbiome. 2023 F;11(1):26.

Brushett S, Sinha T, Reijneveld SA, de Kroon MLA, Zhernakova A. The effects of urbanization on the infant gut microbiota and health outcomes. Front Pediatr. 2020;8:408.

Conteville LC, Oliveira-Ferreira J, Vicente ACP. Gut microbiome biomarkers and functional diversity within an Amazonian semi-nomadic hunter-gatherer group. Front Microbiol. 2019;10:1743.

Fan Y, Pedersen O. Gut microbiota in human metabolic health and disease. Nat Rev Microbiol. 2021;19(1):55-71.

Fanfan D, Mulligan CJ, Groer M, Mai V, Weaver M, Huffman F, et al. The intersection of social determinants of health, the microbiome, and health outcomes in immigrants: a scoping review. Am J Biol Anthropol. 2024;183(1):3-19.

Goodrich JK, Davenport ER, Beaumont M, Jackson MA, Knight R, Ober C, et al. Genetic determinants of the gut microbiome in UK twins. Cell Host Microbe. 2016;19(5):731-43.

Hall AB, Tolonen AC, Xavier RJ. Human genetic variation and the gut microbiome in disease. Nat Rev Genet. 2017;18(11):690-99.

Kolodziejczyk AA, Zheng D, Elinav E. Diet-microbiota interactions and personalized nutrition. Nat Rev Microbiol. 2019;17(12):742-753.

Perkin MR, Strachan DP. The hygiene hypothesis for allergy – conception and evolution. Front Allergy. 2022;3:1051368.

Qin Y, Havulinna AS, Liu Y, Jousilahti P, Ritchie SC, Tokolyi A et al. Combined effects of host genetics and diet on human gut microbiota and incident disease in a single population cohort. Nat Genet. 2022;54(2):134-42.

Ramaboli MC, Ocvirk S, Khan Mirzaei M, Eberhart BL, Valdivia-Garcia M, Metwaly A, et al. Diet changes due to urbanization in South Africa are linked to microbiome and metabolome signatures of Westernization and colorectal cancer. Nat Commun. 2024;15(1):3379.

Rothschild D, Weissbrod O, Barkan E, Kurilshikov A, Korem T, Zeevi D, et al. Environment dominates over host genetics in shaping human gut microbiota. Nature. 2018; 555(7695):210-15.

Vangay P, Johnson AJ, Ward TL, Al-Ghalith GA, Shields-Cutler RR, Hillmann BM, et al. US Immigration Westernizes the human gut microbiome. cell. 2018;175(4):962-72.

Wang J, Thingholm LB, Skiecevičienė J, Rausch P, Kummen M, Hov JR, et al. Genome-wide association analysis identifies variation in vitamin D receptor and other host factors influencing the gut microbiota. Nat Genet. 2016;48(11):1396-406.

Xie H, Guo R, Zhong H, Feng Q, Lan Z, Qin B, et al. Shotgun metagenomics of 250 adult twins reveals genetic and environmental impacts on the gut microbiome. Cell Syst. 2016;3(6):572-84.

Zhang P. Influence of foods and nutrition on the gut microbiome and implications for intestinal health. Int J Mol Sci. 2022;23(17):9588.

Zmora N, Suez J, Elinav E. You are what you eat: diet, health and the gut microbiota. Nat Rev Gastroenterol Hepatol. 2019;16(1):35-56.

13

Gasto Energético e Necessidades Nutricionais na Saúde, em Repouso e Exercício, para Adultos

Sandra Regina Justino ◆ Eduardo Eiras Moreira da Rocha ◆ Giliane Belarmino ◆ Lilian Mika Horie ◆ Maria Carolina Gonçalves Dias ◆ Dan Linetzky Waitzberg

Mensagens Principais

- A determinação precisa do gasto energético é essencial para a prescrição nutricional individualizada e para o sucesso da terapia nutricional em diferentes condições clínicas.
- O gasto energético total (GET) é composto pelo gasto energético basal (GEB), pela termogênese induzida pela dieta (TID) e pelo gasto energético relacionado à atividade física (GEAF), todos influenciados por fatores fisiológicos e patológicos.
- A calorimetria indireta é o método de referência para a avaliação do gasto energético em pacientes hospitalizados, enquanto a água duplamente marcada é considerada o padrão-ouro para medições em condições de vida livre.
- A composição corporal e estados clínicos extremos, como desnutrição grave ou obesidade, alteram significativamente o gasto energético, exigindo métodos de medição mais precisos para a adequada conduta nutricional.
- Em situações onde a calorimetria não está disponível, equações preditivas específicas devem ser utilizadas com critério, considerando a condição clínica, para evitar erros na estimativa das necessidades energéticas.

Objetivos

- Descrever os principais métodos para a determinação do gasto energético. Serão abordados conceitos relacionados com a oxidação de substratos e com o quociente respiratório. Além disso, serão apresentadas e discutidas as principais equações utilizadas para o cálculo do gasto energético. A aplicação clínica dessa determinação será ilustrada por meio da descrição de um caso clínico.

Introdução

No sistema biológico, diversas formas de energia – solar, química, mecânica, elétrica e térmica – interagem continuamente. Os seres humanos estão constantemente trocando energia com o ambiente externo. Toda a energia utilizada pelo organismo é derivada da energia química contida nos nutrientes (carboidratos, lipídios e proteínas), que é liberada durante os processos oxidativos, convertendo esses nutrientes em dióxido de carbono e água. Parte dessa energia é dissipada na forma de calor, enquanto outra parte é armazenada na forma de trifosfato de adenosina (ATP), sendo liberada conforme necessário para manter os diferentes processos fisiológicos do organismo, como:

- **Atividade mecânica:** contração muscular.
- **Atividade elétrica:** manutenção dos gradientes iônicos por meio das membranas.
- **Trabalho químico:** síntese de macromoléculas.

Um dos principais componentes da prescrição nutricional é a determinação das necessidades energéticas totais do indivíduo, aspecto essencial para o sucesso da terapia nutricional. Estabelecer essas necessidades é fundamental, pois a manutenção do estado nutricional adequado requer um equilíbrio entre a energia ingerida (oral) ou administrada (sonda enteral ou parenteral) e a energia gasta pelo organismo. Quando esse equilíbrio não é intencionalmente alterado, tanto a hipoalimentação quanto a hiperalimentação podem gerar efeitos deletérios.

Para evitar esses riscos, é necessário conhecer o gasto energético (GE) de forma individualizada. O equilíbrio entre o consumo e o gasto de energia determina o balanço energético (BE), que pode ser:

- **Neutro (BE = 0):** quando a energia ingerida (EI) é igual ao gasto energético total (GET), resultando na manutenção do peso corporal.
- **Positivo (BE > 0):** quando a energia ingerida é superior ao gasto energético total, favorecendo o ganho de peso.
- **Negativo (BE < 0):** quando a energia ingerida é inferior ao gasto energético total, levando à perda de peso.

A necessidade energética diária de um indivíduo varia conforme diversos fatores, incluindo idade, sexo, peso, altura, composição corporal, nível de atividade física, fatores genéticos e condições fisiológicas. Essas necessidades podem modificar-se ao longo da vida, especialmente em fases específicas como gestação, lactação, infância, adolescência e envelhecimento, ou em resposta a diferentes doenças e suas fases.

Para compreender os diversos métodos disponíveis para a determinação do GE, é essencial conhecer os componentes que compõem o GET ao longo de 24 horas.

Gasto Energético Total

O GET corresponde à quantidade de energia necessária para o organismo ao longo de 24 horas. Ele é determinado por dois componentes principais:

- **Gasto energético de repouso (GER):** inclui a soma do gasto energético basal (GEB) e do efeito térmico dos alimentos (ETA).
- **Energia necessária para a atividade física:** varia de acordo com o nível de atividade realizado pelo indivíduo.

Os principais determinantes do GET na saúde e na doença podem ser observados nos fatores que influenciam o GEB, ETA, GER e a demanda energética da atividade física.

Gasto Energético Basal

O GEB, também chamado de taxa metabólica basal (TMB), corresponde à quantidade mínima de energia necessária para a manutenção das funções vitais do organismo em condições de completo repouso físico e mental. A mensuração do GEB deve ser realizada em estado pós-absortivo (jejum) de aproximadamente 10 a 12 horas, para evitar o efeito térmico da digestão, absorção e assimilação dos nutrientes ingeridos. Além disso, o indivíduo não deve ter realizado nenhuma atividade física por pelo menos duas horas antes da avaliação. O ideal é que essa medição seja feita ao despertar, antes de levantar da cama.

Qualquer valor dentro de uma variação de ±10% do padrão obtido por mensuração laboratorial é considerado um GEB normal. Homens e mulheres apresentam uma redução progressiva no GEB ao longo da vida, em virtude de alterações na composição corporal, como a diminuição da massa magra e/ou o aumento do percentual de gordura corporal. Estima-se que essa redução seja de 2% a 3% por década na vida adulta.

Termogênese Induzida pela Dieta

A termogênese induzida pela dieta (TID), também conhecida como efeito térmico da dieta, foi inicialmente descrita por Lavoisier e Seguin, ao observarem um aumento no consumo de oxigênio (O_2) durante a digestão dos alimentos. A partir dessas descobertas, diversos estudos e teorias sobre a TID foram desenvolvidos.

A TID contém dois componentes principais:

- **Termogênese obrigatória** (também denominada ação dinâmica específica – ADE): refere-se à quantidade de energia necessária para os processos de digestão, absorção, transporte e síntese de carboidratos, proteínas e lipídios nos tecidos, elevando o GEB no período pós-prandial (após a alimentação).

- **Termogênese facultativa** (também conhecida como adaptativa regulatória): relaciona-se com a ativação do sistema nervoso simpático (SNS), promovendo um aumento no metabolismo energético além da TID obrigatória.

Em condições normais, após o consumo de uma dieta mista, a TID provoca um aumento no GEB de aproximadamente 5% a 10%. Esse efeito é influenciado por diversos fatores, incluindo idade, nível de atividade física, frequência e horário das refeições, quantidade e composição dos nutrientes ingeridos. Em geral, a participação de cada macronutriente na TID é estimada em:

- Proteínas: 20% a 30%.
- Carboidratos: 5% a 10%.
- Lipídios: 0% a 3%.

A TID atinge seu pico máximo cerca de uma hora após a refeição e pode perdurar por várias horas, dependendo dos fatores envolvidos. Estudos demonstram que esse efeito ocorre mesmo quando a alimentação é administrada exclusivamente por via parenteral.

Segundo algumas investigações, os processos de digestão, absorção e transporte consomem uma pequena parcela do GE, enquanto a incorporação dos nutrientes pelas células representa cerca de 60% a 70% do total da TID. Assim, para que a TID ocorra, os nutrientes precisam entrar nas células e ser metabolizados. Por exemplo, em casos de resistência à insulina, a glicose tem menor capacidade de entrar nas células musculares e hepáticas, reduzindo a eficiência desse processo.

Uma revisão recente relatou que mulheres moderadamente obesas mantiveram uma TID reduzida mesmo após a perda de peso, quando comparadas a mulheres que nunca foram obesas. Os pesquisadores concluíram que a redução da TID pode ser um fator que contribui para a obesidade, e não apenas uma consequência dessa condição. Embora os efeitos da TID na composição corporal ainda não estejam totalmente esclarecidos, indivíduos obesos tendem a apresentar fatores que podem levar a uma menor TID, como:

- Maior risco de resistência à insulina.
- Redução na atividade física.
- Hábitos alimentares inadequados.

São necessários mais estudos para compreender melhor a influência da TID nessa população.

A TID também pode sofrer adaptações em diferentes condições fisiológicas. Por exemplo, em um estudo que analisou a resposta à ingestão progressiva de energia em pacientes com síndrome do intestino curto estabilizados, observou-se uma redução da TID quando comparados a indivíduos saudáveis pareados por sexo, idade, massa corporal magra e índice de massa corporal (IMC). Os autores sugeriram que essa alteração pode representar uma resposta adaptativa, pois não foram encontradas diferenças significativas no GEB entre os dois grupos, mesmo após ajustes para massa corporal magra, massa de gordura e IMC.

Determina-se a TID pelo cálculo da área sob a curva formada acima do GEB em um intervalo de tempo após a ingestão alimentar. Esse cálculo permite expressar a TID como:

- Percentual com relação ao GEB.
- Quantidade de energia ingerida.
- Valor absoluto.

Diversos métodos podem ser utilizados para determinar a TID, incluindo calorimetria direta, calorimetria indireta e métodos não calorimétricos.

Gasto Energético de Repouso

O GER, também chamado de taxa metabólica de repouso (TMR), é superior ao GEB. Realiza-se a mensuração do GER sem que o indivíduo tenha praticado exercício físico ou consumido alimentos ou bebidas no período de 3 a 5 horas que antecede a avaliação. Dessa forma, o GER corresponde ao GEB acrescido da TID (GER = GEB + TID). O GER é cerca de 10% superior ao GEB e representa aproximadamente 60% a 75% do gasto energético total diário. Fatores como idade, sexo, composição corporal e genética também podem influenciar o GER.

É comum que profissionais considerem GEB e GER como equivalentes (GER = GEB), mas é importante compreender essa diferença. A composição dos alimentos ingeridos pode impactar a intensidade do efeito termogênico da dieta, e variações na TID podem influenciar o gasto energético sem que isso represente, de fato, um estado hipermetabólico. Dessa forma, um aumento no GE além da variação normal de aproximadamente 10% no GEB pode estar relacionado com a TID e não com o estresse metabólico associado a doenças.

Gasto Energético Proveniente da Atividade Física

O gasto energético proveniente da atividade física (GEAF), também chamado de termogênese por atividade física, é o componente mais variável do GET, tornando sua determinação um dos maiores desafios na estimativa das necessidades energéticas. A atividade física total envolve a interação entre movimento, intensidade, duração e frequência, englobando desde as atividades da vida cotidiana até a prática de esportes e exercícios físicos.

O nível de atividade física corresponde ao GE acima do GEB e da TID. Pode ser expresso em kcal por minuto e varia amplamente, desde valores mínimos em indivíduos sedentários (100 kcal/dia) até níveis elevados em atletas (3.000 kcal/dia). O GEAF tende a diminuir com o avanço da idade, um fenômeno associado à redução da massa magra e ao aumento da massa gorda.

A maioria das equações destinadas à estimativa da taxa metabólica não contempla o GEAF como variável. Estabelecer um valor preciso para a atividade física de pacientes é desafiador, pois não há padronização para o nível de movimento, e as condições clínicas podem variar amplamente, desde pacientes gravemente enfermos, sedados e imobilizados, até aqueles altamente ativos na enfermaria ou na comunidade. Em pacientes gravemente enfermos, submetidos à ventilação mecânica e sedação profunda, estima-se que a energia gasta com movimentos não ultrapasse 5% a 10% do GER.

Além disso, muitas condições clínicas podem aumentar o GET sem que isso esteja relacionado com o movimento físico. Em contrapartida, indivíduos que deambulam e realizam fisioterapia podem ter um impacto reduzido da atividade física sobre o GET, uma vez que períodos de descanso entre as atividades compensam esse efeito ao longo de 24 horas. Dado que a atividade física é altamente variável, recomenda-se que, durante a avaliação nutricional, sejam feitas perguntas sobre o nível de atividade física para ajustes adequados na estimativa das necessidades energéticas.

Diversos métodos podem ser utilizados para avaliar o GEAF, incluindo:

- **Questionários de atividade física:** ferramentas simples e de baixo custo, mas sujeitas a erros e discrepâncias entre os valores de GE estimados e os reais.
- **Calorimetria direta ou indireta:** realizada por meio de câmaras metabólicas ou máscaras faciais para análise das trocas gasosas durante atividades diárias ou exercícios.
- **Água duplamente marcada:** método que permite a mensuração do GEAF sem necessidade de confinamento, permitindo a determinação do GET com o indivíduo em condições de vida livre.

Outra abordagem, baseada mais em consenso de especialistas do que em evidências diretas, consiste na estimativa do GET adicionando um percentual ao GER, conforme a intensidade da atividade física: mínima (10% a 20%), moderada (25% a 40%) e extenuante (45% a 60%).

Em 2023, foi publicada uma atualização das *dietary reference intakes* (DRIs) para energia, abrangendo diferentes faixas etárias, além de gestantes e lactantes. Nessa versão, foram incluídos indivíduos com doenças crônicas e diferentes categorias de IMC. A partir de bancos de dados que continham informações de indivíduos avaliados por água duplamente marcada e equações para o GER, foi calculado o nível de atividade física, denominado PAL (do inglês, *physical activity level*), correspondente à razão entre o GET e o GEB (GET/GEB).

Com base no PAL, foram estabelecidas categorias de atividade física diária (AFD):

- **Sedentário:** $1{,}00 \leq PAL < 1{,}53$ (somente AFD).
- **Pouco ativo:** $1{,}53 \leq PAL < 1{,}68$ (AFD + 60 a 80 minutos de caminhada (3 mph a 4 mph)
- **Ativo:** $1{,}68 \leq PAL < 1{,}85$ (AFD + 30 a 50 minutos de caminhada (3 mph a 4 mph) + 45 minutos de ciclismo moderado + 40 minutos de tênis em duplas).
- **Muito ativo:** $1{,}85 \leq PAL < 2{,}50$ (ADL + 45 minutos de ciclismo moderado + ~25 minutos de corrida (10 min/milha) + 60 minutos de tênis em duplas).

As estimativas de parâmetros das equações *TEE* (do inglês, *total energy expended*), que corresponde ao GET, foram desenvolvidas a partir de um conjunto de dados combinados com medidas de água duplamente marcada e aplicadas para calcular o *TEE* do indivíduo médio, considerando sexo, idade, altura, peso e nível de atividade física.

Para mais informações sobre as DRIs de energia, recomenda-se acessar o documento original, por meio do *link* a seguir.

Escaneie o QR-CODE ou clique nele para mais informaçõees sobre as DRIs.

Exemplo de cálculo:

- Uma mulher de 25 anos, com altura de 160 cm, peso de 59 kg, foi determinada com *PAL* pouco ativo. Para o cálculo das necessidades energéticas estimadas (EER) deve-se buscar na Tabela 13.2 a fórmula correspondente. Logo:
  - *EER* = 575,77 – (7,01 × idade) + (6,60 × altura) + (12,14 × peso)
  - *EER* = 575,77 – (7,01 × 25) + (6,60 × 160) + (12,14 × 59)
  - *EER* = 575,77 – 175,25 + 1.056 + 716,26
  - *EER* = 2.172,78 kcal/24 h

Ao planejar a terapia nutricional ou um programa alimentar, tanto para indivíduos saudáveis quanto para pacientes, é essencial que os cálculos das EER sejam acompanhados de monitoramento individualizado. Esse acompanhamento permite ajustes necessários, de acordo com as metas nutricionais e clínicas estabelecidas.

Um estudo recente em pacientes críticos demonstrou que a associação do exercício de resistência com cicloergômetro a uma oferta proteica elevada e administrada progressivamente, com metas atingidas a partir do quinto dia, resultou em menor mortalidade na UTI (p = 0,01), hospitalar (p = 0,002) e em seis meses de seguimento (p = 0,005), quando comparado a um grupo submetido à terapia nutricional com menor oferta proteica e exercício padrão. Além disso, esse protocolo esteve associado a menor incidência de fraqueza adquirida, melhores desfechos funcionais e melhora na qualidade de vida.

Diante dos benefícios observados, recomenda-se cada vez mais a estimulação da atividade física, tanto para indivíduos saudáveis quanto para pacientes. Em especial, pacientes internados em unidades de terapia intensiva (UTI) são incentivados a iniciar a prática de atividade física o mais precocemente possível, conforme sua condição clínica permitir.

Composição Corporal

Define-se a composição corporal do organismo humano pelo conjunto de componentes que formam a massa corporal, sendo classificada em massa magra (visceral, muscular esquelética, óssea e água) e massa gorda (gordura corporal total). A massa magra, mais precisamente denominada massa livre de gordura, é composta primariamente por aproximadamente 73% de água, resultando em uma proporção de cerca de três partes de água para uma parte de proteína seca.

Com o avanço tecnológico, o modelo central para a análise da composição corporal atualmente considera cinco níveis estruturais, nos quais a massa corporal total é descrita como a soma de todos os componentes em cada nível específico: atômico, molecular, celular, tecido-órgão e corporal total.

Considerando a análise com base no nível tecido-órgão, três estados clínicos influenciam significativamente a determinação do GE medido pela calorimetria indireta (CI), têm-se os seguintes:

1. **Desnutrição proteico-calórica:** (jejum sem agressão): requer repleção calórica e proteica para a recuperação nutricional.
2. **Manutenção do estado nutricional:** ocorre na ausência de desnutrição proteico-calórica e reflete um equilíbrio energético.
3. **Estados hipermetabólicos** (jejum com agressão): podem ocorrer com ou sem desnutrição; nesses casos, na fase aguda precoce do processo, geralmente não se busca repleção nutricional imediata, mas sim a manutenção das reservas calóricas e proteicas do organismo.

Estados clínicos extremos da composição corporal, como desnutrição grave (caquexia), sobrepeso e obesidade, dificultam a estimativa do GER, tornando a CI essencial para a adequação clínica do valor real do GER.

Na desnutrição grave, o processo catabólico leva não apenas ao consumo da gordura corporal total (GCT), mas também a alterações na distribuição dos compartimentos hídricos, promovendo um aumento da água extracelular em detrimento da massa corporal celular (MCC). Por outro lado, no sobrepeso e na obesidade, em que a alteração primária é o aumento do peso corporal, o tecido adiposo apresenta baixo conteúdo de água (entre 10% e 30% do peso total) e é hipometabólico, apresentando um GE menor em comparação a tecidos metabolicamente ativos.

Para contornar as dificuldades na adequação da estimativa do GER em indivíduos com sobrepeso ou obesidade, o GE pode ser correlacionado com as variações do IMC. Em um estudo realizado com 63 pacientes hospitalizados com sobrepeso e obesidade, a CI foi medida após o alcance do aporte nutricional pleno, obtendo-se os seguintes resultados:

1. Não houve diferença significativa entre a medida do GER no jejum e no estado nutricional pleno.
2. Houve diferenças significativas entre os grupos com sobrepeso, obesidade classes I e II, e obesidade classe III (grave).

Com base nesses achados, sugere-se, na prática clínica, a utilização dos seguintes valores médios de gasto energético em kcal/kg de peso atual:

- 22 kcal/kg para indivíduos com sobrepeso.
- 18,35 kcal/kg para obesos classes I e II.
- 16,9 kcal/kg para obesos classe III (IMC > 40) e obesidade grave.

Outros Fatores que Interferem no Gasto Energético

Diversos fatores podem influenciar o GE, incluindo a gravidade da doença, a fase do tratamento, a temperatura corporal e o uso de determinados fármacos. Entre os fármacos que podem interferir no metabolismo energético estão fármacos vasoativos, sedativos e bloqueadores neuromusculares, que podem aumentar ou reduzir o gasto energético, dependendo do mecanismo de ação e da condição clínica do paciente.

No organismo humano em atividade, todas as modalidades específicas de GE mencionadas anteriormente estão interligadas e operam continuamente, compondo o GET.

Métodos Disponíveis para Determinação do Gasto Energético

O GE ou consumo calórico do organismo humano está diretamente relacionado com a composição corporal, que é constituída, em parte, pelas reservas calóricas (carboidratos, glicogênio e triglicerídeos) e, parcialmente, pelas proteínas corporais. Além disso, o nível de função muscular, o estado imunológico e a presença e extensão de deficiências de substratos nutricionais também influenciam o GE.

O avanço das metodologias de terapia nutricional parenteral e enteral na prática clínica diária, aliado à sua utilização em pacientes hospitalizados incapazes de ingerir, digerir, absorver ou metabolizar adequadamente energia e nutrientes, impulsionou o desenvolvimento de técnicas para a quantificação das necessidades calóricas e proteicas em diferentes condições clínicas.

Atualmente, há quatro métodos principais para a determinação ou medição do GE:

1. Calorimetria direta.
2. Calorimetria indireta, incluindo a respiratória e a circulatória (método de Fick reverso), com o uso de cateteres de monitorização hemodinâmica invasiva.
3. Água duplamente marcada.
4. Equações preditivas, com base em dados obtidos por calorimetria indireta.

Os métodos específicos para a determinação do GE serão descritos a seguir, assim como suas indicações e aplicação prática na terapia nutricional.

A calorimetria, seja direta ou indireta, refere-se à medida do calor gerado pelo organismo, permitindo a determinação do custo energético da vida.

Essa abordagem é fundamentada nos princípios da termodinâmica, especificamente:

1. Lei da conservação da energia, segundo a qual a energia não pode ser criada nem destruída, apenas transformada.
2. Lei de Hess, que estabelece que o calor liberado por uma cadeia de reações químicas é independente do caminho percorrido, dependendo apenas dos produtos finais da reação.

Calorimetria Direta

A calorimetria direta (CD) mede o calor total produzido por um organismo, dividindo-o em dois componentes:

- **Calor não evaporativo** (sensível): transferido por radiação, convecção ou condução para o meio ao redor.
- **Calor evaporativo:** resultante da perda de água na forma de vapor, que ocorre principalmente pela respiração e transpiração.

Os calorímetros diretos são classificados conforme o método de captação do calor não evaporativo, podendo ser:

1. Isotérmico.
2. Dissipador de calor.
3. De convecção.
4. Diferencial.

A CD baseia-se na transferência do calor não evaporativo do organismo para um meio absorvente e na medição da variação de temperatura desse meio em um determinado intervalo de tempo, associada à medida simultânea do calor evaporativo.

Por exemplo, em um calorímetro direto dissipador de calor, a perda térmica para o ambiente é minimizada, e o calor gerado pelo indivíduo é removido da câmara por um permutador de calor que contém líquido resfriado, cuja temperatura é mantida constante para garantir a precisão das medições térmicas.

A quantidade de calor dissipado pelo permutador é calculada pela equação

$$Qw = m \times Cw \times (T_0 - T_1)$$

em que:

- Qw = calor transferido pelo líquido
- m = fluxo de massa do líquido

- Cw = calor específico do líquido
- T_0 = temperatura do líquido na saída
- T_1 = temperatura do líquido na entrada.

O calor evaporativo é medido com base na variação da umidade do ar na câmara, determinada por um higrômetro de ponto de condensação da água. A soma dos valores do calor não evaporativo e evaporativo permite calcular o consumo calórico total do indivíduo em um determinado período de tempo.

As principais aplicações clínicas da CD incluem:

- Estudos metabólicos experimentais em indivíduos obesos e com diabetes tipo 2.
- Análise do metabolismo durante o sono e do ritmo circadiano.
- Avaliação de intervenções dietéticas.

Esses valores demonstraram resultados clínicos adequados na estimativa do GER para essa população específica.

Calorimetria Indireta

A CI é um método não invasivo que permite a medida *in vivo* do tipo, da quantidade e da velocidade de oxidação dos substratos energéticos, além da produção de calor associada. Baseando-se na avaliação das trocas gasosas, a CI possibilita o estudo das alterações do metabolismo energético em diversos estados patológicos.

A aplicação clínica da CI levou ao desenvolvimento de equações preditivas, baseadas em parâmetros da composição corporal, especialmente massa magra metabolicamente ativa (incluindo massa magra visceral e muscular esquelética). Essas fórmulas permitem estimativas do gasto energético e das necessidades nitrogenadas em diferentes condições clínicas.

Na prática, a CI pode ser realizada por meio de duas modalidades:

1. Calorimetria indireta respiratória (CIR).
2. Calorimetria indireta circulatória (CIC).

Calorimetria indireta respiratória

A CIR mede o GE de organismos vivos por meio da avaliação do O_2, da produção de dióxido de carbono (CO_2) e da excreção de nitrogênio (N_2), em estado de equilíbrio respiratório. Na prática clínica, a CIR é considerada o padrão-ouro para a determinação do GER.

O estado de equilíbrio respiratório é definido como a condição em que frequência respiratória e volume corrente estão relativamente constantes, garantindo a estabilização das medições de VO_2 e VCO_2. Nesse contexto, a CI deve ser realizada apenas quando o indivíduo estiver em equilíbrio metabólico, momento no qual o O_2 consumido e o CO_2 produzido refletem diretamente a geração de energia pelo organismo.

Para garantir maior precisão dos valores obtidos, a medição deve ser realizada com um coeficiente de variação (CV) de VO_2 e $VCO_2 \leq 5\%$, podendo atingir no máximo 10%. Quando esse critério é atendido em uma CI de curta duração (20 a 60 minutos), obtêm-se valores mais precisos e com melhor correlação com o GET diário. A relação entre liberação de energia e trocas gasosas segue reações estequiométricas, embora a quantidade de troca gasosa varie conforme o tipo de nutriente oxidado. O CV é a medida de dispersão, a qual corresponde à razão percentual entre o desvio padrão e a média dos dados analisados (CV = S / x).

Métodos de calorimetria indireta

A CI é amplamente utilizada na prática clínica em virtude da facilidade de uso e precisão das medições, podendo ser realizada à beira do leito. Atualmente, existem dois principais tipos de sistemas para sua realização:

- **Circuito fechado:** exemplos incluem espirômetro de circuito fechado e espirômetro de Tissot. Apesar da alta precisão, esses equipamentos não são mais utilizados na prática clínica.
- **Circuito aberto:** esse é o sistema mais utilizado atualmente para CI, composto por válvulas unidirecionais, espirômetro convencional, termômetros (de linha e ambiente) e reservatório para coleta dos gases expirados.

O indivíduo respira ar ambiente ou uma mistura de ar ambiente com oxigênio por meio de diferentes dispositivos, como máscara facial, peça bucal com grampo nasal, campânula para cabeça, tubos oro/nasotraqueais ou traqueostomia. Em pacientes hospitalizados, a calorimetria indireta pode ser realizada utilizando-se uma câmara respiratória ou mesmo no próprio quarto. O gás expirado é coletado por um período mínimo de 12 minutos, sendo idealmente entre 20 e 30 minutos, enquanto o volume total expirado é simultaneamente registrado.

Embora todas as interfaces respiratórias mencionadas sejam adequadas para a realização da CI, a campânula para cabeça e a traqueostomia são consideradas as opções mais precisas e confortáveis, proporcionando melhores resultados durante o exame.

As amostras de gases inspirados e expirados, coletadas conforme a metodologia descrita, são direcionadas aos sensores de O_2 e CO_2, permitindo a determinação dos valores de VO_2 e VCO_2. Esse processo segue a seguinte sequência:

1. Cálculo das frações inspiradas e expiradas de O_2, CO_2 e N_2 (FI e Fe).
2. Correção dos volumes expirado (Ve) e inspirado (Vi), convertendo-os de ATPS (gás saturado à temperatura e pressão ambiente) para BTPS (gás saturado à temperatura e pressão corporal).
3. Aplicação da transformação de Haldane.
4. Cálculo final dos valores de VO_2 e VCO_2 em litros por minuto.

Atualmente, essa sequência de medidas é realizada de forma automatizada e simultânea nos calorímetros microprocessados. No entanto, também pode ser feita manualmente, desde que sejam seguidas rigorosas técnicas de coleta dos gases expirados.

A partir dos valores calóricos primários do metabolismo de carboidratos, lipídios e proteínas, e da relação entre o consumo de oxigênio (VO_2) e a produção de dióxido de carbono (VCO_2), Weir desenvolveu uma fórmula para a determinação do GE, que pode ser calculado como:

$$M = (3{,}941 \times VO_2) + (1{,}106 \times VCO_2) - (2{,}17 \times N_2 \text{ urinário})$$

em que:

- M = kcal/min
- M × 1.440 (número de minutos das 24 horas) = kcal/dia = GER (em 24 horas).

Para a determinação do GER, na prática, o fator do N_2 urinário em quilogramas pode ser desprezado da equação amterior, pois sua exclusão não representará um erro significativo no resultado final, variando de aproximadamente 60 a 100 kcal/dia, especialmente em pacientes hipermetabólicos.

A razão VCO_2/VO_2 corresponde ao quociente respiratório (QR), que é um importante indicador do tipo de substrato metabolizado, variando de 0,7 para o metabolismo puro de lipídios, 0,8 para o de proteína, 0,84 para um metabolismo misto (carboidrato, lipídio e proteína), 1,0 para o metabolismo puro de glicose e, no máximo, 1,3 para a síntese de gordura a partir da glicose. O menor QR fisiologicamente admissível para o organismo humano é 0,69, correspondendo ao metabolismo de corpos cetônicos em jejum prolongado. Valores menores que 0,69 indicam perda de volume gasoso durante a colheita dos gases expirados.

Existem, na prática, três situações distintas em que pode ser feita a medida do GE: em repouso, durante a deambulação normal ou durante o exercício; nesta última, o GE pode chegar a 29 vezes o GER medido de um paciente desnutrido em repouso.

Dessa forma, deve-se atentar que a medida do GE será sempre feita em repouso no caso de pacientes hospitalizados, nos quais há uma pequena contribuição da musculatura esquelética para o total do GER medido, diferentemente das medidas realizadas durante a deambulação normal ou o exercício, em que a sua participação é plena.

A fim de se manter a acurácia da medida do GER, devem-se observar, resumidamente, as principais recomendações técnicas, conforme descrito a seguir:

a. O paciente deve permanecer em repouso, sentado em poltrona ou deitado no leito, por pelo menos 30 minutos antes da medição, para evitar atividade física voluntária.
b. O exame deve ser realizado após o paciente alcançar o aporte nutricional pleno por pelo menos 12 horas de administração contínua de nutrientes (calorias e proteínas), para que a ação dinâmica específica desses nutrientes (termogênese induzida pela dieta – TID) seja considerada na medição.
c. O exame deve ser realizado em um ambiente calmo, com temperatura neutra e constante.

d. Somente os resultados obtidos após o alcance do estado de equilíbrio respiratório/metabólico devem ser considerados.
e. Deve-se garantir que não haja vazamentos nos circuitos dos gases inspirados e expirados.
f. A fração de oxigênio inspirado (FiO_2) deve ser mantida constante, entre 21% e, no máximo, 60% (conforme o limite do aparelho), sendo idealmente realizada sem fontes externas de oxigênio suplementar para evitar erros nos resultados.
g. A administração de sedativos ou analgésicos deve ser considerada antes do exame em casos de agitação ou dor, pois podem interferir nos resultados. Se necessário, a medicação deve ser administrada pelo menos 30 minutos antes da medição.
h. A hemodiálise pode introduzir um erro de até 3% para menos no resultado final do exame.
i. Durante a realização do exame, devem ser evitadas atividades de rotina realizadas por profissionais da enfermagem, fisioterapia, fonoaudiologia e nutrição, para que não interfiram nas medições.

Assim, ao seguir e respeitar as recomendações técnicas e metabólicas para a realização da CI, na prática diária, é possível obter um resultado preciso e adequado para a avaliação do paciente.

Calorimetria indireta circulatória

A CIC para a determinação do GER pode ser realizada pela equação de Fick, com a utilização do VO_2, do débito cardíaco (Qt) e dos conteúdos arterial (CaO_2) e venoso misto (CvO_2) de oxigênio, em pacientes com o cateter de artéria pulmonar (termodiluição na artéria pulmonar). Entretanto, com a evolução tecnológica, surgiram novos sistemas e métodos que se correlacionam bem com o do cateter de artéria pulmonar para a medição do débito cardíaco, como PiCCO®, LiDCO Plus®, Flo Trac-Vigileo®, NICO® e Cardio Q®. Todavia, todos esses métodos são invasivos e semi-invasivos (NICO® e Cardio Q®).

A CIC é um método prático e simples para a determinação do GER em pacientes com ou sem aporte nutricional e, também, naqueles com instabilidade hemodinâmica, que já têm o cateter de artéria pulmonar posicionado ou estão com aferição contínua do débito cardíaco por outros métodos.

Entretanto, existe uma diferença entre o GER medido pelo cateter de artéria pulmonar e aquele obtido pela CIR. O principal fator dessa diferença reside no fato de que o GE do pulmão não é mensurado pela CIC. Nos pacientes agudos graves, dependendo da extensão do acometimento pulmonar, o VO_2 do pulmão pode representar até 18,1% do VO_2 total medido pela CIR.

Considerando as possíveis fontes de erro na obtenção do GER circulatório, este pode ser utilizado com uma margem de segurança razoável na prática clínica, quando a CIR não estiver disponível.

A equação original de Fick (1870), utilizada para o cálculo do débito cardíaco, é:

$$\text{Débito cardíaco (Qt – L / min)} = VO_2 \text{ (mL / min)} / (CaO_2 - CvO_2)$$

em que:

- **Qt** = débito cardíaco (L/min)
- **CaO_2** = conteúdo arterial de oxigênio
- **CvO_2** = conteúdo venoso misto de oxigênio.

A partir dessa equação, pode-se deduzir a fórmula para o cálculo do GER circulatório, utilizando a equação de Fick reversa:

$$VO_2 = Qt \times (CaO_2 - CvO_2) \cdot 10 \text{ (correção para L / min.) (1)}$$

em que:

- $CaO_2 = (1{,}38 \text{ mL } O_2 / \text{g Hb}) \times (\text{Hb g/100 mL}) \times SaO_2\,\% + 0{,}0031 \cdot PaO_2$
- $CvO_2 = (1{,}38 \text{ mL } O_2 / \text{g Hb}) \times (\text{Hb g/100 mL}) \times SvO_2\,\% + 0{,}0031 \cdot PvO_2$.

Substituindo os valores anteriores na equação (1), obtém-se:

$$VO_2 = Qt \times [1{,}38 \times Hb \times (SaO_2 - SvO_2) + 0{,}0031(PaO_2 - PvO_2)] \times 10 \text{ (2)}$$

em que:

- $0{,}0031*(PaO_2 - PvO_2)$ = parcela do O_2 dissolvido no plasma, com base na lei de Henry por solubilidade →

Lei de Henry por solubilidade:

$$C_{dO2} = a_{O2} \times PO2 \; (a_{O2} = 0{,}0031 \text{ mL } O_2 / \text{ mmHg } O_2 / \text{ dL sangue}).$$

Fixando-se o quociente respiratório em 0,85, como valor misto para efeito de cálculo, corresponderá ao valor calórico de 4,862 kcal/min, com 1.440 min/dia, por substituição do VCO_2 por QR (quociente respiratório) × VO_2, na fórmula de Weir, sem a parcela do N_2 urinário, que se obtém:

$$GER = VO_2 \times (4{,}862 \times 10^{-3} \text{ L / min}) \times 1.440 \text{ kcal/dia}$$

$$GER = VO_2 \times 7{,}0013.$$

Substituindo os valores anteriores na equação (2), obtém-se:

$$GER = 7{,}0013*\{Qt \times [1{,}38 \times Hb \times (SaO_2 - SvO_2) + 0{,}0031(PaO_2 - PvO_2)] \times 10\}$$

$$GER = 7{,}0013*\{Qt \times [13{,}8 \times Hb \times (SaO_2 - SvO_2) + 0{,}031(PaO_2 - PvO_2)]\}$$

$$GER = Qt \times [96{,}62 \times Hb(g) \times (SaO_2\% - SvO_2\%) + 0{,}217(PaO_2 - PvO_2)] \text{ kcal/dia (3)}$$

em que: Qt (L/min).

Dessa forma, com a utilização da equação (3) acima, é possível obter o GER circulatório em kcal/dia. No entanto, a comparação do GER obtido por esse método com a CIR demonstra que há um erro relativo, principalmente em decorrência da influência da água pulmonar. Estudos mostram que essa diferença se correlaciona positivamente com o aumento da água pulmonar em cães.

Para aplicação prática do GER circulatório, pode-se corrigi-lo para GER respiratório por meio da seguinte equação de regressão linear, derivada de estudos comparativos entre a CI respiratória e a circulatória em pacientes de terapia intensiva:

$$\text{GER-Resp} = 614{,}6 + 0{,}846 \cdot (\text{GER-Circ}),\ r = 0{,}86 \text{ e } p = 0{,}0003.$$

O GER circulatório foi comparado, simultaneamente, com o GER respiratório medido por CI em pacientes de terapia intensiva. Foram avaliados prospectivamente 34 pacientes graves, nos quais o GER circulatório corrigido foi 1.725 ± 300 kcal/dia, enquanto o GER respiratório medido foi 1.656 ± 460 kcal/dia, apresentando uma diferença de 4,17% (p = 0,47). Os valores mostraram boa correlação, com $r = 0{,}71$ ($p < 0{,}001$).

Dessa forma, conclui-se que a fórmula de correção do GER circulatório é precisa para estimar o GER respiratório nesse contexto, podendo ser aplicada na prática clínica com boa acurácia, especialmente quando a CIR não está disponível.

Água Duplamente Marcada

O método da água duplamente marcada (ADM) para a determinação do GET foi publicado pela primeira vez em 1955, e sua aplicação prática em seres humanos teve início em 1982, com a validação do método e a publicação do primeiro estudo por Schoeller e Van Santen para a medição do GET. Progressivamente, tornou-se o padrão-ouro para a determinação das necessidades energéticas em situações de vida livre, pois permite medir o gasto energético de indivíduos fora de confinamento, durante um período de 7 a 14 dias, sem causar modificações em sua rotina. Pode ser aplicado tanto em indivíduos saudáveis quanto em pacientes, abrangendo diversas faixas etárias.

Esse método envolve o enriquecimento da água corporal do indivíduo com isótopos estáveis de oxigênio (^{18}O) e hidrogênio (^{2}H), e, em seguida, a determinação da diferença nas taxas de eliminação desses dois isótopos. O oxigênio marcado é eliminado tanto como água (H_2O) quanto como dióxido de carbono (CO_2), em decorrência dos intercâmbios com as reservas de bicarbonato (HCO_3^-). O hidrogênio marcado, por sua vez, é eliminado exclusivamente na forma de água.

A produção de CO_2 pode ser calculada pela seguinte equação:

$$rCO_2\ (\text{mol}) = (N/2)\ (K_{18} - K_2)$$

em que:

- rCO_2 é a produção de dióxido de carbono
- N é o volume corporal de água em mol
- o valor 2 indica que um mol de CO_2 remove dois átomos de oxigênio
- K_{18} e K_2 correspondem às taxas de eliminação dos isótopos de oxigênio e hidrogênio, respectivamente.

No entanto, essa equação exige correções para levar em conta a incorporação dos isótopos em outras moléculas além da água corporal e do CO_2, bem como para o fracionamento isotópico ocorrido durante a eliminação de vapor d'água e dióxido de carbono.

A fórmula mais comumente utilizada para o cálculo da produção de CO_2, considerando essas correções, é:

$$rCO_2\ (mol) = (N/2{,}078)\ (1{,}01K_{18} - 1{,}04K_2) - 0{,}0246r_{GF}$$

em que:

- rGF representa a velocidade de eliminação da água pelo fracionamento gasoso e pode ser estimada como: rGF = 1,05 N ($K_{18} - K_2$).

Assim, o princípio fundamental da água duplamente marcada baseia-se no fato de que a rotatividade do oxigênio no organismo é determinada pelo fluxo de água e bicarbonato pelo corpo, além do oxigênio inspirado e do dióxido de carbono expirado, enquanto a rotatividade do hidrogênio é determinada exclusivamente pelo fluxo de água (**Figura 13.1**).

Os estudos de validação desse método foram desenvolvidos especificamente por meio da medição simultânea da produção de CO_2 na câmara de respiração. A acurácia variou em torno de 2%, com coeficiente de variação entre 2% e 12%. Outros estudos de validação envolveram tanto situações sedentárias quanto medições em níveis elevados de atividade, incluindo exercícios intensos em bicicletas ergométricas. Esses resultados demonstraram a utilidade do método da água duplamente marcada para a determinação da produção de CO_2 em diferentes níveis de atividade na vida livre. O método é considerado seguro, não restritivo e amplamente validado para a determinação do GET em adultos e crianças.

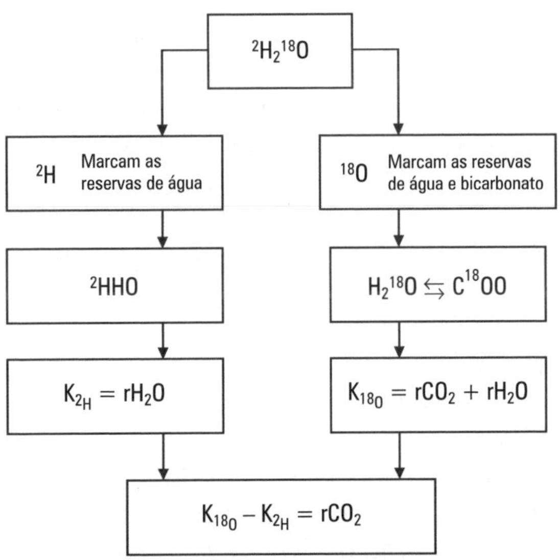

Figura 13.1 O princípio fundamental da medida da produção de dióxido de carbono (CO_2) com a ADM ($^2H_2{}^{18}O$). Fonte: Thot MJ, 1999.

Entretanto, apesar de sua eficácia para diferentes grupos populacionais, estudos indicam que a precisão do método ainda é relativamente baixa (entre 8% e 9%), tornando-o inadequado para determinar o GE individual com exatidão.

A concentração (dose) dos isótopos a ser administrada depende, principalmente, do volume de água corporal do indivíduo. Indivíduos de maior porte requerem doses mais elevadas, assim como homens, em comparação com mulheres de mesma massa corporal, em razão da maior quantidade de massa livre de gordura e, consequentemente, maior volume de água corporal. Assim, para a realização do método, o indivíduo deve ingerir um volume de água proporcional ao seu tamanho, contendo os isótopos estáveis (não radiativos) de hidrogênio e oxigênio. Atualmente, com a análise de precisão pela espectrometria de massa de razão isotópica, as doses recomendadas são de 1,8 g de água/kg de peso de água corporal, com no mínimo 10% de átomos de ^{18}O, e 0,12 g de água/kg de peso de água corporal, com no mínimo 99% de átomos de ^{2}H.

Em indivíduos adultos jovens saudáveis, o equilíbrio do enriquecimento da água corporal é atingido cerca de 2 horas e 30 minutos após a ingestão dos isótopos. A maioria dos estudos recomenda um tempo de equilíbrio entre 4 e 6 horas. Para indivíduos de maior porte, que apresentam maiores compartimentos de água corporal, esse equilíbrio pode levar mais tempo, sendo adotado um protocolo de equilíbrio seguindo o período de pernoite. No protocolo mais simples, a eliminação dos isótopos é estabelecida com a coleta de uma amostra ao final do período de observação, geralmente após 1 a 3 semanas, pelo método dos dois pontos.

Com o consumo de energia pelo organismo, dióxido de carbono e água são produzidos. O CO_2 é eliminado pelos pulmões, enquanto a água é excretada pelos pulmões, pela pele e pela urina. A velocidade das perdas de ^{2}H e ^{18}O é determinada pela medição do declínio das concentrações dos isótopos nos fluidos corporais, como sangue, saliva ou urina. No entanto, diferentes fluidos apresentam graus variados de fracionamento isotópico e, por isso, não devem ser combinados no mesmo protocolo. A urina é o fluido mais frequentemente utilizado para a medição, desde que se evite seu armazenamento prolongado na bexiga, a fim de garantir a precisão na coleta da amostra.

No protocolo típico, a coleta da primeira amostra ocorre antes da administração dos isótopos, para aferição da concentração basal da água corporal. A segunda amostra é colhida logo após a administração dos isótopos, e a terceira, após o equilíbrio com a água corporal total.

O intervalo ideal para a medição do gasto energético pelo método da água duplamente marcada varia conforme a população estudada. Esse intervalo é de uma semana para crianças e atletas de resistência, duas semanas para adultos e três semanas para idosos.

A diferença entre as quantidades eliminadas dos dois isótopos é utilizada para estimar a produção de CO_2 e, consequentemente, o gasto energético do indivíduo. Para converter a produção de CO_2 em consumo energético, é necessário conhecer o equivalente energético do CO_2, que varia conforme a composição da dieta. Esse valor varia entre 21,1 kJ/L para a oxidação exclusiva de carboidratos e 27,8 kJ/L para a oxidação exclusiva de lipídios (**Tabela 13.1**).

Na dieta ocidental típica, composta por 55% de carboidratos, 15% de proteínas e 30% de lipídios, o equivalente energético do CO_2 é de 23,5 kJ/L. Em dietas muito pobres em lipídios (75% de carboidratos, 15% de proteínas e 10% de gorduras), o equivalente energético do CO_2 é de 22,1 kJ/L. Por outro lado, em dietas muito ricas em lipídios (25% de carboidratos, 15% de proteínas e 60% de gorduras), esse valor sobe para 25,5 kJ/L.

A estimativa do quociente respiratório, seja por meio da análise dos gases expirados ou com base na composição da dieta, resulta em um erro desprezível, não excedendo ± 2%.

Como se pode observar, a grande vantagem dessa técnica é que o indivíduo não precisa permanecer restrito ao leito ou ao ambiente hospitalar, podendo seguir com suas atividades normais durante o período da medição. Dessa forma, obtém-se uma estimativa real do GET.

A principal desvantagem da técnica é o alto custo da água duplamente marcada e a necessidade de um espectrômetro de massa para a análise das concentrações dos isótopos nas amostras do fluido corporal selecionado. Além disso, diferentemente da CI, a água duplamente marcada não fornece informações específicas sobre o gasto energético em diferentes momentos do dia, como o GEB, o GER e o GE associado à atividade física.

Apesar dessas limitações, a técnica da água duplamente marcada tem inúmeras aplicações, incluindo a determinação do GE em condições especiais, a comparação entre diferentes métodos de medição e estimativa do GE, a avaliação da prática de atividade física e também a análise do consumo alimentar.

Quando a medição da água duplamente marcada é combinada com a CI, é possível obter um quadro completo do GET e de seus componentes específicos.

Assim como qualquer método diagnóstico na prática clínica diária, a água duplamente marcada tem suas vantagens e desvantagens. Embora seja um procedimento dispendioso, é seguro, minimamente invasivo e praticamente isento de complicações.

Tabela 13.1 Nutrientes metabolizados e os equivalentes energéticos resultantes para oxigênio e dióxido de carbono

Nutriente	Oxigênio (kJ/L)	Dióxido de Carbono (kJ/L)
Carboidrato	21,1	21,1
Proteína	18,7	23,4
Gordura	19,6	27,8
Dieta ocidental típica		23,5
Dieta hipolipídica		22,1
Dieta hiperlipídica		25,5

Obs.: 1 kJ = 0,239006 kcal. Fonte: Adaptada de Brouwer, 1957.

Em conclusão, o método da água duplamente marcada para a medição do GET representa um importante complemento aos métodos de CI, agregando valor ao espectro de técnicas disponíveis para a avaliação do metabolismo energético.

Equações Preditivas

Existem inúmeras fórmulas e equações preditivas publicadas na literatura para a determinação do GE, amplamente utilizadas para estimar as necessidades energéticas de indivíduos saudáveis e doentes. Algumas dessas equações estão representadas nas **Tabelas 13.2, 13.3** e **13.4.**

Tabela 13.2 Equações EER baseadas na previsão de TEE por idade, sexo e atividade física – *para população em geral

Idade ≥ 19 anos	
Sexo masculino	
Nível de atividade física	**GER (kcal/dia)**
Sedentário	EER = 753,07 – (10,83 × idade) + (6,50 × altura) + (14,10 × peso)
Pouco ativo	EER = 581,47 – (10,83 × idade) + (8,30 × altura) + (14,94 × peso)
Ativo	EER = 1.004,82 – (10,83 × idade) + (6,52 × altura) + (15,91 × peso)
Muito ativo	EER = –517,88 – (10,83 × idade) + (15,61 × altura) + (19,11 × peso)
Sexo feminino	
Nível de atividade física	**GER (kcal/dia)**
Sedentário	EER = 584,90 – (7,01 × idade) + (5,72 × altura) + (11,71 × peso)
Pouco ativo	EER = 575,77 – (7,01 × idade) + (6,60 × altura) + (12,14 × peso)
Ativo	EER = 710,25 – (7,01 × idade) + (6,54 × altura) + (12,34 × peso)
Muito ativo	EER = 511,83 – (7,01 × idade) + (9,07 × altura) + (12,56 × peso)

kcal/d: quilocalorias por dia; PAL: nível de atividade física; EER: estimativa de necessidade energética; TEE: gasto energético total. Para adultos com peso estável, EER (kcal/d) = TEE (kcal/d). A idade está em anos, o peso está em quilogramas e a altura está em centímetros.
Fonte: Adaptado (Ref.: DRIs (2023).
*Nessa revisão da DRIs(2023) o comitê incluiu duas mudanças, visando atingir o máximo de indivíduos vivendo nos Estados Unidos e Canadá, onde uma proporção maior da população vive com uma doença crônica — a população de referência agora é a população em geral, em vez da população saudável; a segunda foi construir um banco de dados de água duplamente marcada mais abrangente usando várias fontes. Ref.: National Academies of Sciences, Engineering and Medicine 2023. *Dietary Reference Intakes for Energy*. Washington, DC: The National Academies Press. https://doi.org/10.17226/26818.

Tabela 13.3 Fórmulas para determinação das necessidades de energia na saúde

Fonte	Fórmulas (GE–kcal/dia)
Harris-Benedict/HB (1919)	HB (homem) = 66,47 + (13,75 × peso [kg]) + (5 × altura [cm]) – 6,75 × idade [anos]) HB (mulher) = 655,09 + (9,56 × peso [kg]) + (1,84 × altura [cm]) – (4,67 × idade [anos])
Owen (1986 – 1987)	Homem = 879 + peso [kg] × 10,2 Mulher = 759 + peso [kg] × 7,18
Mifflin–StJeor (1990)	Homem = peso [kg] × 9,99 + altura × 6,25 – 4,92 × idade + 5 Mulher = peso [kg] × 9,99 + altura × 6,25 – 4,92 × idade – 161
Schofield (1985)	Homem = 11,711 × peso (kg) + 587,7 Mulher = 9,082 × peso (kg) + 658,5

Fonte: Frankenfield DC, Ashcraft CM, 2011; Lopes AL. *et al.*, 2010; Rogobete AF, *et al.*, 2019.

Tabela 13.4 Fórmulas para determinação das necessidades energéticas de acordo com diversas doenças ou condições clínicas

Situação clínica	Necessidade energética por dia
Crítico (UTI) de acordo com as diretrizes:	
a. **ASPEN (2022):** **Nos primeiros 7 a 10 dias**	12 a 25 kcal/kg/dia (os estudos que resultaram nessa recomendação foram pacientes que apresentavam IMC médio na faixa de sobrepeso e obesidade).
b. **BRASPEN (2023):** **Calorimetria indireta (CI)** Na ausência de CI: Iniciar com baixa oferta Progredir entre o 4º e o 7º dia (nos pacientes em fase pós-aguda/ recuperação)	50% a 70% do GE obtido na CI (progredir para 100% após o 4º dia (nos pacientes em fase pós-aguda/recuperação.
IMC: 30 a 50 kg/m²	15 a 20 kcal/kg/dia
IMC > 50 kg/m²	25 a 30 kcal/kg/dia
c. **ESPEN (2023):** **Calorimetria indireta (CI)**	11 a 14 kcal/kg/dia **(PA)** 22 a 25 kcal/kg/dia **(PI)**
Na fase aguda da doença crítica (na ausência de CI)	Isocalórica (devendo ser progressivamente implementada, após a fase aguda da doença) 20 a 25 kcal/kg/dia (usar 70% dessa estimativa).

(continua)

Tabela 13.4 **Fórmulas para determinação das necessidades energéticas de acordo com diversas doenças ou condições clínicas** *(Continuação)*

Situação clínica	Necessidade energética por dia
Grande queimado	Equação de Toronto **(ET)** **ET** (kcal/dia)= – 4.343 + (10,5 × %SCQ*) + (0,23 × IC**) + (0,84 × HB#) + (114 × T°C##) – (4,5 × DPQ&) Obs.: avaliar a necessidade de adicionar o fator atividade/24h, visto ser o único fator não incluído na fórmula.
Doença pulmonar obstrutiva crônica (DPOC)	25 a 30 kcal/kg/dia
Cardiopatia	#HB(kcal/dia) × 1,1 – 1,2
Câncer	
+ Promover ganho de peso	30 a 35kcal/kg/dia
+ Má-absorção, hipermetabolismo, estresse grave, repleção	30 a 35 kcal/kg/dia
+ Obesidade	20 a 25 kcal/kg/dia (PA)
+ Cuidados paliativos	25 a 30 kcal/kg/dia
Doença avançada (expectativa de vida > 6 meses)	20 a 35 kcal/kg/dia
Doença terminal (expectativa de vida < 6 meses)	Conforme aceitação e tolerância
Cuidados ao fim da vida (expectativa de vida < 72horas)	Conforme aceitação e tolerância
Lesão por pressão	
+ Desnutridos ou risco de desnutrição	30 a 35 kcal/kg/dia
Cirúrgico	
+ Desnutrido em pré-operatório de cirurgia de médio e grande porte	30 a 35 kcal/kg/dia
+ Pós-operatório em estresse (SIRS moderada a grave, sepse)	20 a 25 kcal/kg/dia
+ Cirúrgico em uso de nutrição parenteral	25 a 30 kcal/kg/dia
Doença de Crohn	
+ Fase ativa + Remissão	30 a 35 kcal/kg/dia
Síndrome do intestino curto (SIC)	
+ Fase inicial (VO + NE)	0,85 a 1,5 × #HB (kcal/dia)
+ Fase de adaptação (VO + NE)	60 ou 2 a 4 × #HB (kcal/dia)
+ Em uso de nutrição parenteral	25 a 35 kcal/kg/dia

(continua)

Tabela 13.4 Fórmulas para determinação das necessidades energéticas de acordo com diversas doenças ou condições clínicas *(Continuação)*

Situação clínica	Necessidade energética por dia
Pancreatite aguda	25 kcal/kg/dia
Pancreatite crônica	35 kcal/kg/dia
Neurológico crônico	
+ TCE (lesão de medula)	15 a 20 kcal/kg/dia
+ Paraplegia	28 kcal/kg/dia
+ Tetraplegia	23 kcal/kg/dia
+ AVC	
+ Eutrófico	15 a 20 kcal/kg/dia depois de 4 dias 25 a 30 kcal/kg/dia
+ IMC 30 a 50 kg/m²	11 a 14 kcal/kg/dia **(PA)**
+ IMC > 50 kg/m²	22 a 25 kcal/kg/dia **(PI)**
Hepatite alcoólica	35 a 40 kcal/kg/dia
Cirrose hepática	30 a 35 kcal/kg/dia
Transplante hepático (fase aguda)	30 a 35 kcal/kg/dia
+ Obesidade	25 kcal/kg/dia **(PI)**
Outros transplantes	30 a 35 kcal/kg/dia
+ Renal	25 a 35 kcal/kg/dia
Doença renal aguda (DRA)	
+ Tratamento conservador	20 a 30 kcal/kg/dia
+ Obesos	20 a 30 kcal/kg/dia **(PI)**
+ Em diálise intermitente	20 a 30 kcal/kg/dia
+ Em diálise contínua	20 a 30 kcal/kg/dia
Doença renal crônica (DRC)	
+ Em tratamento conservador	25 a 35 kcal/kg/dia
+ Em diálise intermitente	25 a 35 kcal/kg/dia
+ Em diálise contínua	25 a 35 kcal/kg/dia
AIDS	
+ Sintomático	40 kcal/kg/dia
+ Assintomático	30 a 35 kcal/kg/dia
Geriatria	
+ Saudáveis	30 a 35 kcal/kg/dia
+ Doenças crônicas ou agudas	
+ Doença grave, lesão ou desnutrição	
Diabetes *mellitus* (DM)	25 a 35 kcal/kg/dia
+ Doença renal crônica não crítica	30 a 35 kcal/kg/dia

(continua)

Tabela 13.4 Fórmulas para determinação das necessidades energéticas de acordo com diversas doenças ou condições clínicas *(Continuação)*

Situação clínica	Necessidade energética por dia
Obesidade	Equação de Mifflin St-Jeor: **Homem** (kcal/dia) = 5 + 10 × (peso kg) + 6,25 × (altura cm) – 5 × idade **Mulher** (kcal/dia) = – 161 + 10 × (peso kg) +6,25 × (altura cm) – 5 × idade
Anorexia nervosa	30 a 40 kcal/kg/dia com lenta progressão Aumento de 200/250 kcal em cada 2/3 dias até atingir 70/100 kcal de peso/dia

AVC: acidente vascular cerebral; AIDS: síndrome da imunodeficiência adquirida; SIRS: síndrome da resposta inflamatória sistêmica; GE: gasto energético; PA: peso atual; PI: peso ideal; *SCQ: área superfície corporal queimada; **IC: ingestão calórica; #HB (Harris-Benedict), fórmula disponível na Tabela13.3; ##T°C: temperatura corporal em graus Celsius; &DPQ: número de dias após a queimadura; IMC: índice de massa corporal; NE: necrose; VO: volvo; TCE: traumatismo cranioencefálico
Fonte: Frankenfield DC, Ashcraft CM, 2011; Frankenfield DC, *et al.*, 2009.

A maioria dessas fórmulas é derivada de estudos baseados em CI ou água duplamente marcada, considerando variáveis como idade, sexo, altura, peso, parâmetros da ventilação mecânica, temperatura corporal, presença de trauma, obesidade, área de superfície corporal e extensão de queimaduras.

Ao calcular as necessidades energéticas totais de um indivíduo, deve-se escolher a equação mais adequada, levando em consideração a população na qual a fórmula foi originalmente desenvolvida. Alguns aspectos importantes a serem observados incluem:

- Fórmulas derivadas de populações saudáveis (exemplos na **Tabela 13.3**): incluem equações tradicionais, como as de Harris-Benedict (HB), desenvolvidas em 1919, que foram validadas por CI em condições basais. Para estimar o GET, é necessário aplicar correções para a TID e para o nível de atividade física.
  - Em indivíduos saudáveis, essas correções são essenciais para se obter um valor realista do GET.
  - Em indivíduos doentes, a depender do diagnóstico e da fase do tratamento, pode ser necessária a aplicação de um fator de estresse. No entanto, a adição de múltiplos fatores pode levar à hiperalimentação não intencional, tornando essencial a avaliação individualizada.
- Fórmulas desenvolvidas para doenças específicas (exemplos na **Tabela 13.4**): nesses casos, não há necessidade de correção pelo fator de estresse, pois o impacto do estresse metabólico já foi incorporado à equação durante sua validação. Se um fator de estresse for aplicado adicionalmente, pode haver risco de *overfeeding*.

Entre as equações mais utilizadas em pacientes críticos, destacam-se:

- **Brandi e Penn State:** indicadas para pacientes gravemente enfermos, que utilizam variáveis baseadas em equações derivadas de indivíduos saudáveis, como as de Harris-Benedict e Mifflin-St Jeor.
- **Toronto:** uma equação específica para pacientes grandes queimados, que também utiliza Harris-Benedict, além de outras variáveis que impactam o GE, como temperatura corporal, número de dias desde a injúria e aporte energético da terapia nutricional. Essa fórmula é preferencialmente utilizada, pois permite uma adaptação dinâmica do suporte nutricional ao longo da evolução clínica do paciente.

As equações apresentadas na **Tabela 13.2** foram desenvolvidas com base em dados de adultos estadunidenses e canadenses (≥ 19 anos), abrangendo ambos os sexos e considerando tanto indivíduos saudáveis quanto pacientes com doenças crônicas.

Pela praticidade, muitas vezes a regra de bolso tem sido mais recomendada para diferentes condições clínicas, conforme demonstrado na **Tabela 13.4**.

Recentemente, para o subgrupo de pacientes graves em ventilação mecânica, sugeriu-se como opção para o cálculo do GE a utilização da fórmula baseada no consumo de oxigênio (VO_2) ou na produção de dióxido de carbono (VCO_2), obtidos por meio do ventilador ou do cateter de artéria pulmonar. A equação proposta é:

$$GER = VCO_2 \times 8{,}19$$

Na ventilação mecânica, a fração expirada de CO_2 pode ser calculada a partir da pressão parcial de CO_2 no ar expirado. Esse valor, quando multiplicado pelo volume minuto expirado (Ve), fornecido pelo ventilador, permite a obtenção do VCO_2 sem a necessidade de sensores adicionais para a medição direta. Esse resultado corresponde ao VCO_2 obtido pelo ventilador mecânico.

Para maior precisão, recomenda-se o uso de um barômetro portátil para aferir a pressão atmosférica (Pb) no momento da medição.

Ressalta-se que a resposta dos indivíduos à oferta energética pode variar consideravelmente. Portanto, é essencial realizar uma avaliação individualizada, considerando a evolução clínica e o objetivo do tratamento. Ajustes na oferta calórica podem ser necessários, tanto para redução quanto para aumento, a fim de garantir a adequação às condições clínicas e ao estado nutricional do paciente.

Como a maioria das equações preditivas utiliza variáveis estáticas, elas não acompanham eventuais alterações no metabolismo energético ao longo do tempo. Esse fator tem levado a um aumento na recomendação do uso da CI sempre que disponível. Na ausência desse método, deve-se optar pela fórmula mais apropriada, considerando as particularidades da população em que foi desenvolvida. Além disso, é fundamental manter uma vigilância contínua para garantir que o paciente atinja e mantenha os parâmetros desejados de peso e composição corporal.

Classificação do grau do metabolismo utilizando-se CI e equações de HB

A determinação da variação no grau do metabolismo em diferentes diagnósticos clínicos e/ou fases da doença (como sepse, queimaduras, câncer e tétano) ou durante determinados tratamentos (como quimioterapia e bloqueadores neuromusculares) é de grande interesse. Embora existam divergências quanto à classificação do grau do metabolismo energético, a abordagem mais comumente utilizada estabelece o GEB pela CI (GEB-CI) e compara esses resultados, em porcentagem, com os valores calculados pelas equações de Harris-Benedict (GE-HB), sem a aplicação de correções. Essa comparação é viável, pois as equações de Harris-Benedict estimam o GEB em condições de saúde.

Para garantir um resultado adequado, é necessário que o indivíduo se encontre em condição basal no momento da avaliação pela CI. Com os valores de GE-HB e GE-CI em mãos, verifica-se a variação percentual entre ambos, classificando o metabolismo do paciente da seguinte forma:

- **Hipometabólico:** GE-CI < 90% do GE-HB.
- **Metabolismo normal:** GE-CI entre 90% e 110% do GE-HB.
- **Hipermetabólico:** GE-CI > 110% do GE-HB.

em que:

- **GE-CI:** gasto energético estimado pela calorimetria indireta
- **GE-HB:** gasto energético calculado pelas equações de Harris-Benedict (sem aplicação de fatores de correção).

Considerações Finais

Este capítulo permitiu compreender os diversos métodos disponíveis para a determinação do gasto energético em indivíduos. Com o desenvolvimento de novos equipamentos de CI mais precisos e portáteis, tem sido possível avançar na avaliação do GE e, consequentemente, otimizar a prescrição energética com base na dinâmica metabólica associada ao curso da doença ou ao tratamento, dentro do conceito de terapia nutricional personalizada.

Estudos recentes que utilizaram CI identificaram um aumento progressivo no GE ao longo da internação em pacientes com Covid-19 internados em UTI, com pico na terceira semana. No entanto, um subgrupo de pacientes obesos apresentou um comportamento diferente, sem o aumento progressivo do GE observado em indivíduos não obesos. Ainda nessa população, em um pequeno estudo que avaliou pacientes desde a admissão na UTI, verificou-se que, da fase aguda (≤ 7 dias) para a fase tardia (> 7 dias), houve variabilidade na resposta metabólica, com alguns pacientes apresentando aumento e outros redução considerável no GE. Esses achados reforçam a importância de se reavaliar o GE ao longo da internação e sempre que houver alterações clínicas.

Metanálises recentes demonstraram que a definição de metas energéticas guiadas por CI está associada a uma redução significativa na mortalidade em UTIs. Em pacientes com câncer colorretal em estágios II e IV, um estudo encontrou que a recomendação padrão de 30 kcal/kg/dia superestimou o GET em 1,44 vez em um ambiente sedentário e controlado, levando a uma inadequação na estimativa das necessidades reais para a maioria dos pacientes. Além disso, observou-se que o GET foi maior em pacientes do sexo masculino, naqueles com tumor de cólon e nos pacientes obesos. Com base nesses resultados, os autores recomendam que, ao se determinar o GET de pacientes com câncer colorretal, fatores como IMC, composição corporal e localização do tumor sejam considerados.

Na população com cirrose hepática, verificou-se que as equações preditivas não fornecem estimativas adequadas quando comparadas ao GE obtido por CI, apresentando variações que podem levar a sub ou superalimentação. Por esse motivo, recomenda-se que o GER nesses pacientes seja determinado diretamente por CI sempre que possível.

Embora as equações preditivas apresentem discrepâncias com relação aos valores medidos por CI, elas continuam sendo a única opção disponível na maioria dos serviços de saúde. Entretanto, é fundamental lembrar que essas fórmulas foram desenvolvidas com base em variáveis correlacionadas ao GE avaliado por CI, sendo algumas derivadas de populações saudáveis e outras de pacientes com diferentes enfermidades. A acurácia dessas equações pode ser muito baixa quando aplicadas a indivíduos com características distintas das populações para as quais foram originalmente desenvolvidas.

Dessa forma, ao se utilizar equações preditivas, deve-se conhecer sua origem para evitar viés na aplicação. Por exemplo, o uso de uma fórmula desenvolvida para pacientes queimados em outra população pode gerar estimativas imprecisas. Da mesma forma, equações derivadas de CI na vigência de um dano (como trauma) que são corrigidas por fatores de estresse podem resultar em *overfeeding*, levando a possíveis complicações como hiperglicemia, hipertrigliceridemia, esteatose hepática, azotemia, hipercapnia e até aumento da mortalidade.

Para a determinação das necessidades energéticas de pacientes, deve-se buscar o método mais adequado, considerando fatores como estado nutricional, risco de síndrome da realimentação e demais condições clínicas, além da evolução ao longo da internação, da assistência ambulatorial ou domiciliar. Para indivíduos saudáveis, a definição de metas energéticas deve estar alinhada ao balanço energético desejado (manutenção, perda ou ganho de peso) e à atividade física praticada.

Conclusão

Este capítulo destaca a importância da determinação do GE para a adequação do peso e da composição corporal, bem como para a otimização da terapia nutricional ou do planejamento alimentar, tanto em indivíduos saudáveis quanto em diferentes doenças e suas respectivas fases de tratamento e recuperação.

A CI tem se consolidado cada vez mais como uma ferramenta essencial, equiparável a outros dispositivos utilizados para diagnóstico e monitorização de pacientes internados ou ambulatoriais. Seu uso adequado contribui significativamente para alcançar a tão desejada assistência nutricional personalizada, permitindo que a equipe multiprofissional ajuste as condutas com maior precisão e segurança.

Caso Clínico

Ana, 25 anos, mede 1,60 m e pesa 59 kg. Ela mantém um estilo de vida pouco ativo e deseja manter seu peso atual. Para isso, busca orientação nutricional para calcular sua necessidade energética diária. O profissional de saúde utiliza a equação de necessidade energética estimada (EER) para determinar a ingestão calórica recomendada e elaborar um plano alimentar adequado.

Perguntas

1. **Qual é a EER de Ana, considerando os cálculos apresentados?**
   a. 1.850 kcal/dia.
   b. 2.172,78 kcal/dia.
   c. 2.500 kcal/dia.

Resposta correta: b

A equação aplicada para o cálculo da EER de Ana resulta em **2.172,78 kcal/dia**, considerando idade, altura, peso e nível de atividade física.

2. **Por que é essencial monitorar individualmente a ingestão calórica recomendada?**
   a. Para evitar a necessidade de cálculos nutricionais futuros.
   b. Para garantir que o plano alimentar seja ajustado conforme as necessidades clínicas e nutricionais do paciente.
   c. Porque a necessidade energética não pode ser alterada após o cálculo inicial.

Resposta correta: b

Para garantir que o plano alimentar seja ajustado conforme as necessidades clínicas e nutricionais do paciente.

O monitoramento individualizado permite ajustes conforme os objetivos nutricionais, as mudanças no estilo de vida ou o estado clínico do paciente.

3. **Qual valor médio de gasto energético por kg de peso é recomendado para indivíduos com sobrepeso?**
   a. 22 kcal/kg.
   b. 18,35 kcal/kg.
   c. 16,9 kcal/kg.

Resposta correta: a

Para indivíduos com sobrepeso, recomenda-se um valor médio de **22 kcal/kg**, adequado para manter um equilíbrio energético controlado.

Bibliografia

Achamrah N, Delsoglio M, De Waele E, Berger MM, Pichard C. Indirect calorimetry: The 6 main issues. Clin Nutr. 2021;40(1):4-14.

Allard JP, Pichard C, Hoshino E, Stechison S, Fareholm L, Peters WJ, et al. Validation of a new formula for calculating energy requirements of burn patients. JPEN J Parenter Enteral Nutr. 1990;14:115-8.8.

Alves JTM, Gonçalves TJM, Ribeiro PC, Albuquerque CL, Alvite MFL, Assis T, et al. Diretrizes BRASPEN de terapia nutricional no paciente com doenças neurodegenerativas. BRASPEN J. 2022;37(sup2):2-34.

Alves VGF, Rocha EEM, Gonzalez MC, Fonseca RBV, Silva MHN. Resting energy expenditure measured by indirect calorimetry in obese patients: variation within different bmi ranges. JPEN J Parenter Enteral Nutr. 2020;44(1):129-137.

Associação Brasileira para o Estudo da Obesidade e da Síndrome Metabólica (ABESO). Departamento de Nutrição. Posicionamento sobre o tratamento nutricional do sobrepeso e da obesidade. 1ª ed. São Paulo: ABESO; 2022.

Azevedo JRA, Lima HCM, Frota PHDB, Nogueira IROM, Souza SC, Fernandes EAA, et al. High-protein intake and early exercise in adult intensive care patients: a prospective, randomized controlled trial to evaluate the impact on functional outcomes. BMC Anesthesiol. 2021;21:283.

Bastone AC, Ferriolli E, Pfrimer K, Moreira BS, Diz JBM, Dias JMD, et al. Energy expenditure in older adults who are frail: a doubly labeled water study. J Geriatr Phys Ther. 2019; 42(3):E135-41.

Berger MM. Nutrition determines outcome after severe burns. Ann Transl Med. 2019;7(Suppl 6):S216.

Bessa Jr RC, Leão BCC. Monitorização do débito cardíaco: vantagens e desvantagens dos métodos disponíveis. Rev Med Minas Gerais. 2010;20(2 Supl 3):S29-45.

Bischoff SC, Bernal W, Dasarathy S, Merli M, Plank LD, Schütz T, et al. ESPEN practical guideline: Clinical nutrition in liver disease. Clin Nutr. 2020;39(12):3533-62.

Black AE, Prentice AM, Coward WA. Use of food quotients to predict respiratory quotients for the doubly-labelled water method of measuring energy expenditure. Hum Nutr Clin Nutr. 1986;40(5):381-91.

Blaser AR, Deane AM, Starkopf J. Translating the European Society for Clinical Nutrition and Metabolism 2019 guidelines into practice. Curr Opin Crit Care. 2019;25(4):314-21.

Borges VC, Cordás TA, Waitzberg DL. Terapia nutricional no paciente com transtornos alimentares. Sociedade Brasileira de Nutrição Parenteral e Enteral, Associação Brasileira de Nutrologia. Projeto Diretrizes. São Paulo: Sociedade Brasileira de Nutrição Parenteral e Enteral; 2011.

Braga M, Ljungqvist O, Soeters P, Fearon K, Weimann A, Bozzetti F; ESPEN. ESPEN guidelines on parenteral nutrition: surgery. Clin Nutr. 2009;28(4):378-86.

Brouwer E. On simple formulae for calculating the heat expenditure and the quantities of carbohydrate and fat oxidized in metabolism of men and animals from gaseous exchange (oxygen intake and carbonic acid output) and urine-N. Acta Physiol Neerl. 1957;6:795-802.

Bruder N, Raynal M, Pellissier D, Courtinat C, François G. Influence of body temperature, with or without sedation, on energy expenditure in severe head-injured patients. Crit Care Med. 1998;26:568-72.

Buchman AL, Scolapio J, Fryer J. AGA technical review on short bowel syndrome and intestinal transplantation. Gastroenterology. 2003;124(4):1111 34.

Bursztein S; Elwyn DH; Askanazi J. and Kinney, JM (eds): Energy metabolism, indirect calorimetry and nutrition. Baltimore: Williams and Wilkins; 1989.

Calcagno M, Kahleova H, Alwarith J, Burgess NN, Flores RA, Busta ML, et al. The thermic effect of food: A review. J Am Coll Nutr. 2019;38(6):547-51.

Campos BN, Machado FS. Terapia nutricional no traumatismo cranioencefálico grave. Rev Brasileira Ter Intensiva. 2012;24(1):97-105.

Campos LF, Hafez VCB, Barreto PA, Gonzales MC, Ceniccola GP, Abreu HB, et al. Diretrizes BRASPEN de Terapia nutricional no diabetes mellitus. BRASPEN J. 2020;35(Supl 4): 2-22.

Castro MG, Ribeiro PC, Matos LBN, Abreu HB, Assis T, Barreto PA, et al. Diretrizes BRASPEN de terapia intensiva no paciente crítico. BRASPEN J. 2023;38(2° Supl 2):2-46.

Compher C, Bingham AL, McCall M, Patel J, Rice TW, Braunschweig C, et al. Guidelines for the provision of nutrition support therapy in the adult critically ill patient: The American Society for Parenteral and Enteral Nutrition. J Parenter Enteral Nutr. 2022;1:12-41.

Consolazio CF, Johnson RE, Pecora LJ. Physiologic measurements of metabolic functions in man, New York: McGraw Hill; 1963, pp. 1-59.

Coppini LZC, Jesus RP. Terapia nutricional na síndrome da imunodeficiência adquirida (HIV/AIDS). Sociedade Brasileira de Nutrição Parenteral e Enteral, Associação Brasileira de Nutrologia. Projeto Diretrizes. São Paulo: Sociedade Brasileira de Nutrição Parenteral e Enteral; 2011.

Correia MITD, Renofio JR, Serpa L, Rezende R, Passos RM. Terapia nutricional para portadores de úlceras por pressão. Projeto Diretrizes. Associação Médica Brasileira e Conselho Federal de Medicina. São Paulo; 2011. p. 437-46.

Damask MC, Schwarz Y, Weissman C. Energy measurements and requirements of critically ill patients. Crit.Care Clin. 1987;3(1):71-96.

Delsoglio M, Achamrah N, Berger MM, Pichard C. Indirect calorimetry in clinical practice. J Clin Med 2019;8(9):1387.

Duan JY, Zheng WH, Zhou H, Xu Y, Huang HB. Energy delivery guided by indirect calorimetry in critically ill patients: a systematic review and meta-analysis. Crit Care. 2021;25(1):88.

DuBois EF. Basal metabolism in health and disease. Philadephia: Lea & Febiger; 1936. p. 15-49.

Flatt JP. The biochemistry of energy expenditure. In: Bray GA. Recents advances in obesity research. London: Newman; 1977, p. 211-88.

Ford KL, Pichard C, Sawyer MB, Trottier CF, Disi IR, Purcell SA, et al. Total energy expenditure assessed by 24-h whole-room indirect calorimeter in patients with colorectal cancer: baseline findings from the PRIMe study. Am J Clin Nutr. 2023;118(2):422-32.

Forse RA. Comparison of gas exchange measurements with a mouthpiece, face mask, and ventilated canopy. JPEN J Parenter Enteral Nutr. 1993;17(4): 388-91.

Frankenfield DC, Ashcraft CM. Estimating energy needs in nutrition support patients. J Parenter Enteral Nutr. 2011;35(5):563-70.

Frankenfield DC, Coleman A, Alam S, Cooney RN. Analysis of estimation methods for resting metabolic rate in critically ill adults. J Parenter Enteral Nutr. 2009;33(1):27-36.

Frankenfield DC, Smith JS, Cooney RN, Blosser SA, Sarson GY. Relative association of fever and injury with hypermetabolism in critically ill patients. Injury. 1997;28:617-21.

Gallagher D, Elia M. Body composition, organ mass, and resting energy expenditure. In: Heymsfield SB, Lohman TG, Wang Z, Going SB (Eds.). Human body composition, human kinetics. Illinois; 2005. p. 228.

Gehrcke MI, Oleskovicz N. Aspectos atuais da monitoração do débito cardíaco em cães. Arch Vet Sci. 2017;22(1):28-39.

Global Strategy for Diagnosis, Management and Prevention of COPD 2020. Update.

Grant JP (Ed): Handbook of total parenteral nutrition. Philadelphia: W.B.Saunders Company, 1992, pp. 62-66.

Harris JA, Benedict FG. A biometric study of basal me tabolism in man. Proc Natl Acad Sci U S A. 1918;4(12):370-3.

Hill, GL. The clinical assessment of the adult patient with protein energy malnutrition. Nutr Clin Pract. 1995;10(4):129-30.

Hui D, Dev R, Bruera E. The last days of life: symptom burden and impact on nutrition and hydration in cancer patients. Curr Opin Support Palliat Care. 2015;9(4):37-54.

International Atomic Energy Agency. Assessment of body composition and total energy expenditure in humans using stable isotope techniques. IAEA Human Health 2009, series 3. Viena, Austria.

Ireton-Jones CS. Ingestão: energia. In: Mahan LK, Raymond JL. Krause, alimentos, nutrição e dietoterapia. 14ª ed. Rio de janeiro: Elsevier, 2018.(e-book).

Isbell TR, Klesges RC, Meyers AW, Klesges LM. Measurement reliability and reactivity using repeated measurements of resting energy expenditure with a face mask, mouthpiece and ventilated canopy. JPEN J Parenter Enteral Nutr. 1991;15(2):165-68.

Jankowski CM, Sonko BJ, Gozansky WS, Kohrt WM. Deuterium dilution: the time course of ^{2}H enrichment in saliva, urine, and serum. Clin Chem. 2004;50:1699-701.

Jonckeer J, Demol J, Lanckmans K, Malbrain MLNG, Spapen H, De Waele E. MECCIAS Trial: Metabolic consequences of continuous veno-venous hemofiltration on indirect calorimetry. Clin Nutr. 2020;39(12):3797-803.

Justino SR, Belarmino G, Horie LM, Waitzberg DL. Gasto energético. In: Waitzberg DL. Nutrição oral, enteral e parenteral na prática clínica. 4ª ed. Rio de Janeiro: Atheneu; 2017. p. 316-26.

Justino SR, Dias MCG, Maculevicius J, Colugnati FAB, Sing TC, Halpern A, et al. Basal energy expenditure and diet-induced modifications to thermogenesis in short bowel syndrome. Clin Nutr. 2005;24:38-46.

Justino SR, Kurata AY, Caruso L. Calorimetria indireta. In: Rossi L, Caruso L, Galante AP. Avaliação nutricional: novas perspectivas. Rio de Janeiro: Guanabara Koogan; 2015. p. 123-8.

Justino SR. Metabolismo energético. In: Sobotka. Bases da nutrição clínica. Rio de Janeiro: Rubio; 2008. p. 54-9.

Justino SR, Daltro CS, Jesus RP, Freire ANM. Metabolismo e gasto energético nas doenças crônicas do fígado. In: Jesus RP, Oliveira LPM, Lyra LG. Nutrição e hepatologia: abordagem terapêutica – clínica e cirúrgica.1. ed. Rio de Janeiro: Rubio, 2014. p. 123-34.

Karayiannis D, Maragkouti A, Mikropoulos T, Sarri A, Kanavou A, Katsagoni C, et al. Neuromuscular blockade administration is associated with altered energy expenditure in critically ill intubated patients with COVID-19. Clin Nutr. 2022;41(12):3022-25.

Keinänen O, Takala J. Calculated versus measured oxygen consumption during and after cardiac surgery. Is it possible to estimate lung oxygen consumption? Acta Anaesthesiol Scand. 1997;41(7):803-09.

Kinney JM. Energy metabolism: heat, fuel and life. In: Kinney JM, Jeejeebhoy KN, Hill GL, Owen OE. Nutrition and metabolism in patient care. Philadelphia: Saunders Company; 1988. p. 1-34.

Koekkoek WAC, Menger YA, van Zanten FJL, van Dijk D, van Zanten ARH. The effect of cisatracurium infusion on the energy expenditure of critically ill patients: an observational cohort study. Critical Care. 2020;24(1):32.

Lakenman PLM, van der Hoven B, Schuijs JM, Eveleens RD, Bommel JV, Olieman JF, et al. Energy expenditure and feeding practices and tolerance during the acute and late phase of critically ill COVID-19 patients. Clin Nutr. 2021;43:383-89.

Lambell KJ, Tatucu-Babet AO, Miller EG, Ridley EJ. How do guideline recommended energy targets compare with measured energy expenditure in critically ill adults with obesity: a systematic literature revieww. Clin Nutr. 2023;42:568-78.

Lifson N, McClintock R. Measurement of total carbon dioxide production by means of $D_2{}^{18}O$. J Appl Physiol. 1955;7:704-10.

Lifson N, McClintock R. Theory and use of turnover rates of body water for measuring energy and material balance. J Theor Biol. 1966;12:46-74.

Liggett SB, St. John RE, Lefrak SS. Determination of resting energy expenditure utilizing the thermodilution pulmonary artery catheter. Chest. 1987;91(4):62-566.

Light RB. Intrapulmonary oxygen consumption in experimental pneumococcal pneumonia. J Appl Physiol. 1988;64(6):2490-5.

Limon-Miro AT, Jackson CD, Eslamparast T, Yamanaka-Okumura H, Prancha LD, Henry CJ, et al. Predicted estimates of resting energy expenditure have limited clinical utility in patients with cirrhosis. Hepatol. 2022;77(1):98-107.

Long CL, Schaffel N, Geiger JW. Metabolic response to injury and illness: estimation of energy and protein needs from indirect calorimetry and nitrogen balance. JPEN J Parenter Enteral Nutr. 1979;3(6):452-6.

Lopes AL, Cunha GS, Silva DP, Zacca R, Castro FAS, Oliveira AR. Validação de equações de predição da taxa metabólica basal por meio de calorimetria indireta em indivíduos obesos. Rev Bras Atividade Fisica Saude. 2010;15(4):234-38.

Matarese LE. Indirect calorimetry: technical aspects. J Am Diet Assoc. 1997;97:S154-60.

McArdle, WD, Katch FI, Katch VL. Gasto energético humano durante o repouso e a atividade física. In: McArdle WD, Katch FI, Katch VL. Fisiologia do exercício, nutrição, energia e desempenho humano. Rio de Janeiro: Guanabara Koogan; 2016. p. 339-57.

McClave SA, Spain DA, Skolnick JL, Lowen CC, Kleber MJ, Wickerham PS, et al. Achievement of steady state optimizes results when performing indirect calorimetry. JPEN J Parenter Enteral Nutr. 2003;27(1):16-20.

McLean JA, Tobin G (Eds.). Animal and human calorimetry. Cambridge: Cambridge University Press; Digitally printed version 2008.

Measuring energy expenditure: advances in indirect calorimetry with a whole-room calorimeter; maastrichtinstruments.nl > portfolio > room calorimeter. Disponivel na Internet: https://www.roomcalorimeters.com/measuring-energy-expenditure. Acesso: 29 jun 2024.

Meier R, Ockenga J, Pertkiewicz M, Pap A, Milinic N, Macfie J, et al. ESPEN guidelines on enteral nutrition: pancreas. Clin Nutr. 2006;25(2):275-84.

Moonen HPFX, Beckers KJH, van Zanten ARH. Energy expenditure and indirect calorimetry in critical illness and convalescende: current evidence and practical considerations. J Intensive Care. 2021;9(1):8.

Moonen HPFX, Hermans AJH, Bos AE, Snaterse I, Stikkelman E, van Zanten FJL, et al. Resting energy expenditure measured by indirect calorimetry in mechanically ventilated patients during ICU stay and post-ICU hospitalization: A prospective observational study. J Crit Care. 2023;78:154361.

Moore FD, Olesen KH, McMurrey JD, Parker HV, Ball MR, Boyden CM. Chronic wasting diseases and anabolic recovery. In: The body cell mass and its supporting environment: body composition in health and disease. Philadelphia: W.B. Saunders Co; 1963. p. 173.

Murakami H, Kawakami R, Nakae S, Yamada Y, Nakata Y, Ohkawara K, Sasai H, et al. Accuracy of 12 wearable devices for estimating physical activity energy expenditure using a metabolic chamber and the doubly labeled water method: validation study. JMIR Mhealth Uhealth. 2019;7(8):e13938.

Muscaritoli M, Arends J, Bachmann P, Baracos V, Barthelemy N, Bertz H, et al. ESPEN practical guideline: Clinical Nutrition in cancer. Clin Nutr. 2021;40:2898-913.

Nascimento JEA, Campos AC, Borges A, Correia MITD, Tavares GM. Terapia nutricional no perioperatório. Associação Médica Brasileira e Conselho Federal de Medicina. Projeto Diretrizes. São Paulo: Associação Médica Brasileira; 2011. p. 339-54.

National Academies of Sciences, Engineering, and Medicine 2023. Dietary.

National Institute of Diabetes and Digestive and Kidney Diseases. Diet & Nutrition for Adults with Advanced Chronic Kidney Disease. 2022.

Niederer LE, Miller H, Haines KL, Molinger J, Whittle J, MacLeod DB, et al. Prolonged progressive hypermetabolism during COVID-19 hospitalization undetected by common predictive energy equations. Clin Nutr. 2021;45:341-50.

Oshima T, Delsoglio M, Dupertuis YM, Singer P, De Waele E, Veraar C, et al. The clinical evaluation of the new indirect calorimeter developed by the ICALIC project. Clin Nutr. 2020;39(10):3105-11.

Pace N, Rathbun EN. Studies on body composition, III: The body water and chemically combined nitrogen content in relation to the fat content. J Biol Chem. 1945;158: 685-91.

Park J, Kazuko I-T, Kim E, Kim J, Yoon J. Estimating free living human energy expenditure: practical aspects of the doubly labeled water method and its applications. Nutr Res Pract. 2014;8(3):241-8.

Pertzov B, Bar-Yoseph H, Menndel Y, Bendavid I, Kagan I, Glass YD, et al. The effect of indirect calorimetry guided isocaloric nutrition on mortality in critically ill patients-a systematic review and meta-analysis. Eur J Clin Nutr. 2022;76(1):5-15.

Pironi L, Cuerda C, Jeppesen PB, Joly F, Jonkers C, Krznarić Ž, et al. ESPEN guideline on chronic intestinal failure in adults – Update 2023. Clin Nutr. 2023;42(10):1940-2021.

Prado-Nóvoa O, Howard KR, Laskaridou E, Zorrilla-Revilla G, Reid GR, Marinik EL, et al. Validity of predictive equations for total energy expenditure against doubly labeled water. Scientific Reports. 2024;14:15754.

Prelack K, Yu YM, Dylewski M, Lydon M, Keaney TJ, Sheridan RL. Measures of total energy expenditure and its components using the doubly labeled water method in rehabilitating burn children. J Parenter Enteral Nutr. 2017;41(3):470-80.

Prentice AM. The doubly labelled water method for measuring energy expenditure, technical recommendations for use in humans. Nahres-4, International Atomic Energy Agency 1990, Vienna, Austria.

Reference Intakes for Energy. Washington, DC: The National Academies Press. Disponível na Internet: https://doi.org/10.17226/26818.

Rocha EEM, Alves VGF, Fonseca RBV. Indirect calorimetry: methodology, instruments and clinical application. Cur Opin Clin Nutr Metab Care. 2006;9(3):247-56.

Rocha EEM. A determinação do gasto energético em pacientes críticos. CBMI Série Clínicas Brasileiras de Medicina Intensiva. 2001;6(1):1-24.

Rocha EEM. Há lugar para a calorimetria indireta em avaliação nutricional? Rev Bras Nutr Clin. 1998;13(2): 90-100.

Rocha EEM, Abrahão V, Rosenfeld RS. Comparing indirect respiratory (IRC) and indirect circulatory (ICC) calorimetry in critically ill patients. Crit Care Med. 1999;27(1) Suppl:A116.

Rogobete AF, Grintescu IM, Bratu T, Bedreag OH, Papurica M, Crainiceanu ZP, et. al. Assessment of metabolic and nutritional imbalance in mechanically ventilated multiple trauma patients: from molecular to clinical outcomes. Diagnostics (Basel). 2019;9(4):171.

Schoeller DA, Ravussin E, Schutz Y, Acheson KJ, Baertschi P, Jequier E. Energy expenditure by doubly labeled water: validation in humans and proposed calculation. Am J Physiol 1986; 250:R823-R830.

Schoeller DA, van Santen E, Peterson DW, Dietz W, Jaspan J, Klein PD. Total body water measurement in humans with ^{2}H and ^{18}O labeled water. Am J Clin Nutr. 1980; 33:2686-93.

Schoeller DA, van Santen E. Measurement of energy expen diture in humans by doubly labeled water method. J Appl Physiol. 1982;53(4):955-9.

Schoeller DA. Measurement of energy expenditure in free-living humans by using doubly labeled water. J Nutr. 1988;118:1278-89.

Seale JL, Rumpler WV, Conway JM, Miles CW. Comparison of doubly labeled water, intake-balance, and direct-and indi rect-calorimetry methods for measuring energy expenditure in adult men. Am J Clin Nutr. 1990;52:66-71.

Silva JSV, Seres D, Sabino K, Adams SC, Berdahl GJ, Citty SW, et al. ASPEN consensus recommendations for refeeding syndrome. Nutr Clin Pract. 2020;35(2):178-95.

Sims EAH, Danforth E. Expenditure and storage of energy in man. J Clin Invest. 1987;79:1019-25.

Singer P, Blaser AR, Berger, MM, Calder PC, Casaer M, Hiesmayr M, et al. ESPEN practical and partially revised guideline: Clinical nutrition in the intensive care unit. Clin Nutr. 2023;42(9):1671-89.

Smith DR, King RFGJ, Duckworth LC, Sutton L, Preston T, O'Hara JP, et al. Energy expenditure of rugby players during a 14-day in-season period, measured using doubly labelled water. Eur J Appl Physiol. 2018;118(3):647-56.

Sobotka L. Nutritional support in geriatric patients: the ESPEN new recommended guidelines. Vnitr Lek. 2018;64(11):1053-58.

Speakman JR, Pontzer H. Quantifying physical activity energy expenditure based on doubly labelled water and basal metabolism calorimetry: what are we actually measuring? Curr Opin Clin Nutr Metab Care. 2023;26(5):401-8.

Speakman JR, Yamada Y, Sagayama H, Berman ESF, Ainslie PN, Andersen LF, et al. A standard calculation methodology for human doubly labeled water studies. Cell Rep Med. 2021;16,2(2):100203.

Speakman JR. The history and theory of the doubly labeled water technique. Am J Clin Nutr. 1998; 68(suppl):932S-8S.

Speakman JR. The history and theory of the doubly labeled water technique. Am J Clin Nutr. 1998;68:932s-8s.

Staten LK, Taren DL, Howell WH, Tobar M, Poehlman ET, Hill A, et al. Validation of the arizona activity frequency questionnaire using doubly labeled water. Med Sci Sports Exerc. 2001;33(11):1959-67.

Toth MJ. Energy expenditure in wasting diseases: current concepts and measurement techiques. Curr Opin Clin Nutr Metab Care. 1999;2(6):445-51.

van Marken Lichtenbelt W, Westerterp KR, Wouters L. Deuterium dilution as a method for determining total body water: effect of test protocol and sampling time. Br J Nutr. 1994;72:491-97.

van Zanten ARH, de Waele E, Wischmeyer PE. Nutrition therapy and critical illness: practical guidance for the ICU, post-ICU, and long-term convalescence phases. Critical Care. 2019;33:368.

Vaz M, Esler MD, Cox HS, Jennings GL, Kaye DM. Turner AG. Sympathetic nervous activity and the thermic effect of food in humans. Adv Pharmacol. 1998;42:630-3.

Vernet O, Christin L, Schutz Y, Danforth E, Jéquier E. Enteral versus parenteral nutrition: comparison of energy metabolism in healthy subjects. Endrocrinol Metab. 1986;13:E47-54

Vieira IB, Sette NSV, Oliveira CA, Correia MITD, Duarte CK, Generoso SV. Comparison of pre- and post-transplant energy expenditure in patients undergoing hematopoietic stem cell transplantation and evaluation of associated factors. Nutrition. 2024;118:112260.

Vieira IB, Sette NSV, Oliveira CA, Correia MITD, Duarte CK, Generoso SV. Comparison of pre- and post transplant energy expenditure in patients undergoing hematopoietic stem cell transplantation and evaluation of associated factors. Nutrition. 2024;118:112260.

Wang ZM, Pierson RNJ, Heymsfield SB. The five level model: a new approach to organize body compositon research. Am J Clin Nutr. 1992; 56(1): 19-28.

Weir JB. New methods for calculating metabolic rate with special reference to protein metabolism. J Physiol. 1949;109(1-2):1-9.

Welle S. Sympathetic nervous system response to intake. Am J Clin Nutr. 1995;62:118S-22S.

Westenskow DR, Schipke CA, Raymond JL, Saffle JR, Becker JM, Young EW, et al. Calculation of metabolic expenditure and substrate utilization from gas exchange measurements. JPEN J Parenter Enteral Nutr. 1988;12(1):20-24.

Westertep KR, Wilson SAJ, Rollan V. Diet induced Thermogenesis measured over 24h in a respiration chamber: effect of diet composition. J Obes Relat Metab Disord. 1999;23:287-92.

Westerterp KR, Brouns F, Saris WH, Ten Hoor F. Comparison of doubly labeled water with respirometry at low- and highactivity levels. J Appl Physiol. 1988;65:53-6.

Westerterp KR. Body composition, water turnover and energy turnover assessment with labelled water. Proc Nutr Soc. 1999; 58:945-51.

Westerterp KR. Doubly labelled water assessment of energy expenditure: principle, practice, and promise. Eur J Appl Physiol. 2017; 117:1277-85.

Whittle J, Molinger J, MacLeod D, Haines K, Wischmeyer PE. LEEP-COVID Study Group. Persistent hypermetabolism and longitudinal energy expenditure in critically ill patients with COVID-19. Critical Care. 2020;24(1):581.

Whittle J, Molinger J, MacLeod D, Haines K, Wischmeyer PE. Persistent hypermetabolism and longitudinal energy expenditure in critically ill patients with COVID-19. Critical Care. 2020;24:581.

Wischmeyer PE, Bear DE, Berger MM, De Waele E, Gunst J, McClave SA, et al. Personalized nutrition therapy in critical care: 10 expert recommendations. Critical Care. 2023;27:261.

Wischmeyer PE, Molinger J, Haines K. Point-counterpoint: Indirect calorimetry Is essential for optimal nutrition therapy in the intensive care unit. Nutr Clin Pract. 2021;36(2):275-81.

Zhou G, Bao K, Xiao H, Ge Y, Kong X, Liu T. Measurement of energy expenditure by indirect calorimetry with a whole-room calorimeter. Phenomics. 2024;4:203-12.

14

Gasto Energético e Necessidades Nutricionais na Saúde, em Repouso e Exercício, para Infantes, Crianças e Adolescentes

Patrícia Zamberlan ◆ Adriana Servilha Gandolfo

Mensagens Principais

- A necessidade de proteínas é de aproximadamente 1,5 g/kg peso corpóreo/dia; recomenda-se consumir 0,3 g/kg peso corpóreo por refeição, cinco vezes ao dia.
- O gasto energético total (GET) inclui o metabolismo basal, a termogênese e a atividade física, variando conforme idade, sexo e nível de atividade.
- Durante períodos de crescimento, as necessidades energéticas aumentam, especialmente com a atividade física, que intensifica o gasto energético.

Objetivos

- Informar sobre a importância do gasto energético e das necessidades nutricionais para a saúde e o desenvolvimento, além de identificar as necessidades energéticas e proteicas específicas em diferentes idades para garantir que crianças e adolescentes recebam os nutrientes adequados.

Introdução

A energia é vital para manter as funções metabólicas do organismo. Em crianças e adolescentes, a determinação das necessidades energéticas é crucial para o crescimento e desenvolvimento adequados, bem como para a prevenção da sobre alimentação ou subalimentação.

O GET diário é necessário para estabelecer essas necessidades. Os componentes tradicionais do GET de 24 horas incluem o gasto energético em repouso (GER), a termogênese induzida pelo alimento (TIA) e o gasto energético da atividade física (GEAF). De um modo geral, em um indivíduo com estilo de vida sedentário, cerca de 70% do GET deve-se ao GER, 10% ao TID e 20% ao GEAF.

Em termos de regulação, os diferentes componentes do GET são considerados entidades separadas. A massa celular corporal, a genética e o funcionamento da tireoide são os determinantes principais do GER. A TIA varia em resposta à ingestão calórica e ao transporte e processamento dos alimentos, que, por sua vez, é influenciado por vários hormônios, como a insulina. Atividade física inclui todos os movimentos do corpo que resultam em gasto energético, desde exercícios planejados, como corrida ou musculação, até atividades cotidianas, como caminhar, subir escadas ou até mesmo movimentos involuntários como *fidgeting*. O GEAF pode variar amplamente de acordo com o nível de atividade de cada indivíduo, podendo representar de 15% a 30% do GET. Além dos fatores fisiológicos, diferentes citocinas ativam vários neuropeptídeos que, por sua vez, estimulam sistemas efetores como o sistema nervoso simpático e, assim, aumentam o gasto energético, frequentemente, causando o hipermetabolismo observado em pacientes com doenças agudas e crônicas.

Em pediatria, ainda temos que considerar o custo energético do crescimento que consiste na energia depositada (armazenada) nos tecidos recém-formados, e na energia gasta para a síntese dos tecidos. Exceto durante os primeiros meses de vida, a energia necessária para o crescimento é pequena e está incluída no GET. Para crianças, a deposição de energia é de aproximadamente 15 kcal/dia, aumentando para 30 kcal/dia no pico de velocidade de crescimento dos adolescentes. Assim, a deposição de energia representa de 1% a 2% das necessidades energéticas totais entre a primeira infância e a metade da adolescência.

Há vários métodos para determinar o GET. Entretanto, a maioria é inacessível e dispendiosa, sendo, portanto, a estimativa do GET a partir do GEB total, da termogênese alimentar e da atividade física muito comum. Como por vezes as técnicas para medir o GEB são impraticáveis, a estimativa do GEB a partir do GER é o método mais viável e comumente utilizado. Um método de referência utilizado para determinar o GER é a calorimetria indireta (CI), que estima o gasto energético e a utilização de substratos medindo o consumo de oxigênio e a produção de dióxido de carbono. Entretanto, sua utilização não é considerada prática em virtude de seu alto custo, disponibilidade limitada, tempo de medição prolongado e necessidade de jejum adequado, o que levou ao desenvolvimento ou modificação de várias equações preditivas de gasto energético para a prática clínica rotineira ao longo do tempo, com o objetivo de determinar as necessidades.

Necessidades de Energia

Como já mencionado, as necessidades energéticas da criança e do adolescente são representadas pela somatória de gasto metabólico basal, atividade física, termogênese, crescimento e desenvolvimento. O requerimento energético do recém-nascido a termo, p. ex., é de três a quatro vezes maior do que o do adulto, de 90 a 120 kcal/kg/dia, contra 30 a 40 kcal/kg/dia, refletindo a alta taxa metabólica de repouso e o alto requerimento para o crescimento e o desenvolvimento.

Na impossibilidade da utilização da CI, recomenda-se a utilização de equações para estimativa das necessidades de energia, sendo as mais atuais as das *Dietary Reference Intakes* (DRIs) de 2023 (**Tabela 14.1**). Algumas informações são necessárias para o cálculo apropriado da necessidade energética. Primeiro, é preciso considerar o NAF (nível de atividade física) do indivíduo, que pode ser sedentário, pouco ativo, ativo ou muito ativo. Além disso, a idade deve ser inclusa em anos, a altura em centímetros e o peso em quilogramas.

Tabela 14.1 Equações para calcular a necessidade energética diária de crianças e adolescentes

Idade	Sexo	NAF	EER (kcal/dia)
0 a 2,99 meses	M	–	EER = –716,45 – (1,00 × idade) + (17,82 × altura) + (15,06 × peso) + 200
	F	–	EER = –69,15 – (80,00 × idade) + (2,65 × altura) + (56,15 × peso) + 180
3 a 5,99 meses	M	–	EER = –716.45 – (1,00 × idade) + (17,82 × altura) + (15,06 × peso) + 50
	F	–	EER = –69,15 + (80,0 × idade) + (2,65 × altura) + (54,15 × peso) + 60
6 meses a 2,99 anos*	M	–	EER = –716,45 – (1,00 × idade) + (17,82 × altura) + (15,06 × peso) + 20
	F	–	EER = –69,15 + (80,0 × idade) + (2,65 × altura) + (54,15 × peso) + 20/15[a]
3 a 13,99 anos*	M	Sedentário	EER = –447,51 + (3,68 × idade) + (13,01 × altura) + (13,15 × peso) + 20/15/25[b]
		Pouco ativo	EER = 19,12 + (3,68 × idade) + (8,62 × altura) + (20,28 × peso) + 20/15/25
		Ativo	EER = –388,19 + (3,68 × idade) + (12,66 × altura) + (20,46 × peso) + 20/15/25
		Muito ativo	EER = –671,75 + (3,68 × idade) + (15,38 × altura) + (23,25 × peso) + 20/15/25

(continua)

Tabela 14.1 Equações para calcular a necessidade energética diária de crianças e adolescentes *(Continuação)*

Idade	Sexo	NAF	EER (kcal/dia)
3 a 13,99 anos*	F	Sedentário	EER = 55,59 – (22,25 × idade) + (8,43 × altura) + (17,07 × peso) + 15/30[c]
		Pouco ativo	EER = –297,54 – (22,25 × idade) + (12,77 × altura) + (14,73 × peso) + 15/30
		Ativo	EER = –189,55 – (22,25 × idade) + (11,74 × altura) + (18,34 × peso) + 15/30
		Muito ativo	EER = –709,59 – (22,25 × idade) + (18,22 × altura) + (14,25 × peso) + 15/30
14 a 18,99 anos*	M	Sedentário	EER = –447,51 + (3,68 × idade) + (13,01 × altura) + (13,15 × peso) + 20
		Pouco ativo	EER = 19,12 + (3,68 × idade) + (8,62 × altura) + (20,28 × peso) + 20
		Ativo	EER = –388,19 + (3,68 × idade) + (12,66 × altura) + (20,46 × peso) + 20
		Muito ativo	EER = –671,75 + (3,68 × idade) + (15,38 × altura) + (23,25 × peso) + 20
	F	Sedentário	EER = 55,59 – (22,25 × idade) + (8,43 × altura) + (17,07 × peso) + 20
		Pouco ativo	EER = –297,54 – (22,25 × idade) + (12,77 × altura) + (14,73 × peso) + 20
		Ativo	EER = –189,55 – (22,25 × idade) + (11,74 × altura) + (18,34 × peso) + 20
		Muito ativo	EER = –709,59 – (22,25 × idade) + (18,22 × altura) + (14,25 × peso) + 20

NAF: nível de atividade física; EER: necessidade energética estimada. Fonte: DRI, 2023.

Incremento de energia para o crescimento

a. Dos 6 meses aos 3 anos, o custo energético de crescimento para meninos e meninas varia entre: 6 meses a 1 ano: 20 kcal/d; 1 a 3 anos: 15 kcal/d.
b. Dos 3 aos 13,99 anos, o custo energético do crescimento para meninos varia entre: 3 anos: 20 kcal/d; 4 a 8 anos: 15 kcal/d; 9 a 13 anos: 25 kcal/d.
c. Dos 3 aos 13,99 anos, o custo energético do crescimento para meninas pode variar de: 3 anos: 15 kcal/d; 4 a 8 anos: 15 kcal/d; 9 a 13 anos: 30 kcal/d.

A resposta metabólica de crianças e adolescentes gravemente doentes caracteriza-se, em geral, por um aumento da demanda de energia, e consequentemente, do risco de subnutrição, com a possibilidade de complicações infecciosas, disfunção de múltiplos órgãos e mortalidade. As equações mais comumente usadas na pediatria para estimar o gasto energético são a da Organização das Nações Unidas para Agricultura e Alimentação/Organização Mundial da Saúde (FAO/OMS) e a equação de Schofield que estão demonstradas na **Tabela 14.2.**

Tabela 14.2 Equações para o cálculo energético diário de crianças e adolescentes gravemente doentes

Autor	Equação (calorias/dia)
FAO/OMS	Meninos (3 a 10 anos): GER = [22,7 × peso (kg)] + 495 Meninas (3 a 10 anos): GER = [22,5 × peso (kg)] + 499 Meninos (10 a 18 anos): GER = [12,2 × peso (kg)] + 746 Meninas (10 a 18 anos): GER = [17,5 × peso (kg)] + 651
Schofield (P e E)	Meninos (0 a 3 anos): [0,167 × peso (kg)] + [1.517,4 × estatura (m)] a 617,6 Meninas (0 a 3 anos): [16,25 × peso (kg)] + [1.023,2 × estatura (m)] a 413,5 Meninos (3 a 10 anos): GER = [19,6 × peso (kg)] + [130,3 × estatura (m)] + 414,9 Meninas (3 a 10 anos): GER = [16,97 × peso (kg)] + [161,8 × estatura (m)] + 371,2 Meninos (10 a 18 anos): GER = [16,25 × peso (kg)] + [137,2 × estatura (m)] + 515,5 Meninas (10 a 18 anos): GER = [8365 × peso (kg)] + [465 × estatura (m)] + 200

FAO: Organização das Nações Unidas para Agricultura e Alimentação; GER: gasto energético em repouso; OMS: Organização Mundial da Saúde. Fonte: FAO/OMS, 2004; Schofield, 1985.

Necessidades de Macro e Micronutrientes

A determinação precisa das necessidades de macro e micronutrientes de um indivíduo é praticamente impossível de se obter. Por esse motivo, com base em evidências científicas, estudos de consumo populacional, observações epidemiológicas, avaliações bioquímicas de restrição e saturações de nutrientes, foram elaboradas as chamadas recomendações nutricionais, que constituem um importante instrumento no planejamento alimentar do indivíduo. Atualmente, as recomendações mais utilizadas, tanto para energia como para macro e micronutrientes, são as DRIs (**Tabelas 14.3, 14.4** e **14.5**). O objetivo da oferta proteica é evitar um balanço proteico negativo (alto risco na fase inicial). Para pacientes pediátricos, a administração de proteínas deve ser de, no mínimo, 1,5 g/kg/dia (ainda maior em pacientes com insuficiência respiratória e queimaduras).

Tabela 14.3 ***Dietary Reference Intakes* para macronutrientes**

Grupo Faixa etária	Carboidrato (g/d)	Fibra total (g/d)	Lipídio (g/d)	Ácido linoleico (g/d)	Ácido linolênico (g/d)	Proteína (g/d)
Lactentes						
0 a 6 meses	60	ND	31	4,4	0,5	9,1
7 a 12 meses	95	ND	30	4,6	0,5	13,5
Crianças						
1 a 3 anos	130	19	ND	7	0,7	13
4 a 8 anos	130	25	ND	10	0,9	19
Masculino						
9 a 13 anos	130	26	ND	12	1,2	34
14 a 18 anos	130	38	ND	16	1,6	52
Feminino						
9 a 13 anos	130	31	ND	10	1,0	34
14 a 18 anos	130	26	ND	11	1,1	46

Fonte: DRI 1997, 1998, 2000, 2001, 2005, 2011.

Tabela 14.4 ***Dietary Reference Intakes*** **para vitaminas**

Grupo Faixa etária	Vitamina A (μg/d)	Vitamina C (mg/d)	Vitamina D (μg/d)	Vitamina E (mg/d)	Vitamina K (μg/d)	Tiamina (mg/d)	Ribo-flavina (mg/d)	Niacina (mg/d)	Vitamina B6 (mg/d)	Folato (mg/d)	Vitamina B12 (μg/d)	Ácido panto-tênico (mg/d)	Biotina (μg/d)	Colina (μg/d)
Lactentes														
0 a 6 m	400	40	5	4	2,0	0,2	0,3	2	0,1	65	0,04	1,7	5	125
7 a 12 m	500	50	5	5	2,5	0,3	0,4	4	0,3	80	0,5	1,8	6	150
Crianças														
1 a 3 anos	300	15	5	6	30	0,5	0,5	6	0,5	150	0,9	2	8	200
4 a 8 anos	400	25	5	7	55	0,6	0,6	8	0,6	200	1,2	3	12	250
Masculino														
9 a 13 anos	600	45	5	12	60	0,9	0,9	12	1,0	300	1,8	4	20	375
14 a 18 anos	900	75	5	15	75	1,2	1,3	16	1,3	400	2,4	5	25	550
Feminino														
9 a 13 anos	600	45	5	60	60	0,9	0,9	12	1,0	300	1,8	4	20	375
14 a 18 anos	700	65	5	75	75	1,0	1,0	14	1,2	400	2,4	5	25	400

Fonte: DRI 1997, 1998, 2000, 2001, 2005, 2011.

Tabela 14.5 ***Dietary Reference Intakes* para minerais e oligoelementos**

Grupo Faixa etária	Cálcio (mg/d)	Cromo (µg/d)	Cobre (µg/d)	Flúor (mg/d)	Iodo (µg/d)	Ferro (mg/d)	Magnésio (mg/d)	Manganês (mg/d)	Molibdênio (µg/d)	Fósforo (mg/d)	Selênio (µg/d)	Zinco (mg/d)
Lactentes												
0 a 6 m	210	0,2	200	0,01	110	0,27	30	0,003	2	100	15	2
7 a 12 m	270	5,5	220	0,5	130	11	75	0,6	3	275	20	3
Crianças												
1 a 3 anos	500	11	340	0,7	90	7	80	1,2	17	460	20	3
4 a 8 anos	800	15	440	1	90	10	130	1,5	22	500	30	5
Masculino												
9 a 13 anos	1.300	25	700	2	120	8	240	1,9	34	1.250	40	8
14 a 18 anos	1.300	25	800	3	150	11	410	2,2	43	1.250	55	11
Feminino												
9 a 13 anos	1.300	21	700	2	120	8	240	1,6	34	1.250	40	8
14 a 18 anos	1.300	24	800	3	150	15	360	1,6	43	1.250	55	9

Fonte: DRI 1997, 1998, 2000, 2001, 2005, 2011.

A oferta basal é essencial para a manutenção das reações metabólicas. Em muitas situações clínicas, como, p. ex., no paciente gravemente doente, as necessidades de vitaminas se encontram aumentadas; contudo, não há estudos que determinem exatamente quanto deveria ser a reposição ideal na maioria dos casos. Nas crianças com hipermetabolismo há aumento das necessidades, principalmente das vitaminas A, C e E. As vitaminas do complexo B podem, eventualmente, estar depletadas em pacientes com neoplasias, doenças hematológicas ou em pacientes submetidos à quimioterapia.

De maneira semelhante às vitaminas, além da oferta basal, muitos pacientes deverão receber dose adicional em situações clínicas específicas, como, p. ex., nos casos de hipermetabolismo. As quantidades a serem suplementadas nesses casos não estão totalmente estabelecidas, mas deficiências de zinco, selênio e manganês podem surgir durante a evolução clínica.

Isso posto, conclui-se que durante doenças críticas, os micronutrientes devem ser fornecidos em quantidades suficientes para atender às ingestões diárias recomendadas de nutrientes por faixa etária. Embora não haja dados suficientes para recomendar a suplementação rotineira de micronutrientes em doses mais altas durante doenças críticas, a "ausência de evidência não deve implicar evidência de ausência", e estudos prospectivos são necessários para elucidar as necessidades de micronutrientes de crianças e adolescentes nessas condições, em que determinar se os baixos níveis séricos refletem uma verdadeira deficiência ou são resultado de redistribuição, particularmente durante a fase aguda da doença, torna-se desafiador.

Crianças e adolescentes praticantes de atividade física

A nutrição adequada de crianças e adolescentes praticantes de atividade física é essencial para a *performance*, devendo ser considerados a maturação sexual, o crescimento e o gasto energético durante os treinos, a competição e a recuperação.

Energia

A necessidade de energia para essas crianças e adolescentes portadores de atividade física pode ser estimada, de acordo com a idade e o peso, conforme descrito na **Tabela 14.6.**

Proteínas

A necessidade de proteínas é de aproximadamente 1,5 g/kg peso corpóreo/dia, sendo recomendado consumir 0,3 g/kg peso corpóreo por refeição, cinco vezes ao dia.

Carboidratos

Os carboidratos são armazenados nos músculos e no fígado como glicogênio. O consumo desses nutrientes antes e durante o exercício pode ajudar a retardar

Tabela 14.6 Estimativa de necessidade energética para praticantes de atividade física, de acordo com idade e peso

Idade (anos)	Peso (kg)	Necessidade energética (kcal/dia)
6 a 8 anos*	15	900 a 975
	20	1.200 a 1.300
	25	1.500 a 1.625
+ 9 anos	30	1.350
	35	1.575
	40	1.800
	45	2.025
	50	2.250
	55	2.475
	60	2.700

*Em crianças de 6 a 8 anos, a necessidade energética é de aproximadamente 60 a 65 kcal/kg/dia.
Fonte: Adaptada de Hecht *et al.*, 2023.

a fadiga durante o exercício, mantendo a glicemia e melhorando o desempenho. Aqueles de baixo índice glicêmico, presentes em frutas, cereais, raízes, tubérculos e leguminosas são recomendados para promover uma glicemia estável ao longo do dia e durante os exercícios físicos.

Gorduras

Crianças e adolescentes praticantes de atividade física devem consumir fontes naturais de gordura (especialmente aquelas que contêm ômega-3, como nozes, sementes e peixes oleosos) em vez de gordura *trans* (comum em alimentos ultraprocessados como doces, *fast food* e margarinas), uma vez que esse tipo de gordura aumenta o risco cardiovascular.

Micronutrientes

Estudos mostram que também nessas crianças é necessário atentar-se aos micronutrientes como ferro, cálcio, vitamina D e vitamina B12, investigando deficiências e realizando a suplementação quando necessária.

Hidratação

O consumo regular de líquidos deve ser incentivado para evitar a desidratação durante a atividade física (especialmente se esta for de longa duração), mantendo o desempenho. Recomenda-se a ingestão de 200 mL a 500 mL de líquidos uma hora antes da atividade, 150 mL a cada 15 minutos de exercício e 500 mL de líquidos por quilo de água perdida pelo suor durante a recuperação.

Suplementos dietéticos

A suplementação proteica à base de proteína em pó e creatina é a mais utilizada entre adolescentes do sexo masculino. Estudos têm demonstrado melhora no desempenho esportivo sem eventos adversos.

Caso Clínico

Uma criança do sexo masculino, de sete anos, foi encaminhada para avaliação nutricional em razão de história de baixo ganho de peso e recorrentes infecções respiratórias. Ele pesa 22 kg e tem 120 cm de altura. Sua rotina inclui atividades escolares e brincadeiras ao ar livre, sendo classificado como "pouco ativo". A equipe de saúde deseja calcular sua necessidade energética para auxiliar na conduta nutricional.

Perguntas

1. **Qual é a estimativa de necessidade energética diária (EER) dessa criança, de acordo com as equações do *Dietary Reference Intakes* 2023?**
   a. 1.480 kcal/dia.
   b. 1.650 kcal/dia.
   c. 1.350 kcal/dia.
2. **Em um contexto de doença grave, qual outra equação seria mais indicada para estimar o GER dessa criança?**
   a. Equação de FAO/OMS.
   b. Equação de Schofield.
   c. Nenhuma, pois o DRI 2023 é o padrão-ouro.
3. **Por que é importante considerar o NAF ao estimar a necessidade energética?**
   a. Porque impacta diretamente o GET e a adequação da ingestão calórica.
   b. Porque é um fator irrelevante na infância e adolescência.
   c. Porque a equação já considera automaticamente o gasto físico.

Respostas

1. b

A equação para meninos de 3 a 13 anos com NAF "pouco ativo" é: EER = 19,12 + (3,68 × idade) + (8,62 × altura) + (20,28 × peso) + incremento de crescimento. Substituindo os valores: EER = 19,12 + (3,68 × 7) + (8,62 × 120) + (20,28 × 22) + 15 EER = 19,12 + 25,76 + 1.034,4 + 446,16 + 15 EER ≈ 1.650 kcal/dia.

2. a

Para crianças gravemente doentes, a equação de FAO/OMS é muito utilizada para estimar o GER. Para meninos de 3 a 10 anos: GER = (22,7 × peso) + 495 GER = (22,7 × 22) + 495 GER = 995,4 + 495 GER ≈ 1.490 kcal/dia.

3. a

O NAF influencia diretamente o GET, sendo essencial para um cálculo adequado da necessidade energética. Crianças com maior atividade física demandam maior ingestão calórica para suprir suas necessidades metabólicas e evitar risco de desnutrição.

Bibliografia

Dietary Reference Intakes for Calcium, Phosphorous, Magnesium, Vitamin D, and Fluoride (1997); Dietary Reference Intakes for Thiamin, Riboflavin, Niacin, Vitamin B6, Folate, Vitamin B12, Pantothenic Acid, Biotin, and Choline (1998); Dietary Reference Intakes for Vitamin C, Vitamin E, Selenium, and Carotenoids (2000); and Dietary Reference Intakes for Vitamin A, Vitamin K, Arsenic, Boron, Chromium, Copper, Iodine, Iron, Manganese, Molybdenum, Nickel, Silicon, Vanadium, and Zinc (2001); Dietary Reference Intakes for Water, Potassium, Sodium, Chloride, and Sulfate (2005); and Dietary Reference Intakes for Calcium and Vitamin D (2011). Disponível na Internet: www.nap.edu.

Food and Agriculture Organization of the United Nations. Human energy requirements: Report of a Joint FAO/WHO/UNU Expert Consultation. 2004. Disponível na Internet:: http://www.fao.org/3/y5686e/y5686e00.htm. Acesso em: 09 jul 2024.

Hecht C, Bank N, Brian C, Mistovich RJ. Nutritional recommendations for the young athlete: current concept review. JPOSNA. 2023;5(1).

Kratochvíl M, Klučka J, Klabusayová E, Musilová T, Vafek V, Skříšovská T, et al. Nutrition in pediatric intensive care: a narrative review. Children (Basel). 2022;9(7):1031.

Luo B, Davidson ZE, O'Brien K, Volders E, Lu J, Dunlea K, et al. Describing energy expenditure in children with a chronic disease: a systematic review. Adv Nutr. 2024;15(4):100198.

Marino LV, Valla FV, Beattie RM, Verbruggen SCAT. Micronutrient status during paediatric critical illness: a scoping review. Clin Nutr. 2020;39(12):3571-93.

National Academies of Sciences, Engineering, and Medicine. 2023. Dietary reference intakes for energy. Washington, DC: The National Academies Press. Disponível na Internet: https://doi.org/10.17226/26818.

Purcell LK. Sport nutrition for young athletes. Paediatr Child Health. 2013;18(4):200-02.

Sacheck J, Schultz N. Optimal nutrition for youth athletes: food sources and fuel timing. National Youth Sports Health & Safety Institute. American College of Sports Medicine Sanford; 2016. Disponível na Internet: https://www.acsm.org/docs/default-source/nyshsi_resources/resources/nyshsi-optimal-nutrition-for-youth-athletes.pdf?sfvrsn=8af4f20a_2. Acesso em: 02 ago 2024.

Schofield WN. Predicting basal metabolic rate, new standards and review of previous work. Hum Nutr Clin Nutr. 1985;39:5-4.

15

Erros Inatos do Metabolismo – Conceitos, Tipos, Diagnóstico e Tratamento

Adriana Marcia Silveira

Mensagens Principais

- Conhecer a definição de erros congênitos do metabolismo.
- Entender a classificação dos tipos de erros inatos do metabolismo.
- Saber como são realizados os diagnósticos para os principais erros inatos do metabolismo.
- Conhecer o tratamento e a abordagem nutricional dos erros inatos do metabolismo.

Objetivos

- Este capítulo tem como objetivo abordar o conceito de erros congênitos do metabolismo, o impacto para o indivíduo e para a saúde pública em geral. Serão abordados os tipos de erros inatos do metabolismo, sua classificação e os principais aspectos dos tratamentos clínico e nutricional. Serão descritos também os métodos de diagnóstico para os principais erros inatos do metabolismo e o modo como a realização de um diagnóstico precoce pode auxiliar no tratamento dessas doenças metabólicas. Por fim, receberá maior enfoque o tratamento nutricional dos principais e mais frequentes erros inatos do metabolismo.

Conceitos

Os erros congênitos do metabolismo ou erros inatos do metabolismo (EIM) constituem um grupo heterogêneo de doenças genéticas em que ocorre defeito de enzimas específicas que interferem na via metabólica normal do organismo. São geralmente doenças autossômicas recessivas, porém algumas vezes podem resultar de mutações espontâneas. Sendo herança autossômica recessiva, essa doença só ocorre em indivíduos homozigotos, isto é, com dois genes mutantes herdados de ambos os pais que são portadores assintomáticos para a doença. Pode haver alteração no metabolismo endógeno ou exógeno de proteínas, carboidratos, lipídios, além de coenzimas e vitaminas. Com a atividade enzimática ausente ou reduzida, pode haver bloqueio de alguma via metabólica no organismo, com acúmulo de compostos tóxicos no sangue ou no cérebro, ou mesmo depleção de um subproduto necessário para manter a função celular normal, trazendo, assim, sérias e permanentes complicações ao organismo, caso não haja diagnóstico precoce e tratamento adequado.

Essas manifestações podem acontecer em virtude do acúmulo de um substrato específico no organismo, que pode ser tóxico para o organismo, alterações em múltiplos metabólitos ou em consequência de vias metabólicas alternativas. A expressão clínica da doença depende da via metabólica envolvida. O diagnóstico precoce pode evitar efeitos adversos e garantir melhor qualidade de vida ao indivíduo afetado.

São consideradas doenças raras individualmente, porém são coletivamente comuns, com incidência em torno de 1:800 a 1:1.000 nascidos vivos, causando alta morbidade e mortalidade em distintas populações. São doenças consideradas um problema de saúde pública mundial, com elevados custos de diagnóstico e tratamentos específicos. Há mais de 1.400 EIM conhecidos, e aproximadamente 25% deles têm manifestação no período neonatal.

Quando o diagnóstico não é realizado precocemente, pode haver dificuldade no início do tratamento, acarretando a instalação de sequelas permanentes ou mesmo óbito precoce. Isso ocorre porque, do nascimento até os primeiros dias de vida, a maioria das crianças com EIM é aparentemente saudável e sem manifestação de sintomas neonatais. Alguns dos sintomas e manifestações clínicas que podem ocorrer em pacientes com erros inatos do metabolismo estão descritos no **Quadro 15.1**.

Grande parte dos pacientes com EIM tem pais com consanguinidade ou história de irmãos anteriormente afetados ou mesmo uma morte neonatal inexplicável na família, o que aumenta a suspeita para a ocorrência de erros inatos do metabolismo em uma criança doente.

Quadro 15.1 Principais sintomas e manifestações clínicas de pacientes com erros inatos do metabolismo

Doença	Manifestação	Sinais e sintomas presentes
Acidemias orgânicas		
Acidemia glutárica	0 a 3 meses	Macrocefalia como um dos primeiros sinais.
	> 3 meses	Crise de encefalopatia aguda, distonia, discinesia.
Acidemia propiônica	0 a 3 meses	Vômitos e má alimentação.
	> 3 meses	Convulsões, hipotonia intermitente, coma.
Acidemia metilmalônica	0 a 3 meses	Desidratação, vômitos, perda de tônus muscular.
	> 3 meses	Convulsão intratável, atraso no desenvolvimento, taquipneia insuficiência respiratória.
Acidemia isovalérica	0 a 3 meses	Má alimentação, vômitos, letargia, convulsões.
	> 3 meses	Diarreia e vômitos persistentes, letargia, déficit de atenção,hipotonia, convulsões, má alimentação.
Aminoacidopatias		
Fenilcetonúria	0 a 3 meses	Sem sintomas aparentes nos primeiros meses de vida.
	> 3 meses	Microcefalia, convulsões, atraso no desenvolvimento, letargia, déficit de atenção, alimentação deficiente.
Leucinose (doença da urina do xarope de bordo)	0 a 3 meses	Pouco choro, letargia, má alimentação.
	> 3 meses	Insuficiência respiratória, vômito, diarreia, convulsões, coma.
Homocistinúria		Subnormalidade mental, tromboembolismo (os sintomas se desenvolvem ao longo dos primeiros anos de vida).

(continua)

Quadro 15.1 Principais sintomas e manifestações clínicas de pacientes com erros inatos do metabolismo *(Continuação)*

Doença	Manifestação	Sinais e sintomas presentes
Aminoacidopatias		
Hiperglicemia não cetótica	0 a 3 meses > 3 meses	Baixo tônus muscular, letargia, convulsões, apneia, coma. Hipoglicemia, dificuldade de ganho de peso, atrofia cortical cerebral grave, coma.
Defeito na oxidação de ácidos	Precoce: Tardio:	Hipoglicemia hipocetótica, coma desencadeado por jejum ou graxos catabolismos, cardiomiopatia, sintomas de miólise aguda. Rabdomiólise, hipotonia.
Acidose lática		Hipotonia, convulsões, coma, insuficiência respiratória.

Muitos dos EIM são passíveis de intervenção dietética e respondem à suplementação de metabólitos deficientes, prevenindo o catabolismo proteico e, muitas vezes, reduzindo a morbidade e a mortalidade, trazendo qualidade de vida aos pacientes por meio de uma orientação nutricional eficiente. O enfoque maior deste capítulo será nos principais erros inatos do metabolismo com intervenção nutricional.

Tipos de Erros Inatos do Metabolismo

Saudubray *et al.* classificaram os EIM em três grandes grupos, com base na fisiopatologia com relação ao tipo molecular ou os metabólitos envolvidos, os EIM são classificados em:

1. **Distúrbios do metabolismo intermediário:** provocam uma intoxicação aguda ou progressiva em função do acúmulo de compostos tóxicos no organismo, que podem vir desde uma ingestão de alimentos não permitidos para determinada patologia ou mesmo como consequência de infecções virais ou febre. Entre as doenças do metabolismo intermediário estão incluídas as aminoacidopatias, as acidemias orgânicas, os defeitos congênitos do ciclo da ureia e as alterações no metabolismo dos carboidratos. As acidemias orgânicas provocam excreção de ácidos na urina. Os sintomas dessas doenças podem aparecer tanto no período neonatal como tardiamente, e em geral são classificados como sinais clínicos de intoxicação aguda, como vômitos, letargia, coma, insuficiência hepática, entre outros, ou intoxicação crônica, como atraso no desenvolvimento neuropsicomotor ou cardiomiopatias.

2. **Distúrbios envolvendo metabolismo energético:** geram sintomas que refletem alterações ou defeito no fígado, miocárdio, músculo ou cérebro, resultantes de defeitos em vias geradoras de energia, como glicogênese e gliconeogênese. Estão incluídas doenças de depósito de glicogênio, acidemias láticas congênitas, defeito na oxidação de ácidos graxos, defeitos no ciclo de Krebs e distúrbios da cadeia respiratória mitocondrial. Essas doenças podem se apresentar clinicamente com déficit de crescimento, hipoglicemia, hiperlacticemia, hipotonia generalizada severa, miopatia, insuficiência cardíaca, malformação e até mesmo síndrome da morte súbita infantil.
3. **Distúrbios de moléculas complexas:** aqui, estão incluídas doenças que alteram a síntese ou catabolismo de moléculas complexas. Os sinais e sintomas nesse grupo de patologias são permanentes e progressivos, independentemente de intercorrências, e não estão relacionados com a ingestão dietética. Todas as doenças peroxissomais e lisossomais estão incluídas nesse grupo, além de defeitos congênitos de glicosilação e erros inatos de síntese de colesterol.

A maioria dos EIM são provocados por um defeito metabólico em uma das três vias responsáveis pela quebra de proteína, carboidrato e lipídio encontradas no grupo de distúrbios de metabolismo intermediário, e estas representam a maior concentração de doenças que necessitam de terapêutica dietética. As principais alterações e patologias desse grupo, são:

Alterações no metabolismo de proteínas

São chamadas aminoacidopatias e constituem defeitos no metabolismo de aminoácidos, frequentemente resultando em acúmulo de substâncias tóxicas no organismo, sendo o cérebro, o fígado e os rins os mais afetados. A maioria das aminoacidopatias é causada pela deficiência de enzimas citosólicas, e as acidúrias orgânicas clássicas, por deficiência de enzimas mitocondriais. Estas frequentemente alteram o metabolismo energético e causam acidose metabólica. Para as aminoacidopatias o tratamento envolve restrição de proteínas naturais, para ser possível restringir o aminoácido agressor e suplementação de aminoácidos não pertencentes à rota metabólica deficiente, além de suplementação de vitaminas e minerais, ou medidas para detoxificação, quando indicado. O tratamento nesse grupo de EIM é por toda a vida. Entre as aminoacidopatias mais comuns podem ser destacadas:

Fenilcetonúria

Considerada a aminoacidopatia mais frequente e o primeiro dos EIM identificados. Causada pela deficiência ou diminuição da atividade da enzima fenilalanina hidroxilase hepática, que catalisa a conversão de fenilalanina em tirosina. Essa deficiência enzimática causa elevação nos níveis séricos de fenilalanina e acúmulo de seus metabólitos, o que pode resultar em toxicidade com sequelas neurológias irreversíveis, quando o tratamento não é feito precocemente. Pode haver deficiência intelectual, convulsões e odor "de rato", além de eczema e outros sintomas. Deve ser orientada dieta com restrição de proteínas naturais, para redução de fenilalanina na alimentação e uso de fórmula metabólica isenta de fenilalanina e com mistura de aminoácidos, carboidratos, vitaminas, minerais e oligoelementos.

Doença da urina do xarope de bordo (leucinose)

É um distúrbio do catabolismo de aminoácidos de cadeia ramificada: leucina, isoleucina e valina (BCAA's), que se acumulam nos tecidos e no plasma, conforme apresentado na **Figura 15.1**. Os níveis aumentados de leucina no plasma podem levar a edema cerebral, intoxicação, má alimentação, irritabilidade, podendo evoluir para letargia, coma e óbito. Há odor de "xarope de bordo" (*maple syrup*) na urina e cera de ouvido.

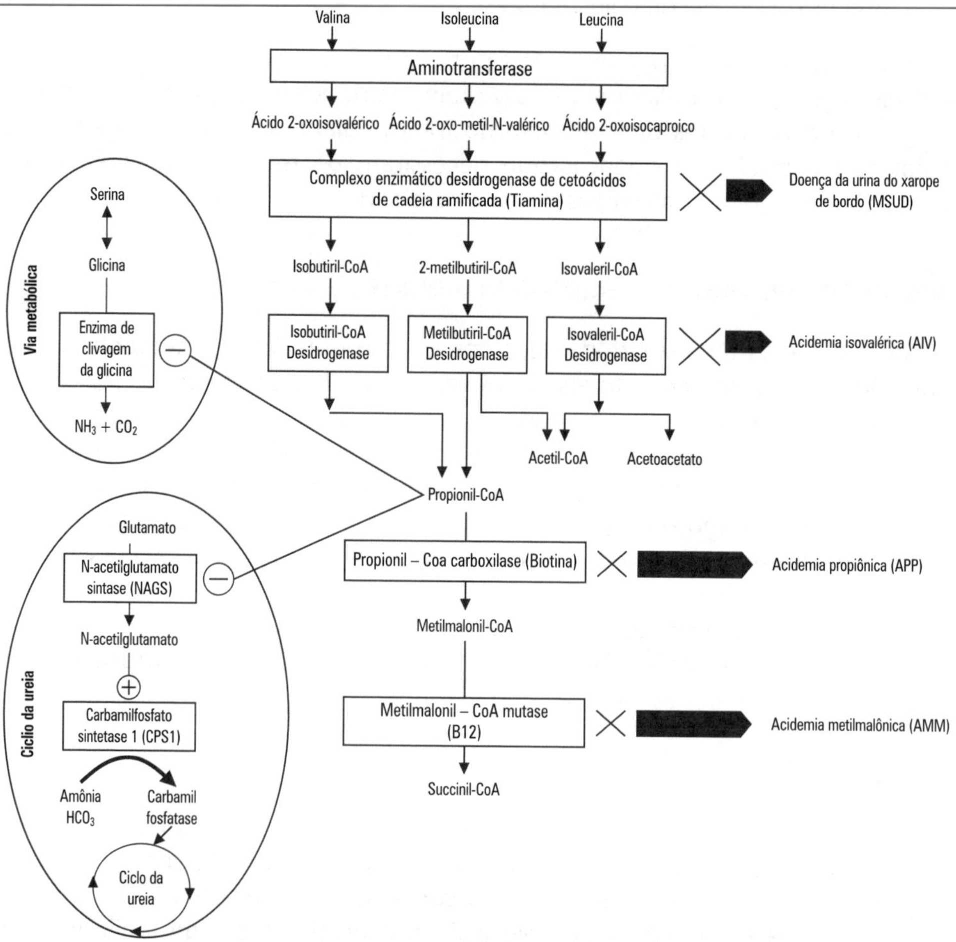

Figura 15.1 Via metabólica de aminoácidos de cadeia ramificada relacionada com os erros inatos do metabolismo. CoA: coenzima A. Fonte: El-Hattab AW. Inborn errors of metabolism. Clin Perinatol. 2015;42(2):413-39.

É necessário fornecimento de dieta com restrição de leucina (manutenção dos níveis séricos entre 150 e 300 μmol/L) e suplementação de isoleucina e valina por meio da restrição de proteínas naturais e fornecimento de fórmula metabólica isenta desses aminoácidos com suplementação dos outros aminoácidos além de vitaminas, minerais e oligoelementos.

Homocistinúria

Caracteriza-se pelo aumento plasmático de homocisteína e aumento de sua excreção na urina. Alguns pacientes podem responder à suplementação com cofator piridoxina (vitamina B6). O tratamento inclui restrição dietética de metionina (que se encontra elevada no plasma) e suplementação com cisteína, com objetivo de manter os níveis plasmáticos de homocisteína abaixo de 50 μmol/L. A prevalência é variável, estimada em 1:200.000 a 1:335.000 nos Estados Unidos, porém pode ser de 1:1.800 no Qatar. Pode haver também atraso no desenvolvimento cognitivo, anormalidades no tecido conjuntivo e epilepsia.

Acidemias orgânicas

Formam um grupo de doenças que têm em comum a excessiva excreção na urina de ácidos orgânicos. As acidemias orgânicas mais comuns são a acidemia propiônica (APP) e a acidemia metilmalônica (AMM), que resultam de defeitos enzimáticos no metabolismo de aminoácidos de cadeia ramificada, como visto na **Figura 15.2**. São doenças de caráter autossômico recessivo. Muitos dos sintais

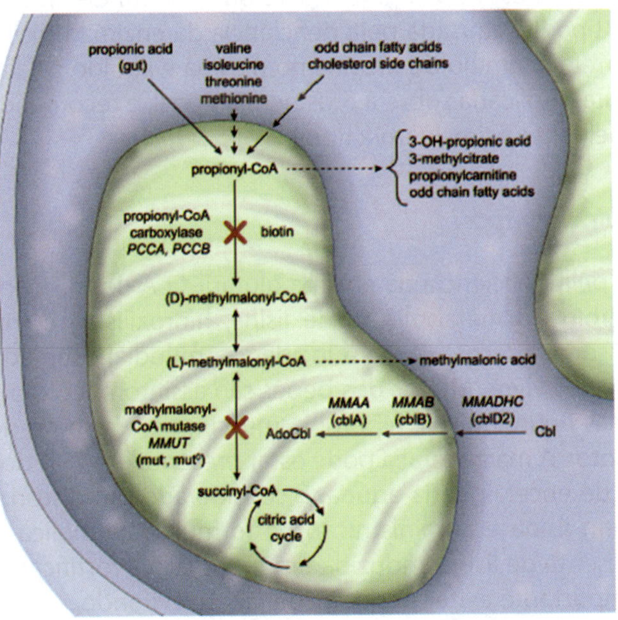

Figura 15.2 Via metabólica do ácido propiônico e ácido metilmalônico relacionada com os erros inatos do metabolismo. Fonte: Forny P, et al. Guidelines for the diagnosis and management of methylmalonic acidaemia and propionic acidaemia: first revision. J Inherit Metab Dis. 2021;44(3):566-92.

são inespecíficos, ocorrem no período neonatal e caracterizam-se por recusa alimentar, vômitos, perda de peso, hipoglicemia, odor anormal, hipotonia, convulsões e letargia, que pode evoluir para coma e falência múltipla de órgãos. Pode haver quadro de acidose metabólica, cetose, hiperamonemia e hiperlactatemia. É fundamental o diagnóstico precoce e início do tratamento para reduzir a mortalidade e morbidade. O tratamento dietoterápico inclui fornecimento energético adequado, evitando jejum prolongado e restrição de proteína natural, reduzindo consumo de aminoácidos que produzem o ácido propiônico (isoleucina, valina, treonina e metionina). É necessário fornecimento adequado de vitaminas, minerais e ácidos graxos essenciais para a idade. Os pacientes com AMM podem se beneficiar da administração parenteral da cobalamina (vitamina B12) que é um cofator para a metilmalonil-CoA mutase.

Tirosinemia

Envolve três alterações enzimáticas hereditárias. A tirosinemia tipo I é causada por uma deficiência da enzima fumarilacetoacetato-hidrolase (FAH), sendo potencialmente fatal. Na maioria dos casos, a manifestação clínica é aguda e ocorre nos primeiros seis meses de vida com insuficiência hepática aguda, disfunção tubular renal, coagulopatia e alterações no crescimento. A incidência da tirosinemia tipo I é em torno de 1:100.000 a 1:120.000, e as principais alterações laboratoriais são os elevados níveis de tirosina e metionina plasmáticos. É necessária restrição dietética de tirosina e fenilalanina a partir da restrição de proteínas naturais e uso de fórmula metabólica específica para a patologia, isenta de tirosina e fenilalanina. A tirosinemia tipo II é causada pela deficiência da enzima tirosina aminotransferase, que acarreta acúmulo de tirosina no plasma e líquido cefalorraquidiano. Há pouca literatura publicada sobre a tirosinemia tipo II, e recomenda-se tratamento dietético semelhante à tirosinemia tipo I.

Acidúria glutárica tipo I

É causada pela deficiência da enzima glutaril-CoA desidrogenase, que resulta em um distúrbio no metabolismo de lisina, hidroxilisina e triptofano. É uma doença autossômica recessiva, com incidência mundial estimada em 1:90.000 a 1:120.000 nascidos vivos. Muitos dos bebês são assintomáticos ou podem desenvolver sintomas neurológicos, hipotonia muscular e atraso no desenvolvimento neuropsicomotor. A macrocefalia pode estar presente em 75% dos casos, seguida de episódios de encefalopatia aguda. É considerado um distúrbio tratável, com dieta pobre em lisina e administração de fórmula metabólica com mistura de aminoácidos isenta de lisina, reduzida em triptofano e fortificada com arginina e carnitina. É importante evitar períodos de jejum, evitando, assim, o catabolismo. O tratamento dietoterápico é seguro e permite desenvolvimento antropométrico normal, exceto em casos graves.

Defeitos congênitos do ciclo da ureia

Os distúrbios no ciclo da ureia – DCU – (*urea cycle disorders* – UCD's) surgem quando uma das enzimas dessa via metabólica está deficiente, provocando quadro de hiperamonemia e acúmulo de outros metabólitos no organismo. A prevalência de DCU é de 1:35.000, com manifestação dos sintomas principalmente no período neonatal. A DCU mais comum é a deficiência de ornitina transcarbamilase, responsável por mais da metade dos casos desses distúrbios. Crianças com a forma grave da doença em período neonatal podem apresentar manifestações como má alimentação, vômitos, hiperventilação, apneia, hipotermia, convulsões, hipotonia, letargia e coma. O principal objetivo da terapia nutricional é limitar a ingestão de nitrogênio dietético por meio da restrição proteica, a fim de prevenir hiperamonemia, buscando sempre um quadro de balanço nitrogenado positivo, assegurando que a síntese proteica seja maior que o catabolismo proteico. Deve-se suprimir o catabolismo por meio da administração de glicose e do fornecimento de aminoácidos essenciais. Em longo prazo, o tratamento consiste em dieta com restrição de proteína natural e fornecimento de fórmula metabólica própria (UCD) que contém uma mistura de aminoácidos essenciais, vitaminas e minerais e isenção de aminoácidos não essenciais. Recomenda-se 1,2 a 2 g/kg/dia de aporte proteico, com metade dessa dosagem advinda da fórmula metabólica. Recomenda-se também suplementação de arginina (200 a 600 mg/kg/dia para citrulinemia e acidúria argininosuccínica) e citrulina (100 a 200 mg/kg/dia para deficiência de ornitina transcarbamilase e deficiência da carbamilfosfato sintetase). Em casos de argininemia, não é necessário suplementar arginina ou citrulina.

As intervenções nutricionais incluem uso de alimentos medicinais (*medical food's*), conhecidos como fórmulas metabólicas e suplementos alimentares, além de modificações na dieta para excluir alimentos que não podem ser metabolizados pelo organismo em função do EIM específico, prevenindo a morte ou complicações como deficiência intelectual e outros resultados adversos à saúde.

Alimentos medicinais são definidos como um gênero alimentício que é formulado para ser consumido ou administrado por via enteral sob supervisão de um médico e um nutricionista e que se destina ao tratamento de uma doença ou condição específica. Para EIM, os alimentos medicinais são divididos em dois tipos de produtos distintos: um tipo contém nutrientes suficientes para atender à maioria das necessidades nutricionais e exclui o(s) nutriente(s) que não pode(m) ser metabolizado(s), sendo elaborado(s) para um EIM específico, como as fórmulas metabólicas utilizadas para pacientes fenilcetonúricos. O outro tipo inclui produtos que são modificados para ter baixo aporte proteico e são utilizados em dietas que necessitam de restrição de proteínas naturais e fornecem calorias, lipídios, carboidratos, vitaminas, minerais e que permitem saciedade. Esses alimentos medicinais e fórmulas metabólicas são considerados produtos de alto custo; porém, como na maioria das vezes são imprescindíveis para a sobrevivência e para o adequado desenvolvimento da criança, esse custo com o tratamento é mantido pelo serviço público e garantido por políticas públicas específicas.

Sobre o tratamento nutricional nas alterações do metabolismo de proteínas, ouça o comentário (gravação) a seguir.

Escaneie o QR-CODE ou clique nele para acessar o vídeo sobre tratamento nutricional nas alterações do metabolismo de proteínas.

Alterações no metabolismo dos carboidratos

Incluem alterações no metabolismo de galactose, frutose, gliconeogênese, metabolismo de glicogênio e glicólise, além de alterações no metabolismo de pentoses e hexoses.

Glicogenoses

Incluem mais de 12 tipos de glicogenoses classificadas com base nas enzimas deficientes e tecidos afetados, causadas por deficiências enzimáticas na síntese ou degradação do glicogênio. O tratamento consiste em evitar episódios de hipoglicemia grave, devendo-se ter atenção ao fracionamento alimentar adequado durante o dia, inclusive com dieta enteral noturna, em casos graves. Recomenda-se adição de amido de milho cru (1,6 a 2,5 g/kg/dose) como fonte de carboidrato de digestão lenta, que deve ser administrado a cada duas, três ou quatro horas na alimentação, para evitar hipoglicemia grave, além de evitar a oferta de sacarose e lactose, com controle na ingestão de frutose, já que também são metabolizados em glicose-6-fosfato. A ingestão energética deve seguir as recomendações para faixa etária. Com um tratamento dietoterápico adequado, evitam-se danos neurológicos e a criança irá apresentar desenvolvimento apropriado.

Galactosemia

Há mutações autossômicas recessivas nos três genes que codificam enzimas envolvidas no metabolismo da galactose: galactose-1-fosfato-uridiltransferase (GALT), galactoquinase (GALK) e uridil-difosfato-galactose-4-epimerase (GALE). A doença manifesta-se no período neonatal com vômitos, atraso no crescimento, icterícia, sepse, hepatomegalia e catarata bilateral crescente. Pode ocorrer óbito por insuficiência hepática e renal. O tratamento consiste em dieta isenta de lactose, substituindo em crianças o leite (materno ou de fórmula infantil) por fórmula livre de lactose, como a fórmula de soja com adição de cálcio. Ao longo da vida, os pacientes devem seguir dieta sem lactose e com restrição de galactose. Discute-se alguma tolerância com relação à galactose. A ingestão calórica e proteica deverá seguir a mesma recomendação para a faixa etária de crianças sem a doença.

Frutosemia

Existem três erros inatos do metabolismo da frutose, com caráter autossômico recessivo, em que há alteração ou deficiência em alguma das três enzimas que participam da via metabólica da frutose: frutose 1,6-bifosfato aldolase (ou aldolase B), frutoquinase e frutose 1,6-bifosfatase. Os sintomas podem incluir vômitos, náuseas, inquietação, palidez, sudorese, letargia, distúrbios de coagulação e, em alguns casos, apatia, coma e convulsões. A complicação aguda da doença é a hipoglicemia após ingestão de frutose. O tratamento consiste na eliminação da frutose da dieta. Para garantir essa eliminação completa, é necessário retirar da dieta todas as frutas e a maioria dos alimentos vegetais, sendo importante, por isso, suplementar vitaminas e minerais, especialmente ácido ascórbico e folato. Com o tratamento, o prognóstico é bom e pode haver maior tolerância à frutose com o aumento da idade.

Alterações no metabolismo lipídico

As doenças de alteração no metabolismo lipídico caracterizam-se por um defeito básico na produção de energia, podendo, entretanto, variar na manifestação clínica e no perfil bioquímico. Geralmente, os sinais e sintomas dos defeitos da oxidação de ácidos graxos são semelhantes e incluem hipoglicemia não cetótica, letargia e disfunção hepática, entre outros. Alguns podem causar maior comprometimento hepático, e outros, muscular ou cardíaco. Distúrbios de oxidação de ácidos graxos mitocondriais são um grupo variado causado pela mudança de atividade das enzimas do transporte de ácidos graxos e sua oxidação nas mitocôndrias. Os defeitos na oxidação de ácidos graxos são de herança autossômica recessiva e incluem defeitos da acil-CoA desidrogenase de cadeia muito longa (VLCAD), de cadeia longa (LCAD), de cadeia média (MCAD) e de cadeia curta (SCHAD). De modo geral, o tratamento para distúrbios na oxidação dos ácidos graxos inclui a manutenção do fornecimento constante de suprimento de energia ao organismo, com fracionamento adequado, evitando quadros de hipoglicemia e reduzindo catabolismo. Indica-se dieta com maior aporte de carboidratos e redução de lipídios, principalmente restrição de ácidos graxos de cadeia longa. Pacientes com alterações específicas na oxidação de ácidos graxos podem também precisar de suplementação de triglicerídeos de cadeia média (TCM) e de carnitina.

Adrenoleucodistrofia ligada ao X

É uma doença neurodegenerativa com herança ligada ao X e está associada a níveis elevados de ácidos graxos de cadeia muito longa (VLCFA), com prevalência estimada em 1:17.000 nascidos vivos. É uma patologia crônica, progressiva e caracteriza-se por mielopatia crônica e neuropatia periférica. Todos os pacientes com X-ADL são assintomáticos ao nascimento e apresentam mutações no gene ABCD1, que faz parte dos transportadores de ácidos graxos, fazendo que haja acúmulo dos VLCFA em todos os tecidos. O diagnóstico é feito por meio de exames bioquímicos que demonstram níveis elevados de VLCFA nas hemácias, no plasma e nas células musculares. O tratamento com óleo de Lorenzo demonstrou normalizar os níveis plasmáticos de C26 acompanhado por uma dieta pobre em VLCFA, porém não consegue parar a progressão de sintomas neurológicos preexistentes. O óleo de Lourenzo é uma mistura de ácido erúcico monoinsaturado (C22:1) na forma de triglicerídeos (gliceroltrierucato), em conjunto com uma mistura de ácido oleico monoinsaturado (C18:1) também na estrutura de triglicerídeos (gliceroltrioleato), na proporção de 4:1.

Diagnóstico dos Erros Inatos do Metabolismo

Triagem neonatal, biomarcadores, avaliações bioquímicas, testes diagnósticos e testes metabólicos ou metabolômicos são utilizados atualmente para diagnóstico dos EIM, além dos sinais clínicos de alerta, como episódios de sintomas inexplicáveis, descompensação durante estresse ou doença, falhas no crescimento, alterações em cérebro, coração, fígado ou músculos, rejeição de algum alimento por parte da criança e história familiar de sintomas ou morte precoce de outro filho. Os estudos metabolômicos consistem na análise de pequenas moléculas intermediárias do metabolismo e podem ser utilizados tanto para diagnóstico dos EIM quanto para acompanhamento do tratamento realizado. A era genômica possibilitou um avanço no diagnóstico e tratamento dos EIM nos últimos dez anos.

A triagem neonatal é uma das principais formas de diagnosticar os EIM. A primeira triagem para EIM ocorreu na década de 1960, com um teste de rastreio para a fenilcetonúria desenvolvido pelo Dr. Robert Guthrie, que permitiu o tratamento da fenilcetonúria com restrição de fenilalanina na dieta. A expansão da triagem neonatal para outros erros metabólicos foi possível pela introdução da espectrometria de massa em tandem, que permite testar múltiplas condições metabólicas a partir de uma única mancha de sangue coletada do recém-nascido. No Brasil a triagem neonatal ocorre por meio do Programa Nacional de Triagem Neonatal (PNTN), pelo Sistema Único de Saúde (SUS), que detecta precocemente doenças em recém-nascidos, incluindo as doenças metabólicas, genéticas, hormonais e funcionais, sendo priorizada a realização do exame laboratorial, a busca ativa dos casos suspeitos, a confirmação diagnóstica, o tratamento e o acompanhamento multidisciplinar especializado dos pacientes. O custeio de todas as etapas é mantido pelo SUS. As doenças até então diagnosticadas pelo teste do pezinho eram: fenilcetonúria, hipotireoidismo congênito, doença falciforme e outras hemoglobinopatias, fibrose cística, hiperplasia adrenal congênita e deficiência de biotinidase. Recentemente foram ampliadas as doenças diagnosticadas pelo teste de triagem neonatal, por meio da Lei nº 14.154, de 26 de maio de 2021. A lei amplia as doenças a serem rastreadas no teste do pezinho para detecção de 14 grupos de doenças, com progressão em três etapas, sendo dividida da seguinte forma:

- **Etapa 1:** fenilcetonúria e outras hiperfenilalaninemias; hipotireoidismo congênito; doença falciforme e outras hemoglobinopatias; fibrose cística; hiperplasia adrenal congênita; deficiência de biotinidase; toxoplasmose congênita.
- **Etapa 2:** galactosemias; aminoacidopatias; distúrbios do ciclo da ureia; distúrbios da betaoxidação dos ácidos graxos.
- **Etapa 3:** doenças lisossômicas.
- **Etapa 4:** imunodeficiências primárias.
- **Etapa 5:** atrofia muscular espinhal.

Deve-se atentar que um resultado negativo para uma doença metabólica em um teste de triagem neonatal não exclui a presença de outros EIM.

Considerações Finais

O manejo nutricional de pacientes com EIM é desafiador. Deve-se manter o controle metabólico, evitar complicações a longo prazo e descompensação metabólica do paciente. A baixa palatabilidade das fórmulas metabólicas, que muitas vezes pode dificultar a adesão de crianças, adolescentes e adultos com doenças metabólicas congênitas, exige que maior atenção seja dada ao acompanhamento de pacientes com EIM. Como o tratamento é por toda a vida, é importante o vínculo do paciente com a equipe multidisciplinar especializada. A educação nutricional deve ser trabalhada com o paciente e toda a família a partir do momento do diagnóstico. O fornecimento de nutrientes de acordo com as recomendações para a idade e específico para a patologia deve atender à necessidade da criança para que haja desenvolvimento e crescimento normais, além da manutenção da qualidade de vida.

Minicaso Clínico

AGH, uma recém-nascida de três semanas, foi levada ao pronto-socorro devido a episódios de vômitos frequentes, icterícia persistente e atraso no ganho de peso. A mãe relata que AGH tem se mostrado letárgica e já apresentou episódio de hipoglicemia. O exame físico revela hepatomegalia e icterícia significativa. A mãe menciona que AGH é alimentada, exclusivamente, com leite materno.

Exame físico: peso: abaixo do percentil 10, altura compatível com a idade, icterícia visível em face e tronco, hepatomegalia.

Sinais vitais estáveis, com tendência a quedas nos níveis glicêmicos.

Com base na história e nos sintomas de AGH, qual das alternativas abaixo é a mais apropriada para o manejo da sua condição?

- **a.** Prescrever fórmula infantil à base de lactose e monitorar os níveis de galactose.
- **b.** Iniciar uma dieta isenta de lactose e galactose, utilizando fórmula alimentar adequada.
- **c.** Recomendar a continuação do aleitamento materno, pois é sempre a melhor opção para recém-nascidos.

Análise das alternativas

a. Prescrever fórmula infantil à base de lactose e monitorar os níveis de galactose.

Esta abordagem é inadequada, pois AGH apresenta sintomas de galactosemia, uma condição que requer a remoção total da lactose da dieta. A exposição à lactose pode agravar seus sintomas e riscos à saúde.

b. Iniciar uma dieta isenta de lactose e galactose, utilizando fórmula alimentar adequada.

Correta. Essa é a abordagem mais apropriada, pois AGH apresenta sinais de galactosemia, e o tratamento imediato requer a retirada total da galactose da dieta. A administração de uma fórmula livre de lactose, como a fórmula de soja, irá prevenir complicações graves, como a deterioração hepática e renal, e permitir um ganho de peso e desenvolvimento saudáveis.

c. Recomendar a continuação do aleitamento materno, pois é sempre a melhor opção para recém-nascidos.

Essa alternativa é incorreta, pois, embora o aleitamento materno seja geralmente recomendado, a galactosemia é uma contraindicação à amamentação caso o leite materno contenha lactose, que não pode ser metabolizada por AGH.

Assim, a identificação e o manejo adequados da galactosemia são essenciais para evitar complicações hepáticas e danos neurológicos graves. A escolha correta de uma fórmula infantil isenta de lactose é fundamental para a saúde e bem-estar da paciente.

Bibliografia

Abdelsattar S, Obada M, El-Hawy MA, Sameh A., Naby SAAE, Zaki OK, et al. Inherited metabolic disorders in a cohort of Egyptian children. Egyptian Liver J. 2022;12(1):20-30.

Aliu E, Kanungo S, Arnold GL. Amino acid disorders. Ann Transl Med. 2018;6(24):471-81.

Boy N, Mühlhausen C, Maier EM, Ballhausen D, Baumgartner MR, Beblo S, et al. Recommendations for diagnosing and managing individuals with glutaric aciduria type 1: third revision. J Inherit Metab Dis. 2023;46(3):482-519.

Brasil. Lei nº14154, de 26 de maio de 2021. Altera a Lei nº 8.069, de 13 de julho de 1990 (Estatuto da Criança e do Adolescente), para aperfeiçoar o Programa Nacional de Triagem Neonatal (PNTN), por meio do estabelecimento de rol mínimo de doenças a serem rastreadas pelo teste do pezinho; e dá outras providências. Diário Oficial da União 27 mai 2021, p.1, col.2.

Cappa M, Todisco T, Bizzarri C. X-linked adrenoleukodystrophy and primary adrenal insufficiency. Front Endocrinol (Lausanne). 2023;14:1309053.

Cossu M, Pintus R, Zaffanello M, Mussap M, Serra F, Marcialis MA, et al. Metabolomic studies in inborn errors of metabolism: last years and future perspectives. Metabolites. 2023;13(3):447-59.

El-Hattab AW. Inborn errors of metabolism. Clin Perinatol. 2015;42(2):413-39.

Ferreira Cr, Rahman S, Keller, M, Zschocke J. ICIMD Advisory Group. An international classification of inherited metabolic disorders (ICIMD). J Inherit Metab Dis. 2021;44:164-77.

Forny P, Hörster F, Ballhausen D, Chakrapani A, Chapman KA, Dionisi-Vici C, et al. Guidelines for the diagnosis and management of methylmalonic acidaemia and propionic acidaemia: first revision. J Inherit Metab Dis. 2021;44(3):566-92.

Häberle J, Burlina A, Chakrapani A, Dixon M, Karall D, Lindner M, et al. Suggested guidelines for the diagnosis and management of urea cycle disorders: first revision. J Inherit Metab Dis. 2019;42(6):1192-230.

Jalan AB, Kudalkar KV. Metabolic studies in genomic era. Apollo Med. 2023;20(2):129-34.

Kishnani OS, Chen YT. Disorders of carbohydrate metabolism. In: Emery and Rimoin's principles and practice of medical genetics and genomics. Academic Press. 2021;p. 105-56.

Kruszka P, Regier D. Inborn errors of metabolism: from preconception to adulthood. Am Fam Physician. 2019;99(1):25-32.

Lee N, Kim, D. Toxic metabolites and inborn errors of amino acid metabolism: what one informs about the other. Metabolites. 2022;12(6):527-49.

Saudubray JM, Mochel F, Lamari F, Garcia-Cazorla A. Proposal for a simplified classification of IMD based on a pathophysiological approach: a practical guide for clinicians. J Inherit Metab Dis. 2019;42(4):706-27.

16

Fenilcetonúria – Conceito, Diagnóstico e Tratamento

Lenycia de Cassya Lopes Neri ◆ Ana Rita Ferreira

Mensagens Principais

- A importância da triagem neonatal, especificamente o teste do pezinho, para o diagnóstico precoce da fenilcetonúria (PKU) e outras patologias.
- O diagnóstico (dosagem de PKU no sangue) e o tratamento precoces são essenciais para evitar complicações decorrentes da PKU, como o desenvolvimento de déficits neurológicos.
- O tratamento da PKU consiste em adesão à dieta e ao fornecimento regular da fórmula específica desde o primeiro mês de vida, sendo complementada por vitaminas e minerais essenciais.

Objetivos

- Oferecer uma compreensão abrangente sobre PKU, seus aspectos genéticos, diagnóstico precoce, manifestações clínicas, aspectos nutricionais e importância do tratamento eficaz.

Introdução

PKU é uma doença genética autossômica recessiva (erro inato do metabolismo) causada por uma falta da enzima hepática fenilalanina hidroxilase (PAH), que normalmente converte fenilalanina em tirosina. A deficiência dessa enzima causa acúmulo de fenilalanina (Phe) resultando em quantidades elevadas no sangue (hiperfenilalaninemia (HPA), 240 a 600 μmol/L) e no cérebro. A HPA pode levar a distúrbios neurológicos graves e potencialmente irreversíveis e à incapacidade mental se não forem tratados. Existem diversos tipos de HPA persistente, HPA branda, PKU clássica e PKU atípica), sendo a PKU a mais comum.

Fenilcetonúria

A incidência de PKU apresenta grandes variações, em virtude da variabilidade genética (mais de 250 mutações da PAH). No Brasil, dados apontam de 1:25.000 a 1:30.000 nascidos vivos.

Com a falha da enzima PAH a via metabólica não ocorre de maneira correta, e isso impossibilita o metabolismo da tirosina e do triptofano, além de prejudicar a formação de melanina, serotonina, catecolaminas e outros neurotransmissores.

Além disso, o acúmulo de Phe nos tecidos propicia a formação de outros compostos, como o ácido fenilpirúvico, presente em grandes quantidades na urina, conferindo um odor característico.

Esse mecanismo clássico de deficiência enzimática ocorre em outros erros inatos do metabolismo e encontra-se esquematizado na **Figura 16.1**.

A ausência da atividade da enzima PAH é variável, podendo exercer alguma ação residual (até 5%) e gerar uma concentração normal de fenilalaninemia (35 a 120 μmol/L). Por isso, pode haver diversas classificações entre os tipos de PKU.

De acordo com as primeiras diretrizes europeias para PKU, classificamos a deficiência de PAH em HPA leve (concentrações Phe 120 a 360 μmol/L ou 2 a 6 mg/dL; nenhum tratamento necessário) e PKU (> 360 μmol/L ou 6 mg/dL), que podem ser classificadas como PKU BH4-responsiva (BH4 é coenzima tetra-hidrobiopterina, cofator essencial na hidroxilação da Phe) ou PKU BH4-não responsiva.

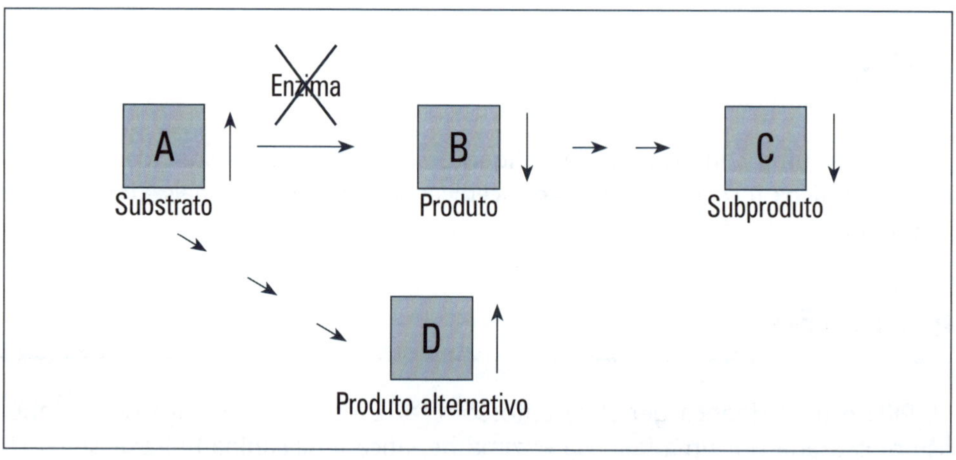

Figura 16.1 Modelo esquematizado do erro enzimático comum em erros inatos do metabolismo, entre eles a fenilcetonúria.

A PKU maternal ocorre quando a mãe é portadora de PKU e a HPA materna acarreta uma HPA fetal ainda mais intensa (em virtude do fato de o gradiente positivo transplacental aumentar de 1,2 a 1,9 vez o nível materno), que pode provocar dano cerebral irreversível antes do nascimento do bebê. Nesses casos, podem ocorrer 92% de retardo mental, 73% de microcefalia, 15% de risco de doenças congênitas do coração e 40% a 52% apresentam peso ao nascer abaixo do recomendado. Portanto, em casos de gestantes com PKU, o controle da Phe deve ser intensificado e os níveis de Phe devem ser mantidos entre 120 e 400 μmol/L.

Diagnóstico e quadro clínico

A triagem neonatal, ou teste do pezinho, inclui a avaliação para PKU, além de outras patologias triadas (hipotireoidismo congênito, anemia falciforme e outras hemoglobinopatias e fibrose cística) e foi incorporada ao Sistema Único de Saúde (SUS) no ano de 1992 (Portaria GM/MS nº 22, de 15 de janeiro de 1992), com uma legislação que determinava a obrigatoriedade do teste em todos os recém-nascidos vivos.

A triagem é realizada a partir da dosagem quantitativa da fenilalanina (FAL) sanguínea obtida de amostras colhidas em papel-filtro. Para que o aumento da FAL possa ser detectado, é fundamental que a criança tenha apresentado ingestão proteica, seja esta realizada por meio do aleitamento materno ou de alimentação enteral/parenteral com aminoácidos, razão pela qual a coleta deve ser realizada após 48 horas do nascimento da criança.

Para o diagnóstico de PKU os níveis séricos de Phe devem estar elevados em pelo menos em duas amostras diferentes, na ausência de tratamento, e os níveis de tirosina normais ou diminuídos, tendo sido excluídas HPA transitória, eficiências de BH4 e HPA causadas por mutações no gene DNAJC12. Como a maioria dos casos de HPA é secundária à PKU, o tratamento deve iniciar mesmo que as outras causas não tenham sido, ainda, excluídas. O diagnóstico de HPA transitória é feito geralmente a partir do sexto mês de vida em pacientes com diagnóstico prévio de PKU e que, gradualmente, tiveram aumento da tolerância à ingestão de Phe até níveis considerados normais para a faixa etária (em dieta normal).

Um resultado de triagem neonatal positivo que tenha normalizado na segunda amostra, especialmente em crianças com retardo no crescimento, microcefalia ou malformações, pode levantar a possibilidade de PKU materna. Nesse caso, uma amostra da mãe deve ser analisada para melhores orientação e aconselhamento.

Além disso, atualmente é possível, apesar de mais oneroso, o diagnóstico molecular de identificação da mutação, que possibilita um diagnóstico pré-natal para famílias com afetados e/ou portadores, além de oferecer genotipagem para correlação com a gravidade clínica e encaminhamento para instituição de melhor terapêutica. Mais de 500 mutações foram identificadas no gene responsável pela doença.

Quando a PKU é diagnosticada nos primeiros dias de vida, o retardo mental pode ser prevenido por meio de um controle dietético rígido.

Tratamento nutricional

Uma dieta rigorosa e vitalícia, com baixo teor de Phe, é o principal tratamento para PKU. Pode ser um único tratamento, ou usado em combinação com tratamentos medicamentosos.

Os objetivos da dietoterapia são:

- Prevenir o acúmulo excessivo de Phe sérico (e no cérebro) por meio de controle rigoroso da ingestão de proteína natural/Phe.
- Substituir a proteína natural que foi retirada da dieta por uma proteína livre de Phe (fórmula metabólica isenta de Phe).
- Garantir crescimento e estado nutricional adequados por meio da ingestão de uma dieta equilibrada em todos nutrientes e calorias.

Na maioria das pessoas com PKU, a proteína natural, ou Phe dietética é restrita a 25% ou menos de uma ingestão regular para manter as concentrações de Phe séricas dentro do recomendado.

A dieta restrita em Phe é eficaz na redução dos níveis séricos de Phe, na melhora do quociente de inteligência (QI) e do prognóstico neuropsicológico das pessoas com PKU, e deve ser seguida por toda a vida.

O tratamento dietético restrito é bem-sucedido, desde que haja adesão contínua dos pacientes e familiares, além de fornecimento regular da fórmula metabólica. Deve ser iniciado ainda no primeiro mês de vida.

A dieta é isenta de alimentos de origem animal e restrita em alimentos de origem vegetal que contenham alto teor proteico. Além disso, deve ser complementada por uma fórmula metabólica isenta de Phe enriquecida com vitaminas, minerais e tirosina (Tyr).

No Brasil, essa fórmula é fornecida gratuitamente pelo SUS.

É fundamental que um aporte mínimo de Phe para cada faixa seja garantido por meio da dieta. A hiper-restrição de Phe pode levar a prejuízo de crescimento, osteopenia e pior controle metabólico. Nos primeiros meses de vida, o aporte de Phe será proveniente das fórmulas lácteas infantis, ou do leite materno, o qual contém menor teor de Phe e inúmeros benefícios imunológicos e psicológicos. Em crianças maiores e em adultos, o aporte de Phe será suprido pela ingestão de proteínas naturais.

Em alimentos fontes de proteína animal e cereais estima-se que 1 g de proteína forneça cerca de 50 mg Phe. Para fontes de proteína vegetal estima-se que 1 g de proteína forneça cerca entre 20 mg e 40 mg Phe.

Não fazem parte do tratamento alimentos ricos em proteínas, como todos os tipos de carnes, ovos, oleaginosas, leguminosas, cereais (exceto arroz), gelatina, aspartame, cacau, leite de origem animal e derivados.

São permitidos alimentos como frutas, verduras, legumes, arroz e receitas com baixo teor de Phe, de acordo com a tolerância à Phe de cada paciente, que é a quantidade de Phe que pode ser ingerida por uma pessoa com PKU, mantendo-se as concentrações de Phe sérica dentro do recomendado para cada faixa etária: de 0 a 12 anos e para mulheres em período pré-concepcional ou gravidez, de 120 a 360 μmol/L (ou 2 a 6 mg/dL); e para maiores de 12 anos, de 120 a 600 μmol/L (ou 2 a 10 mg/dL).

Deve-se fornecer quantidade adequada de calorias para evitar o catabolismo proteico, que pode causar níveis de Phe acima do recomendado. Para isso, utilizam-se alimentos fontes de gorduras e de carboidratos, como óleos vegetais, margarina, manteiga, amidos com baixo teor de proteína (tapioca, araruta, amido de milho, farinha de mandioca e polvilho), açúcar, sagu, geleia de fruta e mel, pois são naturalmente alimentos com baixo teor de proteína/Phe.

A quantidade de Phe dietética tolerada varia entre as pessoas com PKU, dependendo do nível de Phe ao diagnóstico (pessoas com PKU leve ou moderada tolerarão maior quantidade de Phe), do consumo fracionado da fórmula metabólica/dia, do período de crescimento, gravidez e do estado catabólico durante a doença, além do uso de tratamento farmacológico (sapropterina ou pegvaliase – este último indicado para maiores de 16 anos com dificuldade na adesão ao tratamento dietético). A maioria das pessoas com PKU tolera menos que 500 mg/dia de Phe.

A ingestão dietética de Phe não deve ser menos que 150 mg Phe/dia em crianças. A ingestão mínima de Phe em adultos permanece indefinida.

Quanto mais Phe for tolerada, maior adesão ao tratamento e menor será o fardo prático e social que a dieta exige. O consumo de maior quantidade de proteína natural trará benefícios nutricionais, pois aumenta a possibilidade de serem utilizadas de forma eficiente.

Se os níveis de Phe séricos se mantiverem dentro da metade dos níveis recomendados durante pelo menos três meses, recomenda-se um aumento da ingestão de Phe em 50 mg/dia (cerca de 1 g de proteína natural). Caso os níveis de Phe permaneçam dentro da metade inferior do intervalo alvo por três coletas consecutivas, deve-se repetir o processo. Se os níveis de Phe aumentarem acima do recomendado, deve-se remover a quantidade de Phe adicionada e retornar à quantidade original de Phe prescrita. Essas mudanças na dieta devem ser feitas sempre com a supervisão de um nutricionista metabólico e com coleta semanal dos níveis de Phe sérica.

Pode-se utilizar um de cinco sistemas para calcular a quantidade de Phe ingerida diariamente, e todos eles conseguem um controle aceitável da Phe sérica.

Os cinco sistemas são:

- Sistema de troca de Phe (p. ex., 50, 25 e 20 mg de Phe).
- 1 g de trocas de proteínas.
- Troca de 1 g de proteína (mas usando as análises de Phe de frutas e vegetais e calculando o peso, que fornece 50 mg de Phe).
- Listas/aplicativos em papel que listam o conteúdo de Phe dos alimentos.
- Lista de papel/aplicativos que listam o conteúdo de proteína dos alimentos.

Para alimentos industrializados, a rotulagem dos alimentos proteicos é usada para determinar se são adequados para uma dieta restrita em Phe. Isso pode ser um desafio, pois às vezes a rotulagem das proteínas é confusa.

A Agência Nacional de Vigilância Sanitária (Anvisa) disponibiliza uma tabela com conteúdo de Phe nos alimentos, que pode ser consultada por meio do *link* http://portal.anvisa.gov.br/fenilalanina-em-alimentos.

O fardo psicossocial da PKU pode ser oneroso. Pessoas com PKU frequentemente apresentam baixa autoestima, autonomia diminuída, ansiedade, transtorno de humor, dificuldade de concentração, tendem a evitar situações sociais e a gestão de sua vida diária é fortemente influenciada pela presença da doença e pelo tratamento dietético.

A **Tabela 16.1** mostra a recomendação para ingestão de Phe, Tyr e proteína para pessoas com PKU.

Tabela 16.1 Recomendação para ingestão de Phe, Tyr e proteínas em pessoas com fenilcetonúria

Crianças e adultos				
Idade	Phe (mg/dia)	Tyr (mg/dia)	Proteína total (g/kg/dia)	Proteína da fórmula (g/kg/dia)
0 a 3 meses	130 a 430	1.100 a 1.300	2,5 a 3	1,25 a 2,5
3 a 6 meses	135 a 400	1.400 a 2.100	2 a 3	1 a 2,5
6 a 9 meses	145 a 370	2.500 a 3.000	2 a 2,5	1 a 2,1
9 a 12 meses	135 a 330	2.500 a 3.000	2 a 2,5	1 a 2,1
1 a 4 anos	200 a 320	2.800 a 3.500	1,5 a 2,1	0,75 a 1,8
> 4 anos	200 a 1.100	4.000 a 6.000	120% a 140% DRI	60% a 120% DRI
Gravidez e lactação				
Idade	Phe (mg/dia)	Tyr (mg/dia)	Proteína total (g/dia)	Proteína fórmula (g/dia)
1º trimestre	265 a 770	6.000 a 7.600	> 70	> 35 a 60
2º trimestre	400 a 1.650	6.000 a 7.600	> 70	> 35 a 60
3º trimestre	700 a 2.275	6.000 a 7.600	> 70	> 35 a 60
Lactação	700 a 2.275	6.000 a 7.600	> 70	> 35 a 60

DRI: *dietary reference intakes*; Phe: fenilalanina; Tyr: tirosina.

Fenilcetonúria materna

O controle metabólico ideal antes e durante a gravidez é absolutamente necessário para prevenir a síndrome de PKU materna, uma embrio/fetopatia grave que ocorre se as concentrações de Phe materna estiverem acima de 360 μmol/L (6 mg/dL), causando efeitos teratogênicos no feto em desenvolvimento, resultando em microcefalia, deficiência intelectual, retardo do crescimento intrauterino, baixo peso ao nascer, dismorfismo facial, atraso no desenvolvimento neuropsicomotor e cardiopatia congênita. Também podem ocorrer abortos espontâneos, principalmente no primeiro trimestre. A Phe é transportada da mãe para o feto através da placenta. Concentrações de Phe no sangue fetal são até duas vezes maiores que de suas mães.

Para evitar o nascimento de uma criança com síndrome de PKU materna, as mães devem manter sua concentração plasmática de Phe entre 120 e 360 μmol/L (2 a 6 mg/dL).

É um desafio conseguir um bom controle metabólico durante a gravidez.

O atendimento especializado em PKU para adultos, especialmente nos cuidados com a gestação, ainda é escasso, e a maioria dos ginecologistas e obstetras não está familiarizado com essa doença e com os efeitos de problemas típicos relacionados com a gravidez no controle metabólico da PKU.

É importante que no início da puberdade todas as mulheres com PKU recebam educação sexual sistemática relacionada com a idade, com aconselhamento profissional sobre o risco de contatos sexuais desprotegidos. Há necessidade de um apoio profissional adicional ao longo de sua vida reprodutiva.

Há necessidade de ajuste da ingestão de Phe durante a gravidez. Entre a 16ª e a 20ª semana gestacional é provável que a tolerância a Phe aumente à medida que o crescimento fetal acelera. Conforme o bebê cresce, é necessário administrar Phe extra para evitar que os níveis de Phe fiquem abaixo de 100 μmol/L (1,6 mg/dL), que são valores associados ao retardo de crescimento intrauterino.

Deve-se aumentar a prescrição dietética de Phe em pelo menos 50 mg/dia (1 g/dia de proteína) se os níveis de Phe séricos estiverem em torno, ou abaixo, de 120 μmol/L (2 mg/dL).

As mulheres com PKU devem ser orientadas a fracionar a fórmula metabólica isenta de Phe em pelo menos 3 a 4 vezes/dia, fazer refeições regulares, pequenas e frequentes, com baixo teor de Phe, fazer um registro de ingestão alimentar diário de Phe, manter comunicação frequente entre paciente e nutricionista e coletar semanalmente a Phe.

Se as mulheres tiverem HPA, ou se estiverem fora da dieta há muitos anos, pode ser necessário introduzir gradualmente a dose completa da fórmula metabólica isenta de Phe.

Podem ocorrer náuseas, principalmente no primeiro trimestre, causando dificuldade na ingestão da fórmula metabólica, além de azia. Terapia antiemética e medicamentos redutores de ácido devem ser considerados nos casos de vômitos persistentes, sintomas de dispepsia e indigestão. As náuseas e os vômitos geralmente diminuem após a 12ª a 16ª semanas gestacional, mas os sintomas de azia e constipação intestinal são mais comuns após a 20ª semana.

As necessidades de vitaminas e minerais geralmente são atendidas pela ingestão da fórmula metabólica (desde que a dose prescrita seja respeitada). Todas as mulheres com PKU devem receber um suplemento de ácido fólico que forneça 400 μg/dia desde o início da dieta pré-concepção até a 12ª semana gestacional. Não há necessidade de suplementar Tyr. A suplementação de ácido docosahexaenoico de 200 a 300 mg/dia deve ser administrada caso a fórmula metabólica não tenha esse nutriente.

O ganho de peso durante a gestação deve ser semelhante à população sem PKU, com ênfase em evitar a perda de peso, particularmente no primeiro trimestre da gestação.

Mulheres com PKU podem amamentar seus filhos, e a lactação é considerada bem-sucedida se o bebê estiver ganhando peso adequadamente.

O período pós-parto é considerado de alto risco para uma gravidez indesejada; por isso, o planejamento familiar e o aconselhamento contraceptivo são muito importantes.

Aleitamento materno na fenilcetonúria

O leite materno é considerado um alimento ideal, que garante o crescimento e desenvolvimento adequado de bebês, com muitas vantagens possivelmente relacionadas com o conteúdo de ácidos graxos poli-insaturados de cadeia longa e imunoglobulinas, ferro altamente biodisponível, e combinações de nitrogênio não proteico, como lactoferrina, poliaminas e nucleotídeos, além de contribuir para fortalecer o vínculo mãe e filho.

No que diz respeito à PKU, a alimentação mista é uma opção que pode ser considerada.

O controle aceitável de Phe sérica, o crescimento e o ganho de peso são alcançados desde que seja administrado com uma fórmula metabólica isenta de Phe.

O leite materno tem baixo teor de Phe (100 mL = 46 mg Phe).

O método de amamentação mais amplamente divulgado baseia-se no princípio de administrar um volume medido de fórmula metabólica isenta de Phe antes de cada amamentação. Isso reduz o apetite do bebê e a sucção, diminuindo a quantidade de leite materno ingerido e, consequentemente, a ingestão de Phe. A fórmula metabólica deve sempre ser oferecida primeiro. As concentrações de Phe sérica determinam o volume necessário de fórmula metabólica isenta de Phe, e o volume de alimentação varia entre 30 mL e 60 mL.

Quando for necessário o uso de fórmula infantil padrão como fonte de Phe, esta deve ser administrada com a fórmula metabólica isenta de Phe, para fornecer o equilíbrio correto de todos os aminoácidos essenciais.

O volume de fórmula infantil padrão é ajustada em quantidades equivalentes a 25 a 50 mg/dia de Phe, de acordo com as concentrações de Phe sérica. Se as concentrações de Phe séricas forem menores que 120 μmol/L (2 mg/dL), a fórmula infantil é aumentada. Se a Phe sérica for maior que 360 μmol/L (6 mg/dL) a Phe dietética diminui em 25 a 50 mg/dia, desde que o bebê esteja bem e beba quantidades adequadas de fórmula metabólica isenta de Phe.

Na amamentação da população PKU, assim como seus possíveis problemas comuns (pega ruim, dor nas mamas, mastite etc.), deve-se considerar o forte componente de estresse e ansiedade relacionado com a consciência recém-adquirida do diagnóstico pela mãe, transformando um ato natural e fisiológico em uma administração de tratamento. É possível que as mães sintam medo de não serem capazes de fornecer quantidade adequada de leite humano.

Idealmente, a amamentação deve continuar a longo prazo.

Minicaso Clínico

LLA, um recém-nascido de dez dias, foi submetido ao teste do pezinho, que revelou níveis elevados de Phe. A amostra foi colhida após 48 horas de vida, e LLA está sendo alimentado exclusivamente com leite materno. A mãe não apresenta história de patologias relacionadas. No exame clínico encontrava-se estável, mas com leve icterícia e um crescimento abaixo do percentil 10 para a idade. Sem sinais de malformações ou atrasos no desenvolvimento.

Com base na triagem neonatal e no quadro clínico de LLA, qual das alternativas abaixo é a mais adequada para o manejo dessa condição?

- **a.** Aguardar novas coletas de triagem para confirmar o diagnóstico antes de instituir qualquer intervenção.
- **b.** Iniciar imediatamente uma dieta isenta de Phe e solicitar uma segunda amostra de sangue para confirmação do diagnóstico de PKU.
- **c.** Prescrever uma fórmula infantil rica em proteína, pois a dieta materna é suficiente para o seu desenvolvimento.

Análise das alternativas

- **a.** Aguardar novas coletas de triagem para confirmar o diagnóstico antes de instituir qualquer intervenção.

Essa abordagem é inadequada, pois embora a confirmação do diagnóstico seja importante, o alto risco de danos neurológicos e metabólicos associados à PKU requer uma intervenção imediata, especialmente considerando que a primeira triagem já mostrou níveis elevados de Phe.

b. Iniciar imediatamente uma dieta isenta de Phe e solicitar uma segunda amostra de sangue para confirmação do diagnóstico de PKU.

Correta. Essa é a abordagem mais apropriada, pois a dietoterapia é crucial para prevenir o acúmulo de Phe, que pode causar danos neurológicos. Mesmo antes da confirmação laboratorial final, iniciar uma dieta rigorosa e isenta de Phe deve ser considerado fundamental.

c. Prescrever uma fórmula infantil rica em proteína, pois a dieta materna é suficiente para o seu desenvolvimento.

Essa opção é incorreta. O aleitamento materno não é adequado em razão da presença de Phe, e prescrever uma fórmula rica em proteínas poderia agravar o quadro, provocando um aumento ainda maior nos níveis de Phe.

Assim, a análise do teste do pezinho e os riscos associados à PKU, requer intervenção imediata com uma dieta restrita em Phe, medida essencial para prevenir complicações futuras e garantir um desenvolvimento saudável. A coleta de sangue adicional para confirmação do diagnóstico deve ser realizada, mas a prioridade deve ser dada ao tratamento dietético.

Bibliografia

Brasil. Ministério da Saúde. Secretaria de Ciência, Tecnologia, Inovação e Insumos Estratégicos em Saúde. Protocolo Clínico e Diretrizes Terapêuticas da Fenilcetonúria. Portaria nº 12, de 10 de setembro de 2019. Brasília, 2020.

Delbreil P, Dhondt S, El Rahbani RMK, Banquy X, Mitchell JJ, Brambilla D. Current advances and material innovations in the search for novel treatments of PHEnylketonuria. Adv Healthc Mater. 2024;13(26):e2401353.

Kenneson A, Borth MI, Singh RH. Characteristics and outcomes of pregnancies among women with PHEnylketonuria from the NBS Connect registry. Mol Genet Metab Rep. 2024;39:101092.

MacDonald A, van Wegberg AMJ, Ahring K, Beblo S, Bélanger-Quintana A, Burlina A, et al. PKU dietary handbook to accompany PKU guidelines. Orphanet J Rare Dis. 2020;15(1):171. Erratum in: Orphanet J Rare Dis. 2020;15(1):230.

Rohde C, Thiele AG, Baerwald C, Ascherl RG, Lier D, Och U, et al. Preventing maternal PHEnylketonuria (PKU) syndrome: important factors to achieve good metabolic control throughout pregnancy. Orphanet J Rare Dis. 2021;16(1):477.

Rovelli V, Dicintio A, Cazzorla C. (2024). Unmet needs in PHEnylketonuria: an exploratory Italian survey among patients and caregivers.Curr Med Res Opin. 2024:1-11.

Teruya KI, Remor E, Schwartz IVD. Factors that increase risk for poor adherence to PHEnylketonuria treatment in Brazilian patients. Am J Med Genet A. 2021;185(7):1991-2002.

van Spronsen FJ, Blau N, Harding C, Burlina A, Longo N, Bosch AM. PHEnylketonuria. Nat Rev Dis Primers. 2021;7(1):36.

Zuvadelli J, Paci S, Salvatici E, Giorgetti F, Cefalo G, Re Dionigi A, et al . Breastfeeding in PHEnylketonuria: changing modalities, changing perspectives. Nutrients. 2022;14(19):4138.

17

Alterações do Equilíbrio Ácido-Básico

Maria de Lourdes Teixeira da Silva ◆ Tarik Olivar de Nunes Valente ◆
Samantha Longhi Simões de Almeida ◆ Viviane Cordeiro Veiga ◆
Pedro Henrique Rigotti Soares ◆ Dan Linetzky Waitzberg

Mensagens Principais

- ❑ A acidose metabólica é um distúrbio caracterizado por redução do pH arterial e do bicarbonato plasmático.
- ❑ O equilíbrio ácido-básico, essencial à função celular, é mantido por tampões, pulmões e rins que regulam o pH corporal.
- ❑ Hipercatabolismo e insuficiência orgânica comprometem o equilíbrio hidroeletrolítico e ácido-básico.
- ❑ O uso inadequado de glicídios e lipídios pode prejudicar a homeostase ácido-básica e hídrica.
- ❑ A reversão da acidose metabólica baseia-se na correção da causa primária, com ou sem uso de bicarbonato. Seu tratamento varia conforme o tipo de acidose.

Objetivos

- Reconhecer a regulação do equilíbrio entre os ácidos e as bases do organismo.
- Reconhecer e tratar as principais alterações do desvio do equilíbrio ácido-básico (EAB):
  - Acidose metabólica.
  - Acidose respiratória.
  - Alcalose metabólica.
  - Alcalose respiratória.
- Interpretar uma gasometria e identificar os desvios do EAB.

Introdução

Determinadas condições de hipercatabolismo e insuficiência orgânica nas quais a terapia nutricional está indicada cursam com alteração do equilíbrio hidroeletrolítico e ácido-básico. O conhecimento dessas alterações favorece o manuseio nutricional das doenças em pauta, visto que a estabilidade do meio interno é imprescindível para o equilíbrio entre produção e remoção de hidrogênio do organismo.

Definições

Acidose e *alcalose* são termos usados para definir alterações do EAB dos líquidos orgânicos.

O pH deve ser o primeiro valor a ser considerado nas avaliações das desordens ácido-básicas. Valores abaixo de 7,35 determinam acidose e caracterizam aumento da concentração do H^+ no sangue, ao passo que valores acima de 7,45 caracterizam alcalose ou redução da concentração de H^+.

Os demais componentes da gasometria arterial, além do pH, são os seguintes:

- **$PaCO_2$ ou pCO_2:** fornece informações relacionadas com a capacidade pulmonar de excretar CO_2. O valor normal encontra-se entre 35 e 45 mmHg.
- **PaO_2 ou pO_2:** fornece informações relacionadas com a oxigenação do sangue arterial. O valor normal varia de 80 a 100 mmHg.
- **HCO_3^-:** o bicarbonato é calculado a partir de $PaCO_2$ e pH. O valor normal varia de 22 a 26 mEq/L.
- **CO_2 total:** esse valor representa a forma básica do sistema tampão ácido carbônico/bicarbonato; 95% do CO_2 total é gerado da conversão do bicarbonato. Sistema tampão caracteriza-se por substâncias que impedem que ácidos ou bases, quando adicionados a uma solução, alterem significativamente seu pH.
- **Excesso de bases (BE):** a medida que reflete a porção não respiratória do EAB. Refere-se ao desvio padrão do bicarbonato. O cálculo do excesso de base é feito a partir da medida de pH, pCO_2 e da concentração do hematócrito. Um valor positivo indica que houve ganho de base ou perda de ácido. Um valor negativo (deficiência de base) indica que ácido foi adicionado ou a base removida.

Alterações do Equilíbrio Ácido-básico

Manter concentrações adequadas de água e eletrólitos e preservar a concentração de íons hidrogênio dentro de uma faixa estreita garante o melhor funcionamento celular. Quando a concentração dos íons hidrogênio (H^+) se eleva ou se reduz, alteram-se a permeabilidade das membranas e as funções enzimáticas celulares, com consequente deterioração das funções de diversos órgãos e sistemas. A redução do pH denomina-se acidose (mais íons), e seu aumento, de alcalose (menos íons). Os ácidos produzidos pelo metabolismo celular são liberados continuamente na corrente sanguínea e necessitam ser neutralizados para impedir alteração do pH. O ácido carbônico (H_2CO_3) é instável e transforma-se facilmente em dióxido de carbono (CO_2) e água. O dióxido de carbono é transportado e eliminado pelos pulmões, enquanto o excesso da água é eliminado pela urina. Os demais ácidos do organismo são fixos, permanecem em estado líquido e são, principalmente, o ácido lático e os cetoácidos. O bicarbonato, principal base, é produzido a partir do metabolismo celular pela combinação do dióxido de carbono com a água. As demais bases são os fosfatos, numerosas proteínas e a hemoglobina. As bases do organismo atuam em associação com ácidos, e formam pares ou duplas de substâncias denominadas tampão, com vistas a impedir variações bruscas do pH. A regulação do equilíbrio entre os ácidos e as bases do organismo depende de um mecanismo imediato (pulmões), que elimina ou retém o dióxido de carbono, ou um mecanismo mais lento (renal), que elimina íon hidrogênio e retém ou elimina o íon bicarbonato.

Acidose

Ocorre quando a concentração dos íons H^+ encontra-se elevada nos líquidos corporais, com consequente redução do pH do sangue abaixo de 7,35. A acidose pode ser respiratória ou metabólica.

Acidose respiratória

Acidose respiratória é uma desordem clínica caracterizada por redução do pH arterial, elevação da PCO_2 (hipercapnia) e aumento da concentração de HCO_3^-. A acidose respiratória é consequência de alterações da ventilação pulmonar, caracterizadas por hipoventilação pulmonar e insuficiência respiratória. A redução da eliminação do dióxido de carbono pelos pulmões faz elevar seu nível no sangue; em consequência, eleva-se o nível do ácido carbônico. Há maior quantidade de íons hidrogênio livres no organismo e o pH cai. A quantidade aumentada de CO_2 no sangue, em consequência da redução de sua eliminação, denomina-se hipercapnia. A hipoventilação pode ser ocasionada por dois mecanismos diferentes:

1. Alteração do sistema nervoso central: pode ocorrer depressão da função respiratória em traumatismos cranioencefálicos, intoxicações exógenas, comas de qualquer natureza, resíduo de fármacos depressores, lesão medular, lesão do nervo frênico e uso de bloqueadores neuromusculares.
2. Alteração da caixa torácica ou parênquima pulmonar por obstrução das vias aéreas altas, atelectasias, pneumonias extensas, derrame pleural, pneumotórax extenso ou hipertensivo, afogamento, traumatismo torácico e hipercapnia permissiva.

O CO_2 acumulado no sangue mantém elevada a quantidade de ácido carbônico e de íons hidrogênio livres e o pH cai. O hidrogênio tende a penetrar nas células em troca do potássio, que aumenta seu valor no plasma nas primeiras horas do início da alteração. Os rins procuram eliminar o máximo de íons hidrogênio e que torna a urina excessivamente ácida. Os rins necessitam de 6 a 12 horas para iniciar a compensação da acidose e de 3 a 5 dias para compensá-la completamente.

A acidose respiratória em geral é um distúrbio agudo que pode ser grave e rapidamente fatal. Casos de enfisema pulmonar e outras doenças crônicas do parênquima pulmonar podem desenvolver graus leves de acidose respiratória crônica, cuja duração permite compensação relativamente eficaz. Os rins eliminam íons hidrogênio e retêm os íons bicarbonato, o que aumenta a reserva de bases e mantém o pH nos limites normais. O CO_2 existente no sangue é medido pela sua pressão parcial. A pressão parcial do dióxido de carbono é representada pelo símbolo $PaCO_2$. Infecções respiratórias podem gerar descompensação com grande aumento da $PaCO_2$ e queda do pH, que resulta em acidose respiratória crônica exacerbada.

Tratamento

O tratamento eficiente da acidose respiratória consiste em diagnosticar e interferir no fator desencadeante e determinar a gravidade do distúrbio. As medidas para estimular a ventilação pulmonar vão desde o incentivo à tosse e eliminação de secreções broncopulmonares até a intubação traqueal e ventilação mecânica. Entretanto, a própria ventilação mecânica, se inadequada, pode ser causa de hipoventilação e retenção de dióxido de carbono, com produção de acidose respiratória. Evitar a administração de bicarbonato de sódio com base apenas no valor do pH. Em pacientes sob terapia nutricional, recomenda-se evitar hiperalimentação.

Acidose metabólica

Acidose metabólica é distúrbio clínico caracterizado por pH arterial baixo, redução da concentração plasmática de bicarbonato (HCO_3^-) e hiperventilação compensatória. A consequência é redução da PCO_2.

Pode ser induzida por dois mecanismos: aumento de H^+ ingerido e perda de HCO_3^- (renal ou gastrointestinal) ou aumento produção endógena de H^+, e falha da excreção renal de ácidos. O cálculo da diferença de ânions (DA) ou *anion gap* é útil para diferenciar os dois tipos possíveis de acidose. *Anion gap* é a diferença entre o cátion (sódio) e os ânions (cloro e bicarbonato) rotineiramente medidos, conforme a seguinte fórmula:

$$\text{DA (ou } \textit{anion gap}\text{)} = [Na^+] - \{[Cl^-] + [HCO_3^-]\}$$

O valor normal da DA é de cerca de 9 mEq/L. A acidose pode ter *anion gap* normal (acidose hiperclorêmica, diarreia, fístula digestiva) ou elevado (cetoacidose diabética, acidose lática, insuficiência renal).

Dessa forma, acidose metabólica caracteriza-se pelo excesso de ácido não excretado pelos rins ou da perda exagerada de base pelo organismo, podendo ocorrer compensação respiratória. Trata-se de um distúrbio muito comum na prática médica e com inúmeras causas. As consequências não são tão graves quanto as da acidose respiratória aguda. A acidose metabólica grave cursa com bicarbonato menor que 10 mEq/L e diferença de bases (DB) menor que 10 mEq/L, que podem determinar pH em níveis inferiores a 7,10, com perigosas complicações. A acidose metabólica surge nas situações em que existe excesso de H^+ não derivados do CO_2 ou quando há perda de HCO_3 para o meio externo, como perda gastrointestinal e/ou urinária.

O pH arterial deve ser menor que 7,35 e o bicarbonato, menor que 24.

A capacidade para a excreção de ácidos é prejudicada nos idosos, o que aumenta a suscetibilidade para o desenvolvimento de acidose metabólica aguda. O envelhecimento torna os rins menos efetivos a excretar íon hidrogênio rapidamente, como ocorre no adulto. A acidose metabólica ocorre em circunstâncias bem definidas.

- **Produção de ácidos não voláteis é maior que a capacidade de neutralização ou eliminação do organismo (*anion gap* elevado):** esta é a principal causa em unidade de terapia intensiva (UTI) pelo aumento da produção de ácido lático (hipóxia dos tecidos: choque, baixo débito cardíaco) e pirúvico. A entrada de glicose e sua combustão na célula requerem a presença de insulina e, na sua ausência ou redução (diabetes), a glicose não é utilizada corretamente. A via metabólica alternativa produz corpos cetônicos que têm caráter ácido (cetoacidose diabética).
- **Ingestão de substâncias ácidas (*anion gap* elevado):** ocorre, p. ex., com a ingestão acidental de grande quantidade de ácido acetilsalicílico.
- **Perdas exageradas de bases do organismo (*anion gap* normal):** situações como diarreias, perda por fístulas pancreáticas ou gastrointestinais intensas podem ser causa de perda excessiva de bases.
- **Dificuldade de eliminação de ácidos fixos (*anion gap* elevado):** em casos de redução da função tubular renal ou do número de néfrons funcionantes, ocorre limitação na capacidade de eliminar ácidos originários do metabolismo (insuficiência renal).

Nas situações de excesso de ácido, os íons hidrogênio liberados reduzem o pH. Os radicais dos ácidos fixos em excesso nos líquidos do organismo e no sangue reagem com o bicarbonato do tampão, o que resulta em maior produção de sais de sódio (p. ex., lactato) e ácido carbônico que, sob a forma de CO_2, é eliminado pelos pulmões. O bicarbonato, consumido pelo ácido em excesso, diminui com consequente deficiência de bases. O pH baixo estimula o centro respiratório que aumenta a frequência respiratória, promovendo taquipneia compensatória e redução da $PaCO_2$.

Nas situações de perda exagerada de bases, o bicarbonato total está diminuído, enquanto ácido e íons hidrogênio aumentam.

Tratamento

A reversão da acidose metabólica depende da correção das causas básicas da acidose.

O cálculo do *anion gap* ajuda a diferenciar o tipo de acidose metabólica e orienta o tratamento adequado.

Nas acidoses metabólicas com *anion gap* elevado, o tratamento da causa faz com que os ânions acumulados (lactato, hidroxibutirato, acetoacetato) sejam metabolizados em bicarbonato, revertendo a acidose sem a necessidade da administração de bicarbonato de sódio, exceto em acidemias e hiperpotassemias graves. De maneira geral, o tratamento da acidose metabólica com bicarbonato de sódio deve ser feito quando o pH < 7,10 e o bicarbonato de sódio < 10,0 mEq/L.

De outro lado, indica-se reposição de bases para quase todas as acidoses metabólicas com *anion gap* normal pois, nessas situações, os ânions acumulados não são metabolizáveis.

A administração de bicarbonato de sódio pode corrigir a acidose do sangue e minimizar seus efeitos nos níveis intersticial e intracelular. A dose para a correção da acidose metabólica pode ser estimada a partir da deficiência de bases (DB).

Nos casos de insuficiência renal, podem ser indicados os métodos de depuração extrarrenal: diálise peritoneal ou hemodiálise. A fórmula mostrada a seguir permite calcular o volume de bicarbonato intravenoso necessário para corrigir a acidose metabólica:

$$\text{mEq} = \text{peso (kg)} \times 0{,}3 \times \text{DB}$$

Obs.: 1 mL = 1 mEq se usado bicarbonato de sódio a 8,4%.

$$\text{V (mL)} = \text{peso (kg)} \times 0{,}3 \times \text{DB}$$

em que:

V = volume de bicarbonato de sódio a 8,4% a ser administrado
Peso = peso do indivíduo em kg
0,3 = constante para o líquido extracelular (30% do peso corporal)
DB = deficiência de bases obtida na gasometria arterial.

O produto do cálculo inicial é dividido por 2 para administrar apenas a metade da dose, para evitar sobrecarga de sódio e alcalose metabólica.

Recomenda-se administrar inicialmente de ⅓ até ½ do produto do cálculo em no mínimo uma hora, geralmente para evitar sobrecarga de sódio e alcalose metabólica. Sugere-se repetir a gasometria em tempo oportuno, e proceder a uma nova correção se ainda houver acidose.

Na acidose lática, o *anion gap* está elevado por hipoperfusão tecidual e é a situação clínica em que o uso do bicarbonato de sódio é mais controverso e mais sujeito aos efeitos negativos do bicarbonato. Dentre os efeitos adversos do bicarbonato, destacam-se piora da hipóxia tecidual, hipervolemia hipernatrêmica, hipocalcemia sintomática, redução do pH intracelular e retenção de CO_2, hipopotassemia e alcalose metabólica de rebote. O tratamento visa, principalmente, à correção da hipoperfusão tecidual, com reanimação volêmica e antibióticos, se houver infecção.

Acidose metabólica e nutrição parenteral

As funções renal e respiratória normais, em geral, garantem a excreção adequada da produção metabólica de ácidos e/ou da infusão de ácido pela nutrição parenteral (NP). Entretanto, a perda gastrointestinal de bicarbonato, a diminuição da excreção renal de ácido ou o aumento da produção de ácido podem favorecer a ocorrência de acidose metabólica.

A acidose lática pode ocorrer com a administração de NP sem vitaminas, que estão envolvidas no metabolismo da glicose (tiamina, biotina).

A associação de anfotericina B à NP pode levar à acidose tubular distal acompanhada de hipocalemia, hipomagnesemia e acidose metabólica.

Na vigência de terapia nutricional recomenda-se, ainda:

- Manter o K^+ em níveis normais.
- Corrigir a acidose para prevenir catabolismo proteico e perda óssea.
- Reduzir o Cl^- de líquidos intravenosos ou NP.
- Adicionar acetato na NP, se houver perdas exageradas de bicarbonato (HCO_3^-).

Acidose metabólica e catabolismo proteico

A acidose metabólica, interfere no metabolismo proteico porque diminui a síntese de proteínas e acelera a proteólise e a oxidação de aminoácidos. Dessa forma, ocorre oxidação de aminoácidos de cadeia ramificada, redução da síntese de albumina e balanço nitrogenado negativo. A acidose pode ser o fator mais importante na síndrome catabólica que acompanha muitas doenças como uremia, sepse, trauma, infecção por HIV e diarreia crônica, e pode afetar adversamente o prognóstico dessas condições. Parte dos efeitos da acidose no metabolismo proteico são dependentes de corticosteroide.

A acidose metabólica é, portanto, um dos três fatores, ao lado de insulina e glicocorticoide, que determina perda muscular em pacientes catabólicos.

Alcalose

Ocorre quando a concentração dos íons H^+ encontra-se reduzida nos líquidos corporais, com consequente elevação do pH do sangue acima de 7,45. A alcalose pode ser respiratória ou metabólica

Alcalose respiratória

Os distúrbios de origem respiratória decorrem de alterações da eliminação do CO_2 do sangue, ao nível das membranas alveolocapilares. A eliminação respiratória regula a quantidade de CO_2 no sangue e, dessa forma, regula o nível de ácido carbônico. Em caso de hiperventilação, a eliminação do CO_2 pelos pulmões é elevada, o nível sanguíneo de ácido carbônico se reduz (hipocapnia) e há menor quantidade de íons hidrogênio livres. A alcalose respiratória é, portanto, consequência da hiperventilação pulmonar. Esse distúrbio pode resultar de causas agudas ou crônicas.

Causas agudas

- Doença pulmonar: pode ser determinada por hipoxemia (tromboembolismo pulmonar).
- Agitação psicomotora, ansiedade, histeria (síndrome de hiperventilação).
- Dor, febre elevada com calafrios.
- Insuficiência hepática, sepse, acidente vascular cerebral (AVC) e hipertireoidismo, que podem ocasionar tontura ou desmaio.
- Respiração artificial com ventiladores mecânicos: a alcalose respiratória discreta ($PaCO_2$: 30 a 34 mmHg) contribui para reduzir o estímulo respiratório e manter o paciente ligeiramente sedado com menores doses de tranquilizantes. A alcalose mais importante ($PaCO_2$: 28 a 30 mmHg) é utilizada clinicamente com o intuito de reduzir a pressão intracraniana.

Causas crônicas

- Doença hepática crônica.
- Intoxicação crônica por salicilatos.
- Anemia grave.
- Elevada altitude.
- Gravidez.
- Trauma, tumores ou infecção do sistema nervoso central (SNC).

A eliminação excessiva de dióxido de carbono ao nível das membranas alveolocapilares dos pulmões determina sua queda no sangue, assim como a quantidade de íons hidrogênio livres. Há o deslocamento de íons hidrogênio do interior das células para o interstício, em troca do potássio, cujo teor no sangue se reduz. Quando a alcalose respiratória se prolonga, os rins diminuem a absorção de íon bicarbonato do filtrado glomerular, promovendo sua maior eliminação pela urina, que se torna excessivamente alcalina.

Tratamento

Em geral, os quadros de alcalose respiratória não são graves. O tratamento em todos os casos consiste em remover a causa da hiperventilação. Em raras situações, como na ventilação mecânica prolongada, pode ocorrer hipopotassemia, capaz de gerar arritmias cardíacas, pela entrada rápida de potássio nas células em troca dos íons hidrogênio. Nesse caso, deve-se ajustar os controles do aparelho, adequando a ventilação às necessidades do paciente.

Em pacientes sob terapia nutricional, deve-se evitar tratar a causa primária e evitar o uso de acetato ou outros precursores de bicarbonato (HCO_3^-).

Alcalose metabólica

Alcalose metabólica caracteriza-se por elevação arterial do pH, aumento da concentração de HCO_3^- e hipoventilação compensatória. O resultado é o aumento da PCO_2.

Esse distúrbio não ocorre com frequência na prática clínica, mas duas situações devem ser consideradas:

- Oferta excessiva de bases: administração exagerada de bicarbonato de sódio, usado para tamponar acidose preexistente.
- Perda exagerada de ácidos ou íons hidrogênio: vômitos repetidos, como na estenose pilórica, eliminam grande quantidade de ácido clorídrico. O uso excessivo de diuréticos também acentua a eliminação de íons hidrogênio pela urina e pode produzir alcalose metabólica.

Na alcalose, os íons hidrogênio e potássio são trocados pelos íons sódio; pode, portanto, ocorrer hipopotassemia associada na alcalose metabólica. Se há excesso de bases, estas captam os íons hidrogênio e o pH se eleva. Essas bases em excesso reagem com o ácido carbônico, produzindo bicarbonato e outros. O bicarbonato total e o bicarbonato padrão se elevam. Os rins diminuem a produção de amônia e trocam menos íon hidrogênio por sódio, para permitir sua maior eliminação. A reabsorção tubular do íon bicarbonato também fica deprimida e a urina torna-se mais alcalina. O mecanismo de compensação respiratória é pouco expressivo.

Tratamento

Em geral, a alcalose metabólica não é grave e não requer tratamento quando na forma leve, a não ser a remoção de sua causa, se possível. A hidratação, em casos de perda excessiva por vômitos, ou redução dos diuréticos, normalizam o total das bases.

O pH elevado aumenta a avidez do cálcio pela albumina e pode resultar em quadros de tetanias e excitação neuromuscular. O pH baixo faz o inverso.

Se a função renal for normal é útil repor cloro, potássio e cloreto de sódio, para favorecer a eliminação renal do excesso de bicarbonato, que ocorre em 3 dias a 5 dias.

Se o cloro urinário for inferior a 10 mEq/L e o paciente tiver depleção de volume, deve-se realizar reposição de solução salina a 0,9%.

Se o cloro urinário for inferior a 10 mEq/L sem depleção de volume, deve-se calcular o déficit de cloro:

Déficit de cloro = 0,2 × peso (kg) × aumento desejado do cloro (mEq/L).

Nessa situação, também se deve repor potássio.

O tratamento deverá ser prontamente realizado se alcalose grave (pH > 7,6) ou sintomática. A alcalose metabólica geralmente é cloreto-responsiva. Outras medidas devem ser associadas à reposição de cloreto:

- Suspender diuréticos.
- Suspender antieméticos e bloqueadores da secreção gástrica.
- Garantir euvolemia.
- Manter o fósforo normal.

Deve-se evitar a reposição desses íons em casos de hiperaldosteronismo primário, hipertensão renovascular, insuficiência cardíaca congestiva após uso de diuréticos e com alcalose iatrogênica (excesso de infusão de bicarbonato de sódio).

Alcalose metabólica e nutrição parenteral

A alcalose metabólica pode ocorrer após a realimentação de pacientes que recebem glicose após um período de inanição. São fatores responsáveis:

- Aumento da capacidade de reabsorção do bicarbonato renal secundário ao jejum.
- Aumento na reabsorção do bicarbonato renal em virtude da infusão de glicose.
- Geração de novo bicarbonato como resultado do metabolismo de corpos cetônicos a bicarbonato e excreção de ácido pelo rim.

Os pacientes em uso de terapia nutricional devem, ainda, para minimizar as perdas por sonda nasogástrica, ter a reposição de Cl^- adequada, aliada à redução da secreção de ácido gástrico (bloqueador de H_2) e redução da administração de HCO_3^- ou seus precursores.

Desequilíbrio Ácido-básico Misto

Mais de um distúrbio ácido-básico pode ocorrer simultaneamente. O diagnóstico preciso depende do conhecimento dos mecanismos de compensação renal e respiratória para cada uma das alterações do EAB (**Tabela 17.1**).

Tabela 17.1 Compensação renal e respiratória para desordens ácido-básicas primárias

Desordem	Distúrbio primário	Resposta compensatória
Acidose metabólica	HCO_3^-	1,2 mmHg de PCO_2 para cada 1 mEq/L de HCO_3^-
Alcalose metabólica	HCO_3^-	0,7 mmHg de PCO_2 para cada 1 mEq/L de HCO_3^-
Acidose respiratória aguda	PCO_2	1 mEq/L de HCO_3^- para cada 10 mmHg no PCO_2

(continua)

Tabela 17.1 Compensação renal e respiratória para desordens ácido-básicas primárias *(Continuação)*

Desordem	Distúrbio primário	Resposta compensatória
Acidose respiratória crônica	PCO_2	3,5 mEq/L de HCO_3^- para cada 10 mmHg no PCO_2
Alcalose respiratória aguda	PCO_2	2 mEq/L de HCO_3^- para cada 10 mmHg no PCO_2
Alcalose respiratória crônica	PCO_2	4 mEq/L de HCO_3^- para cada 10 mmHg no PCO_2

Conclusão

O conhecimento dos distúrbios ácidos-básicos permite o tratamento adequado dessas desordens, evita erro diagnóstico e favorece a evolução de pacientes graves.

Entretanto, é útil sistematizar a forma de diagnóstico e tratamento, sobretudo nos casos graves, conforme estes quatro passos:

1. Avaliar o pH arterial para determinar o estado de acidemia ou alcalemia.
2. Identificar a desordem primária.
3. Verificar a extensão da compensação. Se existir alteração respiratória, determinar se é aguda ou crônica. Se houver alteração metabólica, avaliar se está compensada.
4. Calcular o *anion gap* se houver acidose metabólica, uma vez que o tratamento varia de acordo com seu valor alto ou normal.

Caso Clínico

Paciente M. F., 42 anos, 75 kg, 1,60 m, deu entrada pelo pronto-socorro com quadro clínico de vômitos, fraqueza, cefaleia, dor abdominal, confusão mental e febre 38,5°C. Apresentava ainda sintomas de disúria e polaciúria há três dias. Ao exame físico, apresentava frequência cardíaca 110 bpm, com ritmo cardíaco regular e bulhas normofonéticas, frequência respiratória de 28 irpm e ausculta pulmonar sem alterações.

Exames laboratoriais

	Valor encontrado
Na^+ sérico (mEq/L)	138
K^+ sérico (mEq/L)	5,0
Cl^+ sérico (mEq/L)	100
Ureia (mg/dL)	60
Creatinina (mg/dL)	1,0
Lactato (mmol/L)	4,0
Urina I (leucócitos)	100.000 bactérias e nitrito

Gasometria arterial

pH	PaO_2	$PaCO_2$	Bic	BE	Sat O_2
7,15	60	38	16	–8	95%

1. **Qual é o diagnóstico provável?**
   a. Pneumonia comunitária e acidose respiratória.
   b. Intoxicação alimentar e acidose metabólica.
   c. Desidratação e acidose respiratória.
   d. Sepse de trato urinário e acidose metabólica.
2. **Qual é o tratamento correto nesse caso?**
   a. Hidratação vigorosa com a reavaliação posterior da acidose.
   b. Início de antibioticoterapia.
   c. Antibioticoterapia e hidratação vigorosa com reavaliação posterior da acidose.
   d. Correção da acidose metabólica grave com bicarbonato de sódio.
3. **O bicarbonato deverá ser corrigido sempre que:**
   a. Acidose metabólica com pH 7,15 e bicarbonato de 15 mEq/L e *anion gap* elevado.
   b. Acidose metabólica com pH 7,20 e bicarbonato de 10 mEq/L e *anion gap* normal.
   c. Acidose respiratória.
   d. Acidose metabólica com *anion gap* normal.

Respostas

1. d

Comentário: Trata-se de paciente com quadro clínico sugestivo de sepse grave do trato urinário, de acordo com exame de urina, com leucocitúria e presença de nitrito e sintomas de polaciúria, disúria e febre. As manifestações de fraqueza, cefaleia, dor abdominal e confusão mental são justificadas pelo quadro séptico e evidente acidose metabólica, conforme gasometria arterial (pH 7,15; bicarbonato 16,0; BE –8,0).

O cálculo do *anion gap* contribui para o diagnóstico diferencial das causas de acidose metabólica. Quando elevado, é característico de acidose lática e cetoacidose diabética.

Lembrar da fórmula para o cálculo do *anion gap* ou DA (diferença de ânions):

$$\textbf{DA (ou } \textbf{\textit{anion gap}}\textbf{)} = [Na^+] - \{[Cl^-] + [HCO_3^-]\}$$

$$\textbf{DA} = 138 - (100 + 16) = 138 - 116 = 22\ \text{mEq/L}$$

Trata-se de *anion gap* elevado, que reforça o diagnóstico de acidose lática.

2. c

Comentários: Identificar a causa da acidose metabólica é fundamental para instituir a terapêutica correta. Nesse caso, a escolha do antibiótico adequado, visando ao tratamento da infecção urinária grave, deve ser feito prontamente.

A hidratação deve ser feita de forma vigorosa, seguida de avaliações periódicas para ajuste da hidratação e da acidose. O paciente apresenta sinais de hipoperfusão tecidual, caracterizada por hiperlactatemia (4 mmol/L), desidratação, elevação de ureia, taquicardia, vômitos, letargia e cefaleia.

Nas acidoses metabólicas com *anion gap* elevado, o tratamento da causa faz com que os ânions acumulados (lactato, hidroxibutirato, acetoacetato) sejam metabolizados em bicarbonato, revertendo a acidose sem a necessidade da administração de bicarbonato de sódio, exceto em acidemias e hiperpotassemias graves. De maneira geral, o tratamento da acidose metabólica com bicarbonato de sódio deve ser feito quando pH < 7,10 e bicarbonato de sódio < 10,0 mEq/L.

3. d

Comentários: Indica-se reposição de bases para quase todas as acidoses metabólicas com *anion gap* normal, pois, nessas situações, os ânions acumulados não são metabolizáveis. A acidose metabólica de causa renal e por perdas digestivas deve ser corrigida. De outro lado, a acidose metabólica com *anion gap* elevado só deve ser tratada em caso de acidemias graves (pH < 7,10 e bicarbonato <10 mEq/L).

A diálise peritoneal ou hemodiálise podem ser necessárias em situações graves ou na acidose refratária.

Deve-se repor ⅓ ou até ½ do total encontrado lentamente em pelo menos uma hora e reavaliar posteriormente com nova gasometria, para evitar sobrecarga de sódio e alcalose metabólica.

Bibliografia

Alpern RJ, Chambers M. Cell pH in the rat proximal convoluted tubule. Regulation by luminal and peritubular pH and sodium concentration. J Clin Invest. 1986;78(2):502-10.

Ballmer PE, McNurlan MA, Hulter HN, Anderson SE, Garlick PJ, Krapf R. Chronic metabolic acidosis decreases albumin synthesis and induces negative nitrogen balance in humans. J Clin Invest. 1995;95:39-45.

Ganapathy V, Leibach FH. Protons and regulation of biological functions. Kidney Int Suppl. 1991;33:S4-10.

Garibotto G, Russo R, Sofia A, Sala MR, Robaudo C, Moscatelli P, et al. Skeletal muscle protein synthesis and degradation in patients with chronic renal failure. Kidney Int. 1994;45:1432-9.

Gauthier PM, Szerlip HM. Metabolic acidosis in the intensive care unit. Crit Care Clin. 2002; 18(2):289-308.

Graham KA, Reaich D, Channon SM, Downie S, Gilmour E, Passlick-Deetjen J, et al. Correction of acidosis in CAPD decreases whole body protein degradation. Kidney Int. 1996;49:1396-400.

Graham KA, Reaich D, Channon SM, Downie S, Goodship THJ. Correction of acidosis in hemodialysis decreases whole-body protein degradation. J Am Soc Nephrol. 1997;8:632-7.

Kleger GR, Turgay M, Imoberdorf R, McNurlan MA, Garlick JP, Ballmer PE. Acute metabolic acidosis decreases muscle protein synthesis but not albumin synthesis in humans. Am J Kidney Dis. 2001;38(6):1199-207.

Laffey JG. Acid-base disorders in the critically ill. Anaesthesia. 2002;57(2):198.

Langley G, Canada T, Day L. Acid-base disorders and nutrition support treatment. Nutr Clin Pract. 2003;18:259-61.

Liu, F-Y, Cogan, MG. Role of angiotensin II in glomerulotubular balance. Am J Physiol. 1990; 259(1 Pt 2):F72-9.

Masoro EJ, Siegel PD. Acid-base regulation: its physiology and pathophysiology. Philadelphia: WB Saunders; 1971. p. 83-116.

Mitch WE, Price SR. Mechanisms activated by kidney disease and the loss of muscle mass. Am J Kidney Dis. 2001;38(6):1337-42.

Moore FD. Vinte e quatro síndromes: padrões no estabelecimento do diagnóstico e tratamento de distúrbios hidroeletrolíticos. In: Fisscher JE. Nutrição em cirurgia. Rio de Janeiro: Médica e Científica; 1985. p. 289-338.

Movilli E, Zani R, Carli O, Sangalli L, Pola A, Camerini C, et al. Correction of metabolic acidosis increases serum albumin concentration and decreases kinetically evaluated protein intake in hemodialysis patients: a prospective study. Nephrol Dial Transpl. 1998;13:1719-22.

Papadoyannakis NJ, Stefanides CJ, McGeown M. The effect of the correction of metabolic acidosis on nitrogen and protein balance of patients with chronic renal failure. Am J Clin Nutr. 1984;40:623-7.

Reaich D, Channon SM, Scrimgeour CM, Daley SE, Wilkinson R, Goodship THJ. Correction of acidosis in humans with CRF decreases protein degradation and amino acid oxidation. Am J Physiol. 1993;265:E230-35.

Reaich D, Channon SM, Scrimgeour CM, Goodship THJ. Ammonium chloride-induced acidosis increases protein breakdown and amino acid oxidation in humans. Am J Physiol. 1992;263:E735-39.

Sterns RH. Fluid, electrolyte, and acid-base disturbances. J Am Soc Nephrol. 2003;2(1):1-33.

Teixeira da Silva ML, Waitzberg DL. Alterações do equilíbrio ácido-básico. In: Waitzberg DL. Nutrição oral, enteral e parenteral na prática clínica. Rio de Janeiro: Atheneu; 2001. p. 179-84.

Williams B, Hattersley J, Layward E, Walls J. Metabolic acidosis and skeletal muscle adaptation to low protein diets in chronic uremia. Kidney Int. 1991;40:779-86.

18

Alterações do Metabolismo Hidroeletrolítico por Excesso ou Perda

Maria de Lourdes Teixeira da Silva ◆ Dan Linetzky Waitzberg ◆
Tarik Olivar de Nunes Valente ◆ Marcelo Filipe Carneiro ◆
Samantha Longhi Simões de Almeida ◆ Viviane Cordeiro Veiga ◆
Pedro Henrique Rigotti Soares ◆ Viridiana Iavelberg

Mensagens Principais

- ❑ A homeostase hídrica e eletrolítica é preservada por um sistema regulatório complexo, essencial à manutenção da função celular.
- ❑ A perda de água corporal associa-se à hipertonicidade, a qual estimula a secreção do hormônio antidiurético e promove a reabsorção tubular nos rins.
- ❑ As manifestações clínicas da hipercalemia decorrem de alterações nas funções neuromuscular e cardíaca.
- ❑ Os distúrbios por excesso resultam do acúmulo de líquidos corporais causado por disfunções orgânicas ou iatrogenias.
- ❑ O diagnóstico precoce, aliado à correção imediata e precisa dos distúrbios por excesso ou déficit, é fundamental para assegurar uma evolução clínica favorável.

Objetivos

Reconhecer e tratar as principais alterações dos distúrbios do metabolismo, sua diferenciação e formas de buscar o reequilíbrio:

- Hiper-hidratação hipertônica e hipotônica.
- Distúrbios do metabolismo do sódio, potássio e cloro.
- Distúrbios do metabolismo do magnésio, fósforo e cálcio.

Introdução

Entre as alterações do metabolismo por excesso e perda hidroeletrolíticas, temos:

- **Distúrbios carenciais:** desidratações nas suas mais variadas formas, déficit seletivo de alguns íons e déficit de volume plasmático.
- **Distúrbios por excesso:** aumento dos componentes dos líquidos corporais, em função de determinadas doenças como insuficiência cardíaca ou iatrogenia durante terapêutica intravenosa.

Distúrbios por Excesso

Hiper-hidratação hipotônica

É a elevação da água corporal não acompanhada de aumento proporcional de sais ou solutos corporais. A tentativa de compensação é a interrupção da secreção do hormônio antidiurético (ADH) e a elevação da depuração da água livre.

O cálculo para determinar excesso de água corporal (AC) em litros:

$$AC_{Excesso} = AC_{Atual} - AC_{Normal}$$

$$AC_{A} = \frac{Peso\ (kg) \times Cátion\ (kg)}{Na_{A} + K_{A} + 15}$$

$$\frac{AC_{N} = Peso\ (kg) \times Cátion\ (kg)}{163}$$

As causas mais frequentes são em decorrência da ingestão excessiva de água livre, sem eletrólitos, insuficiência cardíaca crônica por dieta pobre em sal, situações de pós-operatórios e infecções graves associadas ou não à desnutrição.

As principais alterações ocorrem em decorrência da queda do hematócrito e da osmolaridade plasmática em virtude da redução do sódio e cloro plasmáticos, bem como do bicarbonato, levando a sintomas como astenia, náuseas e vômitos, câimbras, aumento do peso corporal e sonolência até o coma, podendo ser acompanhada de sinais de hipertensão intracraniana.

Como medidas terapêuticas deve-se suspender a infusão de água, administrando-se em alguns casos manitol, soluções coloidosmóticas e salinas com cautela, podendo estar indicadas diálise peritoneal e hemodiálise.

Hiperosmolaridade por sobrecarga de soluto

Ocorre por ingesta excessiva de solutos osmoticamentes ativos acompanhada da oferta inadequada de água e incapacidade de excreção de urina concentrada.

As causas mais frequentes são a administração forçada de solutos enterais e parenterais com baixa quantidade de água, principalmente nos pacientes inconscientes que recebem alimentação por sonda (síndrome de alimentação por sonda), bem como a falta de insulina (pancreatectomia e diabetes descompensado) e por insuficiência renal, coma ou lesão craniana.

Entre as principais alterações temos o aumento da osmolaridade plasmática à custa da elevação de sódio, potássio, cloro, elevação do hematócrito, da pressão venosa central e da relação nitrogênio/glicose sanguínea, apresentando sinais e sintomas inespecíficos, poliúria e coma.

O tratamento realiza-se por suspensão da sobrecarga de solutos, administração cautelosa de água por causa do risco de edema agudo de pulmão e promoção de excreção de solutos com diuréticos e diálises.

Sobrecarga hídrica e salina

Ocorre uma expansão isotônica do volume de líquido extracelular, independentemente da concentração de sódio.

A regulação homeostática consiste no aumento acentuado do débito urinário, com interrupção da secreção de aldosterona e ADH. Nas doenças com expansão de líquidos extracelular (cardiopatia) pode ocorrer uma alteração da regulação homeostática, promovendo redução da diurese com retenção de líquido e sal.

Tem como causa mais comum a administração excessiva de soluções salinas em condições de insuficiência cardíaca, renal e hepática. Apresenta alterações como a queda do hematócrito, da proteína plasmática e da relação nitrogênio/potássio plasmático, além do aumento da relação nitrogênio/sódio plasmático e da pressão venosa central.

Os sinais e sintomas mais importantes são aumento do peso corporal, poliúria, convulsões, confusão mental e coma.

Realiza-se o tratamento da sobrecarga hídrica com interrupção da infusão excessiva de líquidos; em casos de edema agudo pulmonar, introduzir albumina e diuréticos natriuréticos.

Hipervolemia

Caracteriza-se pelo aumento do volume sanguíneo, cerca de 15% acima do normal, exógeno ou endógeno, independentemente do valor do hematócrito. Tendo como causa mais frequente a infusão excessiva de sangue ou outros líquidos, motivados por condições clínicas como insuficiência cardíaca e pulmonar crônicas.

Há aumento do hematócrito, das proteínas plasmáticas, do volume sanguíneo, e da pressão das câmaras cardíacas, levando a aumento do peso corporal e edema pulmonar.

Deve-se, portanto, suspender a infusão dos concentrados sanguíneos, quando esta for a causa, e nas emergências fazer garroteamento de membros, sangria e uso de diuréticos e/ou ultrafiltração.

Policitemia

A policitemia primária ou *vera* denota um volume excessivo de eritrócitos associado a doença medular primária. A policitemia secundária é determinada pela elevação de glóbulos vermelhos, compensando deficiência na capacidade eritrocitária de transporte de oxigênio. O volume sanguíneo se eleva e o plasmático diminui, aumentando a viscosidade e reduzindo a perfusão tecidual.

As cardiopatias congênitas e as doenças pulmonares obstrutivas crônicas são as condições clínicas que mais favorecem esse quadro, levando ao aumento do hematócrito, do volume sanguíneo e dos reticulócitos, e queda do volume plasmático e da dissociação da hemoglobina.

Essas alterações clínicas cursam com os sinais e sintomas de suas doenças subjacentes, cianose e trombose de vasos importantes como vasos cerebrais, mesentéricos e de membros inferiores.

O tratamento cursa desde a sangria até a correção da causa básica da policitemia secundária.

Hipercalemia

A regulação do potássio é realizada por via renal, podendo haver interferência de outros fatores como: hormônios, equilíbrio ácido-básico, osmolalidade, renovação celular ou perda gastrointestinal.

A calemia significa níveis plasmáticos ou séricos de potássio. Ele localiza-se sobretudo em nível intracelular (98% do potássio corporal), especialmente nas células musculares esqueléticas, e os 2% restantes em nível extracelular. O potássio celular total é cerca de 40 a 50 mEq/kg.

O nível normal é 3,5 a 5,5 mEq/L.

A membrana celular é altamente permeável ao potássio, por conter em sua estrutura uma infinidade de canais de potássio, que criam uma polaridade na membrana, isto é, uma diferença de potencial ou de carga elétrica entre o meio intra e extracelular. Então, a concentração de potássio transmembrana, que entra e sai da célula, é o principal determinante dessa polaridade, influenciando as propriedades eletrofisiológicas dessa célula.

Por isso, a hipocalemia e a hipercalemia podem alterar perigosamente a eletrofisiologia cardíaca, modificando o potencial de repouso e a propriedade dos canais de sódio e dos canais de potássio, interferindo no automatismo, na velocidade de condução e na refratariedade das células cardíacas, provocando taquiarritmias, bradiarritmias e distúrbios de condução intracardíacos.

Quando ocorre ingestão de uma carga aguda de potássio, há um aumento transitório da calemia. O potássio é totalmente absorvido pelo intestino, ganha o plasma e é logo "tamponado" pelas células (seu principal reservatório), entrando nelas pela bomba de Na e K ATPase (transporte ativo, com gasto de energia).

A insulina e a adrenalina (receptores $beta_2$) agem para que esse influxo de potássio nas células seja rápido e eficaz. Após 6 a 8 horas, o potássio que sobrou começa a ser eliminado pelos rins, pela ação do principal hormônio regulador do potássio, a aldosterona, que é produzida pela suprarrenal e estimulada pelo aumento da calemia, fazendo a retenção do sódio e excreção do potássio e H^+.

Em situações de baixo consumo de potássio, o organismo lança mão de dois mecanismos protetores:

1. Liberação de potássio das células para o plasma.
2. Redução da excreção urinária de potássio (supressão da aldosterona).

Esse mecanismo só atinge o seu objetivo após 5 a 7 dias, podendo haver balanço negativo até então.

A hipercalemia caracteriza-se pela elevação do potássio plasmático maior que 5,5 mEq/L, independentemente do conteúdo do potássio corporal total, sendo acompanhada frequentemente por acidose.

A causa mais comum e mais grave é a insuficiência renal, podendo evoluir para parada cardíaca e óbito por efeito dos altos níveis de potássio sobre o coração, em decorrência do aumento da oferta, destruição tissular (nas cirurgias), reposição excessiva e medicamentos, como a penicilina G potássica. Felizmente, o potássio ainda pode ser excretado pela urina e pelas fezes, mesmo em insuficiência renal aguda (IRA), evitando a hipercalemia fatal.

- **Retenção de potássio:** excesso de potássio administrado, IRA, insuficiência renal crônica (IRC), acidose metabólica, insuficiência suprarrenal, doença de Addison, hipoaldosteronismo, politransfusão, diuréticos poupadores de potássio, inibidores da enzima conversora de angiotensina (ECA), anti-inflamatório não esteroide (AINE), penicilina potássica, ciclosporina.
- **Perda de potássio:** hipernatremia, hiperglicemia, déficit de insulina, exercício físico extenuante, acidose metabólica, sepse, hemólise, rabdomiólise, intoxicação digital, beta-bloqueador. Pseudo-hipercalemia: hemólise.

A presença de oligúria, com ou sem IRA, é um fator bastante comum relacionado com hipercalemia, devendo-se checar a reposição oral e venosa de sais de potássio e as prováveis causas de hipercalemia feitas pelo quadro clínico-laboratorial inicial: hipernatremia, síndrome hiperosmolar diabética, politrauma, tétano, rabdomiólise, uso de fármacos retentores de potássio, hemotransfusão, hemólise intravascular e acidose metabólica.

Existem diversas formas de se corrigir a hipercalemia, pelo menos transitoriamente, como a glicoinsulinoterapia e o bicarbonato de sódio. Temos, ainda, o "protetor cardíaco" contra os efeitos da hipercalemia – o cálcio venoso.

Uma pessoa normal apresenta um efeito protetor contra as sobrecargas de potássio, que é a ação da insulina e da adrenalina na absorção do potássio pelas células e da aldosterona, após 6 a 8 horas, na eliminação do potássio pelos rins.

Na síndrome urêmica, esses pacientes não toleram uma sobrecarga aguda de potássio, por inibição da bomba de Na e K ATPase. Mesmo assim, eliminam potássio pela mucosa colônica, cerca de 50% por via fecal.

As principais alterações clínicas são fraqueza, arreflexia, parestesia, paralisia muscular, aumento do peso corporal e alterações do eletrocardiograma (ECG) clássicas na hipercalemia:

1. Redução do intervalo QT, com onda T alta e espiculada.
2. Achatamento da onda P.
3. Alargamento do QRS.
4. Desaparecimento da onda P.
5. Diminuição da amplitude de R.
6. Fibrilação ventricular.

As alterações do ECG na hipercalemia representam o ritmo sinoventricular, que é o ritmo sinusal sem atividade miocárdica atrial, com o estímulo chegando ao nó AV pelos feixes internodais, predispondo os bloqueios cardíacos e as bradiarritmias.

As arritmias mais frequentes são:

1. Fibrilação ventricular.
2. Bradiarritmias e bloqueios.
3. Assistolia.

Realiza-se o tratamento com a rápida reposição de cálcio, que apesar de não corrigir a hipercalemia, tem um papel protetor importante das fibras cardíacas, pois o aumento dos níveis de cálcio ativam os canais de sódio que estavam inibidos pela hipercalemia, revertendo os distúrbios da eletrofisiologia cardíaca. Tanto o gluconato de cálcio quanto o cloreto de cálcio podem ser feitos por via endovenosa (EV), infundidos em 2 a 3 minutos, com dose inicial de uma ampola de gluconato de cálcio a 10% (10 mL). O cálcio é a primeira conduta, só devendo ser evitado na intoxicação digitálica.

Para se baixar a calemia deve-se administrar insulina venosa por meio de solução polarizante: Glicoinsulinoterapia: 10 U de insulina regular + glicose a 50% 100 mL, EV, correr em 20 minutos.

A insulina promove o influxo celular de potássio ativando a bomba de Na e K ATPase, e a glicose evita a hipoglicemia. Se o paciente estiver hiperglicêmico, não se faz glicose.

Outras medidas, concomitantemente à glicoinsulinoterapia, são a infusão de bicarbonato de sódio (alcaliniza o plasma e faz entrar potássio na célula) e a nebulização com beta2-agonista (receptores beta2-adrenérgicos estimulam a entrada de potássio na célula).

Em resumo:

- **Terapia redutora de potássio:**
  - Glicoinsulinoterapia: insulina regular 10 U + glicose 50%.
  - Bicarbonato de sódio: 50 mEq, correr em 20 minutos.
  - Beta2-agonista inalatório: fenoterol ou salbutamol 10 a 20 gotas.

- **Terapia de manutenção:**
  - Suspender reposição de potássio e restringi-lo da dieta (dietas enterais com baixa quantidade de K^+).
  - Furosemida, se estiver urinando para estimular a perda de K^+ na urina.
  - Se oligúria refratária à furosemida ou com IRA, utiliza-se resina de troca, via enteral durante as refeições. Ela secreta K^+ intestinal em troca da absorção de outro íon que pode ser Na^+ ou Ca^{++} (Sorcal®). Um envelope de 30 g em água ou suco de 12/12 h por via oral (VO).
- **Diálise peritoneal ou hemodiálise:** eficazes para eliminar K^+ do plasma. Indicadas quando:
  - Anúria ou oligoanúria.
  - Hipercalemia grave (> 7,5 mEq/L) e refratária às medidas convencionais.

Hipercloremia

A maioria do sódio reabsorvido, cerca de 80%, é acompanhada de cloreto. No néfron distal, o cloro regula a secreção de bicarbonato. Como o bicarbonato é reabsorvido, o cloro é excretado em seu lugar. O trato gastrointestinal (TGI) é capaz de absorver e excretar o cloro. A hipercloremia é o aumento da concentração plasmática de cloro ($Cl^- > 105$ mmol/L), geralmente acompanhada de acidose.

A ingestão exagerada, principalmente em vigência de insuficiência renal, é uma das causas mais frequentes, bem como acidose metabólica hiperclorêmica, uropatias crônicas, anastomoses ureterintestinais, necrose tubular aguda, alcalose respiratória e desidratação grave.

Dosar eletrólitos na urina (Na, K, Cl) e calcular o *ânion gap* urinário ($Na^+ + K^+ - Cl^-$) é útil para identificar a causa da acidose metabólica: se negativo, sugere perda gastrointestinal; se positivo, sugere acidificação urinária distal.

Realiza-se o tratamento com a suspensão do uso do cloreto e administração de bicarbonato de sódio ou seus precursores (acetato, citrato) VO ou EV.

O bicarbonato deve ser reposto de acordo com a seguinte fórmula, repondo-se a metade da dose nas primeiras 24 horas e o restante nas próximas 24 horas a 48 horas:

$$HCO_3^- \text{ deficitário (mEq)} = 0{,}5 \times \text{peso (kg)} \times [(HCO_3^- \text{ desejado}) - (HCO_3^- \text{ atual})].$$

Hipermagnesemia

É o aumento da concentração plasmática de magnésio (Mg^{2+}). O rim é o principal regulador do balanço de Mg^{2+}. Cerca de 100 mg são excretados diariamente na urina. A reabsorção renal é influenciada pelo hormônio ADH, calcitonina, glucagon, vasopressina, hipercalemia, hipopotassemia, equilíbrio ácido-básico, restrição de magnésio, reabsorção de sódio.

A causa mais comum é a iatrogênica, mais frequente em idosos e na insuficiência renal, pela administração de Mg^{2+} intravenoso ou catárticos e antiácidos com Mg^{2+}.

Na hipermagnesemia ocorre hipotensão, bradicardia, alteração no ECG e depressão respiratória e do estado mental.

O tratamento consiste em eliminar fontes exógenas de Mg^{2+}, administração de soro fisiológico (SF) para aumentar a excreção de Mg^{2+} e hemodiálise nos casos graves.

Hiperfosfatemia

Quase todo o fósforo corporal encontra-se em forma de fosfato. Então, dosa-se o fósforo inorgânico (Pi), pois o fósforo é um ânion intracelular primário, e o Pi pode não refletir o nível intracelular.

Como causas temos: aumento de ingestão (uso excessivo de suplementação oral ou parenteral, aumento de absorção intestinal pelo excesso de vitamina D, uso abusivo de laxantes e enemas com fosfato); diminuição da excreção urinária (IRA e IRC, hipoparatireoidismo, perda de volume); transferência extracelular (acidose); e destruição celular (catabolismo tecidual, rabdomiólise, uso de agentes citotóxicos para combate ao câncer).

Ocorre calcificação metastática de articulações, tecidos moles e artérias pelo aumento do fósforo plasmático, com queda do cálcio plasmático e do pH sanguíneo.

Para o tratamento deve-se eliminar as fontes exógenas de Pi, evitar o uso de antiácido à base de alumínio por tempo prolongado (intoxicação) e à base de Mg^{2+} na insuficiência renal, podendo-se utilizar carreadores de fósforo (que diminuem a absorção intestinal), expansão com solução salina, hemodiálise ou diálise peritoneal.

Hipercalcemia

Quando o cálcio total ultrapassa 10,5 mg/dL e o ionizado está acima de 1,37 mEq/L. Isso ocorre pelo aumento da oferta, aumento da absorção intestinal, em doses elevadas de vitamina D, no hiperparatireoidismo e no aumento de reabsorção óssea.

Na hipercalcemia ocorre fadiga, letargia, astenia, náuseas e vômitos, obstipação, arritmias cardíacas e dor óssea com fratura patológica (se a causa for reabsorção óssea).

Além do aumento de cálcio plasmático ocorre redução da relação nitrogênio/pH sanguíneo.

O tratamento visa à resolução da causa base, com hidratação e diuréticos para diluir o Ca^{2+} e aumentar a perda urinária, quelantes de cálcio, hemodiálise, e se a causa for câncer metastático, faz-se calcitonina e fármacos inibidores de reabsorção óssea.

Distúrbios por Perdas

Desidratação

É a perda de água pura em todos os compartimentos corporais. A perda de 10% de água corporal já provoca hipertonicidade, estímulo principal para a secreção do ADH e reabsorção tubular renal distal de água, implicando excreção de pequenos volumes de urina hiperosmolar.

As causas são perda de água pura pelo trato respiratório, por evaporação a partir da pele, diabetes *insipidus*, alteração na reabsorção renal tubular distal de água, levando a aumento do hematócrito, da osmolaridade plasmática e do sódio e potássio plasmático, com queda do bicarbonato.

Sede intensa, com mucosas ressecadas, oligúria, perda de peso corporal, sonolência e alterações do comportamento são sinais e sintomas muito comuns, sendo tratáveis com a administração de água.

Cálculo para reposição de água em litros

Água corporal deficitária (AC_D) = água corporal normal (AC_N) – água corporal atual (AC_A)

$$AC_N = \frac{\text{Peso (kg)} \times \text{Cátion (kg)}}{163}$$

$$AC_A = \frac{\text{Peso (kg)} \times \text{Cátion (kg)}}{\text{Na} + \text{K} = 15}$$

Hipovolemia por perda de plasma

Trata-se de diminuição do volume sanguíneo por perda de plasma ou transudato plasma símile, com consequente elevação do hematócrito, produzindo aumento da viscosidade sanguínea, o que retarda ainda mais a perfusão tecidual. Pode ocorrer sequestro de plasma para o terceiro espaço, determinando um ganho de peso rápido quando instituída a terapêutica de reposição.

Como causas, temos queimaduras, pancreatite aguda, peritonite, edema retroperitoneal, grandes dissecções cirúrgicas, trombose de veia porta e mesentérica.

As alterações mais precoces são aumento no hematócrito e queda do volume sanguíneo, pressão venosa central e proteínas, cursando com hipotensão arterial, oligúria e ganho de peso.

A reposição de volume se faz com plasma, albumina, dextran e soluções cristaloides (três vezes o plasma perdido).

Cálculo para reposição plasmática em litros

Volume plasmático deficitário (VS_D) = volume sanguíneo normal (VS_N) – volume sanguíneo atual (VS_A)

$$VS_N = \text{Peso (kg)} \times Q^*$$

$$VS_A = \frac{40 \times VS_N}{\text{Hematócrito}_A}$$

Perda hídrica e salina

É a perda de água e sal, ocasionando inicialmente redução isotônica de volume intravascular, independentemente da concentração final de sódio. Em resposta a essas alterações, ocorre diminuição do volume urinário, aumento da osmolaridade urinária e redução da concentração do sódio. As tentativas de compensação ocorrem à custa de água livre de sódio proveniente do espaço intracelular e oxidação das gorduras, conduzindo a hiponatremia dilucional.

A osmolaridade plasmática e a natremia são regulados por dois importantes mecanismos fisiológicos:

- ADH (hormônio antidiurético ou vasopressina).
- Centro da sede.

Hiponatremia

É a redução da quantidade de sódio plasmático (Na < 135 mEq/L).

Para que se desenvolva a hiponatremia, duas coisas são necessárias:

- Consumo de água livre ou de soluções hipotônicas.
- Aumento da produção e efeito do ADH no rim.

A hiponatremia quase sempre é dilucional, ocorre pelo excesso de água que dilui o sódio plasmático do que pela perda de sódio propriamente dita.

Causas

Quase todas as causas de hiponatremia têm com princípio fisiopatológico o aumento da produção ou do efeito de ADH. São elas:

Estados hipovolêmicos, perdas digestivas (fístulas, vômitos, diarreia), insuficiência cardíaca congestiva (ICC), cirrose hepática, síndrome de secreção inapropriada de ADH (doenças neurológicas, psiquiátricas, pulmonares, neoplásicas, drogas), pseudo-hiponatremia, necrose tubular aguda (fase poliúria), diurese osmótica (diabetes), diuréticos tiazídicos, insuficiência renal, insuficiência suprarrenal, hipotireoidismo, desnutrição , etilismo de cerveja, polidpsia primária.

Na prática médica as causas mais comuns de hiponatremia são: hipovolemia, ICC e cirrose hepática. Todas elas têm em comum a diminuição do volume circulante efetivo, ou seja, aquele volume circulante que perfunde o leito arterial dos órgãos. Na ICC e na cirrose hepática com ascite, o líquido é retido no sistema venoso (venoplegia), no interstício (edema) ou nas serosas (ascite), sendo deslocado do leito arterial. Com a redução do volume circulante efetivo, ocorre um potente estímulo para a produção hipotalâmica do ADH, que fará reabsorção de água livre e levará à hiponatremia. Então, na ICC e na cirrose hepática, altos níveis de ADH e hiponatremia persistente são fatores de mal prognóstico.

Tratamento

Se a hiponatremia for em consequência de um estado de hipovolemia, a conduta é a reposição com soluções cristaloides, como o SF 0,9% ou o Ringer simples. Se a hiponatremia for causada por ICC, cirrose hepática com ascite, insuficiência renal ou síndrome da secreção inadequada do hormônio antidiurético (SIADH), a conduta deve ser a restrição hídrica.

A restrição hídrica significa restringir a ingesta de água ou líquidos para o máximo de 800 mL a 1.000 mL por dia, acrescido da retirada de soros hipotônicos da hidratação EV. Caso haja necessidade de hidratação EV, esta deve ser feita com o menor volume possível e com soros isotônicos ou hipertônicos.

Na SIADH, para otimizar a eliminação de excesso de água, adicionamos à restrição hídrica o aumento da ingesta de sal e proteínas e a administração dos diuréticos de alça (furosemida).

Os pacientes com hiponatremia grave sintomáticos (quadro neurológico compatível) devem ser prontamente corrigidos com reposição de solução salina hipertônica, visando corrigir a hiponatremia para uma faixa fora da zona de perigo, que é acima de 120 a 125 mEq/L. Deve-se repor lentamente, sendo o limite 0,5 mEq/L/h. Utiliza-se solução salina a 3%.

1º passo: calcular o déficit de sódio:

- Homens: 0,6 × peso × (sódio desejado – sódio do paciente).
- Mulheres: 0,5 × peso × (sódio desejado – sódio do paciente).

- A quantidade de sódio desejada para correção da hiponatremia é de 125 mEq/L.

2º passo: converter de mEq de Na+ em "g" de NaCl: é só dividir o resultado do 1º passo por 17.

3º passo: identificar – por regra de três – quanto de solução salina a 3% contém o número de "g" de NaCl.

4º passo: calcular o tempo de reposição mínimo da solução salina 3% e a velocidade de infusão.

Tempo de Infusão (em horas) = (sódio desejado – sódio inicial) × 2.

Exemplo: Paciente de 70 kg com natremia de 110 mEq/L e em estado comatoso.

1º passo: déficit de sódio = 0,6 × 70 × (125 – 110) = 630 mEq.

2º passo: "g" de NaCl = 630/17 = 37 g.

3º passo: solução salina 3%

- 3 g para 100 mL;
- 37 g para X;
- X = 1230 mL.

4º passo: tempo total de reposição = (125 – 110) × 2 = 30 horas.

Ou seja: 1.230 mL em 30 horas que corresponde a 41 mL/h.

Se a hiponatremia for aguda, nas primeiras três horas podemos aumentar 2 a 3 vezes essa velocidade.

Para preparar uma solução salina 3% utiliza-se SF 0,9% e NaCl a 20%, em uma proporção de **9 partes para 1.**

Solução salina 3% – 500 mL (divida 500 mL por 10 partes e cada uma terá 50 mL).

SF 0,9% com 9 partes = 450 mL.

NaCl 20% com 1 parte = 50 mL.

Hipovolemia

Ocorre quando o volume sanguíneo mostra-se inferior ao normal. Na regulação homeostática normal, ocorre entrada de líquido intersticial nos capilares ocasionada pela redução da pressão venosa, determinando o aumento do volume plasmático e a baixa concentração de eritrócitos. Ocorre secreção de ADH e aldosterona, visando à conservação de água e sal.

As causas são redução do sangue total, do plasma, de água e sal, levando à desidratação. Ocorre queda do hematócrito, de volume sanguíneo, da pressão venosa central e das proteínas plasmáticas. Os sinais e sintomas são fraqueza, hipotensão e/ou taquicardia (postural ou não), palidez cutaneomucosa, sudorese, oligúria, alteração da consciência.

O tratamento é com reposição de sangue total, plasma ou derivados e soluções salinas isotônicas (repor três vezes o volume perdido).

Cálculo para reposição de eritrócitos em mL

$$\text{Volume eritrocitário deficitário } (VE_D) = \text{volume eritrocitário normal } (VE_N) - \text{volume eritrocitário atual } (VE_A)$$

$$VE_N = 40 \times \text{volume sanguíneo (VS)}$$

$$VE_A = \text{hematócrito A} \times 0{,}9 \times VS$$

$$VS = \text{peso (kg)} \times Q^*.$$

Hipoproteinemia

Consiste na diminuição das proteínas plasmáticas, ocasionando queda da pressão coloidosmótica. Na maioria dos casos, é diluicional em decorrência do excesso de água e de sal. Os reguladores homeostáticos incluem excreção urinária de água e sal e síntese hepática de albumina.

Como causas, temos administração excessiva de água e de sal, perda de proteínas totais e hepatopatias, levando a déficit na síntese protéica e desnutrição, com queda do hematócrito e do nível de proteínas plasmáticas, ficando o paciente com edema subcutâneo, ascite, derrame pleural e aumento do peso corporal.

A reposição de albumina e a utilização de diuréticos são eficazes, sobretudo quando ocorre hipoproteinemia diluicional, com maior excreção de água é sal.

Cálculo para reposição

Deficiência de albumina (g) = peso (kg) × 3 × (3,5 – albumina sérica atual)

Obs: **Repor no máximo 150 g/d.**

Hipocalemia

Situação comum na prática médica, sendo muitas vezes multifatorial, pois, além de ingerir pouco potássio, os pacientes perdem-no pela urina e pelas fezes. Outros fatores podem reduzir o potássio no plasma e mantê-lo dentro da célula, como o uso de insulina na cetoacidose diabética, o pico de adrenalina no estresse cirúrgico e o uso abusivo de agentes broncodilatadores beta-2 agonistas.

Por isso, é muito comum se tratar um paciente com hipocalemia repondo potássio e os níveis de potássio não normalizarem, pois o fator etiológico da hipocalemia não foi tratado ou sequer pesquisado.

As manifestações clínicas da hipocalemia grave (< 2,8 mEq/L) de instalação aguda são acompanhadas de alterações no ECG, causando arritmias e distúrbios de condução, e alterando também a função das células musculares esqueléticas (paralisia hipocalêmica), lisas (íleo metabólico), e dos nervos periféricos (parestesias e hiporreflexias).

Se a hipocalemia é crônica, a depleção crônica de potássio pode levar ao diabetes *insipidus* nefrogênico, ou também pode levar à nefropatia tubulointersticial crônica – nefropatia hipocalêmica, que, se não for corrigida, pode evoluir com IRC.

As manisfestações mais temíveis da hipocalemia são as arritmias cardíacas, sendo mais frequentes quando ocorre associação da hipocalemia com a hipomagnesemia. As mais comuns são a extrassístole atrial e ventricular, mas o mecanismo de morte por hipocalemia é a fibrilação ventricular.

As câimbras e dores musculares ocorrem por depleção do potássio das células musculares, predispondo uma isquemia muscular, podendo chegar à rabdomiólise franca.

Causas

- **Perda externa de potássio:** baixa ingestão, perdas do TGI, poliúria, alcalose metabólica, diuréticos tiazídicos e de alça, hipomagnesemia, laxantes, hiperaldosteronismo primário, lesão renovascular, anfotericina B, aminoglicosídeos, síndromes neurológicas, hidrocortisona, diálise.
- **Influxo celular de potássio:** insulina na cetoacidose diabética, pico de adrenalina no estresse cirúrgico, trauma, beta-2 agonista, tratamento da anemia megaloblástica, hipotermia, paralisia muscular. (Pseudo-hipocalemias: leucemias.)

Tratamento

Repor potássio e descobrir a causa da hipocalemia, a qual pode ser por perdas (vômitos, diarreias, uso de insulina, diuréticos, baixa ingesta), ou pode ser obscura, que traduz o uso de laxantes, hipomagnesemia e hiperaldosterosnismo primário.

Se houver dúvidas da etiologia, deve-se dosar o potássio urinário: se for menor que 30 mEq/L é causa extrarrenal; se for maior que 30 mEq/L, é causa renal.

A reposição de potássio deve ser feita em forma de cloreto e de preferência por VO, pois todo potássio ingerido é absorvido na mucosa gastrointestinal, podendo ser o xarope de KCl a 6% (30 mL VO 4×/dia), o Slow-K® ou a ampola de KCL 10%.

Deve-se repor por via EV, em casos de:

- Intolerância gastrointestinal.
- Perdas gastrointestinais – vômitos, diarreias e fístulas.
- Hipocalemia grave.

Limitação de infusão venosa de KCl:

- Velocidade de infusão de no mínimo 20 mEq/h, não devendo ultrapassar 40 mEq/h (complicações cardíacas).
- Concentração de KCl no soro não deve ultrapassar de 40 a 60 mEq/L, se infusão em veia periférica (flebite).
- Hipocalemia grave: abaixo de 2,8 mEq/L, não repor em solução de glicose (SG).

A reposição é empírica: 0,5 a 1 mEq/kg é a necessidade diária de uma pessoa normal de 70 kg, ou seja, 2,5 g a 5 g de KCl/dia; então, para repor oferta-se 5 g a 15 g de KCl por dia durante três dias.

Se hidratação venosa: duas ampolas de KCl 10% (20 mL) em cada soro de 500 mL de solução salina 0,45%. O restante deve ser VO.

Hipocloremia

É a redução da concentração plasmática de cloreto, frequentemente associada a alcalose e hipocalemia em graus variados. Em consequência da hipocloremia, pode haver diminuição da secreção gástrica e urinária de cloreto.

As causas mais frequentes são a perda de cloreto pelo suco gástrico: vômitos, obstrução, drenagem por sonda nasogástrica. O uso de diuréticos, insuficiência renal e diluicional por expansão extracelular de líquidos também são comuns.

Os sinais e sintomas são inespecíficos, com a queda do cloro e do potássio plasmático e elevação do pH sanguíneo.

O tratamento consiste na correção da causa base da hipocloremia, com restauração de volume e eletrólitos, administrando-se Cl^- se alcalose metabólica responsiva:

$$Cl^- \text{ deficitário} = (0{,}2 \text{ L/kg}) \times (\text{peso em kg}) \times [(Cl^- \text{ desejado}) - (Cl^- \text{ atual})].$$

A dose inicial não deve exceder 4 mmol Cl^-/kg.

Hipomagnesemia

Tem como causas as perdas gastrointestinais (vômitos, diarreias, drenagens por sonda nasogástricas, fístula intestinal, estatorreia, pancreatite aguda), perdas renais (diurese osmótica e expansão do extracelular) e o uso de fármacos (diuréticos de alça, aminoglicosídeos, anfotericina B, cilcosporina, pentamidina), além de hipofosfatemia, correção de acidose crônica, nefropatia pós-obstrutiva, transplante renal, fase diurética da insuficiência renal aguda.

São comuns na clínica desses pacientes o aparecimento de sinais de Trousseau e Chvostek, espasmos carpopedais, ataque, vertigem, ataxia, fraqueza muscular, depressão, arritmias cardíacas, intolerância a carboidratos, hiperinsulinismo, aterosclerose, osteoporose, osteomalácia.

Ocorre queda do magnésio plasmático e das relações plasmáticas do nitrogênio com fósforo, potássio, cálcio e bicarbonato, havendo elevação do pH sanguíneo.

Na hipomagnesemia leve a moderada (assintomática), a reposição deve ser oral, na forma de óxido, clorido ou lactato, na dose de 5 a 15 mmol de Mg^{2+} em doses divididas. Por outro lado, na hipomagnesemia de moderada a grave, a reposição deve respeitar a mesma dosagem, mas ser feita por via parenteral.

Hipofosfatemia

A ingestão dietética diminuída ou a baixa oferta feita na nutrição parenteral total (NPT), associada ao aumento da perda urinária (diurese osmótica, hipomagnesemia, hipocalemia, hiperparatireoidismo, diurético tiazídico, síndrome de Falconi) e à diminuição da absorção intestinal (vômitos, diarreias, má-absorção, deficiência de vitamina D, uso de antiácido com alumínio) são as causas mais freqüentes de hipofosfatemia, além de haver transferência intracelular de fosfato, comum na alcalose e administração de insulina/glicose, e aumento de sua utilização nas síndromes de realimentação, anabolismo e recuperação de queimaduras graves.

Uma outra causa, menos frequente, é o alcoolista crônico, sobretudo na síndrome de abstinência e no tratamento de cetoacidose diabética (DKA).

Ocorre na hipofosfatemia: confusão mental; fraqueza muscular, em particular da musculatura respiratória; dor muscular e dor no peito, com aumento da susceptibilidade a infecção por alteração na função dos leucócitos; prejuízo no transporte do oxigênio, insensibilidade e prurido nos dedos; diminuição da coordenação; dislalia; disartria; disfagia; ataque; coma; e morte.

Na deficiência crônica de fósforo temos: perda da memória, letargia, dor óssea, hematoma, sangramento, artralgia, rigidez articular, osteomalácia, cianose, pseudofraturas e diminuição do débito cardíaco.

Há queda do fósforo plasmático e aumento do pH sanguíneo.

O tratamento consiste em tratar a causa e, para isso, deve-se dosar o pH e Pi urinário.

Na hipofosfatemia de leve a moderada, assintomática, (1,0 a 2,5 mg/dL), deve-se aumentar a ingestão dietética e usar sais de fosfato ou administração intravenosa de fosfato de sódio ou potássio.

Na deficiência grave (< 1,0 mg/dL), a reposição deve ser intravenosa, especialmente em doentes graves, em altas doses e períodos curtos.

Hipocalcemia

O cálcio encontra-se baixo na hipoalbuminemia, por redução da ingesta ou da absorção intestinal. Também ocorre quando a metabolização da vitamina D está prejudicada, quando há aumento das perdas, hipoparatireoidismo, pancreatite aguda e alcoolismo.

Cursa com confusão mental, parestesias, câimbras intestinais, diarreia, arritimias cardíacas, espasmo muscular e hiper-reflexia com tetania. Há queda do cálcio ionizado plasmático e do magnésio plasmático, com elevação do fósforo e do pH sanguíneo.

A reposição é via suplementação oral com 1.000 mg a 1.500 mg de cálcio por dia, com utilização de vitamina D para aumentar a absorção intestinal.

Na hipocalcemia grave, a reposição é intravenosa, com a atenção para a quantidade máxima de fósforo na NPT e a reposição na vigência de hiperfosfatemia em virtude do risco de calcificação de partes moles.

Caso Clínico

História clínica

Um paciente de 65 anos, com história de insuficiência renal crônica, é levado ao pronto-socorro apresentando fraqueza muscular progressiva e palpitações. Ele relata ter iniciado um novo medicamento para hipertensão há uma semana, mas não se recorda do nome. No exame físico, está normotenso, com frequência cardíaca de 55 bpm. O ECG revela ondas T apiculadas, alargamento do QRS e ausência de onda P.

Exames laboratoriais revelam:

- Potássio sérico: **6,8 mEq/L**.
- Creatinina: **2,5 mg/dL**.
- Glicemia: **98 mg/dL**.
- pH sanguíneo: **7,28**.

Diagnóstico: Hipercalemia grave associada à insuficiência renal crônica.

Perguntas

1. **Qual é a principal causa da hipercalemia nesse paciente?**
   a. Aumento da ingestão de potássio na dieta.
   b. Uso de um medicamento inibidor da ECA associado à insuficiência renal.
   c. Hiperatividade da bomba de Na/K ATPase.
2. **Qual a primeira conduta no tratamento desse paciente?**
   a. Administração de cálcio intravenoso.
   b. Hemodiálise imediata.
   c. Uso de diuréticos de alça para aumentar a excreção de potássio.
3. **Qual mecanismo fisiológico justifica o uso de glicoinsulinoterapia no tratamento da hipercalemia?**
   a. A insulina promove a entrada de potássio nas células, reduzindo sua concentração no plasma.
   b. A glicose estimula a liberação de aldosterona, aumentando a excreção renal de potássio.
   c. O bicarbonato presente na solução alcaliniza o meio extracelular, reduzindo a excreção de potássio.

Respostas

1. b

Inibidores da ECA reduzem a ação da aldosterona, diminuindo a excreção renal de potássio. Pacientes com insuficiência renal têm uma eliminação de potássio já comprometida, tornando-os mais vulneráveis à hipercalemia.

2. a

O cálcio estabiliza a membrana miocárdica e previne arritmias fatais, sendo a primeira intervenção em pacientes com hipercalemia grave e alterações no ECG.

3. a

A insulina ativa a bomba de Na/K ATPase, facilitando a captação de potássio pelas células e reduzindo sua concentração no sangue. A glicose administrada evita hipoglicemia secundária à insulina.

Bibliografia

Alderson P, Schierhout G, Roberts I, Bunn F. Colloids versus crystalloids for fluid resuscitation in critically ill patients. Cochrane Database Syst Rev. 2000;(2):CD000567.

American College of Surgeons. Advanced Trauma Life Support, 1993.

Bunn F, Alderson P, Hawkins V. Colloid solutions for fluid resuscitation. Cochrane Database Syst Rev. 2003;(1):CD001319.

Ceneviva R, Vicente YAMVA. Equilíbrio hidroeletrolítico e hidratação no paciente cirúrgico. Medicina (Ribeirão Preto). 2008;41(3):287-300.

Galla JH. Metabolic alkalosis. J Am Soc Nephrol. 2000;11(2):369-75.

Gennari FJ, Weise WJ. Acid-base disturbances in gastrointestinal disease. Clin J Am Soc Nephrol. 2008;3(6):1861-8.

Girndt M. Störungen des Elektrolytstoffwechsels. Internist (Berl). 2011;52(8):963-74.

Kwan I, Bunn F, Roberts I. (WHO Pre-Hospital Trauma Care Steering Committee). Timing and volume of fluid administration for patients with bleeding following trauma. Cochrane Database Syst Rev. 2003;(3):CD002245.

Orlinsky M, Shoemaker W, Reis E, Kerstein MD. Current controversies in shock and resuscitation. Surg Clin North Am. 2001;81(6):1217-62,

Palmer BF, Sterns RH. Fluid, electrolytes, and acid-base disturbances. NephSAP. 2009;8(2):61-167.

Palmer BF. Approach to fluid and electrolyte disorders and acid-base problems. Prim Care. 2008; 35(2):195-213.

Papper S. Nefrologia clínica. 2ª ed. Rio de Janeiro: Guanabara Koogan; 1980.

Weiss-Guillet EM, Takala J, Jakob SM. Diagnosis and management of electrolyte emergencies. Best Pract Res Clin Endocrinol Metab. 2003;17:623-51.

Whatling PJ. Intravenous fluids for abdominal aortic surgery. Cochrane Database Syst Rev. 2000;(4):CD000991.

PARTE 3

Resposta Orgânica

19

Citocinas Pró e Anti-Inflamatórias, Miosinas, Adipocinas e Impacto no Metabolismo

Raquel Susana Matos de Miranda Torrinhas ◆ Caio Plopper ◆
Priscila Garla ◆ Dan Linetzky Waitzberg

Mensagens Principais

- ❑ Citocinas são proteínas com funções pró e anti-inflamatórias, que regulam as respostas imunológicas inata e adaptativa, influenciando o metabolismo e o desenvolvimento de doenças.
- ❑ Adipocinas são citocinas produzidas pelo tecido adiposo ou nele moduladas, com papel na regulação do armazenamento e consumo de energia.
- ❑ Miosinas são proteínas envolvidas na contração muscular, que respondem a estímulos de estresse orgânico e ajustam o metabolismo energético de acordo com tensões mecânicas e demandas metabólicas.
- ❑ Alterações fisiológicas, como as associadas ao envelhecimento, impactam a produção e a função de citocinas, adipocinas e miosinas.
- ❑ Terapias direcionadas a citocinas, adipocinas e miosinas apresentam potencial clínico relevante no manejo de distúrbios metabólicos e diversas doenças.

Objetivos

- Apresentar um panorama histórico sobre a descoberta e caracterização das citocinas, adipocinas e miosinas.
- Desenvolver uma visão geral de suas principais funções, classes e propriedades biológicas.
- Explorar a diferenciação entre as funções pró e anti-inflamatórias de algumas citocinas e suas implicações terapêuticas potenciais.

Introdução

Citocinas, adipocinas e miosinas participam da manutenção da homeostase metabólica e da mediação de adaptações fundamentais em resposta ao estresse orgânico. As citocinas, além de sua função imunológica, respondem a estímulos estressores modulando o metabolismo energético e a inflamação em diversos tecidos, como o adiposo e o muscular. As adipocinas, um subgrupo de citocinas produzidas pelo tecido adiposo ou por células imunes presentes nesse microambiente (como leucócitos), regulam o armazenamento e o consumo de energia, integrando informações sobre o estado energético do organismo. As miosinas, proteínas estruturais e motoras essenciais para a contração muscular, ajustam-se a demandas energéticas aumentadas pelo estresse, influenciando o equilíbrio entre os processos catabólicos e anabólicos no músculo.

Citocinas e Adipocinas

História e definição

O estudo das citocinas começou com a observação das respostas do hospedeiro a infecções, como a produção de pus e febre, antes mesmo do surgimento do microscópio. Na década de 1940, fatores solúveis produzidos por leucócitos foram descritos como mediadores das respostas imunológicas, introduzindo o conceito de citocinas. A partir da década de 1970, os avanços na purificação de biomoléculas e no desenvolvimento de anticorpos específicos permitiram a identificação e individualização dessas moléculas, incluindo a descoberta das interleucinas (ILs). Atualmente, o termo citocina abrange diversas classes, como interleucinas, interferons e adipocinas, todas com diferentes funções, incluindo a modulação de respostas pró e anti-inflamatórias e a polarização da resposta imunológica.

A resposta imunológica depende de mecanismos inatos e adaptativos, ambos regulados por citocinas. As citocinas da resposta inata são essenciais para a diferenciação de linfócitos auxiliares (Th) em subtipos funcionais, como Th1, Th2 e Th17. Essa diferenciação resulta em respostas imunológicas específicas: Th1 ativa a defesa celular contra patógenos intracelulares, Th2 estimula a resposta humoral e Th17 exerce funções pró-inflamatórias, desempenhando um papel relevante tanto na defesa contra patógenos quanto na autoimunidade. Além da imunidade, as citocinas também participam do desenvolvimento embrionário, da patogênese de diversas doenças e da resposta a infecções.

Embora sejam um grupo diverso de moléculas, produzidas por diferentes células e envolvidas em inúmeros processos biológicos, as citocinas compartilham algumas propriedades comuns:

- São produzidas na fase efetora da resposta imunológica, mediando e regulando esse processo.

- Cada célula pode produzir múltiplas citocinas, e uma mesma citocina pode atuar em diferentes tipos celulares, frequentemente exercendo funções distintas (propriedade denominada pleiotropismo).
- Sua secreção é geralmente breve e autolimitada.

Diferentes citocinas podem exercer funções redundantes sobre a mesma célula ou processo biológico.

- Podem modular a síntese ou a ação de outras citocinas.
- Atuam por meio da ligação a receptores celulares, exercendo efeitos autócrinos, parácrinos ou endócrinos.
- Podem regular a proliferação e a diferenciação celular.

Citocinas e adipocinas pró e anti-inflamatórias

Quando submetido a uma agressão infecciosa significativa, o organismo humano inicia uma resposta inflamatória sistêmica amplamente mediada por citocinas pró-inflamatórias. Essa resposta caracteriza-se especialmente por febre, leucocitose e migração de células inflamatórias, além do aumento da produção de proteínas de fase aguda pelo fígado. Em casos de infecções graves, como na sepse, essa resposta pode ser exacerbada, levando a disfunções orgânicas severas e elevada mortalidade.

O papel crítico das citocinas pró-inflamatórias na resposta imunológica exacerbada foi evidenciado durante a pandemia da Covid-19. Observou-se que os casos mais graves estavam associados à liberação excessiva de citocinas, como interleucina-6 (IL-6), interleucina-1 beta (IL-1β) e fator de necrose tumoral alfa (TNF-α), resultando no fenômeno conhecido como tempestade de citocinas. Esse quadro foi relacionado a complicações severas, incluindo síndrome do desconforto respiratório agudo e falência de múltiplos órgãos. De fato, a resposta inflamatória à infecção e à sepse é iniciada e amplamente modulada por citocinas pró-inflamatórias. Entre elas, as mais estudadas são IL-1, TNF-α e IL-6. A IL-1 e o TNF-α são responsáveis por manifestações sistêmicas não hepáticas, incluindo febre e taquicardia, além de estimularem a produção de outras citocinas, como a IL-6. Por sua vez, a IL-6 regula o componente hepático da resposta imunológica de fase aguda, promovendo a produção de proteínas inflamatórias, como a proteína C-reativa (PCR). Vale destacar que TNF-α e IL-6 também são produzidas por adipócitos e, portanto, são classificadas como adipocinas.

A IL-1 pertence a uma família de citocinas composta por cerca de onze membros com funções complementares, sendo a IL-1α e a IL-1β as principais representantes pró-inflamatórias. Elas são sintetizadas por macrófagos, linfócitos B e células dendríticas na forma de precursores inativos (pro-IL-1α e pro-IL-1β). A ativação da pro-IL-1α ocorre por clivagem mediada por calpaína, enquanto a pro-IL-1β requer processamento pela caspase-1 para se tornar biologicamente ativa. Além de estimular a resposta de fase aguda, a IL-1 ativa células dendríticas apresentadoras de antígenos e promove a proliferação e diferenciação de linfócitos B e T, células *natural killer* (NK) e células da medula óssea, além de induzir febre. A IL-1 e sua família de moléculas estão envolvidas na patogênese de diversas doenças inflamatórias sistêmicas, e o uso de antagonistas do receptor de IL-1 (IL-1Ra) tem demonstrado benefícios terapêuticos em algumas dessas condições.

Assim como a IL-1, o TNF-α é uma das principais citocinas pró-inflamatórias, desencadeando a resposta inflamatória na infecção e sepse. Sua produção aumentada por macrófagos e monócitos estimula a atividade fagocítica dessas células, podendo contribuir para o choque endotóxico na sepse grave. Além disso, o TNF-α participa da resposta imunológica contra tumores, promovendo citotoxicidade a células neoplásicas. Entretanto, sua produção exacerbada está implicada na fisiopatologia da caquexia associada ao câncer.

A IL-6 desempenha um papel importante na resposta inflamatória e é produzida por diversas células, incluindo linfócitos B e T, monócitos, fibroblastos, células endoteliais e mesenquimais. Nos casos de sepse grave, níveis elevados de IL-6 correlacionam-se com a mortalidade, muitas vezes de forma mais significativa do que o TNF-α. A IL-6 induz a diferenciação de linfócitos B em plasmócitos, promove a proliferação de linfócitos T e a diferenciação de macrófagos. Recentemente, identificou-se seu papel fundamental na diferenciação de linfócitos T CD4+ na resposta Th17, um processo associado a doenças autoimunes. A IL-6, em conjunto com a IL-23, regula a expansão dessas células Th17, contribuindo para inflamações crônicas.

Além da PCR, outras proteínas de fase aguda são induzidas pela IL-6, incluindo antiproteinases e fibrinogênio, que participam da resposta inflamatória e da regulação de proteases. Apesar do papel pró-inflamatório da IL-6, essa citocina também pode apresentar efeitos imunossupressores. Ela pode atenuar a atividade de TNF-α e IL-1 por meio da indução da IL-1Ra e de receptores solúveis de TNF-α, além de estimular macrófagos a liberarem prostaglandina E2 (PGE2), um potente imunossupressor endógeno. A PGE2 inibe a mitogênese de células T, reduz a produção de IL-2 e a expressão de seus receptores, além de suprimir a síntese de TNF-α e IL-1 por macrófagos. Além disso, promove a liberação de IL-10, uma citocina anti-inflamatória potente.

A polarização das respostas imunológicas Th1 e Th2 é regulada por citocinas específicas que exercem inibição mútua. A ativação de células T pelas citocinas anti-inflamatórias desempenha um papel crucial nesse equilíbrio. Dentre essas citocinas, destaca-se a IL-1Ra, um antagonista do receptor de IL-1, que se liga ao mesmo receptor da IL-1, inibindo sua sinalização. A secreção de IL-1Ra por macrófagos é estimulada por outras citocinas anti-inflamatórias, como IL-4, IL-10 e IL-13.

A interleucina-4 (IL-4) é um regulador-chave da diferenciação da resposta Th2. As células Th2 secretam IL-4, amplificando sua própria proliferação e suprimindo a resposta Th1 ao inibir a produção de IL-12 por macrófagos. Além disso, a IL-4 estimula a ativação de mastócitos e promove a produção de IgE. No contexto inflamatório, a IL-4 inibe a secreção de IL-1, TNF-α, IL-6 e IL-8 por monócitos e suprime a atividade citotóxica de macrófagos. Também induz a produção de IL-1Ra. A IL-4 pode ter sua atividade inibida pelo interferon-gama (IFN-γ), um de seus principais antagonistas.

A IL-10 é a principal citocina anti-inflamatória do sistema imunológico humano. Ela inibe a produção de citocinas pró-inflamatórias do braço Th1, como IL-2 e IFN-γ, além de bloquear a liberação de IL-1, TNF-α, IL-6, IL-8 e IL-12 por monócitos e macrófagos. A IL-10 também reduz a expressão de receptores para TNF-α e aumenta a concentração de sua forma solúvel circulante. Em virtude de suas propriedades imunorregulatórias, a IL-10 tem sido investigada como potencial terapia para doenças inflamatórias crônicas, como a doença inflamatória intestinal.

Outras citocinas anti-inflamatórias incluem a IL-37, que suprime a inflamação via sinalização da via Smad-3, e a IL-11, que além de sua função na hematopoiese, contém atividade imunorregulatória, reduzindo a produção de IL-1 e TNF-α por macrófagos e inibindo a liberação de IL-2 e IFN-γ por células T CD4+.

No tecido adiposo, além do TNF-α e da IL-6, a leptina atua como adipocina pró-inflamatória, enquanto adiponectina e omentina apresentam efeitos anti-inflamatórios. Algumas adipocinas, como resistina, visfatina e apelina, exercem funções metabólicas e inflamatórias mistas, regulando o metabolismo da glicose e dos lipídios. Em condições normais, há um equilíbrio entre adipocinas pró e anti-inflamatórias; contudo, na obesidade e na inflamação crônica, esse equilíbrio é alterado, favorecendo um estado inflamatório persistente.

Equilíbrio entre citocinas/adipocinas pró e anti-inflamatórias – homeostase orgânica

Embora seja frequentemente temida na clínica, a inflamação é um mecanismo essencial da resposta imunológica, atuando na defesa contra patógenos e traumas. Portanto, trata-se de um evento necessário e desejável. No entanto, uma inflamação exacerbada, caracterizada pela liberação descontrolada de citocinas pró-inflamatórias, pode culminar na síndrome da resposta inflamatória sistêmica (SRIS), condição associada ao risco de falência múltipla de órgãos (FMO). A FMO representa a fase final e mais grave da SRIS, sendo considerada uma tentativa extrema do organismo de preservar a sobrevivência celular diante de um quadro severo de infecção sistêmica e inflamação.

Uma resposta inflamatória adequada requer a liberação de citocinas anti-inflamatórias para modular os efeitos das pró-inflamatórias. No entanto, um aumento excessivo dessas citocinas pode resultar em um estado de imunossupressão conhecido como síndrome da resposta anti-inflamatória compensatória (CARS, do inglês *compensatory anti-inflammatory response syndrome*). A CARS está associada a um fenótipo imunossupressor dos leucócitos, caracterizado por uma redução na expressão de moléculas do complexo principal de histocompatibilidade de classe II (HLA-DR) em monócitos e de outras proteínas de superfície leucocitária. Esse fenômeno é frequentemente descrito como paralisia imunológica, pois reflete a incapacidade do organismo de responder adequadamente a novas agressões externas.

Os avanços na compreensão da produção e função das citocinas permitiram melhor entendimento da interação entre a ativação inflamatória e a resposta imunológica em humanos. Citocinas pró-inflamatórias, prostaglandinas, óxido nítrico e espécies reativas de oxigênio desempenham um papel significativo na modulação da resposta imune, influenciando a fisiopatologia de diversas doenças crônicas.

As doenças autoimunes apresentam um componente inflamatório marcante, associado a uma desregulação da resposta imunológica. Sua fisiopatologia está amplamente relacionada com a ativação de células T, sendo o TNF-α um dos principais efetores citocínicos envolvidos. Por exemplo, pacientes com doença de Crohn, artrite reumatoide ou psoríase submetidos a bloqueio farmacológico do TNF-α ou da atividade da IL-12 apresentam não apenas uma redução na inflamação crônica, mas também uma recuperação parcial da função imunológica previamente comprometida.

Por outro lado, algumas doenças inflamatórias caracterizam-se por uma exacerbação da atividade macrofágica, acompanhada de uma desregulação da produção e da atividade da IL-1β. Essas condições são frequentemente classificadas como doenças autoinflamatórias, em uma tentativa de diferenciá-las das doenças autoimunes. Exemplos incluem a febre familiar do Mediterrâneo e a artrite idiopática juvenil sistêmica. Pacientes com essas doenças frequentemente apresentam inflamação sistêmica, que se caracteriza por episódios de febre e artralgia. Nesses casos, a inibição terapêutica da IL-1β tem demonstrado melhora significativa e sustentada do quadro inflamatório. A base fisiopatológica dessas doenças parece estar relacionada com a ativação descontrolada de macrófagos, levando à superprodução de IL-1β, quando comparados a indivíduos saudáveis.

As citocinas também exercem um papel central na neuroinflamação associada a doenças neurodegenerativas, como Alzheimer e Parkinson. Nessas condições, citocinas como TNF-α, IL-1β e IL-6 encontram-se aumentadas, contribuindo para a progressão do processo neurodegenerativo. Estudos demonstram que a modulação dessas citocinas pode reduzir a inflamação no sistema nervoso central e melhorar a função cognitiva, abrindo novas perspectivas terapêuticas voltadas para o equilíbrio do ambiente inflamatório cerebral.

Terapias com alvo em citocinas/adipocinas

O avanço das terapias biológicas revolucionou o tratamento de doenças inflamatórias ao empregar anticorpos monoclonais para bloquear citocinas específicas. Exemplos incluem o uso de anti-TNF (como infliximabe) na artrite reumatoide e na doença de Crohn, que reduzem a inflamação ao inibir diretamente a ação dessa citocina pró-inflamatória. Terapias direcionadas à IL-1, IL-6 e IL-17 também têm demonstrado eficácia em diversas condições inflamatórias, reforçando o impacto clínico das citocinas e a importância da personalização do tratamento com base no perfil inflamatório do paciente. O uso de inibidores de citocinas, como o tocilizumabe (anti-IL-6), tem sido investigado como estratégia para mitigar respostas inflamatórias exacerbadas, apresentando potencial para reduzir a mortalidade e a necessidade de ventilação mecânica em pacientes graves. Essas descobertas ressaltam a relevância do entendimento das dinâmicas das citocinas na Covid-19, auxiliando no desenvolvimento de intervenções terapêuticas mais eficazes.

Por outro lado, estudos indicam que algumas citocinas anti-inflamatórias não apenas suprimem a inflamação, mas também desempenham papéis essenciais na reparação tecidual e na manutenção da homeostase imunológica. A IL-10, p. ex., atua por meio da via de sinalização JAK-STAT, particularmente via STAT3, sendo crucial para a modulação da resposta imune e a proteção de células nervosas contra inflamação excessiva. Além disso, seu papel regulador a torna um alvo terapêutico potencial para doenças autoimunes e inflamatórias crônicas, como esclerose múltipla, Alzheimer e doença de Parkinson. Essas propriedades ampliam as perspectivas terapêuticas das citocinas anti-inflamatórias, especialmente em doenças nas quais o desequilíbrio entre citocinas pró e anti-inflamatórias contribui para a patogênese.

A produção de citocinas por células imunológicas intestinais é fortemente influenciada pela microbiota residente, impactando condições inflamatórias como a doença inflamatória intestinal e a síndrome do intestino irritável. Além disso, a composição dinâmica da microbiota e seus metabólitos desempenham um papel essencial na manutenção da integridade das barreiras intestinal e hematoencefálica, contribuindo para a patogênese de doenças neurodegenerativas, como Alzheimer e Parkinson. Essas interações complexas abrem novas perspectivas para o uso da modulação da microbiota como estratégia terapêutica em doenças inflamatórias e neurodegenerativas. Nesse contexto, estudos indicam que intervenções probióticas podem modificar o perfil de citocinas, promovendo um ambiente anti-inflamatório e melhorando sintomas clínicos.

Na prática clínica, o equilíbrio entre citocinas pró e anti-inflamatórias é fundamental para uma resposta imunológica adequada, como ocorre, p. ex. na resposta ao trauma cirúrgico. Alguns nutrientes têm a capacidade de modular a produção de citocinas ao influenciar a atividade do fator de transcrição nuclear kappa B (NF-κB), regulador-chave da expressão de citocinas e outras moléculas inflamatórias. Dentre esses nutrientes destacam-se arginina, glutamina e ácidos graxos ômega-3, os quais têm sido amplamente utilizados na prática clínica como parte da chamada farmaconutrição, auxiliando na recuperação de pacientes críticos e contribuindo para o equilíbrio imunológico.

Miosinas

As células são capazes de perceber seu ambiente mecânico e converter essas informações em sinais bioquímicos por meio de um processo denominado mecanotransdução. Esse mecanismo desempenha um papel essencial na diferenciação celular, morfogênese e progressão de doenças. Nas células eucarióticas, o citoesqueleto de actomiosina atua como o principal mediador da mecanotransdução, funcionando como um elemento contrátil central.

As miosinas foram as primeiras proteínas motoras identificadas, sendo seu primeiro representante descoberto em 1859 por Wilhelm Kühne. Essas proteínas são capazes de converter energia química adenosina trifosfato (ATP) em movimento mecânico, processo essencial para a função de tecidos musculares, como o cardíaco e o esquelético. Com o avanço das pesquisas, identificou-se que essa família de proteínas é diversificada, apresentando membros com funções e localizações distintas, inclusive fora do tecido muscular.

Atualmente, reconhece-se que, além de sua função na contração muscular, as miosinas participam de uma ampla gama de processos celulares, incluindo transporte intracelular e manutenção da estrutura celular. Algumas dessas funções têm potencial impacto sobre o metabolismo orgânico. Por exemplo, a miosina não muscular II atua como o principal gerador de forças contráteis em células não musculares, desempenhando um papel essencial em diversas vias de mecanotransdução.

Em resposta a tensões mecânicas na membrana celular, a miosina II gera forças contráteis fundamentais para a organização do citoesqueleto de actina, ativando os canais Piezo1 – proteínas transmembranares que permitem a entrada de íons cálcio e convertem sinais mecânicos em respostas bioquímicas. Essa ativação é essencial para a mecanotransdução e, ao modular a entrada de cálcio nas células, influencia processos metabólicos e o consumo de ATP. Além disso, a miosina II participa da ativação da proteína quinase ativada por AMP (AMPK), uma enzima-chave na regulação da captação de glicose e da produção de ATP em condições de estresse celular. Dessa forma, ao conectar a tensão celular à adaptação energética, a miosina II desempenha um papel fundamental na regulação metabólica em situações adversas.

Equilíbrio entre configurações de miosinas e homeostase orgânica

O estado super-relaxado (SRX) da miosina é uma configuração em que a proteína mantém um nível mínimo de atividade ATPásica, reduzindo significativamente o consumo de energia nos músculos em repouso. Essa conformação é essencial para a economia de ATP, permitindo que o músculo permaneça em repouso com baixo custo energético. O SRX é regulado por estruturas moleculares específicas, como o motivo de cabeças interativas (IHM), que estabiliza a interação entre as cabeças de miosina e reduz a atividade enzimática.

Em contraste, o estado relaxado desordenado (DRX) caracteriza-se por uma atividade ATPásica elevada, permitindo uma resposta rápida a estímulos e preparando o músculo para uma eventual contração. A alternância entre SRX e DRX possibilita que o músculo ajuste rapidamente seu consumo energético de acordo com as necessidades metabólicas.

A proporção de miosinas nos estados SRX e DRX desempenha um papel relevante no metabolismo basal e na termogênese do músculo esquelético. Em indivíduos com maior proporção de miosina no estado SRX, o gasto energético em repouso é reduzido, favorecendo a conservação de energia. Por outro lado, a transição para o DRX aumenta o consumo energético, auxiliando na produção de calor e na homeostase térmica do organismo.

Durante o estresse, o estado DRX das miosinas torna-se predominante, permitindo maior taxa de hidrólise de ATP e, consequentemente, maior disponibilidade de energia. Esse aumento da atividade enzimática contribui para sustentar a produção de força muscular e a manutenção do tônus, ambos críticos para a resposta ao estresse. Além disso, a transição para o DRX pode auxiliar na regulação da temperatura corporal em condições adversas.

O estresse orgânico também estimula a fosforilação da miosina, uma modificação pós-traducional que aumenta a atividade ATPásica e facilita a transição para o estado DRX. Esse processo melhora a eficiência funcional das miosinas, permitindo uma adaptação rápida e temporária às demandas metabólicas impostas ao organismo.

Terapias com alvo em miosinas

As miosinas, especialmente a miosina tipo II, têm sido investigadas como alvos terapêuticos em virtude de seu papel na contração muscular e no metabolismo energético. Fármacos que modulam a atividade da miosina II, como o mavacamten, foram desenvolvidos para estabilizar o SRX, reduzindo o consumo de ATP em condições de hipertrofia cardíaca. Esse tipo de intervenção tem demonstrado eficácia no tratamento da cardiomiopatia hipertrófica, em que a modulação da atividade contrátil da miosina auxilia na redução da sobrecarga do músculo cardíaco.

Além das doenças cardíacas, intervenções terapêuticas direcionadas às miosinas também vêm sendo exploradas em doenças metabólicas, como obesidade e diabetes. Estudos indicam que desestabilizar o SRX, promovendo um aumento da proporção de miosinas DRX, pode elevar o gasto energético em repouso, auxiliando no controle do peso. Dessa forma, a manipulação da atividade das miosinas representa uma abordagem inovadora para influenciar o metabolismo basal e contribuir para o manejo de distúrbios metabólicos. Alguns resultados sugerem o uso potencial de pequenas moléculas, como a piperina, para esse propósito.

Outra estratégia envolve a regulação da miosina em processos de mecanotransdução, como na ativação do canal Piezo1, que participa da resposta celular ao estresse mecânico. A modulação da atividade da miosina II nesse contexto demonstra potencial terapêutico para doenças caracterizadas por desregulação mecânica e metabólica, incluindo câncer e distúrbios metabólicos. A manipulação dessa via também pode beneficiar pacientes com doenças musculoesqueléticas e fibrose, condições nas quais a adaptação celular ao estresse mecânico está comprometida.

Citocinas, Adipocinas e Miosinas no Idoso

Com o envelhecimento, ocorrem mudanças significativas na produção e função das citocinas, promovendo um estado inflamatório crônico frequentemente observado em idosos, conhecido como *"inflammaging"*. Esse processo envolve o aumento de citocinas pró-inflamatórias, como IL-6, TNF-α e IL-1β, resultando em uma inflamação de baixo grau persistente, mesmo na ausência de infecções ou lesões. Esse estado inflamatório está associado ao desenvolvimento de diversas doenças relacionadas ao envelhecimento, incluindo doenças cardiovasculares, diabetes tipo 2, artrite e condições neurodegenerativas.

Paralelamente, a capacidade do sistema imunológico de produzir citocinas anti-inflamatórias, como IL-10, tende a diminuir com a idade, exacerbando ainda mais o desequilíbrio pró-inflamatório. Essas alterações contribuem para a imunossenescência, que se caracteriza pela redução da resposta imunológica e torna os idosos mais suscetíveis a infecções e a respostas ineficazes ao estresse fisiológico.

O envelhecimento também induz alterações na distribuição da gordura corporal, influenciadas por fatores como inflamação local, composição celular, diferenciação celular e hormônios sexuais. Essas mudanças afetam a secreção de adipocinas pelo tecido adiposo, levando a uma desregulação do equilíbrio entre as adipocinas pró e anti-inflamatórias, tanto localmente quanto no sistema circulatório. Em geral, o aumento do tecido adiposo visceral com a idade, predominantemente por hipertrofia dos adipócitos, está associado a um aumento na secreção de adipocinas pró-inflamatórias e a uma redução de mediadores anti-inflamatórios, contribuindo para um estado inflamatório crônico em idosos. Esse efeito pode ocorrer mesmo em indivíduos com porcentagem de gordura corporal semelhante à de pessoas mais jovens, evidenciando o impacto qualitativo da gordura visceral no envelhecimento.

Além disso, o envelhecimento leva a uma redução na expressão de isoformas específicas de miosina no músculo esquelético, contribuindo para a sarcopenia, caracterizada pela perda de massa e função muscular. Esse declínio impacta diretamente o metabolismo energético e reduz a capacidade de adaptação ao estresse físico, resultando em menor eficiência contrátil e diminuição da resposta a estímulos mecânicos e metabólicos. Nesse contexto, é essencial redobrar a atenção no tratamento de pacientes idosos submetidos a estresses fisiológicos, garantindo estratégias para minimizar os impactos da sarcopenia e do *inflammaging*.

Conclusões

Conforme abordado neste capítulo, a atividade de citocinas e adipocinas, suas complexas inter-relações e suas implicações na modulação do sistema imunológico e do metabolismo desempenham um papel fundamental na resposta ao estresse orgânico. O avanço no entendimento dos mecanismos imunológicos efetores envolvidos em doenças inflamatórias, autoinflamatórias, autoimunes e neurodegenerativas tem impulsionado o desenvolvimento de intervenções clínicas e pré-clínicas, com potencial transformador no manejo dessas condições.

Em particular, a farmaconutrição tem se mostrado um importante aliado na modulação da resposta orgânica ao estresse, contribuindo para a melhora da resposta imunoinflamatória, do estado nutricional e da recuperação de pacientes. Além disso, estratégias de farmaconutrição podem influenciar taxas de complicações infecciosas, tempo de internação hospitalar e permanência em unidades de terapia intensiva (UTI).

O estudo das miosinas, por sua vez, vem expandindo seu impacto para além da contração muscular, com evidências crescentes de que essas proteínas desempenham um papel essencial na adaptação metabólica a condições de estresse. Em situações de inflamação e aumento da demanda energética, as miosinas regulam a contração muscular, facilitam o movimento intracelular e participam da redistribuição de recursos energéticos para garantir uma resposta celular eficiente. Como alvo terapêutico, a modulação das miosinas tem potencial clínico para o tratamento de condições metabólicas e doenças multifatoriais, influenciando tanto a mecânica celular quanto o metabolismo energético.

Caso Clínico

Carlos, um homem de 65 anos, com história de obesidade e hipertensão, foi hospitalizado com febre alta, taquicardia e fadiga intensa. Exames laboratoriais revelaram leucocitose, elevação da proteína C-reativa (PCR) e altos níveis de interleucina-6 (IL-6) e fator de necrose tumoral-alfa (TNF-α). O paciente apresentou piora progressiva, desenvolvendo insuficiência respiratória aguda e comprometimento multissistêmico. Considerando a hipótese de sepse com tempestade de citocinas, foi iniciado tratamento com suporte hemodinâmico e terapia imunomoduladora.

Perguntas

1. Qual das citocinas a seguir é considerada um marcador inflamatório importante e está diretamente envolvida na resposta de fase aguda da inflamação?

a. IL-4.

b. IL-6.

c. IL-10.

2. Qual das seguintes adipocinas é conhecida por seu papel anti-inflamatório e está reduzida em estados de inflamação crônica, como obesidade?

a. Leptina.
b. Adiponectina.
c. Resistina.

3. Durante a tempestade de citocinas observada em casos graves de Covid-19 e sepse, qual das opções a seguir descreve corretamente a ação do TNF-α?

a. Estimula a resposta anti-inflamatória, ao reduzir febre e taquicardia.
b. Promove a ativação de macrófagos e pode induzir choque endotóxico.
c. Atua exclusivamente no tecido adiposo, regulando a homeostase energética.

Respostas

1. b

A IL-6 é uma citocina pró-inflamatória essencial na resposta de fase aguda, estimulando a produção de proteína C-reativa (PCR) pelo fígado e desempenhando um papel central na inflamação sistêmica.

2. b

A adiponectina é uma adipocina com propriedades anti-inflamatórias, que promove a sensibilidade à insulina e reduz a expressão de citocinas pró-inflamatórias. Seus níveis estão reduzidos em indivíduos obesos, o que favorece um estado inflamatório crônico.

3. b

O TNF-α é uma citocina pró-inflamatória potente, estimulando a atividade fagocítica de macrófagos e promovendo a resposta inflamatória exacerbada. Em altos níveis, pode levar ao choque endotóxico e à falência orgânica na sepse grave.

Bibliografia

Ashique S, Mohanto S, Ahmed MG, Mishra N, Garg A, Chellappan DK, et al. Gut-brain axis: a cutting-edge approach to target neurological disorders and potential synbiotic application. Heliyon. 2024;10:e34092.

Bastard JP, Dridi-Brahimi I, Vatier C, Fellahi S, Fève B. Biological markers of adipose tissue: adipokines. Ann Endocrinol (Paris). 2024;85:171-2.

Cameron MJ, Kelvin DJ. Cytokines, chemokines and their receptors. In: Madame Curie Bioscience Database [Internet]. Austin (TX): Landes Bioscience; 2000-2013. Disponível na Internet: https://www.ncbi.nlm.nih.gov/books/NBK6294/

Grosicki GJ, Zepeda CS, Sundberg CW. Single muscle fibre contractile function with ageing. J Physiol. 2022;600:5005-26.

Lewis CTA, Ochala J. Myosin heavy chain as a novel key modulator of striated muscle resting state. Physiology (Bethesda). 2023;38:0.

Maalouly M, Saade S, Kurban M. Autoinflammatory diseases: what is behind them and what is new? Dermatol Reports. 2022;15:9625.-9.

Nohesara S, Abdolmaleky HM, Thiagalingam S, Zhou JR. Gut microbiota defined epigenomes of Alzheimer's and Parkinson's diseases reveal novel targets for therapy. Epigenomics. 2024;16:57-77.

Quintanilla MA, Hammer JA III, Beach JR. Pulling in new directions: Myosin 2, Piezo, and metabolism. F1000Res. 2019;8:F1000 Faculty Rev-1486.

Shakola F, Suri P, Ruggiu M. Splicing regulation of pro-inflammatory cytokines and chemokines: at the interface of the neuroendocrine and immune systems. Biomolecules. 2015;5:2073-100.

Vebr M, Pomahačová R, Sýkora J, Schwarz J. A narrative review of cytokine networks: pathophysiological and therapeutic implications for inflammatory bowel disease pathogenesis. Biomedicines. 2023;11:3229.

Wilson C, Naber N, Cooke R. The role of the super-relaxed state of myosin in human metabolism. Metabol Open. 2020;9:100068.

Zheng D, Liwinski T, Elinav E. Interaction between microbiota and immunity in health and disease. Cell Res. 2020;30:492-506.

20

Resposta Orgânica ao Jejum Precoce e Prolongado

João Wilney Franco Filho

Mensagens Principais

- **Dependência energética do organismo:** o corpo humano necessita de energia para funções vitais, utilizando carboidratos, lipídios e proteínas como substratos energéticos.
- **Resposta inicial ao jejum:** com a ausência de ingestão alimentar, há mobilização do glicogênio hepático e muscular para manter a glicemia.
- **Jejum prolongado e metabolismo:** após o esgotamento das reservas de glicogênio, o organismo passa a utilizar lipídios e aminoácidos para produzir energia, resultando na elevação dos corpos cetônicos.
- **Regulação hormonal:** o jejum desencadeia alterações hormonais significativas, incluindo aumento do cortisol, resistência ao hormônio do crescimento (GH), redução da triiodotironina (T3) e disfunções no eixo hipotálamo-pituitário-gonadal.
- **Adaptações metabólicas:** o organismo reduz o catabolismo proteico ao longo do tempo para preservar a massa muscular e prioriza a utilização de corpos cetônicos como fonte de energia para o cérebro.
- **Consequências do jejum prolongado:** incluem resistência à insulina, hipogonadismo hipogonadotrópico, redução da densidade mineral óssea, retardo do esvaziamento gástrico e impactos neuroendócrinos, como redução da ocitocina.
- **Importância clínica:** o entendimento dessas respostas é essencial para a nutroterapia e para a abordagem de pacientes submetidos a períodos prolongados de privação alimentar.

Objetivos

- Explicar a dependência do organismo humano da produção de energia para manter funções vitais.
- Descrever as principais fontes energéticas e sua utilização durante os diferentes estados metabólicos.
- Analisar as respostas fisiológicas e hormonais do organismo ao jejum precoce e prolongado.
- Explicar as consequências do jejum prolongado, incluindo efeitos sobre o metabolismo, sistema endócrino e órgãos.
- Destacar a importância da compreensão da resposta orgânica ao jejum para intervenções nutricionais e terapêuticas.

Introdução

O organismo humano depende para sua sobrevivência de produção de energia, que é necessária para conseguir manter as atividades como débito cardíaco, respiração, temperatura, polaridade das células, enfim, todas as funções orgânicas. A produção de energia é realizada a partir da utilização de substratos energéticos, moléculas que no interior das células, seja no citoplasma ou nas mitocôndrias, serão metabolizadas e irão gerar moléculas de adenosina trifosfato (ATP) e resíduos como H_20 e CO_2. Esses substratos energéticos, carboidratos, gordura e proteína, são obtidos por meio da alimentação e serão disponibilizados para os tecidos para a produção de energia e, quando não utilizados, ficarão estocados para utilização posterior. Os efeitos do jejum nos seres humanos têm sido estudados desde tempos antigos por motivos espirituais, políticos, saúde e privação de alimentos.

Fisiologia do Jejum

Durante o estado alimentado o organismo libera insulina para que a glicose possa entrar para o interior das células e ser metabolizada no citoplasma e mitocôndrias, glicólise anaeróbia e aeróbia, com a função de produzir moléculas de ATP e seus resíduos, H_20 e CO_2, na presença de oxigênio e criar reservas como o glicogênio hepático e muscular. A mesma liberação de insulina promove ativação da lipase lipoproteica e inibição da lipase hormônio sensível, com o acúmulo de triglicerídeos no tecido adiposo e músculo. A liberação de insulina, também estimulada pela ingestão proteica, atua sobre o metabolismo das proteínas aumentando a captação de aminoácidos pelas células, inibindo o catabolismo proteico e a gliconeogênese, e estimulando a síntese proteica.

Durante o período de jejum, em que não há entrada de macronutrientes, o organismo segue necessitando de produção de energia e, para isso, precisa lançar mão de suas reservas energéticas. A redução dos níveis de glicose sanguínea, e a consequente não liberação de insulina, faz com que os mecanismos contrarreguladores entrem em ação para mobilizar as reservas de glicogênio a fim de manter a glicemia circulante para os tecidos dependentes de glicose, como cérebro, retina e células germinativas das gônadas. Os hormônios contrarreguladores, glucagon, catecolaminas e cortisol, mobilizarão então as reservas de glicogênio hepático e muscular, que rapidamente são exauridas, e posteriormente as reservas não carboidratos como lipídios e aminoácidos de cadeia ramificada (AACR).

O fígado contém uma reserva de glicogênio de cerca de 70 g e fornece 75% da glicose necessária no estado pós-absortivo. A enzima glicose-6-fostase remove o grupo fosfato da molécula de glicose-6-fosfato gerando glicose livre, que será então liberada na circulação e captada pelas células. O glicogênio muscular necessita ser transformado em lactato, pois o músculo não contém a enzima glicose-6-fosfatase, e ressintetizado em glicose no fígado via ciclo de Cori. Outra forma que o organismo encontra para produzir glicose sem mobilizar as reservas de proteínas e aminoácidos, é por meio da gliconeogênese a partir do glicerol, produto da hidrólise dos triglicerídeos.

A liberação dos hormônios contrarreguladores estimula a lipólise no tecido adiposo branco e fígado, aumentando os níveis circulantes de corpos cetônicos como o 3-hidroxibutirato (3-HB), que será convertido em acetil-CoA para a utilização pelo cérebro. A produção de acetil-CoA inibe a piruvato desidrogenasse, o que faz com que a pequena quantidade de glicose remanescente seja convertida em lactato e piruvato para posterior gliconeogênese. A oxidação dos ácidos graxos fornece a energia para a produção de glicose, uma vez que quatro moléculas de ATP são consumidas para cada molécula de glicose produzida no ciclo de Cori.

Após o fim das reservas de glicogênio, em torno de 24 horas, o organismo humano entra na fase de gliconeogênese, em que precursores derivados de aminoácidos participam na produção de glicose. Alanina e glutamina são os aminoácidos mais abundantemente liberados pelo músculo esquelético. Concentrações elevadas de AACR, principalmente liberados pelos músculos, são também utilizados no ciclo mitocondrial dos ácidos tricarboxílicos ou em lipogênese hepática. Dessa forma, a elevação dos níveis de AACR, que atinge seu pico no quinto dia de jejum, butirato e acilcarnitina são marcadores de jejum. A alanina liberada pela musculatura esquelética é captada pelo fígado.

O esqueleto de carbono é convertido em glicose, enquanto o grupo amino é convertido em ureia e excretado na urina. O aumento da concentração de cetoácidos exerce também um efeito inibitório sobre a gliconeogênese, por diminuir a degradação dos AACR e remover a fonte de nitrogênio para síntese de alanina. Glutamina é também um substrato para a gliconeogênese e fornecimento de energia para células de rápido *turnover*, como as células do intestino e do sistema imune. Nos rins, a glutamina é fonte para a gliconeogênese e produção de amônia. O fluxo de ácidos graxos para o fígado continua aumentado e servirá para a produção de corpos cetônicos. A ativação da enzima carnitina palmitoiltransferase-1 (CPT1) facilita a entrada de ácidos graxos para o interior das mitocôndrias. O acúmulo de acetil coenzima A (acetil-CoA) inibe a piruvato desidrogenasse e assegura que o piruvato produzido seja utilizado como substrato para a gliconeogênese.

Uma série de adaptações hormonais fornecem vantagens para a sobrevivência nas situações de privação de alimentos a curto ou longo prazo. O cortisol estimula a gliconeogênese pelo fígado, sendo medida crítica para o fornecimento de glicose durante a privação de alimentos. Seus níveis costumam apresentar elevação nos primeiros cinco dias de jejum. Os níveis de cortisol também se elevam em estados de privação crônica de alimentos, como anorexia nervosa, em parte por causa de um aumento da meia-vida do cortisol, mas também relacionado com um aumento da sua secreção. A elevação dos níveis de cortisol é acompanhada por elevação dos níveis de hormônio adrenocorticotrófico (ACTH) e hormônio liberador de corticotropina (CRH), sugerindo uma origem central do eixo hipotálamo-pituitário-adrenal (HPA). O eixo hormônio do crescimento–fator de crescimento insulina 1 (GH-IGF-1) também é dependente do balanço de nutrientes. No estado alimentado, o GH secretado estimula a secreção de IGF-1 que, atuando nos tecidos periféricos, é responsável por muitos dos efeitos anabólicos do eixo. O GH é um hormônio contrarregulador importante com efeitos de resistência insulínica e lipolíticos.

O jejum é um estado de resistência ao GH com baixos níveis de IGF-1, mesmo com níveis elevados de GH. Essa resistência é observada desde cedo, já nos primeiros dois dias, mesmo com uma progressiva elevação dos níveis séricos de GH. Nos estados de privação crônica de alimentos, o cenário de resistência ao GH e níveis reduzidos de IGF-1 também é encontrado. Alterações no eixo hipotálamo-pituitário-tireoidiano também ocorrem, com redução dos níveis de triiodotironina (T3). Essa alteração inicia já no terceiro dia de jejum e perdura nos casos de inanição crônica. A privação de alimentos também tem efeitos sobre o eixo-hipotálamo-pituitário-gonadal com redução dos níveis do hormônio luteinizante (LH), folículo estimulante (FSH) e testosterona, além um padrão secretório anormal do LH. Essas alterações possivelmente são causadas por hipercortisolemia e níveis reduzidos de leptina. Hormônios da hipófise posterior, como a ocitocina, também são influenciados, apresentando níveis consistentemente reduzidos (**Figura 20.1**).

A privação de alimentos ativa rotas intracelulares de modulação do complexo mTOR 1 (mTORC1) para mobilizar reservas de ácidos graxos por meio da digestão autofágica de organelas intracelulares que liberam gotículas de gorduras que serão captadas pelas mitocôndrias para produção de energia.

Essa fase do metabolismo é sucedida por uma fase de conservação da proteína, evitando a sua contínua degradação. Existe um aumento da produção de

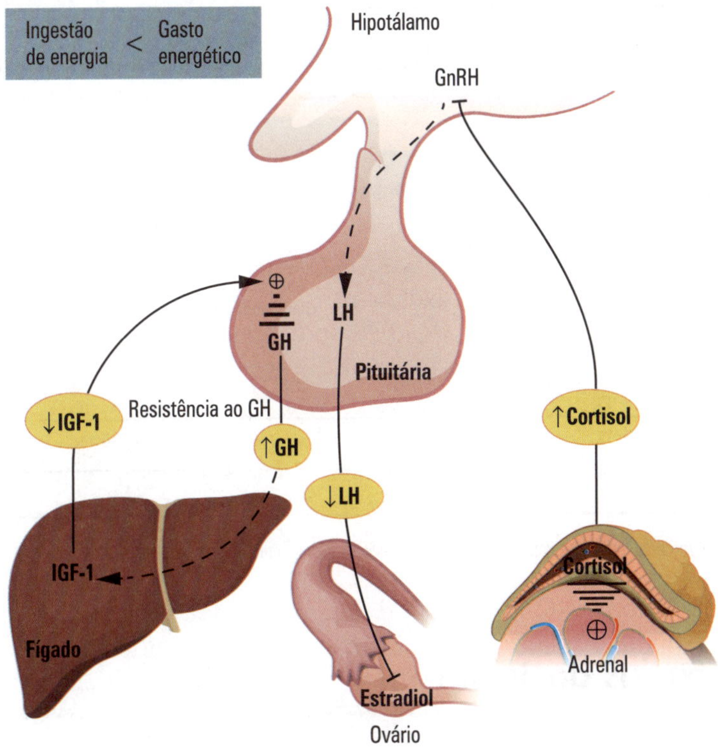

Figura 20.1 Adaptações neuroendócrinas à subnutrição incluem hipercortisolemia, amenorreia hipotalâmica e resistência ao hormônio do crescimento (GH). Fonte: Palmer *et al.*, 2021.

corpos cetônicos como substrato energético para o cérebro. A utilização de glicose pelo cérebro cai de 120 g por dia nas primeiras 24 horas de jejum para 40 g por dia. O catabolismo proteico reduz de 75 g por dia para cerca de 20 g por dia, em razão da redução da liberação de alanina pela massa muscular. Lactato, piruvato e glicerol, liberados durante a lipólise, fornecem substrato para a produção de glicose pela giconeogênese via ciclo de Cori, pois hemácias, medula óssea e medula renal continuam dependentes de glicose. O sítio principal de gliconeogênese deixa de ser o fígado e passa a ser o rim, enquanto a captação de glutamina nos túbulos renais gera amônia, que equilibra excreção renal de cetoácidos. Cetoácidos e ácidos graxos progressivamente substituem a glicose como combustível preferencial para a musculatura esquelética e cardiaca. Eventualmente, a utilização de acidos graxos torna-se dominante, poupando os cetoácidos para o cérebro.

A perda de peso nos primeiros cinco dias varia entre 1 kg a 2 kg por dia e gradualmente reduz-se para cerca de 0,3 kg por dia nas três semanas subsequentes. A rápida perda de peso inicial decorre principalmente por diurese de sal e água (**Figura 20.2**).

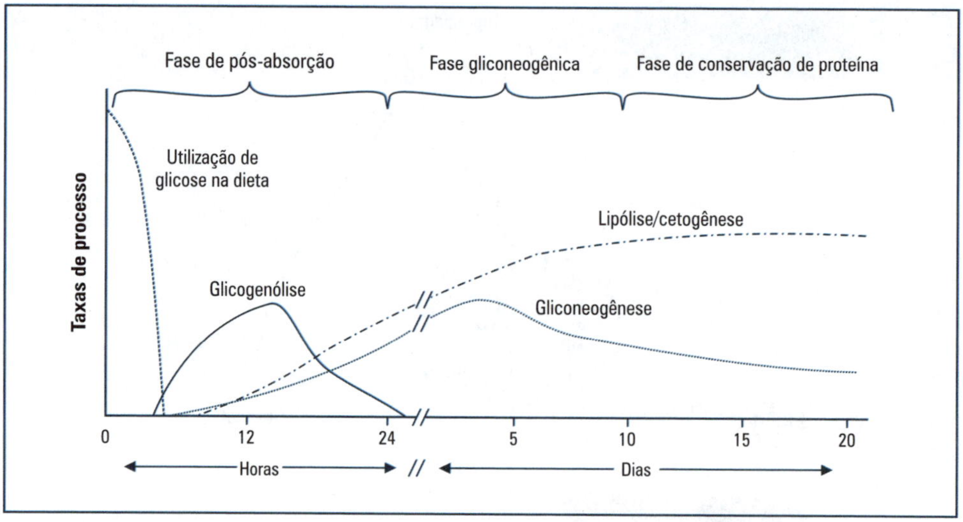

Figura 20.2 Utilização de fontes energéticas durante as três fases do jejum. Fonte: Amorim T. *et al.*, 2023.

Consequências do Jejum

Os estados de ingestão calórica inapropriada caracterizam-se por uma redução nos depósitos de gordura viscerais e subcutâneos. Em oposição a essa resposta, os pacientes com anorexia nervosa apresentam um aumento do tecido adiposo na medula óssea. Os estudos em paciente com anorexia nervosa mostram significativa redução da densidade mineral óssea em comparação com indivíduos com peso normal. A redução da densidade mineral óssea ocorre, em parte, em função da resposta hormonal do jejum crônico, incluindo hipercortisolemia, resistência ao GH e hipogonadismo hipogonadotropico. No trato gastrointestinal percebe-se uma redução da motilidade com constipação e retardo de esvaziamento gástrico. Nos modelos humanos de jejum crônico têm sido observadas redução do volume cerebral e alteração das regiões de controle de homeostase e recompensa no cérebro. Ainda relacionada com as alterações endócrinas descritas, o jejum agrava a resistência insulínica e a elevação da glicemia em cenários de cirurgias.

Conclusão

A privação de alimentos promove uma série de alterações endocrinológicas e de metabolismo intracelular com múltiplas consequências para o organismo humano. Compreender essa resposta é imperativo para as decisões nutroterápicas relacionadas com o tratamento e abreviação do jejum nos pacientes enfermos (**Quadro 20.1**).

QUADRO 20.1 Consequências fisiológicas do jejum prolongado
Retardo de esvaziamento gástrico.
Hipogonadismo hipogonadotrópico.
Resistência ao hormônio do crescimento.
Redução da densidade mineral óssea.
Baixos níveis de ocitocina.
Resistência à insulina.

Fonte: Adaptado de Bhowmic *et al.*, 2024.

Caso Clínico

João, com 35 anos, foi hospitalizado após período prolongado de jejum voluntário por motivos religiosos. Ele está há aproximadamente sete dias sem ingestão significativa de alimentos, consumindo apenas água. Durante a avaliação, ele relata fadiga, tontura ocasional e perda de peso. Exames laboratoriais revelam hipoglicemia moderada, corpos cetônicos elevados e redução dos níveis de triiodotironina (T3). Além disso, há sinais de resistência à insulina e discreta hipercortisolemia.

Perguntas

1. **Qual é a principal fonte de energia para o cérebro de João após sete dias de jejum?**
   - **a.** Glicose proveniente da glicogenólise hepática.
   - **b.** Corpos cetônicos derivados da lipólise.
   - **c.** Aminoácidos de cadeia ramificada (AACR).
2. **Qual alteração hormonal é esperada neste paciente em virtude do jejum prolongado?**
   - **a.** Aumento dos níveis de fator de crescimento semelhante à insulina 1 (IGF-1).
   - **b.** Redução dos níveis de T3.
   - **c.** Redução da secreção de cortisol.
3. **Qual das seguintes consequências metabólicas é esperada após um período prolongado de jejum?**
   - **a.** Aumento do metabolismo basal e maior gasto energético.
   - **b.** Redução do catabolismo proteico e aumento da utilização de corpos cetônicos.
   - **c.** Rápida depleção da gordura corporal e dependência exclusiva de proteínas para energia.

Respostas

1. b

Após aproximadamente 24 horas de jejum, as reservas hepáticas de glicogênio esgotam-se e o organismo começa a depender da gliconeogênese e da lipólise. No jejum prolongado (após 3 a 5 dias), o cérebro passa a utilizar corpos cetônicos como principal fonte de energia, reduzindo a dependência da glicose.

2. b

Durante o jejum prolongado, há uma adaptação do metabolismo para conservar energia. Os níveis de T3 diminuem para reduzir o gasto energético basal. Em contrapartida, os níveis de GH aumentam, mas com resistência periférica, levando à redução do IGF-1. Além disso, ocorre hipercortisolemia para estimular a gliconeogênese

3. b

Após os primeiros dias de jejum, o organismo reduz a degradação proteica para preservar a massa muscular e passa a utilizar corpos cetônicos como principal fonte energética. A gordura corporal torna-se a maior fonte de energia, mas não é consumida rapidamente a ponto de esgotar-se rapidamente. O metabolismo basal, por sua vez, tende a diminuir para conservar energia.

Bibliografia

Aguilar-Nascimento JE, Dock-Nascimento DB. Reducing preoperative fasting time: a trend based on evidence. World J Gastrointest Surg. 2010;2(3):57-60.

Amorim T, Khiyami A, Latif T, Fazeli PK. Neuroendocrine adaptations to starvation. Psychoneuroendocrinolgy. 2023;157:106365.

Bhowmick T, Biswas S, Mukherjee A. Cellular response during cellular starvation: a battle for cellular survivability. Cell Biochem Funct. 2024;42:e4101.

Kerem L, Holsen L, Fazeli P, Bredella MA, Mancuso C, Resulaj M, et al. Modulation of neural fMRI responses to visual food cues by overeating and fasting interventions: a preliminary study. Physiol Rep. 2021;8(24):e14639.

Metabolism of carbohydrates and formation of adenosine triphosphate. In: Hall JE, Hall ME. Guyton and Hall textbook of medical physiology. 14 ed. Philadelphia: Elsevier, 2021. p. 843-53.

Palmer BF, Clegg DJ. Starvation ketosis and the kidney. Am J Nephrol. 2021;52:467-78.

21

Resposta Fisiológica ao Trauma Infeccioso e Não Infeccioso

Paulo César Ribeiro ◆ Maria Isabel Toulson Davisson Correia

Mensagens Principais

- A reação orgânica a trauma e infecção é um mecanismo fisiológico essencial para a preservação da homeostase.
- A magnitude da reação ao estresse depende da duração e do grau da agressão. Quanto mais duradoura e grave a agressão, mais exacerbada será a resposta orgânica a ela e mais relacionada com morbidade e mortalidade dos pacientes.
- Intervenções precoces embasadas no conhecimento dos mecanismos da reação orgânica contemplam melhor prognóstico.
- A terapia nutricional pode agir como um coadjuvante terapêutico, melhorando desfechos.

Objetivos

- Entender o porquê e como ocorre a reação ao estresse.
- Aprender que quando a reação ao estresse é muito intensa, associa-se a maior morbidade e mortalidade.
- Conhecer as intervenções farmacológicas e nutricionais que podem ser adotadas para melhorar desfechos relacionados com a reação ao estresse.

Introdução

Entendamos o estresse como um conjunto de agressões ao organismo como trauma, infecção e outras que desencadeiam uma inflamação sistêmica, portanto, generalizada. A reação orgânica ao estresse ou trauma foi inicialmente descrita em 1942, por Sir David Cuthbertson, o qual introduziu os termos *ebb* e *flow* para descrever as fases de hipo e hipermetabolismo, decorrentes de agressão cirúrgica ou traumática. A reação orgânica é desencadeada por múltiplos estímulos, incluindo variações de pressão, volume arterial e venoso, osmolalidade, pH, quantidade de oxigênio arterial, dor, ansiedade e substâncias tóxicas decorrentes de infecções e lesões teciduais **(Quadro 21.1**). Esses estímulos chegam ao hipotálamo e estimulam o sistema nervoso central e a medula adrenal. A reação orgânica ao estresse é uma resposta fisiológica a qualquer insulto, que pode se tornar patológica dependendo da intensidade e da duração da agressão. O objetivo final é restaurar a homeostase. Metas intermediárias são: limitar perda sanguínea; aumentar o fluxo de sangue, incrementando, portanto, a entrega de nutrientes; e eliminar substâncias oriundas de tecidos necróticos e infecções, facilitando e iniciando a cicatrização de feridas e lesões teciduais diversas.

O que era anteriormente conhecido como uma resposta metabólica ao estresse, representada pelas fases *ebb* e *flow*, tornou-se, com o desenvolvimento da medicina, uma teia complicada e intrincada de reações que envolvem vários compartimentos e tecidos do corpo humano. Ainda que não se possa evitar completamente a ocorrência dessas reações ao estresse, ao se reconhecer que a magnitude e as diferentes particularidades envolvidas afetam o indivíduo de maneira distinta, certamente poder-se-á ajudar a minimizar os riscos de perpetuar a duração e a gravidade. Dessa forma, a redução de morbidade

Quadro 21.1 Reação orgânica ao estresse – fatores desencadeantes
• Pressão e volume arterial
• Volume
• Osmolalidade
• pH
• Conteúdo arterial de oxigênio
• Dor
• Ansiedade
• Mediadores tóxicos: – Infecção – Lesão tecidual

e mortalidade associadas à reação orgânica descontrolada à agressão também poderá ser minimizada. Na verdade, a mortalidade decorrente de enfermidades críticas graves e prolongadas é alta: cerca de três em cada dez pacientes adultos hospitalizados em unidades de terapia intensiva (UTI) por mais de três semanas não sobrevivem.

Embora a cirurgia moderna tenha se tornado menos agressiva com as "técnicas minimamente invasivas", o trauma tem aumentado muito como consequência da violência urbana e das guerras. Ademais, a gravidade de doenças agudas infecciosas, com agentes cada vez mais virulentos, também contribui para o aumento da magnitude dessa reação. Assim, é extremamente importante conhecer os complexos mecanismos da reação orgânica ao estresse para agir cedo e, talvez, prevenir ou minimizar alguns dos efeitos deletérios. O cuidado inicial adequado são fatores determinantes que podem influenciar na evolução final do paciente. A gravidade da agressão e a abordagem terapêutica inadequada podem causar a síndrome da resposta inflamatória sistêmica (SIRS), que é, na verdade, uma reação exacerbada e generalizada.

Estresse ou Trauma

A resposta do organismo à agressão dependerá de sua magnitude, da duração dos eventos e também do estado nutricional dos pacientes. (**Quadro 21.2**).

Sistemas sensoriais complexos acionam respostas do sistema nervoso periférico que, por sua vez, alertam o sistema nervoso central (SNC). No caso do último, os neurônios do núcleo paraventricular do hipotálamo produzem o hormônio liberador de corticotropina (CRH) e ativam o eixo hipotálamo-hipófise-adrenal (HHA). Além disso, outras áreas do cérebro enviam sinais para o sistema nervoso autônomo periférico. Esses dois sistemas apresentam resposta integrada,

Quadro 21.2 Fatores de risco relacionados ao trauma ou estresse
• Magnitude (gravidade)
• Duração (quanto mais prolongado, mais grave)
• Estado nutricional do paciente (pacientes desnutridos têm pior resposta)
• Doenças associadas (aumento de morbidade e mortalidade) - Diabetes - Doenças cardíacas - Doenças pulmonares - Doenças imunológicas - Outras

denominada coletivamente "reação/resposta ao estresse", que controla primariamente funções orgânicas como tônus cardiovascular, respiração e metabolismo intermediário. Outras funções, como o ato de se alimentar e o estímulo sexual, são suprimidas, enquanto a cognição e a emoção encontram-se ativadas. A atividade gastrointestinal e a resposta imunológica/inflamatória também são afetadas.

História

Sir David Cuthbertson, patologista químico de Glasgow, foi o primeiro médico a estudar os fenômenos associados à reação ao estresse, na primeira parte do século XX, avaliando pacientes com fraturas de ossos longos. Porém, muito antes dos estudos de Cuthbertson, John Hunter, no século XVIII, ao publicar o trabalho intitulado *Treatise on the blood, inflammation and gunshot wounds*, foi o primeiro a questionar o paradoxo da resposta ao trauma. Hunter registrou: impressões são capazes de produzir ou aumentar ações naturais, e são, portanto, chamadas de estímulos. Os mesmos também são capazes de produzir muita ação maléfica ou não fisiológica, ao que chamamos comumente de ação doente. Ele deve ter intuitivamente percebido que a natureza havia desencadeado essas respostas trazendo vantagens em termos de recuperação. Porém, Hunter também apontou que, se essas respostas fossem exageradas, a vida da pessoa poderia estar em risco.

Posteriormente, o conceito de que a doença era associada ao aumento da excreção de nitrogênio, levando a balanço nitrogenado negativo, foi definido no final do século XIX. Durante a Primeira Guerra Mundial, estudos feitos por DuBois mostraram que o aumento de 1°C de temperatura era associado ao incremento de 13% na taxa metabólica.

Na verdade, os achados de Cuthbertson foram consequência dos questionamentos de cirurgiões ortopédicos que queriam saber por que pacientes com fraturas de membros inferiores, principalmente de fêmur, se recuperavam muito mais lentamente quando comparados com indivíduos com fraturas de ossos curtos. Os estudos de Cuthbertson, que objetivavam prover respostas a essas perguntas, não conseguiram alcançar o esperado, mas paralelamente deram-lhe a possibilidade de identificar algo muito mais interessante e fundamental. Ao medir a excreção de cálcio, fósforo, sulfato e nitrogênio na urina, o autor verificou que a quantidade de fósforo e sulfato com relação à de cálcio era maior que o esperado se todos esses elementos se originassem apenas dos ossos. Cuthbertson demonstrou então que isso era um fenômeno "catabólico", relacionado com a quebra de proteínas, e que gerava o aumento na taxa metabólica. A associação entre a resposta metabólica sistêmica e fatores hormonais foi então identificada; porém, naquele momento, não foi cientificamente comprovada por problemas metodológicos. As pesquisas realizadas por Cannon, ao estudar o sistema nervoso autônomo, sugeriram aumento da produção de catecolaminas, decorrente da resposta à doença, como uma das explicações para a reação fisiológica vista por Cuthbertson. Mais tarde, Selye propôs que os corticoesteroides eram os principais mediadores da resposta catabólica.

Contudo, a pergunta sobre qual sinal que inicia e propaga a imediata produção dos hormônios do eixo adrenal-cortical só foi respondida posteriormente. Hume e Egdahl mostraram, em cães submetidos a trauma (ferida cirúrgica ou queimadura superficial nos membros), que aqueles que tinham os nervos ciáticos intactos apresentavam aumento dos hormônios adrenais, ao contrário do que acontecia com animais com nervos seccionados, nos quais a reação era abolida. Assim, pôde-se verificar experimentalmente que sinais nervosos eram fatores essenciais para desencadear a reação ao estresse via eixo hipotálamo-adrenal.

Allison *et al.* mostraram que a resposta metabólica também era associada à supressão de liberação de insulina seguida por período de resistência periférica, com concomitante liberação de altos níveis de glucagon e hormônio de crescimento.

Recentemente, a reação orgânica tem sido associada não apenas a alterações neuroendócrinas e metabólicas, mas também a mediadores inflamatórios e disfunções imunológicas.

Resposta Metabólica ao Estresse (Quadro 21.3)

Quadro 21.3 Reação orgânica ao estresse
Fases de *ebb* e *flow*: - Metabolismo de glicose e proteínas
Resposta hidroeletrolítica
Resposta endócrina: - Eixo hipotálamo-hipófise-adrenal (HHA) - Eixo tireotrófico - Eixo somatotrófico - Eixo lactotrófico - Eixo hormônio luteinizante-testosterona
Resposta inflamatória
Resposta imunológica

Fases *ebb* e *flow*

Cuthberston, a princípio, dividiu a resposta metabólica nas fases *ebb* e *flow* (**Figura 21.1**).

A fase *ebb* começa imediatamente após a agressão e geralmente dura entre 12 e 24 horas. Porém, essa fase pode se estender por mais tempo, dependendo

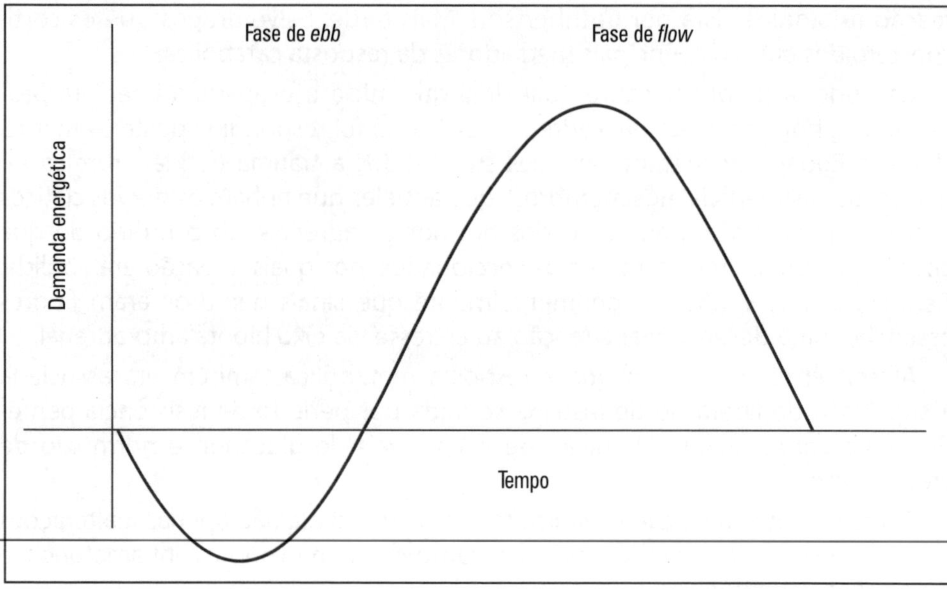

Figura 21.1 Fases de *ebb* e *flow versus* demanda metabólica.

da gravidade do trauma e do tratamento usado. A fase *ebb* caracteriza-se por hipoperfusão tecidual e redução da atividade metabólica geral. Nessa fase há produção exagerada de catecolaminas, sendo a noradrenalina o mediador principal. A noradrenalina é liberada pelos nervos periféricos e liga-se a receptores beta$_1$ no coração e a receptores periféricos alfa e beta$_2$, e em menor quantidade a receptores do leito vascular esplâncnico. Os efeitos mais importantes são os cardiovasculares, uma vez que a noradrenalina é potente estimulador cardiovascular, gerando aumento da contratilidade e da frequência cardíaca, assim como a vasoconstrição. Esses fenômenos são tentativas fisiológicas para restaurar a pressão sanguínea, aumentar o desempenho cardíaco e maximizar o retorno venoso, almejando garantir a oferta de oxigênio a todos os tecidos orgânicos. Nessa fase, observa-se ainda hiperglicemia, proporcional à gravidade do estresse. A hiperglicemia é promovida pela gliconeogênese hepática secundária à liberação de catecolaminas e por estimulação direta.

Alguns autores investigaram a fase *ebb* em animais e humanos e perceberam aspectos importantes, como o fato de que, depois de fraturas de ossos longos com concomitante perda acentuada de sangue, há alterações da vasoconstrição, o que não é observado quando há hemorragia isolada, como em casos de hemorragia digestiva por úlcera duodenal. Em outro estudo, Childs mostrou diminuição da vasoconstrição em resposta à hipotermia.

O início da fase *flow*, que envolve fases catabólica e anabólica, caracteriza-se por débito cardíaco aumentado, com restauração da oferta de oxigênio e substratos metabólicos. A duração dessa fase depende da gravidade do estresse ou de novo agente agressor, como na presença de infecção e no desenvolvimento de complicações. Em geral, atinge o pico máximo (hipermetabolismo) entre o 3º e o 5º dia, involui entre o 7º e o 10º dia, e evolui para estado anabólico nas próximas semanas. Durante a fase hipermetabólica, a liberação de insulina é alta; por outro lado, a concomitante elevação de catecolaminas, glucagon e cortisol contribui para a piora da hiperglicemia. A mobilização de aminoácidos, de ácidos graxos essenciais e de depósitos de gordura resulta em desequilíbrio hormonal. Alguns dos substratos liberados são usados na produção de energia – tanto diretamente, na forma de glicose, como pelo fígado, na forma de triglicerídeos. Outros substratos contribuem para a síntese de proteínas no fígado, onde mediadores hormonais aumentam a produção de proteínas de fase aguda. Síntese proteica idêntica ocorre no sistema imunológico, objetivando a recuperação de tecido lesado.

Ainda que a fase hipermetabólica envolva ambos os processos, catabólicos e anabólicos, o resultado final é a perda significativa de proteínas, caracterizada por balanço nitrogenado negativo e diminuição dos depósitos de gordura. Isso leva à modificação geral da composição corporal, caracterizada por perda de proteínas, carboidratos e gordura, acompanhada por grande aumento do compartimento hídrico extracelular (em nível menor, intracelular).

Metabolismo de glicose e de proteínas

Durante o jejum simples, a infusão de glicose inibe a gliconeogêse hepática, o que não ocorre após um trauma, quando, apesar da alta concentração de glicose circulante, a gliconeogênese prevalece. Os aminoácidos liberados via catabolismo muscular proteico são usados pelo fígado para a produção de glicose, em vez de serem usados como combustível para completar a necessidade de energia, a qual é fornecida pela reserva de gordura (cerca de 80% a 90%). A razão pela qual pacientes estressados produzem taxas tão altas de glicose endógena pode ser o aumento da demanda de glicose pelos tecidos lesados, associado à resistência periférica à insulina, que não permite o transporte adequado da glicose circulante para dentro das células.

Wilmore *et al.* demonstraram que pacientes com queimaduras graves em membros inferiores e ferimentos leves em outros membros apresentaram utilização de glicose aumentada, pelo membro queimado, em até quatro vezes. Simultaneamente, a perna queimada produziu maiores quantidades de lactato, sugerindo metabolismo anaeróbico. Esse lactato retorna ao fígado para ser utilizado na neoglicogênese, no chamado ciclo fútil de Cori, que é metabolicamente muito dispendioso. Explica-se esse fenômeno pelo fato de que um mol de glicose gera dois ATPs pela via glicolítica, porém por gliconeogênese consomem-se três ATPs. Isso provavelmente é outra causa para o aumento da taxa de metabolismo (**Figura 21.2**).

A insulina tem efeito anabólico e de depósito pela via da síntese de grandes moléculas, a partir de moléculas pequenas, inibindo o catabolismo. A insulina também promove a oxidação e a síntese de glicogênio ao mesmo tempo que

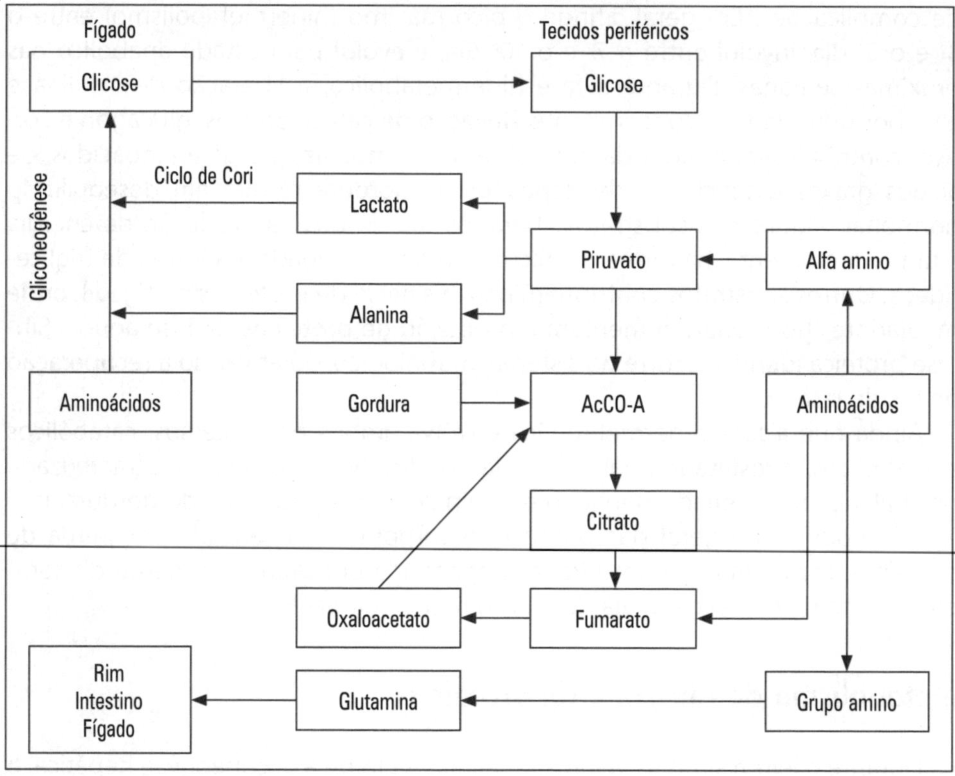

Figura 21.2 Glicólise aeróbica e ciclo de Cori.

inibe a glicogenólise e a gliconeogênese. Por outro lado, os hormônios catabólicos, como as catecolaminas, o cortisol e o glucagon, estimulam a glicogenólise e a gliconeogênese, além de contribuírem para a resistência periférica à insulina.

Resposta de fluidos e eletrólitos

A hipovolemia tende a prevalecer na fase *ebb* e é, na maior parte das vezes, reversível com a administração apropriada de fluidos. Contudo, na ausência de ressuscitação adequada nas primeiras 24 horas, a mortalidade é uniforme. A resposta do paciente à hipovolemia por meio de vasoconstrição e taquicardia objetiva a perfusão adequada do cérebro e do coração, em detrimento da pele, do tecido gorduroso, dos músculos e das estruturas intra-abdominais. A oligúria, que se vê logo após a lesão, é consequência da liberação do hormônio antidiurético (ADH) e da aldosterona. A secreção do ADH pelos núcleos supraóticos no hipotálamo anterior é estimulada pela redução de volume e pelo incremento da osmolalidade. Esta última é essencialmente consequência do conteúdo de sódio no líquido extracelular.

Francis Moore denominou esse período de fases de "retenção de sódio" e de "diurese de sódio" para descrever a antidiurese tanto de sal como de água, que ocorre na fase de *flow*. Receptores de volume localizados nos átrios e na artéria pulmonar e osmorreceptores, localizados perto dos neurônios produtores de ADH no hipotálamo, atuam essencialmente estimulando esse hormônio. O ADH estimula os túbulos conectores do rim, mas também os túbulos distais, promovendo a reabsorção de água. A aldosterona age principalmente nos túbulos renais distais causando reabsorção de sódio e de bicarbonato, assim como o aumento de excreção de potássio e íons de hidrogênio. A aldosterona também modifica os efeitos celulares das catecolaminas, afetando as trocas de sódio e potássio pelas membranas celulares.

A liberação de grandes quantidades de potássio intracelular para o líquido extracelular é consequência do catabolismo de proteínas, e pode causar aumento do potássio sérico, especialmente se a função renal estiver alterada. Retenção de sódio e bicarbonato pode produzir alcalose metabólica com deficiência de oferta de oxigênio aos tecidos. Sódio urinário, pós-trauma, pode cair para entre 10 mmol/24 horas e 25 mmol/24 horas, e a excreção de potássio pode subir para entre 100 mmol/24 horas e 200 mmol/24 horas. O líquido intracelular e os fluidos administrados exogenamente acumulam-se preferencialmente no terceiro espaço extracelular, em decorrência da aumentada permeabilidade vascular e do relativo aumento da pressão oncótica intersticial. Por essa razão, a maioria dos pacientes encontra-se extremamente edemaciada após os primeiros dias após a ressuscitação.

Resposta Endócrina (Figura 21.3)

Eixo hipotálamo-hipófise-adrenal

O hipotálamo secreta o hormônio liberador de corticotropina (CRH) em resposta ao estímulo do estresse. O CRH estimula a produção, pela hipófise,

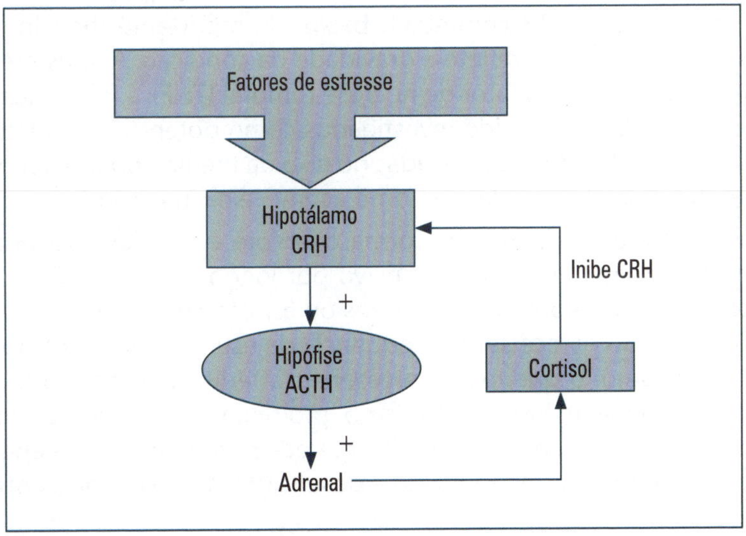

Figura 21.3 Resposta endócrina. ACTH: hormônio adrenocorticotrófico; CRH: hormônio liberador de corticotropina.

do hormônio adrenocorticotrófico (ACTH), também chamado de corticotropina, que, como o nome indica, estimula o córtex adrenal. Mais especificamente, este estimula a secreção de glicocorticoides, como o cortisol, e tem pequeno controle sobre a secreção de aldosterona, outro importante hormônio esteroide da glândula suprarrenal. O CRH é, ele próprio, inibido pelos glicocorticoides, fazendo parte de um clássico mecanismo de *feedback* negativo. Parece que a secreção de aldosterona está sob o controle do sistema ativador renina-angiotensina.

O hipercortisolismo modifica de forma rápida o metabolismo de carboidratros, gordura e proteínas, de tal maneira que se a energia torna-se instantânea e seletivamente disponível para órgãos vitais como o cérebro, a fase de anabolismo é retardada. A retenção intravascular de líquidos e a resposta inotrópica ativada por vasopressores é decorrente do estímulo das catecolaminas e da angiotensina II, o que oferece grandes vantagens hemodinâmicas no mecanismo "lute ou fuja". Esse hipercortisolismo pode ser interpretado como tentativa de o organismo atenuar a própria cascata metabólica e, logo, proteger-se contra respostas exageradas.

O ACTH sérico parece estar baixo em estados críticos crônicos, enquanto as concentrações de cortisol permanecem elevadas, sugerindo que a liberação de cortisol possa ser desencadeada por vias alternativas, possivelmente com a participação da endotelina.

Eixo tireotrófico

Os níveis séricos do hormônio tri-iodotironina (T3) encontram-se diminuídos, após trauma cirúrgico, em aproximadamente duas horas, enquanto os de tetraiodotironina (T4) e do hormônio estimulador da tireoide (TSH) aumentam. Aparentemente, os baixos níveis de T3 são causados por menor conversão periférica de T4. Logo depois, os níveis de TSH e T4 geralmente retornam aos valores fisiológicos, enquanto os de T3 continuam baixos. É importante mencionar que a magnitude de queda de T3 reflete a gravidade da condição. Alguns mediadores inflamatórios, em especial o fator de necrose tumoral (TNF), a interleucina 1 (IL-1) e a interleucina 6 (IL-6), têm sido investigados como potenciais mediadores dos baixos níveis de T3. As alterações agudas do eixo da tireoide podem refletir a tentativa de reduzir o gasto energético, como acontece na inanição.

Um comportamento de alguma forma diferente é visto em pacientes internados em centros de tratamento intensivo por longos períodos. Tem-se observado a ocorrência de valores séricos baixos ou fisiológicos de TSH e baixos de T4 e de T3. Esse achado parece ser consequência da estimulação tireotrópica diminuída do hipotálamo, o que, por sua vez, causa reduzido estímulo à glândula. Dopamina endógena e hipercortisolismo prolongado também podem estar envolvidos nesse fenômeno. Quando se oferecem dopamina exógena e glicocorticoides, o hipotireoidismo induzido é desencadeado ou piorado em enfermidades graves.

Eixo somatotrófico

Durante as primeiras horas de um insulto, seja cirurgia, trauma ou infecção, os níveis de hormônio de crescimento (GH) são elevados, e o GH com picos aumentados, alternados com níveis virtualmente mínimos, encontra-se alterado (o pico de concentração de GH, assim como a frequência interpulsos, está elevado). Em situações fisiológicas, o GH é liberado pelas células somatotróficas da hipófise em forma de pulsos, sob o controle interativo do hormônio liberador do hormônio de crescimento (GHRH), o qual é estimulatório, e pela somatostatina, que exerce efeito inibitório. Aparentemente, após estresse, a eliminação do fator inibitório da somatostatina e a disponibilidade aumentada do fator estimulador do GHRH (hipotalâmico e periférico) podem hipoteticamente estar envolvidas. Também tem sido sugerido que haja resistência periférica adquirida ao GH, e que essas mudanças sejam induzidas pelo efeito das citocinas, como TNF, IL-1 e IL-6. O hormônio de crescimento exerce ação direta lipolítica, antagonista da insulina e estimuladora imunológica, alterações que priorizam substratos essenciais como glicose, ácidos graxos essenciais e aminoácidos, os quais são fundamentais para garantir a manutenção da vida, em vez de induzirem o anabolismo.

Em doenças crônicas, as mudanças no eixo somatotrófico são diferentes. A secreção do GH é caótica e reduzida quando comparada com a fase aguda. Ainda que a fração não pulsátil esteja elevada e o número de pulsos seja alto, as concentrações médias noturnas encontram-se raramente aumentadas, e são substancialmente inferiores às da fase aguda do estresse. Uma das possibilidades que explica essa situação é que a hipófise esteja envolvida na "síndrome de falência de múltiplos órgãos" e, por conseguinte, seja incapaz de produzir GH. Outra explicação plausível seria de que a falta de secreção pulsátil de GH é decorrente do aumento do tônus de somatostatina ou estimulação reduzida pelos fatores endógenos de liberação, como o GHRH.

Eixo lactotrófico

A prolactina foi um dos primeiros hormônios a serem identificados com concentração aumentada após estresse físico e psicológico. Esse aumento provavelmente é mediado pela ocitocina, por vias dopaminérgicas ou pelo peptídeo vasoativo intestinal (VIP). As citocinas podem ser o fator desencadeante. Alterações na secreção de prolactina, em resposta ao estresse, podem contribuir para função imunológica alterada durante o curso da doença crítica.

Em ratos, a inibição da liberação de prolactina resultou em função alterada de linfócitos, diminuição da ativação dos macrófagos e morte após exposição a bactérias sabidamente não letais. Permanece inconclusivo se a hiperprolactinemia contribui para a ativação da cascata imunológica após o início da enfermidade crítica.

Na situação de doença crítica crônica, os níveis de prolactina sérica não mais se encontram elevados como na fase aguda.

Eixo hormônio luteinizante-testosterona

A testosterona é o hormônio esteroide anabólico mais importante. Assim, alterações no eixo hormônio luteinizante-testosterona no homem podem ser relevantes na fase catabólica da doença crítica, na qual os níveis de testosterona encontram-se baixos. A causa exata desse achado não está definida, mas, de novo, as citocinas parecem estar envolvidas nesse fenômeno.

Hipotetizando sobre os baixos níveis de testosterona, talvez este seja um mecanismo importante para impedir a secreção de hormônios anabólicos no estresse agudo, almejando conservar energia e substratos metabólicos fundamentais a funções vitais importantes.

Em estados crônicos, os níveis circulantes de testosterona tornam-se extremamente baixos; na verdade, quase não são detectados. A dopamina endógena, os estrógenos e os opiáceos podem ser a causa dos níveis baixos.

Resposta Inflamatória

A resposta inflamatória é parte do fenômeno orgânico que se segue ao estresse, na tentativa de restaurar a homeostasia. Na maioria das situações, a cicatrização é um sucesso. Contudo, algumas vezes este não é o caso, e ocorrem alterações importantes, gerando resposta prolongada que poderá colocar em risco a sobrevida do paciente.

Na SIRS, a inflamação é desencadeada em locais distantes do sítio de lesão inicial. Em alguns casos, a SIRS evolui para disfunção orgânica multissistêmica (MODS), a qual está associada a altas taxas de mortalidade.

A resposta imunológica ao estresse é evento celular e molecular complexo, no qual as células inflamatórias, como polimorfonucleares, macrófagos e linfócitos, são recrutadas para o local da agressão e secretam mediadores inflamatórios. O endotélio do sítio de lesão é também um dos fatores que participam desse fenômeno. Os polimorfonucleares são as primeiras células a chegar ao local lesionado e liberam potentes moléculas oxidativas, incluindo o peróxido de hidrogênio, o ácido hipocloroso e outros radicais livres, assim como enzimas proteolíticas e substancias vasoativas, como leucotrienos, eicosanoides e o fator ativador de plaquetas (PAF). Existem evidências de que o PAF seja parcialmente responsável pelo aumento da permeabilidade capilar na sepse e no choque. Os radicais livres de oxigênio são moléculas pró-inflamatórias que causam peroxidação lipídica, inativação de enzimas e consumo de antioxidantes. Os polimorfonucleares liberam enzimas proteolíticas, as quais ativam o sistema cinina/calicreína, que, por sua vez, estimula a liberação de angiotensina II, bradicinina e plasminogênio ativado. A bradicinina causa vasodilatação e medeia o aumento da permeabilidade vascular.

Posteriormente, os macrófagos são ativados pelas citocinas e têm como um dos objetivos fagocitar os organismos invasores. Também desbridam tecidos necróticos e produzem outras citocinas. O fator de necrose tumoral (sintetizado pelos macrófagos) e a IL-1 beta (sintetizada por macrófagos e células endoteliais) são os mediadores pró-inflamatórios proximais. Essas citocinas iniciam a elaboração e liberação de outras citocinas, como a IL-6. Todas estimulam a resposta hepática da fase aguda. A IL-6 é secretada por monócitos, macrófagos, neutrófilos, células T e B, células endoteliais, células musculares lisas, fibroblastos e mastócitos. Essa citocina é provavelmente o indutor mais potente da resposta da fase aguda, ainda que o papel exato na resposta inflamatória permaneça questionável. Por outro lado, a IL-6 é considerada fator de prognóstico mais confiável e exato, particularmente na sepse, uma vez que reflete a gravidade da lesão.

A IL-8 pertence a um grupo de mediadores conhecido como quimocinas, em virtude da habilidade em recrutar células inflamatórias para o sítio de lesão. É sintetizada por monócitos, macrófagos, neutrófilos e células endoteliais. Também é usada com índice de magnitude da resposta inflamatória sistêmica e parece ser marcador para distinguir os pacientes que desenvolverão MODS.

Muehlstead *et al.* observaram altos níveis de IL-6 e IL-8 em lavados alveolares, duas horas após a lesão, sugerindo que os alvéolos possam ser as primeiras estruturas a sofrer com a resposta inflamatória ao estresse. Esses níveis altos podem ser usados, no futuro, como fatores prognósticos da síndrome de disfunção orgânica.

A IL-4 e a IL-10 são citocinas anti-inflamatórias, sintetizadas por linfócitos e monócitos, que exercem efeitos similares. Ambas inibem a síntese de TNF-α, IL-1, IL-6 e IL-8.

O óxido nítrico (ON) é produzido por vários tipos de células, incluindo células endoteliais, neurônios, macrófagos, células musculares lisas e fibroblastos. O ON medeia a vasodilatação e regula o tônus vascular. Provavelmente é mediador essencial na fisiopatologia do estresse e do choque.

Proteínas reactantes da fase aguda são produzidas pelo fígado em resposta à lesão, na tentativa de manter a homeostasia. A produção é induzida pelas citocinas. Essas proteínas funcionam como opsoninas (proteína C-reativa), inibidores de protease (proteinase alfa$_1$), agentes hemostáticos (fibrinogênio) e transportadoras (transferrina). A albumina é uma proteína de fase aguda negativa e a síntese está diminuída na fase de inflamação.

Resposta Imunológica

Os mediadores inflamatórios (TNF-α, IL-1 e IL-6) liberam substratos, a partir dos tecidos do hospedeiro, para garantir a atividade dos linfócitos T e B, criando consequentemente ambiente hostil para patógenos invasores, como parte integrante da reação orgânica ao estresse. Esses mediadores inflamatórios aumentam a temperatura corporal e produzem substratos oxidantes que iniciam a regulação do processo quando o combate aos invasores não teve sucesso. Esse mecanismo é altamente lesivo para o hospedeiro, na dependência da magnitude e duração, o que poderá induzir SIRS, a qual, por sua vez, pode causar falência orgânica multissistêmica em alguns enfermos.

A maioria dos pacientes sobrevive à SIRS sem evoluir com falência sistêmica, pois é capaz de desenvolver, após relativo período de estabilidade, resposta anti-inflamatória compensadora (CARS), na qual a imunidade está suprimida e existe resistência diminuída à infecção. A interação entre o sistema imunológico inato e o adaptativo parece ser importante indutor de ambas (SIRS e CARS). As células T do sistema adaptativo imunológico desempenham papel importante na fase precoce da SIRS e da CARS. Outros possíveis mediadores da CARS são as prostaglandinas da série E. Demais produtos da ativação de complemento parecem induzir a produção de TNF-α. Em resumo, a SIRS que pode ocorrer após evento de estresse grave e em alguns casos é fatal, é motivo de várias pesquisas que tentam identificar os mecanismos ativadores e os sistemas de sinalização envolvidos em sua indução.

Conclusões

A reação ao estresse tem como função principal oferecer ajustes orgânicos após qualquer tipo de lesão, como exposição ao frio, perda de volume, hipoglicemia, inflamação, trauma ou operação. Assim, é um fenômeno fisiológico que tenta proteger o organismo contra qualquer agressão. No entanto, quando a lesão é muito intensa e ocorre por períodos prolongados, é associada a maiores morbidade e mortalidade. Para tentar evitar essa situação, é de extrema importância conhecer as diferentes facetas e optar por atitudes que possam diminuir a magnitude dessa reação. Intervenções farmacológicas e nutricionais, assim como rigoroso controle da volemia, podem ser adotadas com o intuito de atenuar essa reação ao estresse e, consequentemente, diminuir a morbidade e a mortalidade associadas. Contudo, essas intervenções, especialmente tratamentos novos, devem ser avaliadas cautelosamente e orientadas por protocolos, uma vez que atenuar ou abolir a reação orgânica não garante a isenção de riscos.

Investigações futuras, especialmente na área de biologia molecular e genética, sem dúvida alguma ajudarão a entender alguns dos aspectos desconhecidos até ao momento.

Caso Clínico

Paciente masculino, 65 anos, portador de diabetes *mellitus* tipo 2 e hipertensão arterial sistêmica, é admitido na unidade de terapia intensiva após sofrer politraumatismo decorrente de um acidente automobilístico. No momento da admissão, apresenta sinais de hipoperfusão tissular, hipotensão arterial e taquicardia. Exames laboratoriais revelam hiperglicemia, aumento dos níveis de cortisol e proteínas de fase aguda, além de sinais de catabolismo proteico. O paciente é submetido a intervenções de suporte hemodinâmico e ventilatório, e quando compensado inicia terapia nutricional enteral.

Perguntas

1. **Qual fase da resposta orgânica ao estresse o paciente provavelmente está vivenciando no momento da admissão?**
   - **a.** Fase *ebb*.
   - **b.** Fase *flow*.
   - **c.** Fase anabólica.
2. **Qual das seguintes estratégias é essencial para reduzir a morbidade e mortalidade do paciente?**
   - **a.** Aguardar a estabilização espontânea dos parâmetros metabólicos antes de iniciar suporte nutricional.
   - **b.** Instituir precocemente suporte hemodinâmico e terapia nutricional adequada.
   - **c.** Restringir o fornecimento calórico para evitar hiperglicemia.
3. **Qual dos seguintes fatores contribui para uma pior evolução do paciente no contexto do trauma?**
   - **a.** Estado nutricional inadequado e presença de comorbidades.
   - **b.** Curta duração da agressão e ausência de doenças associadas.
   - **c.** Resposta inflamatória controlada e metabolismo equilibrado.

Respostas

1. a

A fase de *ebb* ocorre nas primeiras horas após o trauma e caracteriza-se por hipoperfusão, hipotensão e metabolismo reduzido, como visto no paciente.

2. b

Intervenções precoces baseadas nos mecanismos da resposta ao estresse melhoram o prognóstico do paciente.

3. a

Pacientes desnutridos e com doenças associadas apresentam pior resposta ao estresse metabólico e maior risco de complicações.

Bibliografia

Allison SP, Hinton P, Chamberlain MJ. Intravenous glucose-tolerance, insulin, and free-fatty-acid levels in burned patients. Lancet. 1968;2(7578):1113-6.

Assinger A. Platelets and infection – an emerging role of platelets in viral infection. Front Immunol. 2014;5:649.

Ata A, Lee J, Bestle SL, Desemone J, Stain SC. Postoperative hyperglycemia and surgical site infection in general surgery patients. Arch Surg. 2010;145(9):858-64.

Berghe GV. Novel insights in the HPA-axis during critical illness. Acta Clin Belg. 2014;69(6):397-406.

Binkowska AM, Michalak G, Słotwiński R. Current views on the mechanisms of immune responses to trauma and infection. Cent Eur J Immunol. 2015;40(2):206-16.

Cannon WB. The wisdom of the body. New York: Norton Co; 1932.

Childs C, Stoner HB, Little RA, Davenport PJ. A comparison of some thermoregulatory responses in healthy children and in children with burn injury. Clin Sci (Lond). 1989;77(4):425-30.

Cuthbertson DP. The disturbance of metabolism produced by bony and non-bony injury, with notes on certain abnormal conditions of bone. Biochem J. 1930;24(4):1244-63.

Darcy CJ, Minigo G, Piera KA, Davis JS, McNeil YR, Chen Y, et al. Neutrophils with myeloid derived suppressor function deplete arginine and constrain T cell function in septic shock patients. Crit Care. 2014;18(4):R163.

Drucker W, Krieger H, Babb LI, Levey S, Abbott WE. Metabolic alterations in surgical patients. II. The excretion of salt and water postoperatively following the administration of various sodium-containing solutions. Surg Forum. 1953;4:544-53.

Du Bois EF. Basal metabolism in health and disease. Philadelphia: Lea and Febiger; 1924.

Egdahl RH. Pituitary-adrenal response following trauma to the isolated leg. Surgery. 1959;46(1):9-21.

Gibbison B, Angelini GD, Lightman SL. Dynamic output and control of the hypothalamic-pituitary-adrenal axis in critical illness and major surgery. Br J Anaesth. 2013;111(3):347-60.

Hume DM. The neuro-endocrine response to injury: present status of the problem. Ann Surg. 1953;138(4):548-57.

Khodabandehloo H, Gorgani-Firuzjaee S, Panahi G, Meshkani R. Molecular and cellular mechanisms linking inflammation to insulin resistance and β-cell dysfunction. Transl Res. 2016;167(1):228-56.

Lheureux O, Preiser JC. Year in review 2013: Critical Care--metabolism. Crit Care. 2014;18(5):571.

Marik PE, Bellomo R. Stress hyperglycemia: an essential survival response! Crit Care. 2013;17(2):305.

Muehlstedt SG, Richardson CJ, Lyte M, Rodriguez JL. Systemic and pulmonary effector cell function after injury. Crit Care Med. 2002;30(6):1322-6.

Nygren J, Sammann M, Malm M, Efendic S, Hall K, Brismar K, et al. Distributed anabolic hormonal patterns in burned patients: the relation to glucagon. Clin Endocrinol (Oxf). 1995;43(4):491-500.

Papathanassoglou ED, Giannakopoulou M, Mpouzika M, Bozas E, Karabinis A. Potential effects of stress in critical illness through the role of stress neuropeptides. Nurs Crit Care. 2010;15(4):204-16.

Peeters B, Boonen E, Langouche L, Van den Berghe G. The HPA axis response to critical illness: new study results with diagnostic and therapeutic implications. Mol Cell Endocrinol. 2015;408:235-40.

Selye H. The general adaptation syndrome and the diseases of adaptation. J Clin Endocrinol Metab. 1946;6:117-230.

van den Berghe G, Baxter RC, Weekers F, Wouters P, Bowers CY, Veldhuis JD. A paradoxical gender dissociation within the growth hormone/insulin-like growth factor I axis during protracted critical illness. J Clin Endocrinol Metab. 2000;85(1):183-92.

van den Berghe G. Non-thyroidal illness in the ICU: a syndrome with different faces. Thyroid. 2014;24(10):1456-65.

Wilder RL. Neuroendocrine-immune system interactions and autoimmunity. Annu Rev Immunol. 1995;13:307-38.

Wilmore DW, Moylan JA, Lindsey CA, Faloona GR, Unger RH, Pruitt BA. Hyperglucagonemia following thermal injury: insulin and glucagon in the posttraumatic catabolic state. Surg Forum. 1973;24:99-101.

Wilmore DW. From Cuthbertson to fast-track surgery: 70 years of progress in reducing stress in surgical patients. Ann Surg. 2002;236(5):643-8.

Xiu F, Stanojcic M, Diao L, Jeschke MG. Stress hyperglycemia, insulin treatment, and innate immune cells. Int J Endocrinol. 2014;2014:486403.

22

Influências de Medicamentos no Metabolismo Nutricional

Simone Teixeira Fortes ◆ Maria de Lourdes Teixeira da Silva ◆
Isabella Maria Costa da Cunha Ortega

Mensagens Principais

- A interação medicamentos e nutrientes, além das variáveis dependentes da farmacocinética, farmacodinâmica e biodisponibilidade, pode se relacionar com fatores ligados ao paciente e à administração do fármaco.
- Apresentações medicamentosas adequadas a pacientes com dificuldades de deglutição podem se tornar um desafio na prática clínica. A forma líquida é a preferida para infusão por sonda; entretanto, pode apresentar potencial osmótico e efeitos adversos.
- Fármacos em apresentações sólidas promovem frequentes obstruções da sonda, sendo necessária sua troca, com aumento de custos e de desconforto aos pacientes. Cápsulas e drágeas, haja vista o tipo de conteúdo (líquido, gelatinoso ou pó) sofrem o risco de ser diluídas incorretamente ou absorvidas em segmentos gastrointestinais diferentes do ideal.
- Recomenda-se a não trituração de apresentações de liberação lenta ou entérica ou microencapsulados, visto que há diminuição no tempo de absorção dos fármacos e maior risco de superdose e de intoxicações.

Objetivos

- Conceituar farmacocinética, farmacodinâmica e biodisponibilidade.
- Determinar os métodos de prevenção de interação medicamento-nutriente.
- Conhecer os fármacos que mais frequentemente determinam problemas relacionados com a sonda e com a nutrição enteral.

Introdução

As interações entre alimentos e medicações são muitas vezes esquecidas, e estão associadas ao tratamento de processos agudos ou crônicos e são pouco valorizadas. Dentre as inúmeras condições nas quais o risco de interação entre medicamentos e entre medicamento-nutriente têm risco aumentado, destacam-se automedicação, limites de idade, nutrição enteral contínua, uso de múltiplos medicamentos e prescritos por especialistas diferentes para tratar problemas diversos.

Alimentos e medicações podem interagir e alterar o estado nutricional do paciente, o peso corporal, além da biodisponibilidade de nutrientes. De outro lado, alimentos e produtos à base de plantas podem influenciar nos efeitos e eficácia dos medicamentos, de forma direta ou indireta.

Pacientes com doença inflamatória intestinal (DII) utilizam cronicamente sulfassalazina para manutenção da remissão clínica. Sabe-se que esses pacientes têm risco de deficiência de ácido fólico por inibição competitiva da absorção pela sulfassalazina. Esses pacientes com dosagens de ácido fólico, cronicamente reduzidos, apresentam risco para pólipos e câncer colorretal. Uma metanálise nesses pacientes mostrou que a suplementação de ácido fólico pode reduzir o risco de câncer colorretal. Assim, esse exemplo ilustra um efeito adverso importante da interação entre medicamentos e nutrientes com impacto grave na deficiência de nutriente e aumento do risco de câncer colorretal.

A absorção de medicamentos pode ser afetada pela presença de alimentos quando estes são administrados em conjunto. Vale lembrar que isso pode resultar em falha terapêutica ou precipitar sua toxicidade. As refeições aumentam a secreção gástrica e intestinal e, teoricamente, melhoram a dissolução de fármacos administrados por via oral. Além disso, existem alguns medicamentos e/ou alimentos que alteram a motilidade gastrointestinal. Assim, a associação de motilidade diminuída e o aumento das secreções gastrointestinais geram uma absorção completa, o que pode resultar em níveis tóxicos do fármaco no organismo.

Medicações utilizadas por idosos visam melhorar qualidade e expectativa de vida, além de promover a cura ou a estabilidade de doenças. Entretanto, fármacos como analgésicos, anti-histamínicos, antibióticos, diuréticos, anti-hipertensivos, antiarrítmicos, antipsicóticos e antidepressivos podem alterar a salivação, o paladar ou o apetite. Algumas podem, ainda, ocasionar náuseas e anorexia. Além do impacto econômico, outra consequência desses efeitos adversos é a falha de aderência ao tratamento, com prejuízo clínico.

Particularmente no idoso, são inúmeros os fatores que podem contribuir para a resposta farmacológica inadequada e aumentar o número de reações adversas. Devem-se levar em consideração ainda os distúrbios visuais, mentais, dificuldade de mastigar e deglutir, dificuldade de interpretação da prescrição médica, condição social e econômica.

Medicamentos e Nutrição Enteral

Os medicamentos utilizados oralmente, a despeito de muitos avanços farmacêuticos e terapêuticos, não são desenhados, testados, rotulados ou mesmo aprovados pelo fabricante ou pela Food and Drug Administration (FDA) para o uso em sistema de nutrição enteral. Com isso, pacientes que recebem nutrição por sonda enteral, parenteral ou associação de ambas apresentam um risco adicional. Assim, podem surgir problemas relacionados com a incompatibilidade física ou farmacêutica entre medicamento-nutriente, de acordo com a forma de apresentação da medicamento, ou, ainda, efeitos adversos do medicamento podem ser atribuídos aos nutrientes da formulação nutricional.

As sondas gástricas mais calibrosas (12 Fr) apresentam menor chance de obstrução pelo comprimido macerado ou impactação da dieta. Outras preocupações com relação ao uso de sondas para infusão de dietas e uso concomitante de medicamentos são referentes a absorção intestinal adequada, toxicidade causada pela falta de degradação pelo ácido estomacal e toxicidade resultante da diminuição do metabolismo. O sítio de absorção do medicamento deve ser sempre considerado quando quando a sonda se encontra em posição pós-pilórica.

O conhecimento sobre interação medicamento-nutriente é valorizado desde a década de 1980 pela Joint Commission on Accreditation of Hospitals, que impõe a presença de farmácia clínica e nutrição clínica no ambiente hospitalar, com vistas a uma maior proteção ao paciente quanto a interações medicamento-nutriente.

As apresentações líquidas em sondas em posição gástrica ou entérica têm a vantagem de reduzir o risco de obstrução do dispositivo, mas muitas vezes implicam osmolalidade elevada (**Tabela 22.1**) e efeitos adversos como desconforto abdominal ou diarreia. A osmolalidade maior que 500 mOm/kg determina

Tabela 22.1 Medicações e osmolalidade

Medicações	mOm/kg
Cimetidina solução	4.000 a 5.000
Sulfato ferroso líquido	4.700
Lactulose	3.600
Metoclopramida xarope	8.350
Multivitaminas líquido	5.700
KCl líquido	3.000 a 4.350
Digoxina elixir	1.350
Furosemida solução	2.050
Fenitoína suspensão	1.500 a 2.000

diarreia, vômito e dor abdominal tipo cólica, se infundida no jejuno. A presença de sorbitol como excipiente, se utilizado na dose de 10 g/dia, pode determinar aerofagia e distensão abdominal, e doses de 20 g/dia, espasmos abdominais e diarreia. A diluição desses medicamentos pode amenizar esses efeitos.

Fármacos em apresentações sólidas promovem, muitas vezes, obstruções da sonda e, consequentemente, aumento de custos, desconforto aos pacientes e ineficácia do tratamento. Cápsulas e drágeas, dado o tipo de conteúdo (líquido, gelatinoso ou pó), têm o risco de serem diluídas incorretamente ou absorvidas em segmentos gastrointestinais diferentes do ideal. Recomenda-se a não trituração de apresentações de liberação lenta ou entérica ou microencapsulados, visto que há diminuição no tempo de absorção dos fármacos e maior risco de intoxicações. Mesmo apresentações líquidas com sabor adocicado podem, graças a substâncias como manitol ou sorbitol, apresentar potencial osmótico ou laxante significativo. O **Quadro 22.1** mostra a dificuldade que alguns fármacos por via oral apresentam, se administrados por sonda enteral. O **Quadro 22.2** mostra recomendações de alguns fármacos para serem administrados por sonda durante a nutrição enteral. As fórmulas injetáveis, por sua apresentação líquida, podem ser administradas por sonda enteral. Devem-se avaliar, entretanto, o custo e a osmolalidade elevados, além dos efeitos adversos.

A carbamazepina em suspensão pode ficar aderida à sonda, resultando em absorção incompleta. O diazepam em solução é outro exemplo que pode aderir à sonda; e nesse caso, a melhor alternativa é dissolver as apresentações sólidas

Os **Quadros 22.1** e **22.2** chamam a atenção para alguns fármacos que necessitam de cuidado na administração por sonda enteral e recomendações para o uso em sonda enteral, respectivamente.

Quadro 22.1 Fármacos por via oral que necessitam de cautela para a administração por sonda enteral (SE)

Razão para prescrever com cautela por sonda enteral	Fármaco
Não triturável	Comprimido: captopril, clonidina, digoxina, espironolactona, fenitoína, furosemida, haloperidal, midazolam, prednisona, propranolol, ranitidina Drágea: complexo B
Liberação lenta	Cápsulas: fluoxetina, indometacina, lanzoprazol, metilfenidato, morfina, omeprazol Drágea: cefaclor, loratadina, cloreto K Comprimidos: esomeprazol, etodolaco, felodipino, oxibutinina, oxicodonapantoprazol, valproato, verapamil, fexofenadina Fármacos terminados com AP, PA, CR, SR, XR, ER, Retard

(continua)

Quadro 22.1 Fármacos por via oral que necessitam de cautela para a administração por sonda enteral (SE) *(Continuação)*

Razão para prescrever com cautela por sonda enteral	Fármaco
Liberação entérica	Comprimido: ácido acetilsalicílico entérico, diclofenaco retard Drágea: bisacodil, sulfato ferroso, eritromicina
Cápsula	Ciclosporina, fluconazol, tramadol

Quadro 22.2 Alguns fármacos e recomendações para administração adequada por sonda enteral (SE)

Fármaco	Forma farmacêutica	Recomendações
Acetilcisteína	Pó para solução oral	Diluir em 50 mL de água e administrar pH ácido (pH < 3,5): interromper a NE 1 h antes da administração.
Azitromicina	Comprimido	Triturar e administrar junto com a NE, para minimizar efeitos gastrointestinais.
Cloreto de potássio	Xarope	Diluir em água: evitar interação física com a NE. Lavar SE antes e após a administração. Avaliar o uso de solução injetável.
Fenitoína	Comprimido	NE e fenitoína concomitante: reduz absorção de 35% a 80% por complexação com caseinatos e íons. Interromper NE 1 h antes e 1 h depois Considerar solução injetável.
Lactulose	Xarope	3.600 mOsm/kg. Diluir com água: volume 2 a 3 vezes maior que o da lactulona. Eventos adversos: diarreia e má-absorção de nutrientes.
Fluconazol	Cápsula	Abrir cápsula e dispersar os grânulos em 20 mL de água. Não há interação com a NE. Lavar bem a sonda antes e depois da dose. Avaliar o uso de solução injetável.

(continua)

Quadro 22.2 Alguns fármacos e recomendações para administração adequada por sonda enteral (SE) *(Continuação)*

Fármaco	Forma farmacêutica	Recomendações
Levotiroxina sódica	Comprimido	Triturar e administrar em jejum Interromper a NE 1 h antes e 1 h depois da administração.
Omeprazol	Cápsula com microgrânulos revestidos	Abrir as cápsulas e misturar os grânulos intactos com sucos ácidos. Avaliar o uso de solução injetável.
Óleo mineral	Emulsão	Pode aderir à sonda e gradualmente obstruir a luz. Priorizar dieta enteral rica em fibra.
Prometazina	Comprimido	Não deve triturar – comprimido revestido. Avaliar o uso de solução injetável.
Propanolol	Comprimido	Triturar e dispersar lentamente na água. Sem interações significativas com NE.
Sinvastatina	Comprimido	Triturar e administrar em 20 mL de água. A dissolução pode levar alguns minutos, em função do revestimento.
Tramadol	Cápsula	Abrir a cápsula e dispersar em 10 mL de água. Avaliar o uso de solução oral ou injetável.

NE: nutrição enteral.

Farmacocinética, Farmacodinâmica e Biodisponibilidade

Para melhor compreensão dos processos que envolvem a utilização dos medicamentos e a interação entre medicamento-nutriente, é necessário conhecer alguns conceitos, a saber:

- **Farmacocinética:** estuda o que acontece com o medicamento desde sua administração até a eliminação. As fases dos medicamentos quando estes atravessam o organismo são as seguintes: liberação do produto ativo, absorção, distribuição, biotransformação e, por fim, sua eliminação total ou dos resíduos existentes.
- **Farmacodinâmica:** compreende o mecanismo de ação do medicamento e a relação entre sua concentração no sítio de ação e seus efeitos farmacológicos.

Existem fatores ligados aos pacientes que podem influenciar a farmacodinâmica: idade, genética, associação com outros medicamentos e patologias associadas.

- **Biodisponibilidade:** refere-se ao grau de alcance do medicamento no sítio de ação farmacológica. É dependente de sua absorção, distribuição e, inversamente, de sua excreção e metabolização.

A interação medicamento-nutriente, além das variáveis dependentes da farmacocinética, farmacodinâmica e biodisponibilidade, pode se relacionar com outros fatores, descritos a seguir.

A presença de doenças crônicas, como insuficiência renal, cardíaca e hepática, frequentemente associada à desnutrição, interfere negativamente e determina interação medicamentosa ou entre medicamento-nutriente. Outras condições associadas aos doentes, como hipoalbuminemia sérica, alteração do pH urinário, idade avançada, constituição genética ou mesmo ingestão ou falta de ingestão de nutrientes, podem interferir na interação entre medicamentos e nutrientes. Somam-se a isso a possibilidade de interferências de ordem ambiental, como a poluição.

Administração do medicamento

Vários fatores relacionados com a administração dos medicamentos representam interferência negativa e podem determinar interação entre medicamentos ou entre medicamento-nutriente, como:

- Sequência das tomadas.
- Via de administração – muitas das interações só ocorrem quando utilizam a mesma forma farmacêutica.
- Tempo de administração entre um e outro medicamento ou medicamento-nutriente – intervalos curtos entre medicamentos.
- Posologia – doses elevadas aumentam o risco de interações.
- Forma farmacêutica, sobretudo se aplicadas em local não previsto pela apresentação.

Interação Medicamento-Nutriente

Os componentes da alimentação afetam a absorção e a biodisponibilidade do medicamento por três mecanismos diferentes: interação físico-química, alteração no tempo do esvaziamento gástrico e competição medicamento-nutriente pelo mesmo sítio de absorção. Assim, respostas incompletas de tratamentos medicamentosos podem ser explicadas pela interferência com os alimentos. O **Quadro 22.3** mostra algumas interações importantes entre medicamentos e alimentos.

Quadro 22.3 Interações entre medicamentos e alimentos

Alimento	Medicamento	Interações
Alcaçuz	Antiarrítmicos, anti-hipertensivos, diuréticos, digoxina.	Retenção de sal e água, hipocalemia (níveis baixos de potássio).
Alho, suco de mirtilo	Varfarina.	Aumenta o risco de sangramento.
Bebidas alcoólicas	Ansiolíticos, antidepressivos, antiepilépticos, anti-histamínicos, opioides.	Aumento dos efeitos sedativos ou pode causar efeitos paradoxais.
Cafeína	Ansiolíticos, antidepressivos, medicamentos para insônia e incontinência urinária.	Diminui a ação.
	Anticoagulantes, clozapina, IMAOs, AINEs, teofilina.	Aumenta o efeito.
Chocolate	Sertralina, paroxetina, fluoxetina, fluvoxamina, citalopram.	Aumento do efeito
Ginkgo biloba	Varfarina.	Aumenta o risco de sangramento.
Ginseng	Antidepressivos.	Indução de episódios de mania.
Suco de frutas	Amiodarona, amlodipina, anti-histamínicos, atorvastatina, carbamazepina, carvedilol, ciclosporina, diazepam, disopiramida, eritromicina, etinilestradiol, losartana, repaglinida, sertralina, sinvastatina, medicamentos para bloqueio de ácido estomacal, tacrolimo, medicamentos para reposição da tireoide, triazolam, verapamil.	Aumenta o efeito de medicamentos metabolizados pelo citocromo P450, com risco de toxicidade.
Hypericum ou Erva-de-são-joão	Anticoagulantes, antidepressivos, antiproteases, beta-bloqueadores, ciclosporina, anticoncepcionais orais, digoxina, imunossupressores, estatinas, teofilina.	Aumenta o metabolismo dos medicamentos e diminui a eficácia terapêutica.

(continua)

Quadro 22.3 Interações entre medicamentos e alimentos *(Continuação)*

Alimento	Medicamento	Interações
Leite e derivados	Antibióticos (ciprofloxacino).	Reduz a absorção.
Laranja, kiwi, mamão, papaia e suco de maçã	Anti-histamínicos, celiprolol, ciprofloxacino, fexofenadina.	Reduz a absorção.
Queijos fortes	IMAO, linezolida.	Fonte de tiramina, risco de aumento súbito da pressão arterial.
Alta ingestão de proteínas	Levodopa.	Redução da absorção.
Vegetais de folhas verdes	Anticoagulantes (varfarina, acenocumarol).	Fonte de vitamina K, alterações nos efeitos do medicamento com mudanças repentinas na ingestão.
Vegetais folhosos, soja, repolho	Levotiroxina.	Inibição da incorporação de iodo.

AINEs: anti-inflamatórios não esteroides; IMAO: inibidores da monoamina oxidase.

Interações físico-químicas entre medicamento-nutriente

A estabilidade entre medicamento-nutriente pode ser perdida em razão de adsorção, formação de complexos e precipitação. Essas interações afetam a absorção do medicamento, do nutriente ou de ambos. Em geral, ocorrem no lúmen intestinal ou no recipiente em que foram misturados (frasco da dieta enteral ou equipo).

Os medicamentos devem ser desintegrados e dissolvidos antes de sua absorção. Muitos são preparados para que esse processo ocorra no estômago. Entretanto, outros medicamentos que podem ser destruídos pelo pH e enzimas do estômago ou irritar sua mucosa são, por isso, preparados como comprimidos revestidos, gastrorresistentes, para desintegração intestinal. Portanto, é compreensível que macerar e administrar medicamentos em locais diferentes, como estômago, duodeno ou jejuno, dependendo do posicionamento da sonda enteral, pode interferir no aproveitamento de diferentes medicamentos.

Alguns medicamentos têm características particulares, e a falta de conhecimento implica ineficácia de sua ação. O cetoconazol, p. ex., requer ambiente ácido para sua dissolução, e a elevação do pH induzida pelo uso associado de bloqueador H2 ou inibidor da bomba de prótons, inibe o efeito farmacológico adequado do fármaco. A presença de alimentos aumenta sua absorção. As suplementações de Ca, Mg ou antiácido não devem ser administradas antes de duas horas da ingestão da medicação. .

O índice de dissolução de cápsulas e pílulas aumenta, e o de comprimidos diminui na presença de líquido no estômago. Essas observações mostram que o desconhecimento desses aspectos dos medicamentos e suas relações com os alimentos e as condições do trato gastrointestinal determinam evidentes prejuízos quando diferentes regimes medicamentosos são associados à nutrição enteral.

Interações físicas entre medicamento-nutrientes devem ser visíveis. A formulação nutricional, p. ex., fica com aspecto diferente, turva, com coágulos, flóculos, alteração da viscosidade ou até a completa separação de fases. O resultado final, possivelmente, é a obstrução da sonda e a redução da absorção do medicamento e nutrientes.

Holtz *et al.* avaliaram a compatibilidade de medicamentos misturados à fórmula enteral. O objetivo foi testar se medicamentos hiperosmolares em sua forma líquida (digoxina, teofilina, fenitoína, metildopa e furosemida), quando adicionados diretamente à dieta enteral polimérica, reduziriam a diarreia osmótica, frequente quando esses medicamentos são administrados em bólus . Não foram observadas quaisquer anormalidades visíveis na mistura ou mudança do pH da dieta após a adição dos medicamentos. A adição de teofilina causou aumento da osmolalidade da fórmula. As concentrações da digoxina, furosemida, metildopa e fenitoína variaram bastante. Os autores não recomendam a adição de teofilina, fenitoína e metildopa às três dietas testadas. A administração de medicamentos hiperosmolares é mais problemática no jejuno, onde não há volume residual para diluir a medicação, e a ocorrência de cólicas e diarreia é previsível. Muitas vezes, essa intercorrência é confundida com complicações gastrointestinais da nutrição enteral e pode determinar mudança equivocada da dieta ou mesmo sua suspensão, com evidente prejuízo nutricional.

Misturar medicamentos diretamente à fórmula nutricional implica maior risco de contaminação, uma vez que a manipulação aumenta, além de esses medicamentos não serem estéreis; portanto, medicações não devem ser administradas diretamente dentro do frasco de dieta. Acrescenta-se, ainda, que a prescrição frequente de bloqueadores H2 ou inibidores da bomba de prótons em pacientes crônicos ou críticos, reduzem a secreção gástrica e seus mecanismos de defesa. A consequente elevação do pH do estômago favorece o crescimento de bactérias. A adição de medicamentos diretamente à fórmula nutricional pode, ainda, determinar incompatibilidade física e, p. ex., romper as gorduras, mudar a viscosidade e o tamanho de partículas da dieta, alterar a consistência das proteínas e posteriormente obstruir a sonda.

A incompatibilidade farmacêutica caracteriza-se por interação adversa entre medicamento e dieta. Os medicamentos com liberação programada ou com revestimento entérico não são adequados para serem macerados e administrados por sonda intragástrica. Quando isso ocorre, determinam aumento na velocidade de absorção e degradação do medicamento, respectivamente. Essas modificações podem alterar sua potência, eficácia ou tolerância. O **Quadro 22.4** apresenta sugestões para evitar incompatibilidades físicas e farmacológicas entre drogas e fórmulas enterais. O **Quadro 22.5** mostra possíveis interações químicas entre medicamentos e nutrientes.

Quadro 22.4 Medidas que visam prevenir a incompatibilidade física e farmacológica entre medicamentos e fórmulas enterais

Cuidados gerais
Não misturar medicamentos diretamente às dietas enterais. Lavar a sonda com 15 mL a 30 mL de água antes e após a administrar quaisquer medicamentos. Não administrar mais de um medicamento na mesma seringa.
Formas líquidas (suspensão, soluções, xaropes, gotas etc.): apresentação preferencial para administrar por sonda; reconstituir com 15 mL a 60 mL de água se formulações hipertônicas e viscosas, sonda fina, sonda em posição jejunal.
Formas sólidas: pulverizar os comprimidos ou esvaziar as cápsulas e diluir com 15 mL a 20 mL de água.
Cápsulas de gelatina que contêm líquido: esvaziar com ajuda de agulha fina e seringa e reconstituir com 15 mL a 30 mL de água.
Revestimento entérico, liberação programada ou sublingual: não macerar os medicamentos, pois isso altera sua biodisponibilidade.
Infusão da nutrição enteral.
Contínua: interromper por 30 minutos antes de administrar o medicamento. Em bólus: administrar o medicamento 1 hora antes ou 2 horas depois da dieta. Intermitente: não administrar o medicamento e a dieta ao mesmo tempo.

Quadro 22.5 Interações químicas entre medicamento-nutriente

Medicamentos	Nutrientes	Efeito
Colestiramina	Folato, vitamina B12 Vitamina A, D, E e K, cálcio	Má-absorção dos nutrientes
Óleo mineral Orlistat	Lipídios Vitamina A, D, E e K, cálcio	Má-absorção de lipídios e vitaminas lipossolúveis
Suplemento de ferro	Oxalato, fitato	Má-absorção de nutrientes
Furosemida	Tiamina	Reduz captação
Aspirina®	Ácido ascórbico	Reduz captação nos tecidos
Sulfassalazina Metotrexato Fenitoína	Ácido fólico	Inibe captação do ácido fólico

A estabilidade química entre medicamento e nutriente é também afetada pelo pH, atividade enzimática ou reações de ligação entre eles. Alguns sais de medicamentos são resistentes à hidrólise ácida do estômago, e outros são inativos em meio alcalino. A eritromicina, p. ex., é disponível em sais diferentes: estearato, etilsuccinato e estolato. O estolato é um ácido estável e pode ser administrado com revestimento entérico, para evitar a hidrólise ácida. Ao contrário, o misosprostol tem sua biodisponibilidade reduzida em meio alcalino, embora não apresente mudanças na velocidade de absorção e no pico de concentração plasmática na presença do antiácido.

Muitas vezes, os pacientes sofrem alterações bioquímicas relacionadas ao uso de medicamentos, as quais costumam ser confundidas com a especificidade da dieta enteral, o que pode acarretar prejuízo nutricional, por não ter conhecimento da farmacologia medicamentosa. O **Quadro 22.6** mostra inúmeros medicamentos que determinam hiperglicemia, hipoglicemia, distúrbios eletrolíticos ou hipertrigliceridemia, que, por falta de conhecimento, podem ocasionar suspensão ou troca inadvertida de dieta enteral.

Quadro 22.6 Alterações bioquímicas que estão relacionadas com o uso de medicamentos e nutrição enteral

Alterações bioquímicas	Medicamentos e/ou nutrição enteral
Hiperglicemia	Morfina, fenitoína, tiazidas, corticoides, quimioterápicos, betabloqueador, tiazidas.
Hipoglicemia	Acetominofen, inibidores do monoamino oxidase (MAO), propanolol, barbitúricos.
Hipercalemia	Espinoralactona, penicilina G.
Hipocalemia	Ampicilina, anfotericina, furosemida, diuréticos, laxativos.
Hipernatremia	Penicilina G sódica, medicamentos com grande volume de sal.
Hiponatremia	Laxativos, diuréticos, anfotericina, tiazidas, furosemida.
Hipermagnesemia	Antiácidos que contêm magnésio, se insuficiência renal.
Hipomagnesemia	Anfotericina, ciclosporina, tiazidas, furosemidas, cisplatina, ciprofloxacino.
Hiperfosfatemia	Quimioterápicos, excesso de glicose administrada com medicamentos.
Hipofosfatemia	Sucralfato, corticoides, furosemida, tiazidas.
Hipocalcemia	Furosemida, corticosteroides, indometacina.
Hipertrigliceridemia	Ciclosporina, corticoides, clorpromazina, betabloqueador, tiazidas, anabólicos, progestinas.

Tempo de esvaziamento gástrico

Alterações do esvaziamento gástrico por desordens autonômicas crônicas (diabetes *mellitus*), condição aguda de doença crítica (sepse, trauma, hiperglicemia), consistência da dieta ou tipo de nutriente podem interferir no tempo de passagem do medicamento pelo estômago e sua biodisponibilidade, se ingeridos concomitantemente. De outro lado, medicamentos ingeridos com o estômago vazio alcançam o intestino delgado mais rapidamente.

O medicamento formulado como preparação sólida requer desintegração e dissolução para sua posterior absorção. Se a passagem pelo estômago é muito rápida, desfavorece a absorção. Medicamentos revestidos podem ser mais bem absorvidas com alimentos porque as cápsulas podem se desintegrar no intestino delgado após resistência na passagem pelo estômago. O **Quadro 22.7** apresenta alguns medicamentos que sofrem alteração da biodisponibilidade, dependendo da ingestão de alimentos.

Quadro 22.7 Interação entre medicamentos-nutrientes. Discriminação de medicamentos que devem ser administradas em jejum ou com alimentos

Situação preferencial	Medicamentos
Medicamentos que devem ser administrados em jejum	Ampicilina, flavoxato, metildopa, betanecol, ácido nalidíxico, ácido, fólico, bisacodil, furosemida, norfloxacino, carbonato de cálcio, isoniazida, penicilamina, captopril, dinitrato isossorbida, penicilina, carbenicilina, cetoconazol, rifampicina, cetoprofeno, lansoprazol, sulfametoxazol, cloranfenicol, levodopa, tetraciclina, disopiramida, lisinopril, teofilina, eritromicina, lomustina, hormônio da tireoide, fenitoína, metotrexato, terbutalina.
Medicamentos que devem ser administrados com alimentos	Buspirona, metenamina, probucol, carbamazepina, metoprolol, propanolol, espironolactona, nifedipina, ursodesoxicolato, griseofulvina, nitrofurantoína, verapamil, lovastatin, oxcarbazepina.

Inibição competitiva da absorção entre medicamento-nutriente

Os medicamentos são transportados e atravessam a membrana por difusão simples ou por carreador específico da mucosa. Alguns medicamentos podem ter sua absorção limitada por alguns nutrientes, uma vez que utilizam os mesmos mecanismos de transporte.

A L-dopa e a metildopa, p. ex., são transportadas através do intestino delgado via transportador de aminoácido aromático. Desse modo, a absorção desses fármacos é diminuída quando tomados com refeição hiperproteica ou rica em aminoácidos aromáticos, porque competem com o medicamento para absorção no intestino e na barreira hematoencefálica. Recomenda-se, portanto, administrar esses fármacos pelo menos 30 minutos antes da dieta enteral. Sabe-se que existe risco aumentado de deficiência de ácido fólico por inibição competitiva da absorção pela sulfassalazina e metotrexato.

Efeitos da Dieta na Distribuição, Biotransformação e Excreção do Medicamento

Distribuição dos medicamentos

O termo distribuição refere-se à disseminação do medicamento via corrente sanguínea para o líquido intersticial e intracelular. A distribuiçãodo medicamento depende da solubilidade lipídica (atravessam a barreira liquórica rapidamente), do estado de ionização, do fluxo sanguíneo, do tamanho e natureza dos compartimentos que podem ser seu reservatório (os medicamentos lipossolúveis, p. ex., são distribuídos no tecido adiposo, onde ficam retidos por longo tempo), da disponibilidade de proteína transportadora dos medicamentos e do tempo de transporte.

Muitos medicamentos necessitam sofrer biotransformação para sua ativação ou excreção. Os neonatos, graças ao aumento do volume do líquido extracelular, apresentam aumento de meia-vida dos medicamentos em comparação a uma dose similar em adultos.

Os medicamentos devem estar livres para sua atividade farmacológica. Entretanto, grande parte dos medicamentos circula carreada por proteínas. As maiores proteínas envolvidas nesse transporte são a albumina e a alfa-1 glicoproteína (AAG), embora existam outras lipoproteínas que se ligam a alguns medicamentos. A albumina apresenta dois grandes sítios de ligação de medicamentos. No sítio I, liga-se a fenilbutazona, oxifembutazona, varfarina e ácidos graxos de cadeia longa. No sítio II, liga-se a benzodiazepínicos, ibuprofeno e ácidos graxos de cadeia curta, média e longa e alguns aminoácidos.

Algumas enfermidades que cursam com nível baixo de albumina plasmática (p. ex., insuficiência hepática e renal) diminuem a proporção de medicamentos carreados, com possibilidade de dose excessiva.

Por outro lado, ácidos graxos livres favorecem a dissociação de medicamentos ligados ao sítio II da albumina e, assim, a elevação pós-prandial de ácidos graxos livres e diabetes *mellitus* descompensado possibilitam aumentar a biodisponibilidade de medicamentos e seu potencial de toxicidade.

Biotransformação

Muitos medicamentos sofrem biotransformação para sua excreção, e outros, para sua ativação. Se, de um lado, os medicamentos lipofílicos são absorvidos mais facilmente pelo trato gastrointestinal, assim como encontram maior facilidade na penetração no retículo citoplasmático e em sua ligação no citocromo P-450, de outro, os medicamentos devem ser solúveis em água para sua excreção. Reações de biotransformação são necessárias para a excreção dos medicamentos, mas podem favorecer a formação de formas ativas ou produtos tóxicos.

Na fase I da biotransformação, os medicamentos são catalisados por um sistema enzimático, primeiro para o fígado, o sistema citocromo P-450 monoxigenase, que se situa no retículo endoplasmático liso. Os humanos têm 12 famílias enzimáticas do citocromo P-450 determinadas geneticamente, das quais três (CYP1, CYP2 e CYP3) estão envolvidas com a transformação de muitos medicamentos. Diferenças importantes entre os indivíduos, com relação ao metabolismo dos medicamentos, podem ser atribuídas ao polimorfismo genético do citocromo P-450.

O papel do intestino e dos alimentos na fase I da biotransformação dos medicamentos, com indução ou redução da função do citocromo P-450, necessita ser mais bem estudado. A influência de alimentos e álcool no sistema enzimático citocromo P-450 já foi demonstrada em ratos.

A fase II da biotransformação caracteriza-se por promover a conjugação de grupos como acetato, sulfato, ácido glucurônico, glutationa ou aminoácidos. Essas transformações inativam muitos medicamentos, que são excretados na urina e na bile. Quando o medicamento é excretado pela bile, a presença de bactérias pode desconjugá-lo, com possibilidade de ser reabsorvido com prolongamento de seus efeitos.

O envelhecimento compromete a função metabólica hepática por reduzir a atividade enzimática (citocromo P-450) principalmente na fase I da biotransformação. Assim, medicamentos com alto clareamento hepático, como verapamil, propranolol e lidocaína, têm sua excreção reduzida e não sofrem biotransformação, podendo o medicamento atingir níveis tóxicos na circulação.

Na população idosa, além da redução da atividade enzimática hepática, são observadas alterações no fluxo sanguíneo, que determinam aumento no tempo de meia-vida plasmática, e possível diminuição na velocidade de eliminação de medicamentos lipossolúveis. Propranolol, lidocaína, metildopa, hidralazina e captopril são alguns dos medicamentos cardiovasculares que são eliminados pelo metabolismo hepático.

Dentre os fatores que podem afetar a biotransformação dos medicamentos, destacam-se inanição e alguns componentes da dieta, como proteína e carboidrato, que podem interferir na resposta enzimática. Sabe-se que a teofilina é metabolizada mais rapidamente na presença de dieta hiperproteica. A presença de nutrição parenteral (NP) associa-se ao aumento da fração livre ou ativa dos medicamentos fenobarbital, fenitoína, procainamida, quinidina, ácido valproico, teofilina ou redução da fração livre da carbamazepina.

Componentes alimentares não nutritivos (p. ex., algumas aminas, flavonoides ou indólicos), medicamentos poluentes ambientais e consumo de álcool podem induzir ou inibir a síntese de enzimas do citocromo P-450.

Outro exemplo clássico do efeito do consumo de alimentos na biodisponibilidade de medicamentos é visto com o propranolol. Trata-se de um medicamento altamente lipofílico, absorvido no intestino quando administrado oralmente, com ou sem consumo de alimentos, e circula ligado à alfa-1 glicoproteína ácida. Em humanos, é metabolizado por duas diferentes famílias da enzima citocromo P-450, a CYP2D e a CYP1A2. Sabe-se que a biodisponibilidade do propranolol pode variar em até 20 vezes entre os indivíduos. Em média, apenas 25% da dose de propranolol atinge o sistema circulatório, e 75% sofre o primeiro passo do metabolismo. O consumo de dieta hiperproteica com propranolol aumenta sua biodisponibilidade com maior extração pelo fígado.

Assim, torna-se evidente a incompatibilidade farmacológica existente entre medicamento-nutriente ou, ainda, problemas relacionados com os medicamentos, produzidos por inúmeras causas, como as reações adversas que podem ocasionar alterações carenciais ou gastrointestinais, comprometendo o estado nutricional (**Quadro 22.8**).

Quadro 22.8 Problemas nutricionais induzidos pelo uso de determinados medicamentos

Problema nutricional	Medicamentos
Perda do apetite	Captopril, anorexígenos.
Alterações da função oral: estomatite, mucosite, dor, inflamação da gengiva, secura da boca	Antineoplásicos, fenitoína, opioides, atropina, αadrenérgicos.
Disgeusia, ageusia	Actazolamida, captopril, antineoplásicos.
Má digestão e má-absorção ↓ vitamina A, carotenoide ↓ folatos e tiamina ↓ fosfatos ↑ magnésio ↓ ferro	 Antiácidos. Antiácidos. Uso crônico de álcool, bicarbonato de sódio. Antiácidos à base de magnésio. Antiácido.
Diarreia	Bloqueadores neuroadrenérgicos, antimicrobianos, agonista colinérgico, inibidores da colinesterase, antiácidos, estimulante osmótico e laxativos.
Obstipação	Antiácidos, anticolinérgicos, anti-histamínicos, lítio, inibidores da monoamina oxidase, relaxantes musculares, inibidores da síntese de prostaglandina, suplementos de ferro.
Anemia	Analgésicos.
Deficiência de tiamina	Furosemida.
Aumento do apetite	Insulina, clorpromazina, carbonato de lítio, corticoides.
Antagonista da atividade	Varfarina, antagonista da vitamina K metrotrexato, antagonista do folato.

Medicamentos como Aspirina® e metildopa têm absorção diminuída na presença de alimentos, razão pela qual recomenda-se o uso de Aspirina® com o estômago vazio. Entretanto, essa ação favorece o aparecimento de micro-hemorragia, diminuição de ferro e, consequentemente, anemia. Outros medicamentos apresentam absorção demorada (cefalexina e cimetidina) ou aumentada (propanolol e hidroclorotiazida).

Excreção dos medicamentos

Os medicamentos são excretados primariamente via renal e pelo trato gastrointestinal.

As diferentes formulações nutricionais podem alterar a excreção dos medicamentos, por interferir no clareamento, na capacidade de funcionamento ou na distribuição pelo órgão excretor. No caso de excreção renal, o clareamento do medicamento depende de sua concentração livre no plasma, do índice de filtração glomerular e da quantidade de fármaco secretado ou reabsorvido no túbulo por unidade de tempo. Situações como a hipoalbuminemia ou características particulares da dieta podem interferir no clareamento ou distribuição dos medicamentos e, ainda, favorecer a competição entre medicamento e nutriente para excreção. O **Quadro 22.9** exemplifica dietas específicas e alterações no metabolismo e excreção dos medicamentos.

Quadro 22.9 Influência do hábito alimentar no mecanismo de ação dos medicamentos

Tipo de dieta	Alterações do metabolismo dos medicamentos
Dieta rica em fibra	Perda do ácido biliar, excreção mais rápida do medicamento, alteração da biodisponibilidade do medicamento.
Dieta hipogordurosa	↓ da liberação da bile, digestão de gorduras e formação de micelas, ↓ a absorção de medicamentos lipossolúveis.
Dieta hipergordurosa	↑ o nível de ácidos graxos livres e alteração do sítio de ação de albumina e medicamentos, com deslocamento do medicamento.
Dietas ricas em eletrólitos e minerais	↑ excreção de lítio, ↑ absorção de vitaminas hidrossolúveis, ↓ redução da ação de diurético, ↓ digestão de lipídios.
Dieta hipoproteica + desidratação + inanição	↓ distribuição dos medicamentos, principalmente os lipofílicos, ↓ a filtração glomerular.

Intervenções farmacêuticas

As intervenções farmacêuticas são decorrentes da atenção voltada à prevenção de interação medicamento-nutriente, uso correto de medicações, formas de apresentação e de administração, adequação à sonda e dieta enteral. Deve-se, também, avaliar a prescrição médica diariamente, definir com o enfermeiro os melhores horários e criar protocolos para os medicamentos mais complexos e os mais utilizados.

As intervenções farmacêuticas são ações decorrentes da tomada de decisão e visam modificar alguma característica do tratamento, do paciente ou das circunstâncias que o envolvem. O **Quadro 22.10** mostra um exemplo de intervenção farmacológica a partir da análise da prescrição médica e nutricional.

Quadro 22.10 Possibilidades de intervenções farmacêuticas
Alterar dose, horários do uso, frequência e/ou duração do tratamento.
Substituir medicamento por outro de composição, forma farmacêutica ou via de administração diferente e mais segura.
Realizar a notificação.
Solicitar exames laboratoriais, no âmbito de sua competência profissional, com a finalidade de monitorar os resultados da farmacoterapia.
Realizar a conciliação de medicamentos.
Prescrever terapias farmacológicas e/ou não farmacológicas e/ou outras intervenções relativas ao cuidado do paciente.

Efeitos da Microbiota Intestinal

Sabe-se que a microbiota intestinal (MI) influencia diversas funções intestinais e sistêmicas. Variações na composição da microbiota resultam em um profundo impacto no metabolismo do hospedeiro, imunidade, e também à resposta à ingesta de medicamentos.

A MI pode melhorar a eficácia de fármacos por meio do sistema imune. O tratamento com anticorpo anti-PD-L1 tem eficácia aumentada na presença de *Bifidobacterium*, por exemplo. Na coadministração oral de anti-PD-1 e *Bifidobacterium* observou-se um aumento na função das células dendríticas, com melhor preparação de células T $CD8^+$ no microambiente tumoral. Influências microbianas na eficácia da quimioterapia medicamentosa, como com 5-fluoro-2′-desoxiuridina e 5-fluorouracil também foram relatados.

Outro efeito da MI foi na disponibilidade do medicamento por meio da bioacumulação (bactérias acumulam fármaco intracelularmente sem alterar sua estrutura ou crescimento). A biodisponibilidade do antidepressivo duloxetina e o medicamento antidiabético rosiglitazona são significantemente afetados por *Enterococcus* sp., *Lactobacillus* sp. e *Bifidobacterium* sp. Dessa forma, a MI está emergindo na medicina personalizada.

Conclusão

A complexidade que envolve a interação entre medicamento-medicamento, medicamento-nutriente e demais circunstâncias relacionadas com o paciente, como idade avançada ou desnutrição, associação medicamentosa, nutrição enteral, tipo de dieta, entre outras, torna fundamental a presença de um farmacêutico clínico na equipe multiprofissional. A presença desse profissional deve ser voltada ao cuidado, com análise de prescrição, doenças associadas e uso de dieta enteral, em uma visão integrada e em consonância com os demais membros da equipe. Recomenda-se, ainda, que toda a equipe esteja atenta às possibilidades de interação entre medicamentos-nutrientes sempre que os medicamentos forem associados ou administrados por sonda enteral. Todos os eventos adversos ou suspeitos devem ser sempre relatados, e a equipe, orientada para examinar as causas e os fatores de risco.

Minicaso Clínico

MMM, uma mulher de 35 anos, apresenta-se à clínica com queixas de fadiga, dor abdominal e náuseas. Ela tem história de colite ulcerativa e está em uso regular de sulfassalazina, um medicamento anti-inflamatório utilizado para tratar a doença inflamatória intestinal. Recentemente, seu médico a aconselhou a incluir um suplemento de ácido fólico em sua rotina, em virtude do risco de deficiência nutricional associado ao uso de sulfassalazina. Iniciou o suplemento há dois meses, mas relata piora em seus sintomas gastrointestinais e, atualmente, está preocupada com esses novos efeitos colaterais.

Exame físico: pouco desidratada, com leve distensão abdominal. A ausculta abdominal revela borborigmos aumentados, e há dor leve à palpação na região inferior do abdome.

Exames laboratoriais: anemia microcítica, hipocrômica (Hb: 10 g/dL), ácido fólico: 4 ng/mL (normal: 3 a 17 ng/mL), função hepática e renal normais

Questão

Qual é a melhor abordagem considerando a interação entre sulfassalazina e ácido fólico?

a. Aumentar a dosagem do ácido fólico.

b. Suspender a sulfassalazina.

c. Manter a sulfassalazina e considerar a adição de ácido fólico em uma forma diferente, como injetável.

Análise das alternativas

a. Aumentar a dosagem do ácido fólico.

Embora o uso de ácido fólico seja recomendado, aumentar a dosagem sem uma avaliação mais aprofundada pode não ser a solução ideal. Além disso, os níveis de ácido fólico já estão normais, e aumentar a dosagem pode não resolver suas queixas atuais.

b. Suspender a sulfassalazina.

Suspender a sulfassalazina não seria uma abordagem prática, pois é o medicamento necessário para o controle de sua colite ulcerativa. Além disso, a interrupção abrupta pode levar à exacerbação da doença inflamatória intestinal.

c. Manter a sulfassalazina e considerar a adição de ácido fólico em uma forma diferente, como injetável.

Correta. A sulfassalazina pode interferir na absorção de ácido fólico e, em alguns casos, pode levar à deficiência de ácido fólico. Considerar a adição de ácido fólico em uma forma diferente pode ser apropriado, especialmente se a via oral está causando desconforto gastrointestinal. Isso garante quantidade adequada de ácido fólico sem a possibilidade de agravamento dos sintomas gastrointestinais.

Assim, a opção **c** aborda a interação entre sulfassalazina e ácido fólico de forma eficaz, mantendo o tratamento da colite ulcerativa enquanto se busca uma forma de garantir a adequação do ácido fólico na dieta, evitando exacerbações dos sintomas gastrointestinais.

Bibliografia

Ased S, Wells J, Morrow LE, Malesker MA. Clinically significant food-drug interactions. Consult Pharm. 2018;33(11):649-57.

Bailey DN, Briggs JR. The effect of parenteral nutrition fluids on the binding of therapeutic drugs to human serum in vitro. Ther Drug Monit. 2004;26(1):31-4.

Beckwith MC, Feddema SS, Barton RG, Graves C. A guide to drugs therapy in patients with enteral feeding tubes: dosages form selection and administration methods. Hosp Pharm. 2004;39:225.

Burr NE, Hull MA, Subramanian V. Folic acid supplementation may reduce colorectal cancer risk in patients with inflammatory bowel disease: a systematic review and meta-analysis. J Clin Gastroenterol. 2017;51(3):247-253.

D'Alessandro C, Benedetti A, Di Paolo A, Giannese D, Cupisti A. Interactions between food and drugs, and nutritional status in renal patients: a narrative review. Nutrients. 2022;14(1):212.

Fagan TC, Walle T, Oexmann MJ, Walle UK, Bai SA, Gaffney TE. Increased clearance of propranolol and theophylline by high-protein compared with high-carbohydrate diet. Clin Pharmacol Ther. 1987;41(4):402-6.

García-González AP, Ritter AD, Shrestha S, Andersen EC, Yilmaz LS, Walhout AJM. Bacterial metabolism affects the C. elegans response to Cancer Chemotherapeutics. Cell. 2017;169(3):43-441e8.

Gellad WF, Grenard JL, Marcum ZA. A systematic review of barriers to medication adherence in the elderly: looking beyond cost and regimen complexity. Am J Geriatr Pharmacother. 2011; 9(1):11-23.

Gorzoni ML, Torre AD, Pires SL. Medicamentos e sondas de nutrição. Rev Assoc Med Bras. 2010; 56(1):17-21.

Hathcock JN. Metabolism mechanisms of drug-nutrient interactions. Fed Proc. 1985;44:124-9.

Holtz L, Milton J, Sturek JK. Compatibility of medications with enteral feedings. JPEN J Parenter Enteral Nutr. 1987;11(2):183-6.

Jansen G, van der Heijden J, Oerlemans R, Lems WF, Ifergan I, Scheper RJ, et al. Sulfasalazine is a potent inhibitor of the reduced folate carrier: implications for combination therapies with methotrexate in rheumatoid arthritis. Arthritis Rheum. 2004; 50(7):2130-9.

Khan I. Drugs and gut microbiome interactions—an emerging field of tailored medicine. BMC Pharmacol Toxicol. 2023;24(1):43.

Lahner E, Annibale B, Delle Fave G. Systematic review: impaired drug absorption related to the co-administration of antisecretory therapy. Aliment Pharmacol Ther. 2009; 29(12):1219-29.

Nies AS. Spielberg SP. Principles of therapeutics. In: Hardman JG, Limbird LE (eds.). Goodmann & Gilman's pharmacological basis of therapeutics. 9. ed. New York: Mc Graw-Hill; 1996. p. 43-62.

Sivan A, Corrales L, Hubert N, Williams JB, Aquino-Michaels K, Earley ZM, et al. Commensal Bifidobacterium promotes antitumor immunity and facilitates anti-PD-L1 efficacy. Sci (80). 2015;350(6264):1084-9.

van den Bemt PM, Cusell MB, Overbeeke PW, Trommelen M, van Dooren D, Ophorst WR, et al. Quality improvement of oral medication administration in patients with enteral feeding tubes. Qual Saf Health Care. 2006;15:44-7.

Vaquero MP, Sánchez Muniz FJ, Jiménez Redondo S, Prats Oliván P, Higueras FJ, Bastida S. Major diet-drug interactions affecting the kinetic characteristics and hypolipidaemic properties of statins. Nutr Hosp. 2010; 25(2):193-206.

White JV, Brewer DE, Stockton MD, Keeble DS, Keenum AJ, Rogers ES, et al. Nutrition in chronic disease management in the elderly. Nutr Clin Pract. 2003;18(1):3-11.

Whitman AM, DeGregory KA, Morris AL, Ramsdale EE. A comprehensive look at polypharmacy and medication screening tools for the older cancer patient. Oncologist. 2016;21(6):723-30.

PARTE 4

Nutracêuticos e Alimentos Funcionais

23

Nutrigenômica da Soja

Álvaro Armando Carvalho de Morais ◆ Roger Bongestab ◆
Fausto Edmundo Lima Pereira

Mensagens Principais

- A soja é uma fonte significativa de fitoquímicos, especialmente isoflavonas, compostos semelhantes ao estrogênio, com a diversos benefícios à saúde, incluindo a redução dos sintomas da menopausa, a melhora da saúde óssea e a potencial proteção contra determinados tipos de câncer, como o câncer de mama e próstata.
- O consumo regular de soja tem sido relacionado a melhorias na saúde cardiovascular, incluindo a redução do colesterol de lipoproteína de baixa densidade (LDL) e a manutenção da saúde dos vasos sanguíneos.
- A soja também tem impactos na saúde metabólica, especialmente de diabéticos, melhorando a sensibilidade à insulina.

Objetivos

- Apresentar a soja como um alimento rico em nutrientes fitoquímicos, explorando sua relevância como alimento funcional, além de consolidar e apresentar as evidências científicas disponíveis sobre os benefícios associados ao consumo de soja.

Introdução

A soja tem sido utilizada como alimento há milênios por sua composição variada, sobretudo pela quantidade e qualidade de suas proteínas. Mais recentemente, estudos epidemiológicos sugeriram efeitos funcionais, caracterizados por menor incidência de algumas doenças crônicas nas populações que mais ingerem essa leguminosa: doenças cardiovasculares, síndrome metabólica e seus componentes, osteoporose e algumas formas de câncer, em especial os de mama e próstata. Essas constatações sugeriram estudos de biologia molecular para explicar o efeito da soja e seus componentes (nutrigenômica) e as respostas variadas em cada indivíduo (nutrigenética), além de estudos clínicos para confirmar os resultados.

O papel dos nutrientes nos processos biológicos e na origem e evolução das doenças tem sido estudado há muito tempo. Considerados inicialmente como energéticos e constitucionais, fornecendo energia e matéria-prima para a construção dos tecidos (crescimento e reparação), os alimentos foram descritos como reguladores do metabolismo, após a descoberta das vitaminas. Inicialmente, os nutrólogos preocupavam-se muito com os efeitos da falta de alimentos na saúde humana, como causa importante de morbidade e mortalidade.

No entanto, a partir da segunda metade do século XX, evidências epidemiológicas e algumas experimentais mostraram que não só a quantidade, mas também a qualidade, da dieta poderiam ter repercussão na saúde humana. Descreveu-se grande impacto da dieta em doenças crônicas como aterosclerose, diabetes do tipo 2 e neoplasias, menos frequentes nas populações que têm hábitos vegetarianos.

Nutrigenômica da Soja

Características gerais da soja

A soja é um alimento que fornece calorias, contém proteínas, lipídios, carboidratos complexos e oligossacarídeos, fibras solúveis e insolúveis, vitaminas, minerais e fitoquímicos, além de alguns fatores que dificultam a digestão e aumentam a necessidade de vitaminas e minerais. Alguns desses fatores antinutricionais são termolábeis: inibidores de proteases, hemaglutininas, fator bocígeno, antivitaminas e fitatos; outros são termorresistentes: saponinas, fatores de flatulência, lisinoalanina e alergênicos. Apesar de descritos como antinutricionais, alguns deles são responsáveis pelas ações benéficas da soja: inibidores de tripsina, ácido fítico e saponinas explicam alguns de seus efeitos funcionais; os oligossacarídeos estão incluídos entre os prebióticos.

A soja tem sido utilizada há milênios por suas propriedades nutricionais. Ela é rica em macronutrientes; os grãos contêm, em média, 40% a 45% de proteínas,

18% a 21% de óleo e 30% a 34% de açúcares. Destaca-se o grande conteúdo de proteínas que, após muita controvérsia, passaram a ser consideradas de alto valor biológico por importantes entidades internacionais. A concentração de proteínas varia de 40% a 54% nas farinhas, pelo menos 65% nos concentrados e acima de 90% nos isolados; à medida que aumenta o teor de proteínas, os outros componentes são reduzidos.

A maioria das fibras é eliminada com o descascamento. A partir da segunda metade do século passado surgiram estudos epidemiológicos mostrando menor incidência de várias doenças crônicas nos orientais, com destaque para: doenças cardiovasculares, síndrome metabólica, osteoporose e algumas formas de câncer (mama e próstata); relacionou-se essa evolução com o uso da soja. Esses resultados justificaram estudos clínicos para confirmar e estudos de biologia molecular a fim de explicar os possíveis efeitos funcionais da soja.

Os dois principais componentes responsáveis pelas propriedades funcionais da soja são proteínas e isoflavonas. Os elementos biologicamente ativos estão ligados às proteínas e são mantidos quando se extrai o óleo. Existem, em média, 2 mg a 5 mg de isoflavonas por grama de proteínas, mas essa composição varia muito com as características do grão (variedades), condições climáticas, do transporte e do armazenamento, além do processamento (extração, cozimento etc.).

As isoflavonas, os componentes mais estudados na atualidade, são fitoestrógenos que existem na soja em forma glicosídica, sem efeitos biológicos; são três as mais importantes: genistina (75% do total), daidzina e glicitina. Logo após a ingestão são hidrolisadas no intestino por betaglicosidases, predominantemente de origem bacteriana, liberando as formas aglicônicas ativas: genisteína, daidzeína e gliciteína. Esses compostos são fermentados por bactérias intestinais, predominantemente no cólon, gerando outras substâncias, algumas delas metabolicamente ativas.

A daidzina, p. ex., é metabolizada em equol e O-desmetilangolesina (ODMA). Somente 30% dos indivíduos são produtores do equol; essa produção não se relaciona com idade e gênero, mas parece ter muita importância nos efeitos biológicos da soja. As isoflavonas aglicônicas chegam ao fígado pela circulação êntero-hepática, onde são conjugadas com o ácido glicurônico e, em menor quantidade, como ácido sulfúrico. Nos seres humanos, 60% a 90% das isoflavonas circulantes estão em forma conjugada, inativa. A biodisponibilidade das isoflavonas depende das características da microbiota intestinal e da concentração de carboidratos nas dietas, pois eles controlam a fermentação intestinal.

A ingestão de isoflavonas é estimada em 15 mg/dia na China, 60 mg/dia em Singapura e superior a 200 mg/dia no Japão. Nos países ocidentais é inferior a 3 mg/dia, mas é maior nos vegetarianos (12 mg/dia) e nos veganos (70 mg/dia). Os orientais ingerem a soja quase exclusivamente em forma de produtos naturais como tofu, *tempeh* e missô, que têm alta concentração de isoflavonas já hidrolisadas. Os dois últimos são fermentados; as bactérias utilizadas para essa fermentação facilitam a hidrólise das formas glicosídicas e o metabolismo das formas aglicônicas, aumentando a produção de equol. A concentração de isoflavonas é pouco reduzida nos isolados, mas está muito diminuída nos concentrados.

Os fitoquímicos, entre eles os fitoestrógenos, que estão naturalmente presentes nas dietas saudáveis, podem proporcionar benefícios e ajudar no controle de anormalidades metabólicas como dislipidemia, resistência insulínica, hipertensão arterial, intolerância à glicose, inflamação sistêmica e estresse oxidativo. Esses efeitos justificam análise mais detalhada sobre o mecanismo de ação e o resultado desses nutrientes na prevenção e até no tratamento de enfermidades crônicas.

O papel da microbiota na metabolização da soja

A microbiota intestinal desempenha um papel crucial na metabolização de isoflavonas da soja, substâncias bioativas amplamente reconhecidas por seus benefícios à saúde. Isoflavonas como a genisteína, a daidzeína e a gliciteína, presentes na soja, são metabolizadas pela microbiota intestinal em formas biologicamente ativas, como o equol, que apresenta maior atividade estrogênica e antioxidante. Estudos demonstram que a capacidade de metabolizar daidzeína em equol varia significativamente entre os indivíduos, influenciada principalmente pela composição da microbiota intestinal. Em populações asiáticas, nas quais a ingestão de soja é alta, cerca de 50% a 60% das pessoas têm a capacidade de produzir equol, enquanto essa capacidade é significativamente menor em populações ocidentais.

A interação entre a soja e a microbiota intestinal não se limita apenas à metabolização das isoflavonas. A ingestão de soja também exerce uma pressão seletiva sobre a composição da microbiota, promovendo o aumento de alguns táxons benéficos, como *Lactobacillus* e *Bifidobacterium*, enquanto suprime outros, como *Prevotella* e *Dialister*. Esses efeitos seletivos podem resultar em benefícios à saúde, como a redução da pressão arterial e a melhora do perfil metabólico. Estudos indicam que a soja pode modular a expressão de citocinas inflamatórias e a atividade de enzimas envolvidas na inflamação, por meio de alterações na microbiota intestinal.

Além disso, a fermentação de produtos de soja, como o tofu e o *tempeh*, pode potencializar esses efeitos benéficos. Produtos fermentados de soja não só aumentam a biodisponibilidade de isoflavonas agliconas, mas também contribuem para a saúde intestinal ao introduzir probióticos e prebióticos que promovem uma microbiota mais diversificada e equilibrada. Essas mudanças na microbiota estão associadas a melhor digestibilidade, maior produção de ácidos graxos de cadeia curta (AGCCs) e regulação da inflamação sistêmica. Assim, a interação entre a soja e a microbiota intestinal é uma área promissora para a promoção da saúde e a prevenção de doenças crônicas.

Efeitos da soja na dislipidemia

Os primeiros estudos epidemiológicos, experimentais e clínicos demonstraram um possível efeito da soja melhorando a dislipidemia e reduzindo o risco de doença cardiovascular. Considerou-se que o principal efeito funcional da soja, em animais e humanos, era a melhora do perfil lipídico, incluindo redução do colesterol total, do LDL-c e dos triglicerídeos, sem aumento significante do HDL-c. Esse efeito decorreria principalmente das proteínas da soja, e o resultado seria proporcional à gravidade da hipercolesterolemia. Os autores sugeriam substituir total ou parcialmente a proteína da dieta por proteína da soja com o objetivo de melhorar a dislipidemia.

Um efeito bem demonstrado da proteína da soja, que explica parcialmente a diminuição do colesterol, é a redução da expressão da *Sterol Regulatory Element Binding Protein* (SREBP), proteína que regula um fator de transcrição de vários genes relacionados com o metabolismo do colesterol e de ácidos graxos no fígado, como: HMG-CoAred (hidroximetilglutaril coenzima A redutase (HMG-CoAred), receptor para LDL e colesterol alfa-hidroxilase, entre outros. Esse efeito modulador no metabolismo lipídico deve ser mais amplo, pois em ratos obesos (ratos Zucker) com esteatose hepática a proteína da soja induz redução da esteatose e profundas alterações na síntese de ácidos graxos de diferentes tipos.

Com relação ao mecanismo molecular de ação da proteína da soja para reduzir a expressão da SREBP, pouco se sabe. Embora algumas pesquisas experimentais demonstrem que o principal efeito resulte de ação da proteína, observações recentes têm mostrado que as isoflavonas podem exercer efeitos sobre alguns receptores nucleares associados ao controle do metabolismo lipídico.

Há evidências de que as isoflavonas ativam receptores nucleares de baixa afinidade, principalmente os receptores ativados por proliferadores de peroxissoma (PPAR-alfa e PPAR-gama), que regulam genes ligados ao metabolismo lipídico e à diferenciação do tecido adiposo.

Estudos mais recentes continuaram a explorar os efeitos da soja e suas isoflavonas no perfil lipídico e outros parâmetros de saúde. Um estudo randomizado e controlado cruzado demonstrou que um produto de soja fermentada não probiótica reduziu significativamente os níveis de colesterol total e LDL em comparação com um grupo controle, sugerindo um potencial terapêutico adicional dos produtos de soja fermentada na redução de lipídios séricos.

Além disso, outra pesquisa indicou que uma dieta de baixo teor de gordura enriquecida com soja pode ser eficaz em crianças com hipercolesterolemia familiar heterozigótica, destacando a segurança e a eficácia do tratamento dietético com soja para redução do colesterol LDL.

A soja na prevenção das doenças cardiovasculares

As doenças cardiovasculares têm etiologia multifatorial, e suas manifestações são determinadas pela interação entre fatores genéticos e ambientais. Existem várias observações epidemiológicas e experimentais mostrando o efeito benéfico das dietas ricas em soja ou seus componentes na prevenção e redução das lesões da hipertensão arterial e aterosclerose, apesar de não existirem evidências conclusivas sobre esses nutrientes na mortalidade por essas doenças.

Quanto aos mecanismos de ação da soja nessas doenças, não há dúvida de que seu efeito sobre as alterações do metabolismo lipídico e do tecido adiposo sejam importantes; outros efeitos têm sido valorizados: anti-inflamatório, antioxidante, antiagregante plaquetário e modulador da função endotelial.

Os efeitos anti-inflamatórios da soja decorrem da ação de suas proteínas, das isoflavonas e dos ácidos graxos ômega-3. A soja, especialmente por intermédio das isoflavonas, modula a atividade do NF-κB, reduzindo seu efeito transativador de vários genes pró-inflamatórios.

A soja e seus derivados têm também efeito redutor do estresse oxidativo e modulam a função endotelial, fatores importantes na gênese das doenças cardiovasculares.

As isoflavonas melhoram a resistência das células endoteliais às agressões (mecanismos antioxidantes) e induzem relaxamento vascular. Esse último efeito, importante tanto na hipertensão arterial como na aterosclerose, é mediado pela ação da genisteína; ela potencializa a atividade do adenosina monofosfato clíclico (AMPc) e, por ativação da proteína quinase A (PKA), aumenta a expressão da sintetase do óxido nítrico. O aumento da atividade do AMPc favorece a manutenção da integridade vascular, impede a proliferação endotelial e do músculo liso da parede arterial, reduz a adesividade de leucócitos e mantém a permeabilidade.

Os novos dados corroboram a hipótese de que a inclusão de produtos de soja, especialmente aqueles fermentados, pode fornecer benefícios adicionais à saúde cardiovascular, além dos efeitos conhecidos das proteínas de soja e isoflavonas. A modulação dos níveis de isoflavonas no plasma e na urina pode servir como indicador de adesão ao consumo de soja e sucesso no tratamento dietético.

A soja na prevenção de neoplasias malignas

Várias observações epidemiológicas associam a presença de soja na dieta à prevalência reduzida de tumores malignos de mama, próstata e cólon. No entanto, os mecanismos moleculares dessa possível proteção ainda são pouco compreendidos.

Estudos experimentais, *in vivo* e *in vitro*, mostraram efeitos da proteína da soja, especialmente das isoflavonas, favorecendo a apoptose e inibindo os mecanismos de proliferação celular, da angiogênese e do desenvolvimento de metástases.

Os efeitos da genisteína na carcinogênese são decorrência de sua ligação com receptores estrogênicos e com outros receptores nucleares, os quais inibem a expressão de oncogenes ou ativam a expressão de genes supressores de câncer. É possível que parte desses efeitos seja decorrente da ação direta nos promotores dos oncogenes e genes supressores de câncer, mas mecanismos epigenéticos parecem mais importantes. Dois desses mecanismos têm sido demonstrados em estudos experimentais com células cancerosas em cultura: ativação de metilação no DNA, induzindo o silenciamento de oncogenes ou de acetilação de histonas favorecendo a transcrição de genes supressores de câncer; e ativação ou inibição de microRNAs que regulam a tradução desses genes.

Os efeitos estrogênicos das isoflavonas e a baixa prevalência de câncer de próstata nos orientais que têm dieta rica em soja estimularam as investigações sobre os efeitos dessa dieta na prevenção e progressão daquele câncer. Várias observações demonstram importantes efeitos epigenéticos da genisteína nas células de câncer de próstata isoladas em cultura, especialmente ativação de metiltransferases e de acetilases de histonas capazes de silenciar oncogenes por metilação de seus promotores ou ativar genes supressores de câncer por favorecer sua transcrição.

Ao lado dos estudos experimentais, alguns estudos epidemiológicos, populacionais ou de intervenção mostraram um modesto efeito redutor do risco de desenvolver câncer de próstata em homens com alto risco para a doença. No entanto, esse efeito não foi acompanhado de variações significadas no antígeno prostático específico (PSA), nos níveis séricos de hormônios sexuais e de proteínas ligadoras de esteroides.

O impacto sobre o câncer de mama também pode estar relacionado com o efeito estrogênico das isoflavonas, agindo em receptores estrogênicos beta. Esse efeito parece ser dose-dependente, já que baixas doses de isoflavonas inibem o crescimento de células de tumores mamários, mas altas doses podem favorecer esse crescimento.

Estudos epidemiológicos para relacionar o impacto de dieta rica em soja e seus derivados na incidência de câncer de mama mostraram resultados diferentes: em mulheres orientais, a proteção foi razoável, mas não se observou proteção nas ocidentais. Essa discrepância pode estar relacionada com o fato de a ingestão média de soja e seus produtos ser muito maior nas orientais.

Existem conclusões contraditórias sobre a o uso da soja, e em especial das isoflavonas, em mulheres. Para alguns, quando a leguminosa é consumida em quantidade equivalente à ingestão dos asiáticos, não tem efeito na recorrência do câncer de mama e, em alguns casos, pode reduzir o risco; não parece interferir no tratamento com tamoxifeno e anastrozol; sugere-se efeito benéfico de altas doses de isoflavonas em mulheres com risco aumentado por polimorfismos genéticos. Para outros, como as isoflavonas têm efeitos semelhantes aos do estrogênio, recomenda-se cautela em pacientes em tratamento para câncer de mama em razão de possíveis efeitos facilitadores de recidiva.

Considerando que componentes da soja têm efeito antiproliferativo, pró-apoptótico e antiangiogênico, observados em diversos tecidos, é possível existir, por meio desses mecanismos, efeito protetor contra câncer em outros órgãos.

Além disso, a ingestão de alimentos à base de soja foi associada a uma redução no risco de câncer gástrico, destacando os possíveis benefícios do consumo regular de soja. Os produtos fermentados de soja também demonstraram benefícios potenciais no combate a doenças neurodegenerativas e na modulação da inflamação intestinal, o que pode contribuir indiretamente para a prevenção do câncer pela melhora da saúde geral e da redução da inflamação crônica.

A soja na prevenção da obesidade e da síndrome metabólica

Os efeitos benéficos da soja na obesidade e na síndrome metabólica têm sido relatados em estudos experimentais e em mulheres. A soja, e em particular as isoflavonas, melhoram aspectos da síndrome metabólica em ratos obesos (ratos Zucker), com melhora da dislipidemia, redução do peso corporal e do fígado, diminuição da lipotoxicidade, melhora da glicemia e da resistência à insulina. Ainda que não se tenha estabelecido especificamente cada gene cuja expressão está aumentada ou diminuída por ação de isoflavonas, a observação experimental tem mostrado que elas têm ação: anti-inflamatória, por inibirem a ciclo-oxigenase-2 (COX-2) e oxido nítrico sintase induzível (iNOS), por exemplo; antioxidante, por ativarem o *nuclear factor erythroid-related factor-2* (NRF2), que induz transcrição de genes antioxidantes; ativadora sobre PPAR-gama, o que aumenta o transporte reverso do colesterol, reduz a resistência à insulina e os níveis séricos de triglicerídeos.

Ainda que a maioria das observações sobre o efeito da soja na obesidade e síndrome metabólica tenha sido em animais do sexo feminino ou em mulheres, levantando a hipótese de ação conjunta com estrogênio, há observações, embora em menor número, mostrando efeitos semelhantes no sexo masculino. Estudos específicos em obesos são, quase sempre, de curta duração. Comparou-se o efeito de diferentes proteínas, durante 12 semanas, em pacientes em tratamento de obesidade, com deficiência calórica de 500 kcal/dia. Houve redução do peso, melhora de alguns parâmetros de risco cardiometabólico, mas o resultado foi semelhante nos enfermos que receberam proteínas da soja ou de outra origem. Apesar dos resultados conflitantes, recomenda-se o uso da soja como boa fonte de proteínas e de isoflavonas em pacientes submetidos a regimes para perda de peso, tratamento de dislipidemia e prevenção das doenças cardiovasculares, pelo conteúdo elevado de gorduras poli-insaturadas, fibras, vitaminas e minerais, e pelo baixo conteúdo de gorduras saturadas.

Existem estudos em que se avalia o efeito da soja ou seus componentes em alguns dos componentes da síndrome metabólica, em especial na prevenção de diabetes. Várias pesquisas em cultura de células e em animais têm demonstrado efeito antidiabético da genisteína, caracterizado por: aumento da produção de insulina; redução da apoptose e estímulo à proliferação de células beta no pâncreas; redução da hiperglicemia pela regulação do metabolismo da glicose no fígado; redução da resistência insulínica, da inflamação e do estresse oxidativo nos músculos e no tecido adiposo; aumento do consumo de glicose nos músculos esqueléticos e no tecido adiposo. Esses efeitos independem das ações estrogênica, antioxidante e inibidora de tirosina quinase, e envolvem a sinalização por meio do AMPc/pKA e há sugestão de efeito na regulação epigenética da expressão de genes.

Além disso, evidências sugerem que o consumo de soja pode modificar o microbioma intestinal de maneira benéfica, o que está associado à redução da pressão arterial e a mudanças positivas no perfil metabólico. A interação entre a soja e o microbioma pode potencializar os efeitos anti-inflamatórios e antioxidantes, promovendo uma saúde metabólica melhorada.

Estudos em mulheres com síndrome metabólica mostraram que a suplementação com isoflavonas de soja pode levar à perda de peso e à melhoria do controle glicêmico, destacando o potencial da soja como uma intervenção dietética útil para o gerenciamento da obesidade e das condições metabólicas. Em homens, embora os estudos sejam mais limitados, há indicações de que os benefícios metabólicos da soja podem ser observados, reforçando a ideia de que os efeitos benéficos da soja não são exclusivos do sexo feminino.

Ação da soja na homeostase do cálcio e na osteoporose

Estudos epidemiológicos têm mostrado menor incidência de osteoporose após a menopausa em mulheres nas populações com dieta rica em soja. Admite-se que esse efeito esteja relacionado com os efeitos estrogênicos das isoflavonas, ao agirem sobre receptores para esse hormônio, especialmente sobre os ER-b. No entanto, avaliações clínicas mostraram resultados pouco convincentes e conflitantes; parece haver melhora da densidade óssea e redução do *turnover* de marcadores de reabsorção óssea; não há estudos sobre interferência no risco de fraturas. Admite-se que o tipo de isoflavona administrado e a capacidade de produzir o metabólito equol podem ser os responsáveis pelas discrepâncias.

Recentemente, metanálises e revisões sistemáticas têm fornecido evidências adicionais sobre os benefícios das isoflavonas da soja na saúde óssea. Uma metaanálise destacou que a suplementação diária de 90 mg de isoflavonas durante seis meses resultou em redução significativa na perda óssea da coluna vertebral, embora os efeitos no quadril fossem menos pronunciados em virtude da menor quantidade de osso trabecular nessa região. Outro estudo revelou que uma dose diária de 120 mg de isoflavonas ajudou a atenuar a perda óssea sistêmica, mesmo que não prevenisse a perda óssea local.

Efeitos da soja nas doenças renais

Considerando que a progressão e a mortalidade da insuficiência renal crônica têm sido relacionadas com resposta inflamatória e dislipidemia, é lícito admitir-se que dietas com proteína derivada da soja, em substituição às proteínas animais, possam beneficiar pacientes renais crônicos. Reforça essa ideia a observação de que a morbidade e a mortalidade decorrentes da insuficiência renal crônica terminal têm sido mais baixas em asiáticos. Metanálise recente avaliou o efeito da proteína da soja em pacientes com insuficiência renal pré-dialítica. Demonstrou-se redução de creatinina, fósforo e triglicerídeos; não houve mudança no colesterol total e cálcio séricos.

Recentemente, estudos indicam que produtos fermentados de soja podem ter efeitos adicionais benéficos para pacientes com insuficiência renal. Um estudo específico com produtos de soja fermentados mostrou que eles podem reduzir marcadores de inflamação e melhorar o perfil lipídico em pacientes com doenças crônicas, incluindo a doença renal crônica. Adicionalmente, a ingestão de produtos de soja fermentados foi associada a uma menor mortalidade por doenças cardiovasculares em populações asiáticas, sugerindo um benefício potencial para pacientes renais que enfrentam riscos cardiovasculares elevados.

Conclusão

Os estudos sobre efeitos dos nutrientes nas próximas décadas convergirão para a nutrigenômica e a nutrigenética. De fato, os efeitos moduladores dos genes, exercidos pelos componentes dos alimentos, nutrientes ou não, e a identificação de perto de 30 mil genes no genoma humano, com aproximadamente 1,5 milhão de polimorfismos simples dos nucleotídeos, evidenciam que o entendimento dos efeitos biológicos da nutrição só poderá ser feito com abordagem integral, utilizando metodologia de biologia molecular adequada. Áreas nascentes na ciência da nutrição, a nutrigenômica e a nutrigenética abrem perspectivas enormes para o entendimento dos efeitos biológicos dos alimentos e sua aplicação na prevenção e no tratamento das doenças (farmaconutrição). A nutrigenética, por outro lado, poderá tornar-se ferramenta indispensável para as prescrições dietéticas com qualquer finalidade, tornando-as individuais, levando em consideração as variações genéticas de cada pessoa e o impacto dessas variações nos efeitos dos nutrientes.

No caso específico da soja, alimento utilizado há séculos em algumas regiões do mundo, aparentemente relacionados com menor incidência de algumas doenças crônicas, a nutrigenômica e a nutrigenética poderão esclarecer seus mecanismos de ação, separando o que é realidade e o que é mito nos relatos sobre seus efeitos. No entanto, alertas são necessários. Quando se usa a soja como alimento, na sua forma natural, a possibilidade de intolerâncias ou complicações é mínima; a experiência milenar dos orientais já demonstrou isso. Quando se usam seus componentes isolados, como a genisteína, deve-se ter cautela, pois um componente isolado deve ser visto como medicamento.

Há necessidade de continuação das pesquisas, procurando o produto ou componente da soja mais indicado, em quantidade certa, no momento certo, para a pessoa certa. Por enquanto, a soja pode integrar-se a outros alimentos, de forma balanceada, com processamento adequado, considerando a grande quantidade de proteínas de alto valor biológico e o baixo conteúdo de gorduras saturadas, além da presença de fibras, minerais e vitaminas.

Minicaso Clínico

MMM, um homem de 54 anos com história de dislipidemia, apresenta-se à clínica para acompanhamento e avaliação de suas condições de saúde. Ele é sedentário, tem um índice de massa corporal (IMC) de 28 kg/m^2 e faz uso de atorvastatina há seis meses para controle dos níveis de colesterol. Apesar do tratamento, seus exames laboratoriais recentes indicam níveis elevados de colesterol e triglicerídeos. Relata consumir uma dieta rica em alimentos processados, carnes vermelhas e laticínios integrais. Recentemente, ele começou a ouvir sobre os benefícios da soja e está interessado em incorporá-la à sua dieta, mas não sabe ao certo como fazê-lo.

Exame físico: levemente obeso, com pressão arterial de 130/85 mmHg. Os sinais vitais estão estáveis.

Exames laboratoriais: colesterol total: 240 mg/dL; colesterol LDL: 180 mg/dL (alto); colesterol HDL: 40 mg/dL (baixo); triglicerídeos: 200 mg/dL

Questão

1. **Qual abordagem nutricional seria mais adequada para ajudar a controlar a dislipidemia**
   - **a.** Orientar aumentar o consumo de carne vermelha e laticínios.
   - **b.** Recomendar a inclusão de produtos à base de soja em sua dieta.
   - **c.** Prescrever uma dieta extremamente baixa em carboidratos e evitar todas as gorduras.

Análise das alternativas

a. Orientar aumentar o consumo de carne vermelha e laticínios.

Essa abordagem é inadequada, pois o aumento na ingestão de carnes vermelhas e laticínios cheios de gordura pode piorar a hiperlipidemia, elevando ainda mais os níveis de colesterol LDL e triglicerídeos.

b. Recomendar a inclusão de produtos à base de soja em sua dieta.

Correta. A soja, rica em isoflavonas e proteínas de alta qualidade, tem demonstrado efeitos benéficos na redução dos níveis de colesterol LDL e triglicerídeos. Estudos sugerem que o consumo regular de alimentos à base de soja, como tofu, leite de soja e *tempeh*, pode ajudar a melhorar o perfil lipídico e oferecer proteção cardiovascular, tornando-se uma escolha apropriada como parte de uma dieta balanceada.

c. Prescrever uma dieta extremamente baixa em carboidratos e evitar todas as gorduras.

Embora a redução de carboidratos e a escolha de gorduras saudáveis possam ser partes de um plano de manejo nutricional, uma abordagem extrema pode não ser sustentável e não necessariamente garantir a melhoria nos níveis lipídicos. É importante ter um equilíbrio adequado de nutrientes, proporcionando uma dieta saudável e sustentável a longo prazo.

Assim, a opção **b**, que recomenda a inclusão de produtos à base de soja na dieta, pode ajudar no controle da dislipidemia. A soja pode atuar como um complemento saudável, ajudando a melhorar o perfil lipídico e contribuindo para a saúde cardiovascular geral. Além disso, uma abordagem holística, que inclua outras mudanças na dieta e no estilo de vida, também deve ser considerada.

Bibliografia

Daily JW, Ko BS, Ryuk J, Liu M, Zhang W, Park S. Equol decreases hot flashes in postmenopausal women: A systematic review and meta-analysis of randomized clinical trials. J Med Food. 2019;22(2):127-39.

Faintuch J, Morais AAC, Silva MA, Vidigal EJ, Costa RA, Lyrio DC, et al. Nutritional profile and inflammatory status of hemodialysis patients. Ren Fail. 2006;28:295-301.

Helk O, Widhalm K. Effects of a low-fat dietary regimen enriched with soy in children affected with heterozygous familial hypercholesterolemia. Clin Nutr ESPEN. 2020;36:150-6.

Jung SM, Haddad EH, Kaur A, Sirirat R, Kim AY, Oda K, et al. A non-probiotic fermented soy product reduces total and ldl cholesterol: a randomized controlled crossover trial. Nutrients. 2021;13(2):535.

Katagiri R, Sawada N, Goto A, Yamaji T, Iwasaki M, Noda M, et al. Association of soy and fermented soy product intake with total and cause specific mortality: prospective cohort study. BMJ. 2020;368.

Lodish H, Berk A, Matsudaira P, Kaiser CA, Krieger M, Scott MP, et al. Molecular cell biology. 5th ed. New York: WH Freeman and Company; 2004.

Mouzaki M, Wang AY, Bandsma R, Comelli EM, Arendt BM, Zhang L, et al. Bile acids and dysbiosis in non-alcoholic fatty liver disease. PLoS ONE. 2016;11(4).

Mutch DM, Wahli W, Williamson G. Nutrigenomics and nutrigenetics: the emerging faces of nutrition. FASEB J. 2005;19:1602-16.

Shah RD, Tang ZZ, Chen G, Huang S, Ferguson JF. Soy food intake associates with changes in the metabolome and reduced blood pressure in a gut microbiota dependent manner. Nutr Metab Cardiovasc Dis. 2020;30(9):1500-11.

Singh BP, Vij S, Hati S. Functional significance of bioactive peptides derived from soybean. Peptides. 2014;54:171-9.

24

Flavonoides e Resveratrol

Rosângela Passos de Jesus ◆ Ana Clara Vital Batista ◆
Caio Victor Coutinho de Oliveira ◆ Nelson Vinicius Melo Andrade ◆ João Felipe Mota ◆
Ana Cristina Martinez ◆ Allain Amador Bueno

Mensagens Principais

- ❑ Flavonoides e resveratrol são compostos bioativos com potentes propriedades antioxidantes e anti-inflamatórias, e ajudam a neutralizar o estresse oxidativo e a inflamação crônica no organismo
- ❑ O consumo regular de alimentos ricos em flavonoides e resveratrol, como frutas, vegetais, chá, e vinho tinto, tem sido associado à melhora da saúde cardiovascular e doenças neurodegenerativas.

Objetivos

- Discutir os mecanismos de ação dos flavonoides e do resveratrol na modulação de processos bioquímicos, propriedades antioxidantes, anti-inflamatórias, e assim apresentar evidências científicas que suportam os efeitos benéficos em doenças neurodegenerativas, síndrome metabólica e esteatose hepática.

Introdução

Os polifenóis são compostos do metabolismo vegetal com efeitos antioxidantes, encontrados em frutas, legumes, grãos e bebidas como chá e café. A ingestão diária recomendada para um adulto é de cerca de 1 g, superando significativamente a de vitamina C e carotenoides. Estudos recentes indicam que os polifenóis oferecem diversos benefícios à saúde, incluindo propriedades antioxidantes, anti-inflamatórias, antibacterianas, antiadipogênicas e neuroprotetoras (Wang *et al.*, 2022).

Os polifenóis são uma classe de fitoquímicos com mais de 8 mil moléculas identificadas, originadas do metabolismo secundário de vegetais. Eles incluem tanto moléculas simples, como ácidos fenólicos, quanto compostos complexos, como taninos (Wang *et al.*, 2022).

Os polifenóis dietéticos são divididos de acordo com a estrutura química, em monômeros fenólicos, flavonoides e polifenóis polimerizados (Wang *et al.*, 2022):

1. **Ácidos fenólicos:** ácido benzoico, ácido ferúlico, ácido cafeico, ácido clorogênico e derivados do ácido cinâmico.
2. **Flavonoides:** flavonoides, flavanonas, isoflavonas, chalconas, flavanóis, flavonóis, flavanonóis, antocianinas.
3. **Amidas polifenólicas:** capsaicinoides e avenantramidas.
4. **Não flavonoides:** estilbenos como resveratrol, curcuminoides (curcumina), ácido elágico e seus derivados.

Os polifenóis geralmente se apresentam na forma conjugada com carboidratos, como monossacarídios, dissacarídeos e oligossacarídios, sendo a glicose o mais comum. Essas moléculas heterogêneas contêm um anel fenil hidroxilado, o que as classifica como heterocíclicas (Wang *et al.*, 2022).

Os flavonoides, a classe mais importantes de polifenóis, incluem mais de 6 mil compostos e estão amplamente presentes em alimentos vegetais. O resveratrol, da classe dos estilbenos, é encontrado em uvas roxas, vinho tinto e alguns vegetais de coloração azul-escura, vermelha e roxa, como mirtilos e romãs (Farhat *et al.*, 2024; Wang *et al.*, 2022). A **Figura 24.1** demonstra de forma esquemática a classificação e as principais fontes alimentares dos polifenóis.

Os polifenóis geralmente são encontrados em alimentos vegetais como hortaliças, cereais, leguminosas, frutas, nozes etc. São encontrados também em bebidas fermentadas elaboradas com frutas como uvas e maçã (vinho, cidra), cevada (cerveja, chope), chás, café, chocolate e cacau (Farhat *et al.*, 2024; Wang *et al.*, 2022). O resveratrol, presente na casca da uva, é especialmente encontrado em vinhos tintos, enquanto frutas como *berries* podem conter 200 mg a 300 mg de polifenóis por 100 g. Flavonoides, como antocianinas, flavonas e flavononas, são encontrados em alimentos como romã, chá verde, e várias frutas e vegetais. As antocianinas, pigmentos solúveis em água, conferem cores vibrantes a frutas e são responsáveis pela cor do vinho tinto e do cacau. (Farhat *et al.*, 2024; Wang *et al.*, 2022).

Embora esteticamente agradável, a cor dos alimentos pode enganar os consumidores sobre o conteúdo de fitoquímicos, especialmente polifenóis, em virtude das limitações da visão humana. Muitos fitoquímicos não são detectados pelo olho e faz com que prefiramos alimentos com cores vibrantes. No entanto, alimentos brancos ou sem coloração intensa também podem conter importantes fitoquímicos benéficos à saúde (Barnes; Prasain; Kim, 2013).

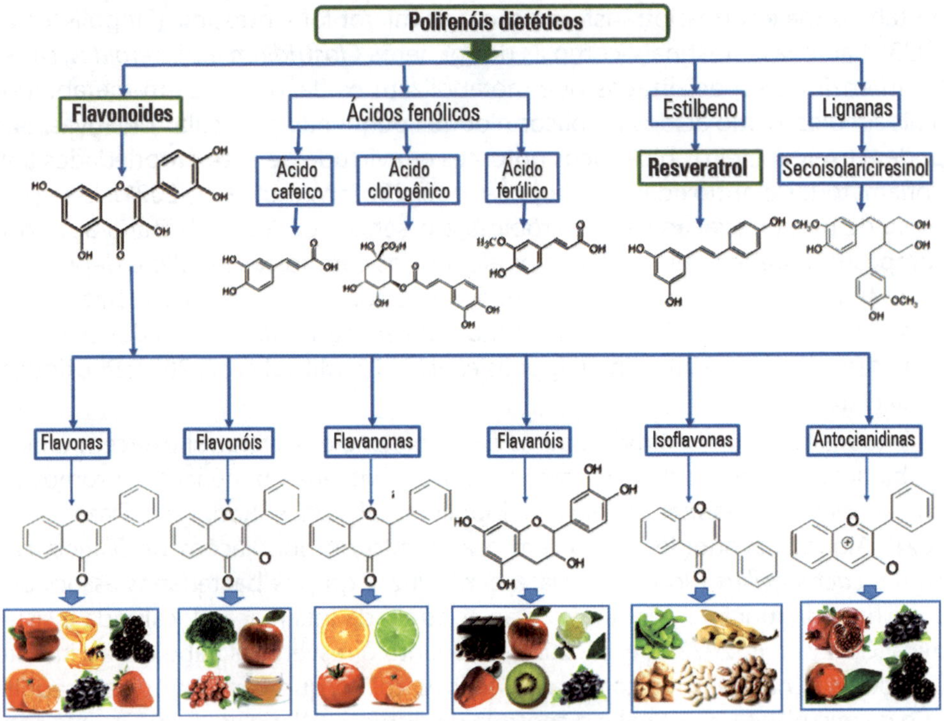

Figura 24.1 Classificação, estrutura química e principais alimentos fontes dos polifenóis. Os polifenóis se classificam em dois grupos conforme sua estrutura molecular: 1) flavonoides, que apresentam um esqueleto difenilpropano em sua estrutura: flavonoides, flavonas, flavonóis, isoflavonas, proantocianidinas e antocianinas. As principais fontes alimentares são frutas e vegetais amarelos, vermelhos, verdes e roxos, além de leguminosas, cacau, chocolate amargo, chá etc.; 2) não flavonoides, que incluem principalmente polifenóis com álcoois monofenóis, como o estilbeno e seu principal componente, o resveratrol. Principais fontes alimentares do resveratrol são uvas e frutas roxas, groselhas, mirtilos, romã, *berries* etc. Fonte: Elaborada pelos autores.

O **Quadro 24.1** demonstra a classificação, os efeitos e as principais fontes alimentares dos flavonoides mais importantes para a saúde humana.

Escaneie o QR-CODE ou clique nele para acessar o Quadro 24.1 – Classificação, efeitos e fontes alimentares dos principais flavonoides.

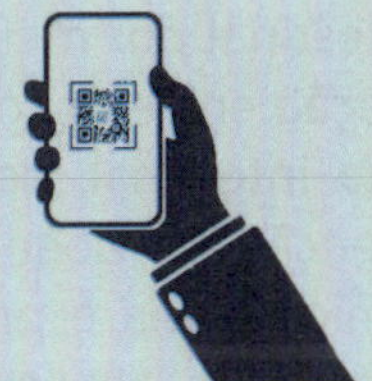

Microbiota Intestinal e Compostos Fenólicos

Os compostos fenólicos, como os flavonoides e o resveratrol, apresentam baixa biodisponibilidade, não sendo totalmente absorvidos no intestino delgado. Dessa forma, uma fração significativa atinge o intestino grosso, onde é metabolizada e sofre biotransformação pela microbiota intestinal (Lippolis *et al.*, 2023). Bactérias intestinais, como as dos gêneros *Clostridium* e *Bacteroides*, sintetizam enzimas especializadas que metabolizam os flavonoides em metabólitos mais simples, como ácidos fenólicos e outras pequenas moléculas bioativas, que podem exercer efeitos biológicos potentes em virtude de suas propriedades anti-inflamatórias e antioxidantes (Lippolis *et al.*, 2023; Mithul *et al.*, 2021). Esse processo de metabolização pela microbiota é essencial para possibilitar a ação dos compostos bioativos, uma vez que os efeitos dos compostos fenólicos dependem dessa transformação bacteriana. Além disso, os compostos fenólicos também são importantes para ampliar a composição e diversidade das comunidades microbianas residentes no intestino (Lippolis *et al.*, 2023; Mithul *et al.*, 2021; Rodríguez-Daza *et al.*, 2021).

Estudos têm demonstrado que os flavonoides e o resveratrol exercem efeitos prebióticos que estimulam o crescimento de bactérias benéficas e promovem um ambiente intestinal saudável (Lippolis *et al.*, 2023; Rodríguez-Daza *et al.*, 2021). Alguns flavonoides favorecem o aumento de populações de *Bifidobacterium* e *Lactobacillus* (Rodríguez-Daza *et al.*, 2021), grupos bacterianos associados à melhora da função imunológica e ao controle da inflamação localizada e sistêmica (Gavzy *et al.*, 2023; Li *et al.*, 2023), enquanto o resveratrol inibe o crescimento de bactérias patogênicas como a *Escherichia coli*, o que contribui para o equilíbrio da microbiota intestinal e o controle da disbiose (Wang *et al.*, 2022), uma condição frequentemente associada a doenças crônicas inflamatórias. A modulação da microbiota por flavonoides e resveratrol também pode impactar o eixo intestino-cérebro e influenciar funções cognitivas e o comportamento de indivíduos que ingerem esses compostos bioativos (Mithul *et al.*, 2021).

Estudos recentes demonstram que flavonoides, como as antocianinas e catequinas, podem melhorar a função cognitiva e reduzir os sintomas de depressão, por meio da produção de ácidos fenólicos bioativos que interagem com as células do sistema nervoso central (Liang *et al.*, 2024; Liu *et al.*, 2023). O resveratrol também tem sido estudado por seus potenciais neuroprotetores, que modulam as vias inflamatórias e oxidativas no cérebro mediados pela ação da microbiota intestinal por meio do eixo intestino-cérebro (Liu *et al.*, 2023). Dessa forma, a interação entre os compostos fenólicos, como flavonoides e resveratrol, e a microbiota intestinal, desempenha um efeito central na manutenção da saúde e prevenção de doenças crônicas não transmissíveis. Ao modularem a composição microbiana e promoverem a produção de metabólitos bioativos, esses compostos ampliam seus efeitos benéficos, não somente no trato gastrointestinal, mas nos sistemas imunológico e nervoso. Assim, a inclusão regular de alimentos ricos em compostos fenólicos na dieta pode ser uma estratégia eficaz para melhorar a saúde intestinal e, consequentemente, prevenir e controlar diversas doenças crônicas. A **Figura 24.2** demonstra os principais polifenóis e os respectivos metabólitos sintetizados a partir da fermentação pela microbiota intestinal.

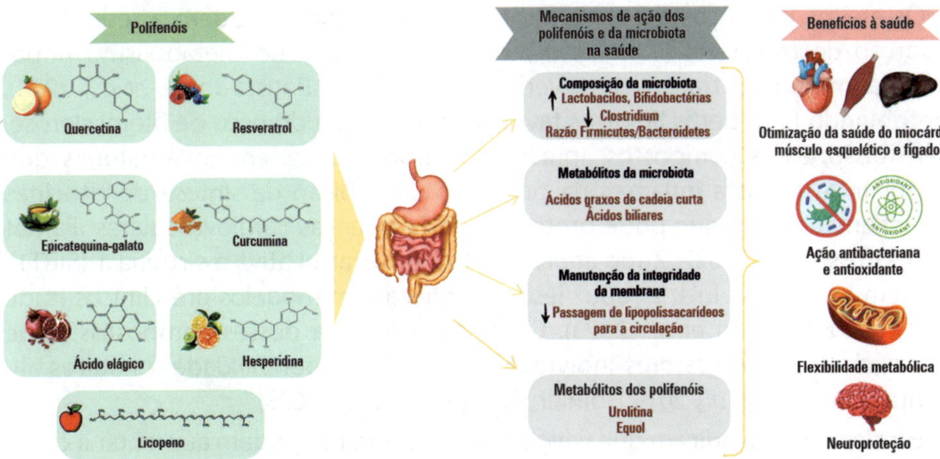

Figura 24.2 Mecanismos de ação dos principais polifenóis e os respectivos metabólitos sintetizados a partir da fermentação pela microbiota intestinal e seus efeitos na saúde humana. Os polifenóis, compostos bioativos presentes em frutas, vegetais, chás e outras fontes vegetais, são metabolizados por diferentes microrganismos no intestino. Esse processo resulta na produção de metabólitos que desempenham funções importantes na saúde humana, como antioxidantes e anti-inflamatórios. A interação entre polifenóis e microbiota favorece a biodisponibilidade desses compostos, potencializando seus benefícios à saúde, como proteção cardiovascular, efeitos hepatoprotetores, ação antioxidante, neuroproteção e a modulação do metabolismo. Fonte: Elaborada pelos autores.

Efeito dos Polifenóis e Resveratrol na Prevenção e no Tratamento de Doenças Crônicas Não Transmissíveis

Síndrome metabólica, hipertensão e doenças cardiovasculares

A síndrome metabólica é uma condição comum que aumenta o risco de doenças cardíacas e diabetes *mellitus* tipo 2 (Batista-Jorge *et al.*, 2024), caracterizada por fatores como obesidade abdominal e pressão arterial elevada (hipertensão). Em alguns estudos, o quadro hipertensivo apresentou melhoras com o uso de flavonoides, como catequinas e resveratrol, além da melhora na função endotelial pela produção de óxido nítrico e modulação da enzima conversora de angiotensina (Akbari *et al.*, 2019; Grosso *et al.*, 2022). O resveratrol, em particular, também auxilia na redução da pressão arterial e no controle do sistema renina-angiotensina, o qual contribui para a saúde cardiovascular e diminui o risco de aterosclerose (Akbari *et al.*, 2019; Grosso *et al.*, 2022). Uma metanálise confirmou uma redução média de 2,6 mmHg na pressão arterial sistólica e 1,4 mmHg na diastólica, especialmente com doses acima de 300 mg/dia (Mongioi *et al.*, 2021); contudo, os resultados variam entre estudos, o que indica a necessidade de mais pesquisas para determinar a dosagem ideal e a duração do uso do resveratrol.

Os efeitos benéficos do resveratrol e dos flavonoides incluem a redução da absorção de colesterol (Yang *et al.*, 2022), modulação do metabolismo hepático e aumento do transporte reverso de colesterol (Batista-Jorge *et al.*, 2024), contribuindo para perfis lipídicos favoráveis e redução do risco de aterosclerose. Além disso, esses compostos apresentam propriedades anti-inflamatórias que modulam a resposta inflamatória por meio da inibição da síntese de citocinas pró-inflamatórias, o que pode proteger contra doenças cardiovasculares (Farhat 2024; Grosso *et al.*, 2022; Zupo *et al.*, 2024). O resveratrol ativa a sirtuína 1 (SIRT1), melhora a função celular e reduz lesões cardíacas em modelos pré-clínicos (Iside *et al.*, 2020; Wicinski *et al.*, 2023). Contudo, a eficácia desses compostos pode variar em virtude de fatores individuais, como biodisponibilidade e hábitos alimentares (Akbari *et al.*, 2019; Solnier; Chang; Pizzorno, 2023).

Ensaios clínicos indicam que flavonoides e resveratrol podem aumentar a capacidade antioxidante e proteger contra danos cardíacos causados pelo estresse oxidativo, um fator-chave em doenças cardiovasculares. Eles promovem a eliminação de espécies reativas de oxigênio e regulam sistemas antioxidantes endógenos, o qual contribui contra danos celulares. Incorporar alimentos ricos em flavonoides na dieta pode melhorar a saúde e reduzir o risco de doenças crônicas (Akbari *et al.*, 2019; Batista-Jorge *et al.*, 2024; Liu *et al.*, 2024; Rodrigo *et al.*, 2022); no entanto, há variabilidade nas dosagens, duração dos estudos e métodos utilizados, o que pode gerar resultados inconsistentes. Pesquisas adicionais são necessárias para avaliar os efeitos a longo prazo e a segurança da suplementação desses compostos na prática clínica.

Doença esteatótica hepática associada à disfunção metabólica

Recentemente o termo doença hepática gordurosa não alcoólica (DHGNA) foi modificado para doença hepática esteatótica associada à disfunção metabólica (MASLD, do inglês *metabolic dysfunction-associated steatotic liver disease*), por um painel de especialistas internacionais. A nova nomenclatura para o diagnóstico da doença esteatótica considera critérios específicos, independentemente do consumo de álcool ou outras doenças hepáticas. Para o diagnóstico, é necessário apresentar um dos cinco fatores de risco cardiometabólico a seguir: sobrepeso (IMC $\geq$ 25 kg/m^2) ou obesidade; resistência insulínica; pré-diabetes ou diabetes *mellitus* tipo 2; circunferência da cintura elevada (homens > 94 cm; mulheres > 80 cm); hipertensão arterial, ou hipertrigliceridemia/hipercolesterolemia (Tang *et al.*, 2023).

O efeito dos polifenóis na saúde depende da composição individual da microbiota intestinal, que modula o catabolismo desses compostos em metabólitos mais ativos e mais absorvíveis (Moszak *et al.*, 2021). Estudos promissores avaliaram polifenóis de vegetais em pacientes com MASLD e esteato-hepatite metabólica. Um ensaio clínico randomizado investigou a eficácia da dieta mediterrânea Verde (verde-MED), que é ainda mais restritiva em carne vermelha e rica em polifenóis de vegetais verdes, como couve e brócolis. Participaram 294 indivíduos com sobrepeso, obesidade abdominal e dislipidemia, todos incentivados a praticar exercícios por 18 meses. Os participantes foram divididos em três grupos: diretrizes alimentares saudáveis, dieta mediterrânea e dieta verde-MED. Os grupos MED consumiram 28 g/dia de nozes, equivalendo a cerca de 440 mg de polifenóis, enquanto o grupo verde-MED consumiu 3 a 4 xícaras de chá verde e um *shake* verde com mais de 1.240 mg/dia de polifenóis. A maioria dos pacientes era do sexo masculino, com média de idade de 51 anos, e 62% apresentavam MASLD (Yaskolka Meir *et al.*, 2021). A gordura intra-hepática foi avaliada por ressonância magnética, mostrando redução na prevalência de MASLD em todos os grupos, com resultados mais significativos nos grupos MED e verde-MED (Yaskolka Meir *et al.*, 2021).

A dieta verde-MED resultou em uma redução significativa do percentual de gordura intra-hepática (–38,9%), superior aos grupos que seguiram a dieta MED (–19,6%) e diretrizes alimentares saudáveis (–12,2%). Após 18 meses, ambos os grupos da dieta mediterrânea apresentaram níveis plasmáticos de polifenóis significativamente maiores, especialmente naringenina e ácido 2-5-di-hidroxibenzoico no grupo verde. Os autores concluíram que a dieta mediterrânea, enriquecida com polifenóis de vegetais, chá e nozes, pode duplicar a redução de gordura intra-hepática e melhorar a microbiota intestinal (Yaskolka Meir *et al.*, 2021). A cúrcuma, contendo curcumina, também mostrou efeito positivo na esteatose hepática e na função hepática em pacientes com MASLD, reduzindo marcadores como aspartato transaminase (AST) e alanina transaminase (ALT) e colesterol de lipoproteína de baixa densidade (LDL) (Moszak *et al.*, 2021). Outros polifenóis, como resveratrol, catequinas e quercetina, têm potencial na prevenção e inibição da progressão da MASLD, especialmente em frutas e verduras coloridas. O resveratrol, em particular, tem propriedades hipolipemiantes e anti-inflamatórias, além de beneficiar a integridade da barreira intestinal e a microbiota. Ele aumenta a razão entre *Bacteroidetes* e *Firmicutes* que inibe *Enterococcus faecalis* e promove *Lactobacillus* e *Bifidobacterium* (Moszak *et al.*, 2021).

Estudos clínicos recentes demonstram a eficácia de intervenções com polifenóis no tratamento de doenças metabólicas.

A **Tabela 24.1** apresenta de forma esquemática alguns estudos clínicos recentes que utilizaram intervenção com polifenóis no tratamento de doenças metabólicas.

Escaneie o QR-CODE ou clique nele para acessar a Tabela 24.1 – Estudos clínicos com utilização de polifenóis no tratamento de doenças metabólicas.

Entretanto, ainda são necessários mais estudos clínicos para investigar os mecanismos de ação e os efeitos dos polifenóis como terapias, especialmente como nutracêuticos, no tratamento de alterações metabólicas associadas à MASLD.

Prevenção e tratamento das doenças neurodegenerativas

A expectativa de vida crescente está projetada para aumentar em 50% o número de idosos entre 60 e 80 anos até 2030, que resultará em um terço da população com mais de 65 anos, e esse aumento está correlacionado com a crescente prevalência de doenças neurodegenerativas (DNs), como demências, representando um grave problema de saúde pública (GOYAL *et al.*, 2024). As DNs incluem distúrbios neurológicos que causam degeneração progressiva do sistema nervoso, levando a comprometimentos na memória, movimento e cognição (Rahman *et al.*, 2020). A fisiopatologia dessas doenças é complexa, envolve inflamação crônica, estresse oxidativo, acúmulo de peptídeos anormais e disfunção mitocondrial (Arias-Sánchez *et al.*, 2023). Além disso, a neurodegeneração pode ser aguda, resultante de lesões traumáticas, ou crônica, como nas doenças de Alzheimer, Parkinson, Huntington e esclerose lateral amiotrófica (ELA), em que a destruição neuronal é gradual e irreversível (Jin *et al.*, 2023; Goyal *et al.*, 2024).

As doenças de Alzheimer e de Parkinson são distúrbios neurológicos interconectados, cada um com mecanismos fisiopatológicos e manifestações clínicas distintas (Wu et al, 2022; JIN *et al.*, 2023). A doença de Alzheimer afeta principalmente a memória e a função cognitiva, associada ao acúmulo de placas de beta-amiloide e emaranhados neurofibrilares, que leva à morte neuronal, especialmente nos lobos temporal e frontal. Em contraste, a doença de Parkinson resulta na degeneração dos neurônios dopaminérgicos na substância negra que causa disfunções motoras como tremores e rigidez. A depressão, embora não seja uma doença neurodegenerativa, está ligada a essas condições por meio de vias neurobiológicas compartilhadas e desregulação de neurotransmissores. Recentemente, há um crescimento pelo interesse em extratos vegetais e compostos bioativos como terapias para DNs, o qual demosntra potencial para reduzir o estresse oxidativo pela modulação das espécies reativas de oxigênio (EROs), que reduz a inflamação e os distúrbios associados, além de favorecer a sinalização neuronal e a neurogênese (Goyal *et al.*, 2024).

Estudos indicam que polifenóis, como resveratrol, curcumina, naringenina, quercetina, epigalocatequina-3-galato (EGCG), huperzina-A e ácido ferúlico, têm potencial terapêutico no manejo de doenças neurodegenerativas, como Alzheimer, Parkinson e ELA. Cada composto apresenta mecanismos específicos. Por exemplo, o resveratrol modula enzimas envolvidas na fosforilação anormal de proteínas tau, enquanto a curcumina exerce ação anti-inflamatória e antioxidante, além de atravessar a barreira hematoencefálica (Goyal *et al.*, 2024; Arias-Sánchez *et al.*, 2023). A naringenina e a quercetina inibem as enzimas monoamina oxidase A e B (MAO-A e MAO-B), que favorecem o tratamento de Parkinson e depressão. A EGCG contém propriedades antioxidantes que melhoram a sobrevivência neuronal (Arias-Sánchez *et al.*, 2023). A huperzina-A, ao inibir a acetilcolinesterase, aumenta os níveis de acetilcolina, que favorece a cognição em Alzheimer, enquanto o ácido ferúlico reduz o estresse oxidativo e modula fatores neurotróficos essenciais para neurogênese. Esses compostos também influenciam a saúde cerebral ao afetar a microbiota intestinal, tornando-os promissores para intervenções terapêuticas em DNs (Wang *et al.*, 2023).

A **Figura 24.3** demonstra de forma esquemática os mecanismos fisiopatológicos relacionados com a neurodegeneração e os potenciais efeitos dos polifenóis na prevenção destes distúrbios.

A **Tabela 24.2** apresenta de forma esquemática alguns estudos clínicos recentes que utilizaram intervenção com polifenóis no tratamento de doenças neurodegenerativas.

Escaneie o QR-CODE ou clique nele para acessar a Tabela 24.2 – Estudos clínicos com utilização de polifenóis no tratamento de doenças neurodegenerativas.

Apesar das evidências demonstradas sobre o potencial terapêutico dos polifenóis em doenças neurodegenerativas, faltam dados consolidados em razão das limitações metodológicas. A maioria dos estudos é pré-clínica, com escassez de ensaios clínicos bem estruturados e problemas de biodisponibilidade e solubilidade dos compostos, como resveratrol e curcumina. Além disso, a variabilidade

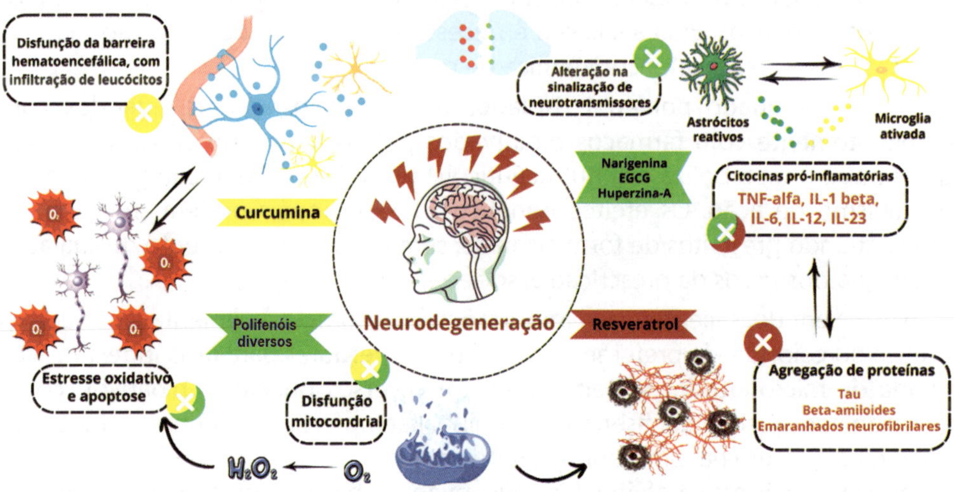

Figura 24.3 Efeitos neuroprotetores de polifenóis nas doenças neurodegenerativas. A curcumina atravessa a barreira hematoencefálica regulando neurotransmissores. A narigenina inibe enzimas associadas ao metabolismo de neurotransmissores. A EGCG regula vias de sinalização intracelular, melhorando a sobrevivência neuronal. A huperzina-A aumenta os níveis de acetilcolina no cérebro, contribuindo para a melhora cognitiva. O resveratrol modula enzimas envolvidas na fosforilação anormal de proteínas tau, característica da doença de Alzheimer. Outros polifenóis oferecem proteção ao reduzir o estresse oxidativo e a inflamação, além de influenciarem indiretamente a saúde cerebral ao modular a microbiota intestinal. EGCG, epigalocatequina-3-galato; H_2O_2, peróxido de hidrogênio; O_2, oxigênio. Fonte: Elaborada pelos autores.

nos métodos experimentais e a dificuldade dos compostos atravessarem a barreira hematoencefálica, dificultam a aplicação clínica, além de a segurança do uso prolongado em humanos ainda não haver sido adequadamente avaliada.

Considerações Finais

Atualmente, a conduta nutricional para prevenção ou terapêutica complementar de doenças crônicas não transmissíveis deve se basear na prescrição de alimentação saudável à base de alimentos vegetais que contêm polifenóis como flavonoides e resveratrol. Diante das evidências científicas apresentadas e discutidas neste capítulo, ficam cada vez mais evidentes os mecanismos de ação e efeitos benéficos dos inúmeros fitoquímicos para a manutenção da saúde e prevenção de doenças. Provavelmente, os polifenóis atuam de forma associada e conjuntamente com os nutrientes que também desempenham funções antioxidantes, como determinadas vitaminas e oligoelementos presentes na alimentação saudável com alimentos como frutas, verduras, hortaliças, cereais integrais, grãos, amêndoas e sementes oleaginosas, como o gergelim e a linhaça.

Vale ressaltar que os suplementos que contêm flavonoides ou resveratrol, de forma isolada ou nutracêuticos, devem ser prescritos por profissionais capacitados e, sempre que possível, baseados em comprovação científica com desenho e metodologia confiáveis, que tenham apresentado efeitos benéficos sem riscos ou efeitos adversos importantes. Dessa forma, recomenda-se sempre que os profissionais de saúde avaliem criteriosamente o custo-benefício do uso de polifenóis em cápsulas, principalmente nos pacientes sob tratamento com múltiplos fármacos alopáticos. Essa avaliação é necessária pelo risco de interação medicamentosa e alteração farmacodinâmica de medicamentos.

Não é adequado polifenóis isolados (nutracêuticos) serem ingeridos concomitantemente com fármacos bioativados pela isoforma do citocromo P-450 que também metaboliza o(s) nutracêutico(s) prescrito(s), o que compromete seu mecanismo de ação. Os efeitos benéficos dos polifenóis podem sem aumentados quando prescritos de forma isolada, sem o comprometimento de sua ação e redução dos riscos da prescrição associada.

Nesse sentido, salientamos a importância do estímulo à alimentação saudável branca ou colorida, de preferência com frutas e verduras para uma ingestão adequada de micronutrientes, bem como dos diversos princípios bioativos, como antocianinas, quercetina, fisetina, luteonina, kaempferol, miricetina, naringenina, apigenina, curcumina e resveratrol. Sabe-se que o consumo destes e outros polifenóis está associado a efeitos hipoglicemiantes, hipotensores, hipolipemiantes, anti-inflamatórios, antioxidantes, bem como ação moduladora de diversas vias de transdução de sinal e de transcrição gênica, os quais potencializam a prevenção de doenças associadas ao estilo de vida moderna, como obesidade, diabetes, esteatose hepática, cardiopatias e doença de Alzheimer.

Minicaso Clínico

MMM, uma mulher de 68 anos, apresenta-se à clínica com queixas de perda de memória progressiva, dificuldade em realizar atividades diárias e episódios de confusão mental. Sua família nota que ela tem dificuldade em reconhecer objetos familiares e frequentemente repete perguntas. O diagnóstico inicial, realizado por um neurologista, sugere um quadro de doença de Alzheimer leve.

Ela tem história de hipertensão e diabetes tipo 2, controlados com medicação. Relato de estilo de vida sedentário e dieta pobre em frutas e vegetais, mas menciona que, ocasionalmente, consome vinho tinto em eventos familiares.

Exame físico: alerta, leve desorientação em tempo e espaço. Sua pressão arterial está controlada em 130/85 mmHg. Não há sinais de neuropatia periférica ou outras complicações evidentes associadas ao diabetes.

Exames laboratoriais: glicose e lipídios normais.

Exames de imagem do cérebro revelam sinais iniciais de atrofia cerebral, compatíveis com Alzheimer.

Questão

Com base na história clínica, qual intervenção seria mais apropriada para ajudar no manejo dos sintomas neurodegenerativos, considerando o potencial dos flavonoides e do resveratrol?

- **a.** Prescrever um suplemento de resveratrol e aumentar o consumo de café.
- **b.** Recomendar uma dieta rica em frutas, vegetais e a inclusão moderada de vinho tinto.
- **c.** Introduzir medicamentos antipsicóticos para controlar a confusão mental.

Análise das alternativas

a. Prescrever um suplemento de resveratrol e aumentar o consumo de café.

Embora o resveratrol tenha benefícios potenciais, a administração de suplementos deve ser feita com cautela, e a literatura sobre sua eficácia na doença de Alzheimer ainda é inconclusiva. Além disso, aumentar o consumo de café não está diretamente relacionado com manejo dos sintomas de Alzheimer, e pode não abordar as lacunas dietéticas.

b. Recomendar uma dieta rica em frutas, vegetais e a inclusão moderada de vinho tinto.

Correta. Uma dieta rica em frutas e vegetais fornece ampla gama de flavonoides e outros antioxidantes que têm sido associados à proteção contra o declínio cognitivo. Incluir vinho tinto, que contém resveratrol, em níveis moderados pode contribuir para a saúde cerebral. Essa abordagem se alinha com a evidência de que uma dieta saudável pode ajudar a retardar a progressão de doenças neurodegenerativas e melhorar a qualidade de vida.

c. Introduzir medicamentos antipsicóticos para controlar a confusão mental.

A introdução de medicamentos antipsicóticos deve ser considerada apenas em casos de sintomas graves ou comportamento agressivo. Não é a primeira linha de tratamento para a confusão mental associada à doença de Alzheimer e pode acarretar efeitos colaterais indesejados. Além disso, essa abordagem não aborda a raiz do problema ou oferece benefícios nutricionais.

Assim, a opção **b**, recomendando uma dieta rica em frutas, vegetais e a inclusão moderada de vinho tinto para aumentar a oferta de flavonoides e resveratrol na dieta. Essa intervenção pode ajudar a manejar os sintomas neurodegenerativos e contribuir para a saúde cognitiva ao longo do tempo, proporcionando uma abordagem nutritiva e sustentável para o manejo da doença de Alzheimer.

Bibliografia

Akbari M, Tamtaji OR, Lankarani KB, Tabrizi R, Dadgostar E, Kolahdooz F, Jamilian M, et al. The effects of resveratrol supplementation on endothelial function and blood pressures among patients with metabolic syndrome and related disorders: a systematic review and meta-analysis of randomized controlled trials. High Blood Press Cardiovasc Prev. 2019;26(4):305-319.

Arias-Sánchez RA, Torner L, Fenton Navarro B. Polyphenols and neurodegenerative diseases: potential effects and mechanisms of neuroprotection. Molecules. 2023;28(14):5415.

Barnes S, Prasain J, Kim H. In nutrition, can we "see" what is good for us? Adv Nutr. 2013; 4(3):327S-34S.

Batista-Jorge GC, Barcala-Jorge AS, Lelis DF, Santos DE, Jorge AH, Monteiro-Junior RS, et al. Resveratrol Effects on metabolic syndrome features: a systematic review and meta-analysis. Endocrines 2024; 5(2):225-43.

Farhat G. Polyphenols in obesity and weight management: are they worth further research? An umbrella review. Nutr Bull. 2024;49(2):126-31.

Goyal R, Mittal P, Gautam RK, Kamal MA, Perveen A, Garg V, et al. Natural products in the management of neurodegenerative diseases. Nutr Metab (Lond). 2024;21(1):26.

Grosso G, Godos J, Currenti W, Micek A, Falzone L, Libra M, et al. The effect of dietary polyphenols on vascular health and hypertension: current evidence and mechanisms of action. Nutrients. 2022;14(3):545.

Iside C, Scafuro M, Nebbioso A, Altucci L. SIRT1 Activation by natural phytochemicals: an overview. Front Pharmacol. 2020;11:1225.

Jin S, Guan X, Min D. Evidence of clinical efficacy and pharmacological mechanisms of resveratrol in the treatment of Alzheimer's disease. Curr Alzheimer Res. 2023;20(8):588-602.

Liu Y, Luo J, Peng L, Zhang Q, Rong X, Luo Y, et al. Flavonoids: potential therapeutic agents for cardiovascular disease. Heliyon. 2024;10(12):e32563.

Mongioì LM, La Vignera S, Cannarella R, Cimino L, Compagnone M, Condorelli RA, et al. The role of resveratrol administration in human obesity. Int J Mol Sci. 2021;22(9):4362.

Moszak M, Szulińska M, Walczak-Gałęzewska M, Bogdański P. Nutritional approach targeting gut microbiota in NAFLD-to date. Int J Environ Res Public Health. 2021;18(4):1616.

Rahman MH, Akter R, Bhattacharya T, Abdel-Daim MM, Alkahtani S, Arafah MW, et al. Resveratrol and neuroprotection: impact and its therapeutic potential in Alzheimer's disease. Front Pharmacol. 2020;11:619024.

Rodrigo R, Retamal C, Schupper D, Vergara-Hernández D, Saha S, Profumo E, et al. Antioxidant cardioprotection against reperfusion injury: potential therapeutic roles of resveratrol and quercetin. Molecules. 2022;27(8):2564.

Solnier J, Chang C, Pizzorno J. Consideration for flavonoid-containing dietary supplements to tackle deficiency and optimize health. Int J Mol Sci. 2023;24(10):8663.

Tang SY, Tan JS, Pang XZ, Lee GH. Metabolic dysfunction associated fatty liver disease: the new nomenclature and its impact. World J Gastroenterol. 2023;29(3):549-60.

Wang X, Qi Y, Zheng H. Dietary polyphenol, gut microbiota, and health benefits. Antioxidants (Basel). 2022;11(6):1212.

Weaver SR, Rendeiro C, McGettrick HM, Philp A, Lucas SJE. Fine wine or sour grapes? A systematic review and meta-analysis of the impact of red wine polyphenols on vascular health. Eur J Nutr. 2021;60(1):1-28.

Wiciński M, Erdmann J, Nowacka A, Kuźmiński O, Michalak K, Janowski K, et al. Natural phytochemicals as sirt activators-focus on potential biochemical mechanisms. Nutrients. 2023;15(16):3578.

Wu SX, Li J, Zhou DD, Xiong RG, Huang SY, Saimaiti A, et al. Possible effects and mechanisms of dietary natural products and nutrients on depression and anxiety: a narrative review. Antioxidants (Basel). 2022;11(11):2132.

Yang K, Chen J, Zhang T, Yuan X, Ge A, Wang S, et al. Efficacy and safety of dietary polyphenol supplementation in the treatment of non-alcoholic fatty liver disease: a systematic review and meta-analysis. Front Immunol. 2022;13:949746.

Yaskolka Meir A, Rinott E, Tsaban G, Zelicha H, Kaplan A, Rosen P, et al. Effect of green-Mediterranean diet on intrahepatic fat: the DIRECT PLUS randomised controlled trial. Gut. 2021;70(11):2085-95.

Zupo R, Castellana F, Lisco G, Corbo F, Crupi P, Sardone R, et al. Dietary intake of polyphenols and all-cause mortality: a systematic review with meta-analysis. Metabolites. 2024;14(8):404.

25

Isotiocianatos

Thais Regina Mezzomo ◆ Letícia Mazepa

Mensagens Principais

- Glicosinolatos (GL) são compostos químicos que contêm enxofre e dão origem aos isotiocianatos (ITC), metabólitos presentes nos vegetais crucíferos.
- Quanto maior o tempo e a temperatura de cocção, menor a biodisponibilidade dos GL, sendo o cozimento a vapor ou em micro-ondas os mais indicados para conservar ITC.
- Mirosinase é a enzima responsável pela degradação dos GL e está presente nas plantas e na microbiota intestinal.
- Os ITC apresentam potencial antioxidante, anti-inflamatório, antitumoral, antimicromicrobiano, cardioprotetor, antidiabético, antiadipogênico, neuroprotetor e podem atuar como moduladores epigenéticos.
- ITC consumidos em quantidades habituais, não interferem no metabolismo dos hormônios tireoidianos e podem reduzir a progressão de câncer

Objetivos

- Identificar as fontes alimentares dos ITC, como brócolis, repolho e couve, e discutir suas propriedades antioxidantes, anti-inflamatórias e anticancerígenas, sob evidências científicas.

Introdução

Os GL são compostos fisiologicamente inativos encontrados principalmente em vegetais da família Brassicaceae, mas também em espécies das famílias Capparaceae, Moringaceae, Resedaceae e Tropaeolaceae. Eles são precursores de compostos biologicamente ativos, como os ITC, tiocianatos, nitrilas, epitionitrilas, oxazolidinetionas, indol-3-carbinol e diindolilmetano.[1]

Os ITC têm atraído interesse científico em virtude de suas diversas atividades biológicas, incluindo propriedades antioxidantes, anti-inflamatórias e antitumorais. Vegetais como brócolis, couve-flor, couve-de-bruxelas, couve-manteiga, couve-rábano, couve-chinesa, couve-tronchuda, mostarda, rabanete, repolho, nabo, colza, rúcula, wasabi e rabanete, fontes de ITC, têm importância não só nutricional, mas também socioeconômica. Este capítulo visa explorar os ITC em termos de estrutura química, biodisponibilidade, digestão, metabolismo e potencial biológico para aplicações nutricionais.

Caracterização Química

Os ITC são compostos caracterizados por uma cadeia lateral variável e ésteres de beta-tioglicosídeos ligados a N-hidróxi-sulfatos. Contêm um carbono altamente eletrofílico, que forma duplas ligações com enxofre e nitrogênio, com um radical ligado ao nitrogênio que determina suas propriedades químicas e biológicas. Por causa de sua natureza eletrofílica, os ITC são pouco estáveis em meios biológicos, especialmente em condições de alta temperatura ou pH elevado.

Digestão e Absorção

A degradação dos GL ocorre pela enzima mirosinase (β-tioglucosidase) (**Figura 25.1A**), encontrada em plantas e também sintetizada pela microbiota intestinal. Nas plantas, a mirosinase está armazenada em células ou compartimentos intracelulares diferentes dos GL, sendo ativada quando o vegetal é exposto a infecções, fungos e danos mecânicos, como cortes e mastigação. Portanto, o processo de formação de ITC é um mecanismo de defesa da planta.

Ao ingerir vegetais crucíferos cozidos, uma pequena parte dos GL poderá ser absorvida no estômago, enquanto o restante alcançará o intestino. Os GL que chegarem ao cólon serão extensamente hidrolisados pela microbiota intestinal e absorvidos ou excretados como ITC.

Quanto à absorção, os ITC atravessam os enterócitos pela membrana apical, por difusão passiva ou por transporte ativo.

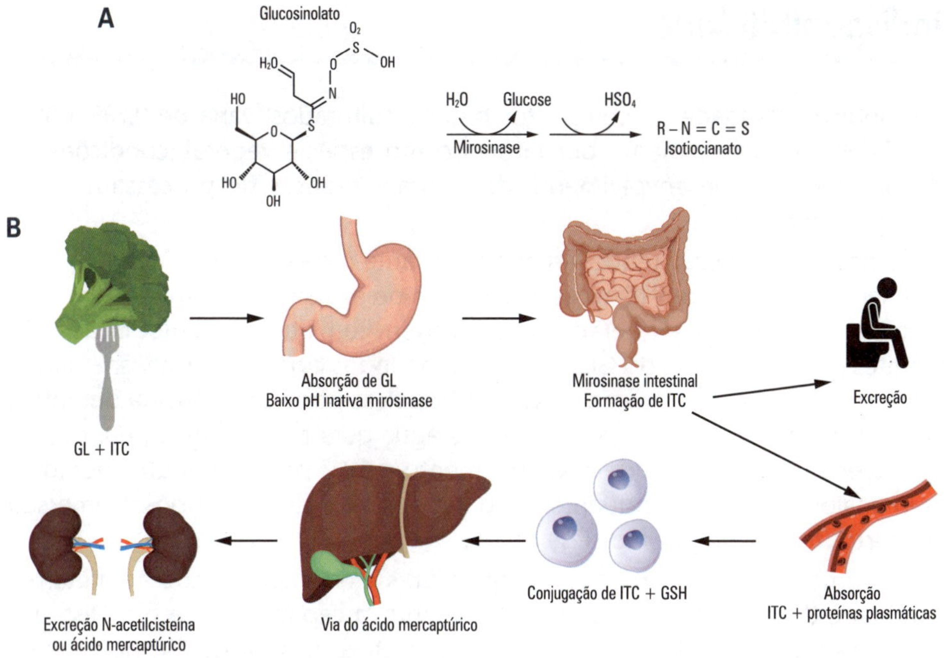

Figura 25.1 Ação enzimática na degradação do glucosinolato e processo de digestão e metabolismo do isotiocianato. (**A**) Ação da mirosinase na degradação do glucosinolato a isotiocianato; HSO_4: hidrogênio sulfato. (**B**) Após a ingestão alimentar de glucosinolato (GL) e isotiocianato (ITC), uma parte do GL é absorvido no estômago, onde o baixo pH inativa a mirosinase, impedindo a formação de ITC. Os GL que chegam ao intestino são hidrolisados pela mirosinase sintetizada pela microbiota intestinal e/ou excretados pelas fezes. Os ITC absorvidos se ligam a proteínas plasmáticas e entram no meio celular, onde são conjugados com a glutationa (GSH). Esse conjugado é transportado para o meio extracelular e o metabólito transportado para o fígado, entrando na via no ácido mercaptúrico para excreção via urina como N-acetil-cisteína ou ácido mercaptúrico.

Metabolismo do Isoticianato

Os ITC alcançam a corrente sanguínea e se ligam a proteínas plasmáticas, associação que facilita a travessia da membrana plasmática, permitindo a entrada no meio celular. Uma vez dentro das células, eles são conjugados com a glutationa (GSH), reação catalisada pela enzima glutationa S-transferase (GST). Esse conjugado é transportado para o meio extracelular, onde a γ-glutamil transferase e a dipeptidase desfazem seus componentes γ-glutamil e glicil. O metabólito resultante é transportado para o fígado e entra na via do ácido mercaptúrico, na qual as N-acetil transferases acetilam o metabólito, levando à formação do derivado N-α-acetil ou ácido mercaptúrico. Finalmente, os derivados formados são transportados para os rins e expelidos na urina como N-acetilcisteína ou ácido mercaptúrico (**Figura 25.1B**). Ácidos mercaptúricos são utilizados como biomarcadores de ingestão e/ou síntese dos ITC no organismo.

Biodisponibilidade

A biodisponibilidade de compostos organossulfurados, varia de 0,7% a 80% e é influenciada amplamente por fatores como espécie vegetal, condições de cultivo, estágio de desenvolvimento da planta e práticas de processamento e armazenamento.

A concentração de GL tende a diminuir durante o crescimento da planta, mas pode ser preservada com técnicas adequadas de armazenamento e cozimento. O armazenamento sob refrigeração e embalagem com atmosfera modificada são eficientes na conservação do GL, bem como períodos curtos de armazenamento. No pré-preparo, a concentração de GL nas brássicas pode ser reduzida durante a higienização após o corte, seja pelo uso de água quente ou longos períodos de imersão em água. Técnicas de branqueamento a 61°C por 4,8 minutos demonstraram maior teor de ITC, enquanto temperaturas mais altas e tempos de imersão mais curtos favoreceram a hidrólise de GL.

No momento do preparo, altas temperaturas e o tempo de cocção afetam a quantidade de mirosinase e, consequentemente, a capacidade de hidrólise dos GL para formação dos ITC. Há redução significativa do teor de ITC no brócolis conforme o método de cozimento, diminuindo 20% após cozimento no vapor, 36% após fritura e 88% após fervura. O efeito do micro-ondas no conteúdo de sulfuranos (SFN) é melhor que o cozimento em água, e é dependente da temperatura empregada, com nível máximo de SFN alcançado a 60°C na maior potência do equipamento (950 W).

Ainda, o ambiente de pH neutro e na ausência de ESP e íons de Fe^{2+} favorecem a hidrólise de ITC, enquanto a presença de ambos promove a hidrólise de GL em tiocianato ou nitrila.

Propriedades biológicas

As propriedades terapêuticas dos ITC descritas pela literatura são fundamentadas especialmente pela capacidade de atenuar o estresse oxidativo, intervir no processo inflamatório, na proliferação celular, bem como na angiogênese. Os tópicos a seguir descrevem os mecanismos de ação propostos e o potencial dos ITC em diversos contextos patológicos, ilustrados na **Figura 25.2**.

Ação antioxidante

Os ITC regulam o estresse oxidativo ativando o fator 2 relacionado com o fator nuclear eritroide (Nrf2) e inibindo a sinalização do fator nuclear kappa B (NF-κB. Sob estresse oxidativo, Nrf2 se desloca para o núcleo, promovendo a transcrição de genes que codificam enzimas antioxidantes e protetoras. A ativação de Nrf2 aumenta a expressão da heme oxigenase 1 (HO-1), que degrada o heme em compostos que reduzem a inflamação ao inibir citocinas pró-inflamatórias e estimular

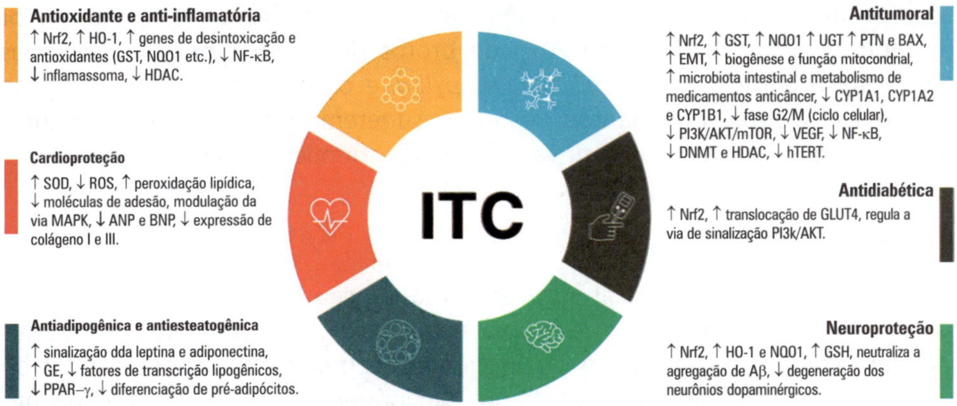

Figura 25.2 Mecanismos bioquímicos e moleculares associados às atividades biológicas dos isotiocianatos. ITC: isoticianatos; Nrf2: fator 2 relacionado com o fator nuclear eritroide 2; HO-1: heme oxigenase 1; GST: glutationa S-transferase; NQO1: NAD(P)H desidrogenase [quinona] 1; NF-κB: fator nuclear kappa B; HDAC: histona desacetilase; SOD: superóxido dismutase; ROS: espécies reativas de oxigênio; MAPK: proteína quinase ativada por mitógeno; ANP: peptídeo natriurético atrial; BNP: peptídeo natriurético cerebral; GE: gasto energético; PPAR-γ: receptor ativado por proliferadores de peroxissoma gama; UGT: uridina 5'-difosfo-glucuronosiltransferase; PTEN: fosfatase homóloga à tensina; BAX: proteína pró-apoptótica; EMT: transição epitélio-mesenquimal; CYP1A1, CYP1A2, CYP1B1: enzimas do citocromo P450; fase G2/M: segundo intervalo/fase mitótica; PI3K/AKT/mTOR: via de proliferação celular; VEGF: fator de crescimento endotelial vascular; DNMT: DNA metiltransferases; hTERT: transcriptase reversa da telomerase humana; GLUT4: transportador de glicose tipo 4; Aβ: β-amiloide.

interleucinas anti-inflamatórias, como a IL-10. A HO-1 também inibe a via NF-κB, diminuindo a expressão de moléculas inflamatórias. Além disso, Nrf2 regula a transcrição de diversos genes antioxidantes e de desintoxicação, desempenhando um papel central na interação entre inflamação e estresse oxidativo.

Ação anti-inflamatória

A ação anti-inflamatória dos ITC, como o sulforafano, ocorre por meio de vários mecanismos. O SFN inibe a ativação do NF-κB, um fator de transcrição que regula genes de resposta imune e está associado a doenças crônicas quando ativado continuamente. O SFN impede a translocação do NF-κB para o núcleo celular, mantendo-o inativo no citoplasma, o que reduz a inflamação. Além disso, o SFN inibe o inflamassoma, um complexo proteico que promove a produção de citocinas pró-inflamatórias. Outro mecanismo envolve a inibição da histona desacetilase (HDAC), um modulador epigenético que, ao ser inibido pelo SFN, permite a transcrição do DNA e está associado à redução da progressão de cânceres. A ativação da via de sinalização NRF2/KEAP1 também está ligada à ação anti-inflamatória dos ITC.

Ação antimicrobiana

O potencial antimicrobiano das plantas está sendo explorado tanto como alternativa aos antibióticos tradicionais quanto para a conservação de alimentos.

Estudos mostram que os ITC contêm ação antimicrobiana significativa. Por exemplo, a ingestão diária de 70 g de brotos de brócolis por oito semanas demonstrou eficácia contra *Helicobacter pylori*, e o consumo de ITC do agrião apresentou efeitos semelhantes. Pesquisas sugerem que diferentes estruturas químicas dos ITC podem conferir variadas ações antimicrobianas.

Ação antitumoral

Evidências epidemiológicas sugerem uma relação inversa entre o consumo de vegetais ricos em ITC e o risco de câncer. Os ITC podem modular diversas vias moleculares envolvidas na carcinogênese, como a inibição de enzimas de fase I, responsáveis pela ativação de pró-carcinógenos, e a indução de enzimas de fase II, que facilitam a eliminação desses compostos nocivos. Além disso, os ITC inibem a proliferação de células cancerígenas, promovem a parada do ciclo celular, induzem apoptose e exibem propriedades antiangiogênicas, limitando o suprimento de nutrientes aos tumores. O SFN, um tipo de ITC, regula negativamente a via PI3K/AKT/mTOR e aumenta a expressão do gene supressor de tumor PTEN, além de modular a resposta inflamatória no microambiente tumoral. Os ITC ativam a via Nrf2, melhorando a defesa antioxidante celular, mas podem ter um efeito bifásico, no qual doses elevadas podem proteger células cancerosas. Também influenciam processos como a transição epitelial-mesenquimal, a biogênese mitocondrial e a eficácia de medicamentos anticâncer, sugerindo seu uso como adjuvante em tratamentos convencionais.

Ação cardioprotetora

O estresse oxidativo e a inflamação desempenham papel crítico na patogênese das doenças cardíacas. O aumento da produção de espécies reativas de oxigênio (ros) está associado ao aumento de lesão miocárdica isquêmica, remodelação cardiovascular, fibrose e disfunção cardíaca. A inflamação contribui para o início e progressão de doença cardiovascular (DCV) e a apoptose de cardiomiócitos piora o resultado da doença. Em estudos *in vitro*, o SFN suprimiu a peroxidação lipídica e reduziu os níveis totais de ros em cardiomiócitos adultos por meio do aumento da expressão e atividade da superóxido dismutase (SOD) mediada por Nrf2 e PGC-1α (coativador do receptor ativado por proliferador de peroxissoma-1 alfa). Da mesma forma, em virtude da inflamação vascular induzida pelo fator de necrose tumoral-alfa (TNF-α) em camundongos, o SFN foi capaz de reduzir moléculas de adesão, prevenir a inflamação vascular e a ruptura endotelial. *In vivo*, o SFN, por meio da modulação da via proteína quinase ativada por mitógeno (MAPK), melhorou os parâmetros morfológicos, histológicos e ecocardiográficos do infarto do miocárdio com relação à diminuição da fibrose cardíaca e da dilatação cardíaca. Quanto à insuficiência cardíaca, o SFN suprimiu o peptídeo natriurético atrial e o peptídeo natriurético cerebral e reduziu a expressão de colágeno I e colágeno III nos tecidos cardíacos, resultando em diminuição da fibrose cardíaca, melhora da função cardíaca e remodelação.

Ação antiadipogênica e antiesteatogênica

As atividades antiadipogênica e antiesteatogência de ITC foram avaliadas em ratos submetidos a dieta pobre ou rica em gordura, ou suplementada com diferentes ITC. Os ITC reduziram a diferenciação dos adipócitos, sugerindo atuação nos fatores de transcrição lipogênicos. O isotiocianato de alila (AITC) também parece exercer efeitos antiobesidade por meio da da supressão da adipogênese ou da lipogênese, por melhora na sinalização da leptina, adiponectina e aumento do gasto energético por promover o tecido adiposo marrom. Os conjugados de glutationa de AITC e N-acetil- S-(N-aliltiocarbamoil) cisteína também inibem a diferenciação adipogênica de pré-adipócitos 3T3-L1 e suprimem a expressão do receptor ativado por proliferadores de peroxissoma gama (PPAR-γ), que é regulado positivamente durante a adipogênese.

Ação antidiabética

Os efeitos protetores do ITC contra o diabetes, em especial o SFN, podem ser explicados pela capacidade de regular a via de sinalização PI3K/Akt e promover a translocação do transportador de glicose tipo 4 (GLUT4), consequentemente aumentando a absorção de glicose. Outro mecanismo de ação envolve a ativação do Nrf2 pelo SFN, uma vez que o estresse oxidativo influencia a sinalização da insulina, na translocação do GLUT4 e na captação da glicose pela fosforilação do substrato do receptor de insulina (IRS), agravando a resistência à insulina. Por meio do aumento da capacidade antioxidante, o SFN tem sido associado à proteção não apenas do diabetes, mas também contra complicações da doença, como danos hepáticos, disfunção endotelial, neuropatia e nefropatia.

Ação neuroprotetora

O SFN é o ITC mais estudado com relação à prevenção de doenças neurodegenerativas. O SFN demonstrou capacidade de neutralizar a agregação de β-amiloide (Aβ) na doença de Alzheimer, efeito associado à ativação de Nrf2. O SFN também foi capaz de restaurar antioxidantes endógenos no cérebro e regulou a atividade da GSH. Em modelo de doença de Parkinson, o SFN preveniu a degeneração dos neurônios dopaminérgicos e melhorou a função motora, coordenação e equilíbrio prejudicados. Esse efeito foi atribuído ao aumento do potencial antioxidante da substância negra e à inibição da apoptose.

Função tireoidiana

Os GL e seus derivados podem impactar negativamente a função tireoidiana, especialmente na presença de deficiência de iodo. O tiocianato, um derivado dos GL, compete com o iodeto na captação pelo simportador sódio/iodeto (NIS), o que pode levar ao desenvolvimento de bócio endêmico em condições de baixo iodo.

Além disso, tanto o tiocianato quanto a nitrila inibem a enzima tireoperoxidase (TPO), reduzindo a produção dos hormônios tireoidianos T3 e T4, o que pode resultar em aumento do hormônio estimulante da tireoide (TSH) e crescimento da tireoide (bócio). No entanto, estudos clínicos não encontraram alterações significativas nos níveis de TSH, T3, T4, ou em parâmetros de autoimunidade tireoidiana após o consumo de extratos de brócolis. Portanto, o consumo moderado de brássicas, associado à ingestão adequada de iodo, não apresenta riscos à saúde da tireoide.

Modulação epigenética

As alterações epigenéticas frequentemente contribuem para a inibição de genes supressores de tumores e a ativação de oncogenes, os quais permitem que as células adquiram propriedades promotoras do câncer. Em estudos *in vitro*, o SFN aumentou a expressão de RNA mensageiro (mRNA) de Nrf2 e diminuiu a expressão proteica de DNA metiltransferases e HDAC, induzindo histonas acetiladas nos promotores de genes como P21 e Bax, regulando epigeneticamente vários genes, incluindo supressores de tumores. O SFN também foi capaz de inibir a transcriptase reversa da telomerase humana (hTERT), a subunidade reguladora catalítica da telomerase, e um marcador promissor no diagnóstico de malignidade e essencial para a proliferação contínua do câncer.

Conclusão

Os vegetais crucíferos têm ganhado relevância nas pesquisas científicas por causa suas propriedades promotoras de saúde. Os ITC destacam-se pela capacidade de sinalizar vias antioxidantes e regular vias da resposta inflamatória, mecanismos promissores contra doenças crônicas e autoimunes. Ainda que os estudos demonstrem que a ingestão de vegetais crucíferos não parece quantitativamente suficiente para atenuar o estresse oxidativo e a inflamação crônica, estudos que envolvam a biodisponibilidade dos ITC poderão elucidar as melhores condutas terapêuticas.

Minicaso Clínico

MMM, uma mulher de 58 anos, apresenta-se à clínica para avaliação de sua saúde geral. Ela é hipertensa e tem uma história familiar de câncer de mama. Relata que, nos últimos anos, começou a se interessar mais por sua alimentação e adotou uma dieta mais rica em frutas e vegetais, com foco especial em vegetais crucíferos, como brócolis, couve e repolho.

Nos últimos seis meses, MMM se comprometeu a incluir brócolis e couve em suas refeições ao menos quatro vezes por semana, além de consumir chá de brócolis. Ela também reduziu a ingestão de alimentos processados e ricos em gorduras saturadas.

Exame físico: Índice de massa corporal (IMC) de 24 kg/m^2, e a pressão arterial está controlada em 125/80 mmHg. No exame físico, não há sinais de anormalidades evidentes.

Exames laboratoriais: colesterol total e lipoproteína de baixa densidade (LDL), proteína C reativa (PCR) normal, sem anormalidades hematológicas.

Questão

1. **Com base na história clínica e nas informações apresentadas, quais são os benefícios potenciais que a dieta rica em isotiocianatos poderia proporcionar?**

   a. Redução do risco de câncer

Os ITC têm demonstrado propriedades anticancerígenas em estudos pré-clínicos e clínicos. Ao consumir vegetais crucíferos ricos em ITC, como brócolis, MMM pode potencialmente reduzir o risco de desenvolver câncer de mama, uma preocupação dada sua história familiar.

   b. Propriedades anti-inflamatórias

A dieta rica em ITC pode ajudar a reduzir a inflamação sistêmica, como indicado por níveis normais de PCR. A inflamação crônica é um fator de risco para muitas doenças crônicas, incluindo doenças cardiovasculares e câncer.

   c. Saúde cardiovascular

A inclusão de brócolis e outros vegetais crucíferos na dieta pode contribuir para a manutenção de níveis saudáveis de colesterol e pressão arterial, fatores importantes para a saúde cardiovascular. Os ITC podem influenciar positivamente o perfil lipídico e melhorar a função endotelial.

Assim, todas estão corretas. Incluir vegetais ricos em ITC na dieta pode contribuir para a redução do risco de câncer, promoção da saúde cardiovascular e redução da inflamação. Embora mais pesquisas sejam necessárias para estabelecer conexões definitivas, o consumo regular desse grupo de compostos pode oferecer uma estratégia alimentar eficaz para a prevenção de doenças crônicas.

Bibliografia

Baenas N, Marhuenda J, García-Viguera C, Zafrilla P, Moreno DA. Influence of cooking methods on glucosinolates and isothiocyanates content in novel cruciferous foods. Foods. 2019;8(7):257.

Coscueta ER, Sousa AS, Reis CA, Pintado MM. Phenylethyl isothiocyanate: a bioactive agent for gastrointestinal health. Molecules. 2022;25;27(3):794.

di Dalmazi G, Giuliani C. Plant constituents and thyroid: a revision of the main phytochemicals that interfere with thyroid function. Food Chem Toxicol. 2021;152:112158.

Esteve M. Mechanisms underlying biological effects of cruciferous glucosinolate-derived isothiocyanates/indoles: a focus on metabolic syndrome. Front Nutr. 2020;7:111.

Kamal RM, Abdull Razis AF, Mohd Sukri NS, Perimal EK, Ahmad H, Patrick R, et al. Beneficial health effects of glucosinolates-derived isothiocyanates on cardiovascular and neurodegenerative diseases. Molecules. 2022;27(3):624.

Olayanju JB, Bozic D, Naidoo U, Sadik OA. A comparative review of key isothiocyanates and their health benefits. Nutrients. 2024;16(6):757.

Oliviero T, Verkerk R, Dekker M. Isothiocyanates from brassica vegetables-effects of processing, cooking, mastication, and digestion. Mol Nutr Food Res. 2018 ;62(18):e1701069.

Ruhee RT, Suzuki K. The immunomodulatory effects of sulforaphane in exercise-induced inflammation and oxidative stress: a prospective nutraceutical. Int J Mol Sci. 2024;25(3):1790.

Treasure K, Harris J, Williamson G. Exploring the anti-inflammatory activity of sulforaphane. Immunol Cell Biol. 2023;101(9):805-828.

Wang Q, Li D, Liu L, Shan Y, Bao Y. Dietary isothiocyanates and anticancer agents: exploring synergism for improved cancer management. Front Nutr. 2024;11:1386083.

26

Ácidos Graxos Ômega-3 do Óleo de Peixe

Raquel Susana Matos de Miranda Torrinhas ◆ Priscila Garla ◆ Juliana de A. Pastore Silva ◆ Melina Gouveia Castro ◆ Ronaldo Sousa Oliveira Filho ◆ Dan Linetzky Waitzberg

Mensagens Principais

- Os ácidos graxos ômega-3, especialmente o ácido eicosapentaenoico (EPA) e o ácido docosahexaenoico (DHA), abundantes no óleo de peixe, contêm propriedades anti-inflamatórias, antioxidantes e antitrombóticas.
- EPA e DHA atuam na produção de mediadores inflamatórios, influenciam a estrutura das membranas celulares e modulam a expressão gênica, desempenhando um papel essencial na regulação de processos metabólicos e imunológicos.

Objetivos

- Compreender os diferentes membros da família dos ácidos graxos ômega-3 presentes no óleo de peixe.
- Explorar as propriedades biológicas dos ácidos graxos ômega-3.
- Avaliar os potenciais benefícios dessas propriedades na prevenção e no tratamento de doenças.

Introdução

No início da década de 1980, os esquimós da Groenlândia intrigaram pesquisadores com o chamado "paradoxo esquimó": apesar de uma dieta rica em gorduras e pobre em nutrientes como vitamina C e fibras, essa população apresentava menores taxas de colesterol, doenças coronarianas, diabetes, hipertensão e obesidade. Um fator distintivo na alimentação dos esquimós é o elevado consumo de carne de foca, um animal que se alimenta de peixes ricos em ácidos graxos ômega-3 (ω-3). Essa observação levou ao reconhecimento dos benefícios do óleo de peixe, atribuindo-se seus efeitos principalmente em virtude do alto teor de ácidos graxos ω = 3.

Os ácidos graxos são ácidos carboxílicos constituídos por cadeias não ramificadas de átomos de carbono, ligados por ligações simples (saturados) ou duplas (insaturados). Os ácidos graxos ω-3 pertencem à família dos ácidos graxos poli-insaturados (AGPIs) de cadeia longa, caracterizados pela presença da primeira dupla ligação entre o terceiro e o quarto carbonos, a partir do radical metil da cadeia carboxílica (**Figura 26.1**). O ácido alfa-linolênico (AAL), encontrado em diversas fontes vegetais, é o AGPI ω-3 mais amplamente consumido na dieta.

Os seres humanos não conseguem sintetizar AAL endogenamente, pois não apresentam as enzimas delta (Δ)–12 e Δ – 15 dessaturases, responsáveis por inserir duplas ligações antes do nono carbono da cadeia dos ácidos graxos. Assim, o AAL deve ser obtido exclusivamente por meio da dieta. Embora possa ser convertido enzimaticamente em EPA e DHA, essa conversão ocorre em taxas muito reduzidas no organismo humano.

As vias de conversão endógena do AAL utilizam as mesmas enzimas envolvidas no metabolismo do ácido linoleico, um ácido graxo poli-insaturado (AGPI) da família ômega-6 (ω-6). Isso resulta em uma concorrência direta entre os metabolismos dos AGPIs ω-3 e ω-6, conforme ilustrado na **Figura 26.2**.

Os AGPIs ω-3 são importantes fontes de energia não glicídica (9,3 kcal/g), além de desempenharem papéis relevantes na síntese de hormônios e estruturas celulares, no transporte de vitaminas lipossolúveis e na sinalização intra e extracelular.

Especificamente, EPA e DHA apresentam propriedades anti-inflamatórias, antitrombóticas e antioxidantes, que são moduladas tanto pela composição das

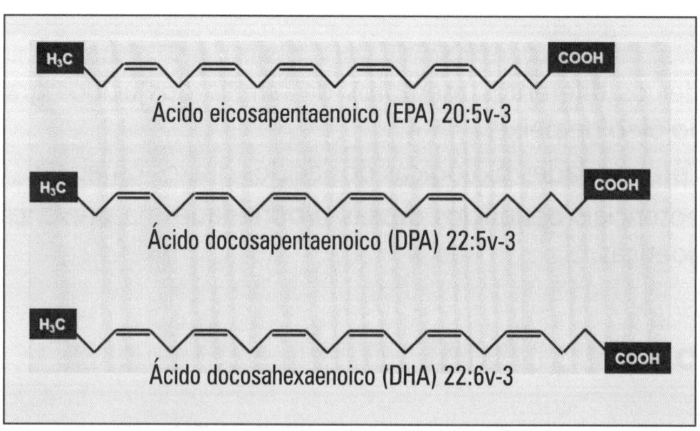

Figura 26.1 Estrutura das cadeias carbônicas de alguns membros da família dos ácidos graxos poli-insaturados ômega-3. Na nomenclatura de ácidos graxos =(X:Y ω-3), X: número de átomos de carbono; Y: número de duplas ligações; ω-3: local da primeira dupla ligação, a partir do radical metil (H_3C).

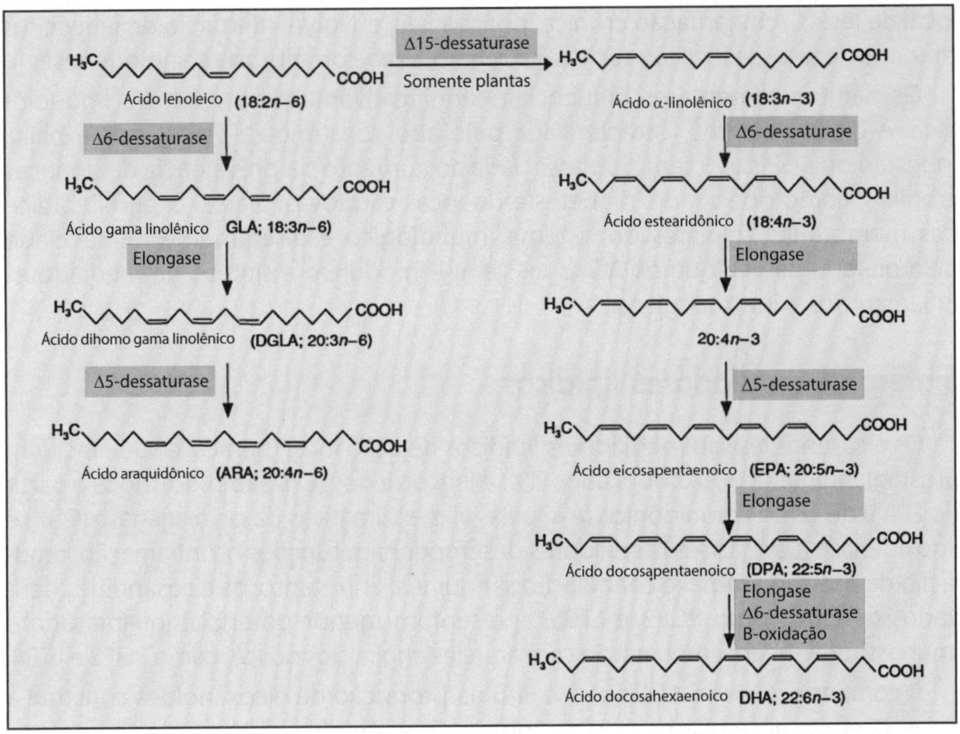

Figura 26.2 Conversão endógena de ácidos graxos poli-insaturados ômega-6 e ômega-3. Ácidos linoleico e alfa-linolênico competem pelas enzimas (p. ex., D-6 e D-5 dessaturases) para sua conversão em outros ácidos graxos poli-insaturados das famílias ômega-6 e ômega-3, respectivamente.

membranas celulares quanto pela regulação da expressão gênica. Esses efeitos podem ser relevantes na prevenção e no tratamento de diversas condições, incluindo doenças cardiovasculares, inflamatórias, imunológicas, circulatórias e distúrbios cognitivos.

Ação Anti-inflamatória e Antitrombótica de Ácidos Graxos Ômega-3 do Óleo de Peixe

A resposta imunológica envolve moléculas teciduais e celulares, mediadores lipídicos e proteicos, além de células leucocitárias, como neutrófilos e linfócitos. O sistema de coagulação está intimamente ligado ao sistema imunológico, auxiliando na captura de microrganismos invasores e no aumento da permeabilidade vascular. Esse conjunto de eventos bioquímicos, teciduais e celulares trabalha de forma integrada para reconhecer, conter e eliminar patógenos e células danificadas.

A inflamação é um componente essencial da resposta imunológica e se manifesta por rubor, edema, calor, dor e perda de função. Na fase aguda da inflamação, ocorrem alterações vasculares que permitem o recrutamento de leucócitos para o local da lesão. A inflamação crônica, por sua vez, envolve infiltração de leucócitos mononucleares, destruição tecidual e reparo ativo com fibrose e angiogênese.

Os hábitos alimentares influenciam significativamente a resposta imunológica. A dieta moderna, caracterizada pelo alto consumo de AGPIs ω-6 e baixa ingestão de AGPIs ω-3 tem sido associada ao aumento da prevalência de doenças crônicas, como obesidade, diabetes e doenças cardiovasculares. O perfil lipídico das membranas celulares do sistema imunológico é diretamente influenciado pela dieta, uma vez que os AGPIs ω-3 e ω-6 modulam a síntese de mediadores inflamatórios e imunológicos.

Síntese de mediadores lipídicos

Os eicosanoides são mediadores lipídicos de ação local (parácrina) que incluem prostaglandinas (PG), tromboxanos (TX) e leucotrienos (LT). São produzidos a partir do EPA e do ácido araquidônico (AA) pelas vias enzimáticas da cicloxigenase (COX) e lipoxigenase (LOX). Esses mediadores desempenham funções na inflamação, regulação da pressão arterial e coagulação sanguínea. Entretanto, os eicosanoides derivados de EPA, como PGE3 e LTB5, apresentam menor potencial inflamatório e imunossupressor em comparação com aqueles originados do AA, como PGE2 e LTB4.

A competição entre AGPIs ω-3 e ω-6 na produção de eicosanoides constitui a base do efeito anti-inflamatório dos ômega-3. Além disso, EPA e DHA são precursores de mediadores lipídicos especializados na resolução da inflamação, como resolvinas, protectinas e maresinas (**Figura 26.3**). Esses mediadores são liberados

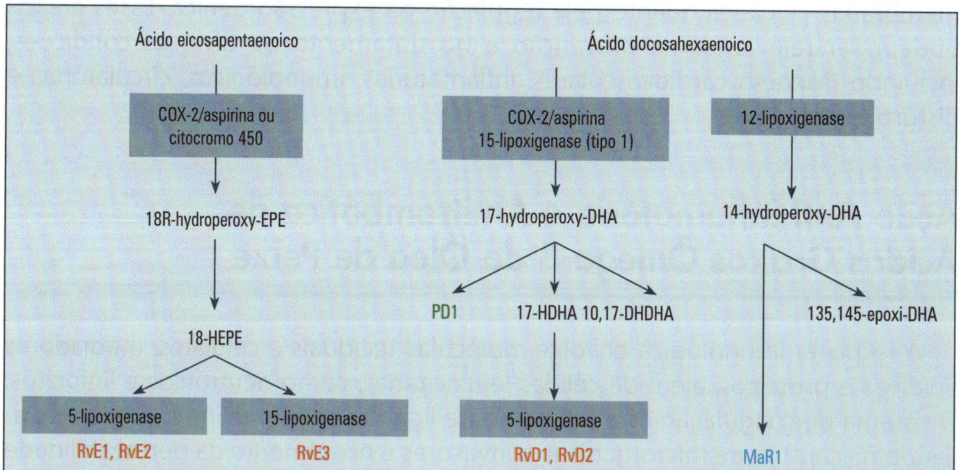

Figura 26.3 Síntese de resolvinas, protectinas e maresinas por ácidos graxos ômega-3. Durante a fase de resolução inflamatória, o ácido eicosapentaenoico (EPA) participa da síntese de resolvinas da série E, enquanto o ácido docosahexaenoico (DHA) dá origem às resolvinas da série D, protectinas e maresinas. A síntese de maresinas ocorre a partir de um intermediário ativo (13S,14S-epoxi-DHA), que desempenha um papel crucial ao estimular a conversão de macrófagos pró-inflamatórios (M1) para macrófagos anti-inflamatórios (M2), favorecendo a resolução da inflamação e a reparação tecidual. Em vermelho, resolvinas (Rv); em verde, protectinas (P); em azul, maresinas (MaR).

na fase final da inflamação e promovem a regeneração tecidual, contribuindo para a restauração da homeostase.

Os mediadores especializados da resolução inflamatória (SPMs) – resolvinas, protectinas e maresinas – reduzem a duração e a intensidade da inflamação, promovem a cicatrização de feridas e restauram a função tecidual. Diferentemente dos eicosanoides inflamatórios, os SPMs atenuam a resposta inflamatória sem comprometer a defesa do organismo contra infecções.

A **Figura 26.4** resume a participação de AGPIs ω-3 na síntese das diferentes classes de mediadores lipídicos, de forma competitiva com AGPIs ω-6.

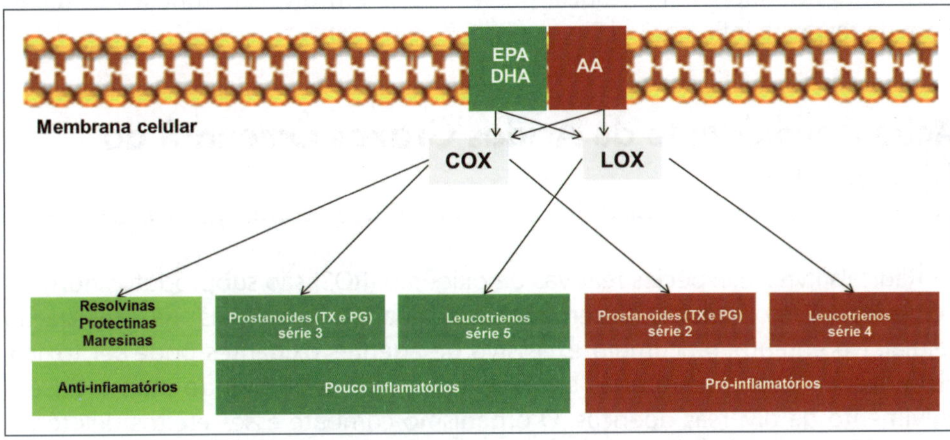

Figura 26.4 Competição para a síntese de mediadores lipídicos entre ácidos graxos ômega-3 e ácido araquidônico (ômega-6). Após a lesão celular, os eicosanoides desempenham um papel central na inflamação, sendo sintetizados pelas vias da cicloxigenase (COX) e lipoxigenase (LOX). O ácido eicosapentaenoico (EPA, ômega-3) e o ácido araquidônico (AA, ômega-6) competem por essas mesmas vias, de modo que a presença de EPA reduz a produção de eicosanoides pró-inflamatórios derivados do AA, como PGE2, TXA2 e LTB4. Durante a resolução da inflamação, a síntese de eicosanoides dá lugar à produção de resolvinas, protectinas e maresinas, mediadores especializados da resolução inflamatória (SPMs). Esses mediadores regulam a resposta inflamatória ao inibir a migração de neutrófilos, estimular a remoção de resíduos celulares por monócitos e restaurar a homeostase tecidual, promovendo um processo inflamatório autolimitado e eficiente. DHA: ácido docosahexaenoico; PG: prostaglandinas; TX: tromboxanos.

Síntese de citocinas e outras moléculas inflamatórias

Os AGPIs ω-3 reduzem a produção de citocinas pró-inflamatórias, como o fator de necrose tumoral alfa (TNF-α), interleucina-1β (IL-1β) e interleucina-6 (IL-6), enquanto aumentam a expressão da citocina anti-inflamatória IL-10. Esses efeitos ocorrem principalmente pela inibição do fator nuclear kappa B (NF-κB), que regula a transcrição de genes codificadores de citocinas e outras moléculas inflamatórias. Essa inibição pode ocorrer após ativação de receptores ativados por proliferadores de peroxissomo (PPARs), receptores nucleares com atividade transcricional que antagonizam a atividade do NF-κB ao competir por cofatores de transcrição.

Uma via comum de regulação de NF-κB, PPARs e outros fatores transcricionais por AGPIs ω-3 é sua incorporação nos *rafts* lipídicos de membranas celulares, estruturas essenciais para a sinalização via receptores imunológicos. Além do impacto na resposta imunológica, essa regulação pode influenciar processos celulares como proliferação e apoptose, inclusive de células cancerosas. Aspectos relacionados com a modulação gênica promovida pelos AGPIs ω-3 serão detalhados mais adiante neste capítulo.

Além disso, EPA e DHA atuam diretamente nas células ao ativar receptores acoplados à proteína G (GPCRs), como a GPR120, que é expressa em macrófagos inflamatórios e adipócitos. A ativação da GPR120 pelo DHA medeia seus efeitos anti-inflamatórios em macrófagos e melhora a sensibilidade à insulina em adipócitos, evidenciando a importância desses AGPIs em diversas funções celulares além da resposta inflamatória.

Ação Antioxidante de Ácidos Graxos Ômega-3 do Óleo de Peixe

Radicais livres e espécies reativas de oxigênio (ROS) são subprodutos normais do metabolismo celular, desempenhando papéis essenciais na sinalização celular. No entanto, o acúmulo excessivo de agentes oxidantes pode ser tóxico, promovendo danos estruturais em biomoléculas e contribuindo para o desenvolvimento de diversas doenças. O organismo combate esses efeitos deletérios por meio de mecanismos antioxidantes enzimáticos, envolvendo a superóxido dismutase (SOD), catalase (CAT) e glutationa peroxidase (GPx). Essas enzimas atuam na eliminação de radicais livres, regulando os níveis intracelulares de compostos oxidativos em condições normais e sob estresse.

O desequilíbrio entre a produção de oxidantes e a capacidade antioxidante do organismo leva ao estresse oxidativo, um fator crítico na fisiopatologia de várias doenças crônicas inflamatórias. Esse fenômeno danifica proteínas, lipídios e DNA, comprometendo a homeostase celular. Em estados inflamatórios crônicos, a atividade exacerbada de leucócitos gera altas concentrações de ROS, intensificando o estresse oxidativo e agravando a progressão da doença.

Os AGPIs ω-3, como EPA e DHA, apresentam propriedades antioxidantes, auxiliando na redução da produção de ROS e no aumento da atividade das enzimas antioxidantes. Estudos sugerem que o óleo de peixe e seus AGPIs ω-3 estimulam a expressão e atividade de SOD, CAT e GPx, particularmente em modelos de asma e radioterapia no câncer. Esses efeitos antioxidantes envolvem a ativação do fator de transcrição nuclear rf2 (Nrf2), um regulador-chave de genes citoprotetores, que desempenha um papel fundamental na resposta antioxidante e na adaptação celular ao estresse oxidativo (**Figura 26.5**).

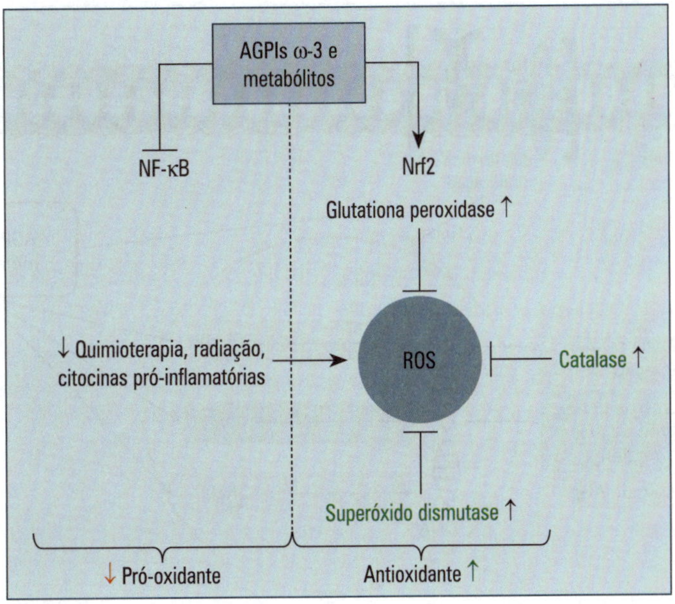

Figura 26.5 Mecanismos propostos dos efeitos inibidores do estresse oxidativo modulado por ácidos graxos ômega-3 e seus metabólitos. No estresse oxidativo, há um aumento na produção de espécies reativas de oxigênio (ROS), superando a capacidade dos mecanismos antioxidantes do organismo. Esse desequilíbrio pode resultar em danos a proteínas, lipídios e DNA, contribuindo para disfunções celulares e inflamação persistente. A produção excessiva de ROS pode ser atenuada pelos ácidos graxos ômega-3 (AGPIs ω-3) e seus metabólitos, por meio da inibição da ativação do fator nuclear kappa B (NF-κB), que regula a expressão de genes pró-inflamatórios, incluindo citocinas e moléculas de adesão celular. Além disso, os AGPIs ω-3 estimulam a atividade de enzimas antioxidantes, como a superóxido dismutase (SOD), por meio da ativação do fator de transcrição nuclear rf2 (Nrf2), um regulador-chave da resposta antioxidante. O resultado dessas interações é a redução da produção de radicais livres e o aumento da capacidade antioxidante celular, promovendo a restauração da homeostase oxidativa e protegendo os tecidos contra o dano oxidativo associado a doenças inflamatórias crônicas. Em vermelho, fatores que induzem a produção de espécies reativas de oxigênio (ROS); em verde, fatores antioxidantes.

Modulação da Expressão Gênica por Ácidos Graxos Ômega-3 do Óleo de Peixe

Os AGPIs ω-3 modulam a expressão de genes envolvidos em processos metabólicos e inflamatórios, influenciando a atividade de fatores de transcrição. Esse efeito ocorre, em parte, pela incorporação dos AGPIs nas membranas celulares, alterando a organização dos *rafts* lipídicos e impactando a sinalização intracelular. (**Figura 26.6**).

Entre os principais fatores de transcrição modulados pelos AGPIs ω-3, destacam-se:

- **Fator nuclear kappa B (NF-κB):** associado à regulação de genes pró-inflamatórios, sendo um alvo-chave na modulação da inflamação crônica. A disfunção do NF-κB está associada a várias doenças, como câncer, artrite, inflamação crônica, asma e doenças neurodegenerativas.

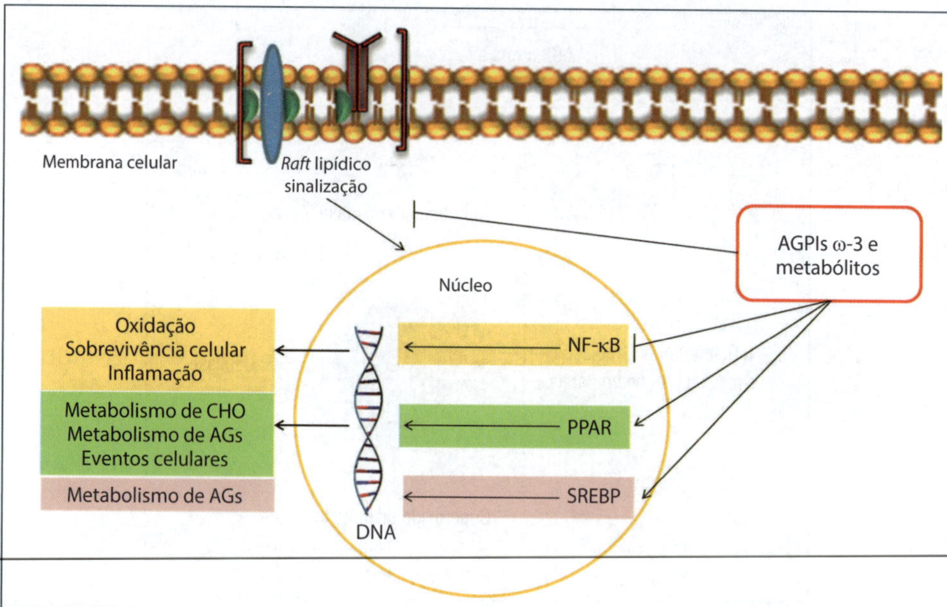

Figura 26.6 Via modulação da atividade de fatores de transcrição por ácidos graxos ômega-3 e seus metabólitos atualmente proposta. Os ácidos graxos poli-insaturados ômega-3 (AGPIs ω-3) modulam a atividade de fatores de transcrição por meio da desorganização dos *rafts* lipídicos e, possivelmente, por ação direta sobre vias de sinalização celular. Esse efeito modula a ativação do fator nuclear kappa B (NF-κB), dos receptores ativados por proliferadores de peroxissomo (PPARs) e das proteínas de ligação ao elemento de resposta ao esterol (SREBPs). Como consequência, os AGPIs ω-3 influenciam respostas inflamatórias, eventos celulares (proliferação, sobrevivência e diferenciação) e o metabolismo de ácidos graxos e carboidratos. A modulação do NF-κB está associada a potencial prevenção e tratamento do câncer, enquanto a regulação de PPARs e SREBPs pode contribuir para a prevenção e manejo de doenças metabólicas.

- **Receptores ativados por proliferadores de peroxissomo (PPARs α e γ):** envolvidos no metabolismo de ácidos graxos e triglicerídeos, além do controle energético e da diferenciação de adipócitos.
- **Proteínas de ligação ao elemento de resposta ao esterol (SREBPs):** reguladoras do metabolismo lipídico e da homeostase de carboidratos, sendo alvos terapêuticos potenciais para doenças metabólicas. Disfunções em SREBPs estão associadas a dislipidemias, síndrome metabólica, diabetes tipo 2, esteato-hepatite e câncer.

Ácidos Graxos Ômega-3 do Óleo de Peixe na Prevenção de Doenças

Os AGPIs ω-3 desempenham um papel essencial na saúde ocular e cerebral, sendo o consumo de peixe associado a um menor risco de comprometimento cognitivo em idosos. Suas propriedades anti-inflamatórias e antioxidantes também são relevantes na prevenção de doenças crônicas, incluindo diabetes, hipertensão, obesidade e câncer. No contexto do câncer, há evidências de que os AGPIs ω-3 podem inibir a transformação e o crescimento de células tumorais, embora os resultados variem entre estudos experimentais e epidemiológicos. Por outro lado, os benefícios dos AGPIs ω-3 na prevenção de doenças cardiovasculares são amplamente documentados e apresentam as evidências mais consistentes.

Demência e Alzheimer

Metanálises indicam que o aumento do consumo de peixe e DHA reduz o risco de demência e Alzheimer, embora sem uma relação linear de dose-resposta. Alguns resultados são controversos, e a Sociedade Brasileira de Geriatria e Gerontologia afirma que nenhuma medida não farmacológica pode impedir a progressão das doenças demenciais. No entanto, uma revisão sistemática e metanálise recente encontrou uma redução da progressão do declínio cognitivo com suplementação de AGPIs ω-3, sem diferenças entre os tipos de AGPIs ω-3 suplementados. Essa metanálise incluiu 14 estudos randomizados, controlados e duplo-cegos, envolvendo 2.766 pacientes com Alzheimer. A suplementação pode ser mais eficaz em estágios muito iniciais da doença, enquanto em casos mais avançados os benefícios não são significativos. Além disso, uma pesquisa recente indicou que os AGPIs ω-3 podem oferecer proteção cerebral, especialmente na integridade da bainha de mielina em indivíduos portadores do gene APOE-e4, um fator de risco para Alzheimer.

Câncer

Células em transformação maligna hiperexpressam enzimas que aumentam a síntese de eicosanoides pró-inflamatórios do AA, como fosfolipase A2, COX-2 e LOX. Essa inflamação intensa eleva os níveis de óxido nítrico, que estimula o crescimento de tumores e metástases por meio da atividade angiogênica e migratória das células tumorais. AGPIs ω-3 podem reduzir a incorporação de AA nas membranas celulares, diminuindo a biossíntese de eicosanoides pró-inflamatórios. Essas alterações mitigam a inflamação, estimulam a apoptose e regulam favoravelmente a expressão de genes antioxidantes, inibindo o crescimento de tumores malignos e metástases (**Figura 26.7**).

Entretanto, a relação entre o consumo de AGPIs ω-3 e o risco de câncer permanece controversa. Embora estudos *in vitro* tenham demonstrado que os AGPIs ω-3 podem inibir o crescimento e a proliferação de células tumorais, os resultados em estudos com humanos são inconsistentes. Fatores genéticos, como polimorfismos em genes relacionados com a dessaturação de ácidos graxos e com a produção de eicosanoides, podem influenciar a eficácia dos AGPIs ω-3 na modulação do risco de câncer.

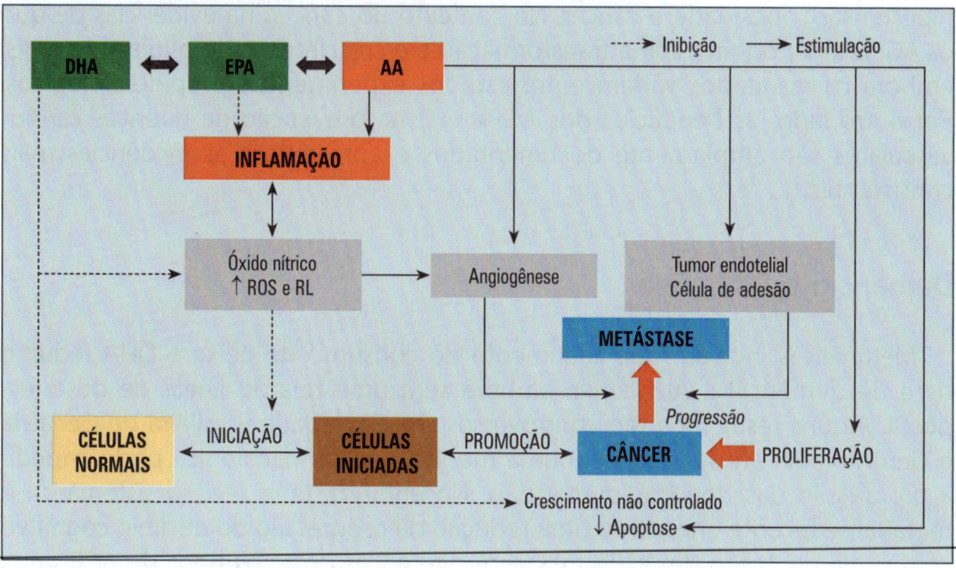

Figura 26.7 Potenciais mecanismos de atuação de ácidos graxos ômega-3 na inibição do câncer. AA: ácido araquidônico; DHA: ácido docosahexaenoico; EPA: ácido eicosapentaenoico. RL: radicais livres; ROS: espécies reativas de oxigênio.

Doenças cardiovasculares

Os AGPIs ω-3 parecem aumentar a variabilidade da frequência cardíaca, reduzir a formação de ateromas e diminuir a agregação plaquetária. Os mecanismos envolvidos nesse processo encontram-se ilustrados na **Figura 26.8**. Estudos epidemiológicos e metanálises apoiam o uso de fontes alimentares de óleo de peixe para prevenir doenças cardiovasculares, embora ensaios clínicos randomizados sugiram limites para a suplementação.

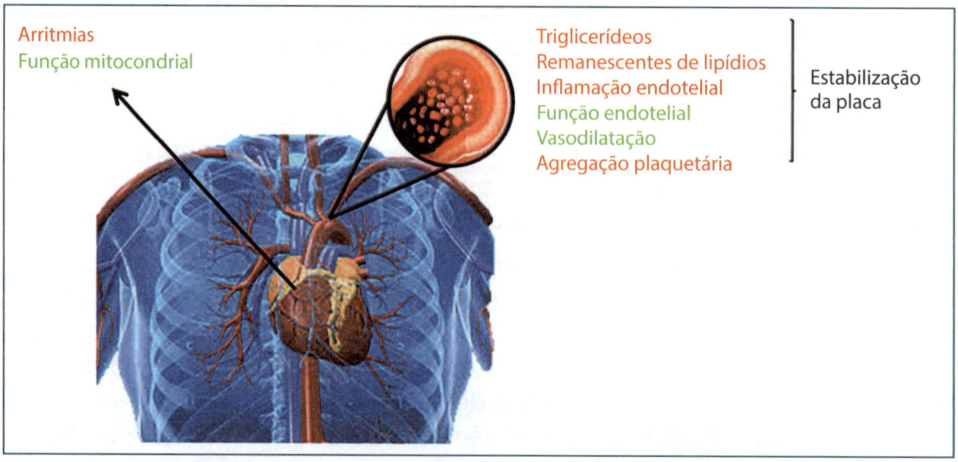

Figura 26.8 Mecanismos relacionados com a prevenção de doenças cardiovasculares por ácidos graxos ômega-3. Em verde e em vermelho encontram-se descritos fatores cardíacos e vasculares respectivamente estimulados e inibidos por ácidos graxos ômega-3.

Em 2004, foi introduzido o índice de ômega-3 como um fator de risco para doenças coronarianas, definido pela porcentagem de EPA, ácido docosapentaenoico (DPA) e DHA no sangue. Um índice abaixo de 4% está associado a maior risco cardiovascular, enquanto índices acima de 8% indicam cardioproteção. As diretrizes da Sociedade Brasileira de Cardiologia (SBC – 2013) recomendam a ingestão de 2 a 3 porções semanais de peixes ricos em AGPIs ω-3 para a prevenção de doenças cardiovasculares, em vez de suplementos.

Estudo recente reportou que a suplementação de óleo de peixe pode ter efeitos distintos, dependendo da saúde cardiovascular prévia do indivíduo. Em pessoas sem doenças cardiovasculares conhecidas, o uso regular de suplementos de óleo de peixe foi associado a um aumento de 13% no risco de desenvolver fibrilação atrial e de 5% no risco de acidente vascular cerebral. Por outro lado, em indivíduos com doenças cardiovasculares preexistentes, a suplementação foi associada à redução de 15% no risco de progressão da fibrilação atrial para ataque cardíaco e de 9% no risco de morte por insuficiência cardíaca. Esses dados sugerem que a suplementação de AGPIs ω-3 pode ser mais benéfica para indivíduos com doenças cardiovasculares estabelecidas, enquanto pessoas saudáveis devem considerar obter AGPIs ω-3 por meio da dieta, conforme as recomendações das diretrizes de saúde.

Ácidos Graxos Ômega-3 do Óleo de Peixe no Tratamento de Doenças

Os AGPIs ω-3, especialmente EPA e DHA, podem atenuar processos inflamatórios agudos e têm potencial para o tratamento de doenças inflamatórias e metabólicas crônicas, além de atuar como adjuvantes no tratamento do câncer. Pacientes com diversas doenças podem receber AGPIs ω-3 como parte de terapia nutricional especializada, por via oral, enteral ou parenteral, utilizando dietas e emulsões lipídicas enriquecidas com esses ácidos graxos.

A incorporação de AGPIs ω-3 em membranas celulares é mais rápida pela via parenteral (1 a 3 dias) em comparação com a via enteral (4 a 7 dias), evitando perdas digestivas e absortivas. Emulsões com óleo de peixe, ricas em AGPIs ω-3 e triglicerídeos de cadeia média (TCM), podem otimizar a utilização celular desses ácidos graxos. As emulsões lipídicas de óleo de peixe são indicadas quando a nutrição oral ou enteral é inviável, insuficiente ou contraindicada, particularmente em pacientes desnutridos ou com necessidade de repouso intestinal.

A seguir serão discutidas possíveis aplicações de suplementos orais, enterais e parenterais de AGPIs ω-3 no tratamento de diferentes doenças.

Doenças cardiovasculares

A investigação dos benefícios dos AGPIs ω-3 começou com a observação de seus efeitos cardioprotetores, mas o benefício da suplementação desses ácidos graxos para o tratamento de doenças cardiovasculares não foi definitivamente estabelecido. A recomendação inicial de ingestão diária de 1 g de EPA e DHA para indivíduos com doença coronariana foi desafiada por grandes ensaios clínicos que não demonstraram benefícios claros em pacientes com história de infarto do miocárdio. Dessa forma, a maioria das recomendações atuais baseia-se na capacidade dos AGPIs ω-3 de reduzir os níveis de triglicerídeos plasmáticos de forma dose-dependente.

Altas doses de AGPIs ω-3 (4 a 10 g/dia) podem reduzir os triglicerídeos e aumentar discretamente o colesterol de lipoproteína de alta densidade (HDL), mas também podem elevar os níveis de colesterol de lipoproteína de baixa densidade (LDL). A Sociedade Brasileira de Cardiologia (SBC) recomenda 2 a 4 g/dia de AGPIs ω-3 marinhos para indivíduos com hipertrigliceridemia grave, especialmente aqueles com risco de pancreatite refratária.

Há evidências mais consistentes de um efeito protetor da suplementação de AGPIs ω-3 em pacientes com doença coronariana e insuficiência cardíaca, particularmente em pacientes que não respondem ao tratamento convencional. Além disso, o consumo de altas doses de AGPIs ω-3 pode reduzir modestamente a pressão arterial sistólica e diastólica, mas ainda não se recomenda a suplementação de EPA e DHA para hipertensão como terapia primária.

O **Quadro 26.1** resume as recomendações atuais do uso de AGPIs ω-3 para o tratamento de doenças cardiovasculares, de acordo com a SBC, publicadas em 2021.

Quadro 26.1 Recomendações para consumo de produtos ricos em ω-3 visando ao tratamento de doenças cardiovasculares
2 a 4 g/dia devem ser recomendados para hipertrigliceridemia grave (> 500 mg/dL), como parte do tratamento, a critério médico.
Pode-se recomendar suplementação com formulação à base de EPA (icosapenta-etil, 4 g/dia) em pacientes de alto risco cardiovascular com triglicerídeos elevados, em uso de estatinas, pois parece reduzir o risco de eventos isquêmicos, incluindo morte cardiovascular.

Recomendações de acordo com Sociedade Brasileira de Cardiologia (2021).

Doenças inflamatórias e autoimunes

Os AGPIs ω-3 contêm propriedades anti-inflamatórias que têm sido investigadas em diversas doenças inflamatórias e autoimunes. Evidências sugerem que a suplementação de AGPIs ω-3 pode ser benéfica em condições como artrite reumatoide (AR), psoríase e doenças inflamatórias intestinais (DII). No entanto, ainda não há diretrizes formais de sociedades científicas recomendando seu uso clínico como tratamento primário nessas doenças.

Artrite reumatoide

Estudos sugerem que a suplementação com EPA e DHA pode retardar o aparecimento da AR, reduzir sua gravidade e melhorar a função articular. Em humanos, a suplementação com óleo de peixe ou AGPIs ω-3 está associada a melhora clínica, redução da dor articular e diminuição da necessidade de medicamentos anti-inflamatórios não esteroides (AINEs). As doses utilizadas variam de 1 a 7 g/dia, por um período mínimo de 12 semanas. Efeitos positivos incluem a redução da rigidez matinal e a melhora da força de preensão manual, sugerindo que os AGPIs ω-3 podem proporcionar alívio sintomático e melhorar a qualidade de vida dos pacientes com AR. Além disso, há evidências de que a suplementação pode modular a produção de citocinas pró-inflamatórias e reduzir a atividade do NF-κB, um dos principais mediadores da inflamação na AR.

Psoríase

Estudos sugerem que a suplementação de AGPIs ω-3 pode modular a resposta imunológica na psoríase, uma doença inflamatória crônica da pele, reduzindo a produção de mediadores inflamatórios derivados do AA. A suplementação de EPA e DHA demonstrou potencial para reduzir a área das lesões, eritema e prurido. As doses associadas a benefícios clínicos variam de 0,9 a 22,5 g/dia, administradas por períodos de 14 dias a 4 meses. Além disso, há evidências de que a combinação da suplementação de ômega-3 com dietas hipolipídicas pode potencializar seus efeitos benéficos, contribuindo para melhor controle da inflamação e melhora clínica dos pacientes com psoríase.

Doenças inflamatórias intestinais

Na colite ulcerativa e na doença de Crohn, a suplementação com AGPIs ω-3 tem demonstrado potencial para melhorar a resposta clínica e reduzir a inflamação. Em pacientes com colite ulcerativa, estudos indicam que a suplementação com óleo de peixe leva a um aumento na produção de LTB5 e redução de LTB4, o que está correlacionado com melhora clínica e redução da inflamação intestinal.

Além dos efeitos imunomoduladores diretos, os AGPIs ω-3 parecem influenciar positivamente a microbiota intestinal, promovendo o crescimento de bactérias benéficas e reduzindo a presença de microrganismos patogênicos. Esses efeitos contribuem para a manutenção da integridade da barreira intestinal e redução da permeabilidade intestinal, aspectos fundamentais no manejo das DII.

Na doença de Crohn, a suplementação com 2,7 g/dia de óleo de peixe foi associada a uma redução na taxa de recidiva da doença. No entanto, há variação nos resultados clínicos, possivelmente em decorrência das diferenças individuais no metabolismo dos AGPIs, nas formulações utilizadas e nas interações com outros tratamentos convencionais. Por isso, são necessários mais estudos para determinar a dose e a duração ideais do tratamento com AGPIs w-3 em pacientes com DII.

Doenças metabólicas

O papel dos AGPIs ω-3 nas doenças metabólicas parece ser predominantemente preventivo, e as evidências sobre seu impacto no tratamento de condições como obesidade, síndrome metabólica e diabetes *mellitus* tipo 2 (DM2) permanecem escassas e contraditórias. Alguns estudos sugerem benefícios metabólicos da suplementação de AGPIs ω-3. Por exemplo, a ingestão de 2 g diários de EPA por três meses demonstrou reduções significativas nos níveis de insulina, hemoglobina glicada e resistência à insulina em pacientes com sobrepeso e DM2. No entanto, outras investigações não encontraram benefícios significativos na glicemia ou no controle metabólico após nove semanas de suplementação com AGPIs ω-3. Diante da inconsistência dos achados, até o momento, não existem recomendações específicas para o uso de EPA e DHA no tratamento do DM2 e de outras doenças metabólicas.

Câncer e anorexia/caquexia do câncer

A síndrome de anorexia/caquexia afeta até 80% dos pacientes com câncer e é responsável por até 40% das mortes nesses indivíduos. Essa condição envolve uma resposta inflamatória exacerbada, semelhantemente à resposta de fase aguda, caracterizada pelo aumento da produção de citocinas pró-inflamatórias e eicosanoides que promovem o catabolismo muscular. A suplementação com EPA pode modular essa resposta inflamatória, reduzindo a síntese de eicosanoides pró-inflamatórios e citocinas, além de atuar na regulação negativa do sistema ubiquitina-proteassoma, inibindo a proteólise e preservando a massa muscular.

O uso de óleo de peixe ou AGPIs ω-3 tem sido associado ao aumento da massa magra, melhora do apetite e estabilização do peso corporal em pacientes oncológicos com caquexia. A American Society for Parenteral and Enteral Nutrition (ASPEN) recomenda a ingestão de 2 g/dia de EPA para pacientes com câncer e perda de peso involuntária. Além disso, o EPA parece contribuir para o aumento da sensibilidade à insulina muscular e pode melhorar a ingestão calórica diária, reduzindo os efeitos colaterais da quimioterapia e radioterapia, e potencialmente aumentando a eficácia dos tratamentos oncológicos.

A suplementação com AGPIs ω-3 no período perioperatório de ressecções tumorais também tem demonstrado benefícios clínicos relevantes, contribuindo para melhores desfechos pós-operatórios, embora haja pouca ou nenhuma evidência de impacto direto na mortalidade. Além disso, há especulações de que os AGPIs ω-3 poderiam aumentar a eficácia de terapias antitumorais.

Conclusões

Os AGPIs ω-3 são fontes de energia e componentes essenciais das membranas celulares. Suas propriedades biológicas favorecem a função e o metabolismo celular, regulando mediadores lipídicos, estrutura e função da membrana, vias de sinalização, fatores de transcrição e expressão gênica. Esses efeitos desempenham um papel fundamental na manutenção da saúde e na redução do risco de diversas doenças.

Os AGPIs ω-3, especialmente o EPA e o DHA, são amplamente reconhecidos por seus benefícios à saúde cardiovascular e pelo potencial terapêutico no tratamento do câncer e de doenças inflamatórias e metabólicas. Embora ainda faltem recomendações clínicas definitivas baseadas em evidências robustas, os efeitos anti-inflamatórios desses ácidos graxos estão bem documentados. Além disso, a suplementação com AGPIs ω-3 apresenta poucos efeitos colaterais e pode atuar de forma sinérgica com terapias convencionais.

Até o momento, os AGPIs ω-3 são considerados os principais responsáveis pelos benefícios do consumo de óleo de peixe. No entanto, esse óleo também contém outros biocomponentes de interesse clínico, como os ácidos graxos furanos – uma classe especial de ácidos graxos que apresentam um anel de furan em sua estrutura. Esses compostos contêm propriedades antioxidantes e anti-inflamatórias, sendo estudados por seu potencial na inibição da peroxidação lipídica e na proteção celular contra danos oxidativos.

Paradoxalmente, a ingestão frequente de peixe pode levar à síntese de trimetilamina N-óxido (TMAO) no organismo, um metabólito associado a um aumento no risco de doenças cardiovasculares. No entanto, o consumo regular de peixes e a adoção de um estilo de vida saudável continuam sendo amplamente reconhecidos como estratégias eficazes para a manutenção da saúde geral.

Caso Clínico

Carlos, 58 anos, tem história de hipertensão arterial e doença cardiovascular. Recentemente, exames laboratoriais indicaram níveis elevados de marcadores inflamatórios e dislipidemia. Seu médico recomendou mudanças na dieta, incluindo maior consumo de ácidos graxos ômega-3, presentes no óleo de peixe, para reduzir o risco cardiovascular. Após três meses de suplementação e ajustes alimentares, Carlos apresentou melhora nos níveis inflamatórios e melhor controle da pressão arterial.

Perguntas

1. **Qual é um dos principais mecanismos pelos quais os ácidos graxos ômega-3 exercem efeitos anti-inflamatórios?**
   a. Aumentam a produção de eicosanoides pró-inflamatórios derivados do ácido araquidônico.

  b. Favorecem a síntese de resolvinas, protectinas e maresinas, mediadores da resolução da inflamação.
  c. Estimulam a ativação de neutrófilos e a produção de citocinas pró-inflamatórias.

2. **Como a suplementação com ômega-3 pode ajudar no risco cardiovascular de Carlos?**
  a. Reduzindo a produção de tromboxanos pró-trombóticos e promovendo efeitos antitrombóticos.
  b. Aumentando a adesão de plaquetas e estimulando a formação de coágulos.
  c. Inibindo a produção de enzimas antioxidantes e aumentando o estresse oxidativo.

3. **Além da ação anti-inflamatória, qual outro benefício do ômega-3 está relacionado com a redução do estresse oxidativo?**
  a. Aumento da atividade de enzimas antioxidantes, como SOD e CAT.
  b. Estímulo à produção de radicais livres e espécies reativas de oxigênio.
  c. Supressão da expressão do fator Nrf2, reduzindo a defesa antioxidante celular.

Respostas

1. b

Os ômega-3 são precursores de resolvinas, protectinas e maresinas, mediadores lipídicos que ajudam a reduzir a inflamação e promovem a reparação tecidual, contribuindo para a homeostase.

2. a

Os ácidos graxos ômega-3 reduzem a produção de tromboxanos derivados do ácido araquidônico, diminuindo a agregação plaquetária e, consequentemente, o risco de eventos trombóticos.

3. a

Os ômega-3 estimulam a atividade de enzimas antioxidantes, como SOD e CAT, ajudando a reduzir a produção de radicais livres e protegendo as células contra o estresse oxidativo.

Bibliografia

Calderon Martinez E, Zachariah Saji S, Salazar Ore JV, Borges-Sosa OA, Srinivas S, Mareddy NSR, et al. The effects of omega-3, DHA, EPA, Souvenaid® in Alzheimer's disease: A systematic review and meta-analysis. Neuropsychopharmacol Rep. 2024;44(3):545-56.

Canhada S, Castro K, Perry IS, Luft VC. Omega-3 fatty acids' supplementation in Alzheimer's disease: a systematic review. Nutr Neurosci. 2018;21(8):529-38.

Chen G, Qian ZM, Zhang J, Zhang S, Zhang Z, Vaughn MG, et al. Regular use of fish oil supplements and course of cardiovascular diseases: prospective cohort study. BMJ Med. 2024;3(1):e000451.

Djuricic I, Calder PC. Beneficial outcomes of omega-6 and omega-3 polyunsaturated fatty acids on human health: an update for 2021. Nutrients. 2021;13(7):2421.

Ferreira I, Falcato F, Bandarra N, Rauter AP. Resolvins, protectins, and maresins: DHA-derived specialized pro-resolving mediators, biosynthetic pathways, synthetic approaches, and their role in inflammation. Molecules. 2022;27(5):1677.

Fu Y, Wang Y, Gao H, Li D, Jiang R, Ge L, et al. Associations among dietary omega-3 polyunsaturated fatty acids, the gut microbiota, and intestinal immunity. Mediators Inflamm. 2021;2021:8879227.

Hong K, Hun M, Wu F, Mao J, Wang Y, Zhu J, et al. Association between Omega-3 fatty acids and autoimmune disease: evidence from the umbrella review and Mendelian randomization analysis. Autoimmun Rev. 2024;23(11):103651.

Izar MCO, Lottenberg AM, Giraldez VZR, Santos Filho RDD, Machado RM, Bertolami A, et al. Posicionamento sobre o consumo de gorduras e saúde cardiovascular. Arq Bras Cardiol. 2021;116(1):160-212.

Kim N, Shin HY. Deciphering the potential role of specialized pro-resolving mediators in obesity-associated metabolic disorders. Int J Mol Sci. 2024;25(17):9598.

Kragballe K, Fogh K. A low-fat diet supplemented with dietary fish oil (Max-EPA) results in improvement of psoriasis and in formation of leukotriene B5. Acta Derm Venereol. 1989;69(1):23-8.

Lakshimi VI, Kavitha M. New insights into prospective health potential of ω-3 PUFAs. Curr Nutr Rep. 2023;12(4):813-29.

Lenihan-Geels G, Bishop KS, Ferguson LR. Cancer risk and eicosanoid production: interaction between the protective effect of long chain omega-3 polyunsaturated fatty acid intake and genotype. J Clin Med. 2016;5(2):25.

Liput KP, Lepczyński A, Ogłuszka M, Nawrocka A, Poławska E, Grzesiak A, et al. Effects of dietary n-3 and n-6 polyunsaturated fatty acids in inflammation and cancerogenesis. Int J Mol Sci. 2021;22(13):6965.

Mohammad-Rafiei F, Negahdari S, Tahershamsi Z, Gheibihayat SM. Interface between resolvins and efferocytosis in health and disease. Cell Biochem Biophys. 2024;82(1):53-65.

Saini RK, Keum YS. Omega-3 and omega-6 polyunsaturated fatty acids: dietary sources, metabolism, and significance – a review. Life Sci. 2018;203:255-67.

Sarbolouki S, Javanbakht MH, Derakhshanian H, Hosseinzadeh P, Zareei M, et al. Eicosapentaenoic acid improves insulin sensitivity and blood sugar in overweight type 2 diabetes mellituspatients: a double-blind randomised clinical trial. Singapore Med J. 2013; 54(7): 387-90.

Shinto LH, Murchison CF, Silbert LC, Dodge HH, Lahna D, Rooney W, et al. ω-3 PUFA for secondary prevention of white matter lesions and neuronal integrity breakdown in older adults: a randomized clinical trial. JAMA Netw Open. 2024;7(8):e2426872.

Troesch B, Eggersdorfer M, Laviano A, Rolland Y, Smith AD, Warnke I, et al. Expert opinion on benefits of long-chain omega-3 fatty acids (dha and epa) in aging and clinical nutrition. Nutrients. 2020;12(9):2555.

27

Fitoquímicos

Vanessa Cassia de Oliveira Melo ◆ Chiara Maria Pascon Rodella ◆ Dina Kaufman

Mensagens Principais

- Os fitoquímicos apresentam propriedades funcionais e benefícios à saúde por ações antioxidante, anti-inflamatória e anticancerígena. Esses compostos estão associados à redução do risco de doenças crônicas, como doenças cardíacas, diabetes e alguns tipos de câncer.
- Os fitoquímicos estão presentes em uma ampla variedade de alimentos, especialmente frutas, legumes, grãos integrais, ervas e especiarias.
- A interação de fitoquímicos com nutrientes ocorre de maneira sinérgica (vitaminas, minerais e outros nutrientes) e potencializa os efeitos benéficos sobre a saúde.

Objetivos

- Compreender as substâncias presentes nos alimentos, suas propriedades físico-químicas e suas ações no organismo humano é fundamental. Com base em estudos publicados, este capítulo reúne e detalha as principais funções e indicações dos fitoquímicos.

Conceitos Gerais

O foco tradicional em uma alimentação saudável, com ênfase nas quantidades diárias recomendadas de diversos nutrientes, está sendo substituído por uma abordagem que valoriza a prevenção de doenças crônicas e a promoção da saúde geral. Com o reconhecimento dos benefícios dos compostos químicos derivados das plantas, surgiu o conceito de fitoquímicos.

Fitoquímicos são compostos químicos específicos de cada planta e não se enquadram em nenhuma categoria dos nutrientes essenciais, como vitaminas, proteínas, minerais e carboidratos. Eles representam uma nova classe de componentes alimentares. As plantas produzem esses compostos como uma barreira bioquímica para autoproteção contra vírus, bactérias e fungos. Hoje, sabe-se que essas substâncias também podem proteger os seres humanos de várias doenças.

Quais Mecanismos de Ação dos Fitoquímicos já Conhecidos?

A maioria dos fitoquímicos apresenta atividade antioxidante, protegendo as células contra o dano oxidativo, e têm estrutura química similar ao estrógeno, atuando como agonistas ou antagonistas desse hormônio. Eles podem estimular ou inibir enzimas, interferir na replicação do DNA, prevenindo a multiplicação de células cancerosas, como fazem as saponinas dos feijões, ou proteger o DNA de carcinógenos, como as capsaicinas da pimenta. Alguns, como a alicina do alho, têm ação antibacteriana, enquanto outros, como as proantocianidinas do mirtilo, impedem a adesão de organismos patogênicos às células.

Neste capítulo estudaremos com profundidade os principais fitoquímicos utilizados na área da saúde para prevenção e tratamento de doenças.

Carotenoides

Os carotenoides são mais de 1.100 pigmentos lipofílicos, predominantemente tetraterpenoides, produzidos por plantas, bactérias e fungos, mas não pelo organismo humano. Portanto, a ingestão alimentar é essencial para obtê-los. Vegetais de folhas verdes são uma fonte importante desses compostos, mas também estão presentes em alimentos amarelos, laranjas e vermelhos, como *kiwis*, milho, pimentões, ovos, laticínios, óleos e alguns peixes. Por serem solúveis em gordura, a absorção dos carotenoides é facilitada pela presença de gordura. Alguns carotenoides têm atividade pró-vitamina A.

Licopeno

As frutas e os vegetais vermelhos, como tomates, goiabas rosa, damascos, melancias, pitanga, mamão e toranjas rosa são fontes importantes de licopeno.

O tomate é um grande contribuidor de licopeno e também é uma fonte considerável de vitaminas K, A, C, fibras e carboidratos, além de algumas quantidades de ferro, potássio, fósforo e enxofre. Além disso, contém baixo teor de sódio, gordura e calorias.

Fatores cardiovasculares

O estresse oxidativo é um fator crucial na doença cardiovascular, causando infarto do miocárdio, isquemia/reperfusão e insuficiência cardíaca. A produção excessiva de espécies reativas de oxigênio (ROS) reduz a disponibilidade de óxido nítrico, resultando em vasoconstrição e hipertensão arterial. O licopeno pode neutralizar esses efeitos em virtude de suas propriedades antioxidantes. Ele protege contra a hipertrofia miocárdica induzida pelo estresse oxidativo, melhora a produção de ROS, inibe o dano do retículo endoplasmático causado por isquemia/reperfusão, previne o dano oxidativo da lipoproteína de baixa densidade (LDL), suprime a remodelação ventricular após infarto do miocárdio, inibe a apoptose e melhora a função endotelial.

Fatores protetores para Covid-19

O licopeno contém qualidades anti-inflamatórias, anticâncer e de reforço da imunidade. A Covid-19, causada pelo vírus SARS-CoV-2, é uma doença infecciosa que se tornou uma das principais causas de morte no mundo. A gravidade da Covid-19 está associada a marcadores imunológicos e inflamatórios, como interleucina 6 (IL-6), proteína C-reativa (PCR), velocidade de hemossedimentação (VHS) e procalcitonina (PCT). Um estudo sugere que o licopeno pode ser usado como medicamento para tratar a inflamação causada pela Covid-19, em virtude de suas propriedades antioxidantes, anti-inflamatórias e antivirais.

Betacaroteno e alfacaroteno

O betacaroteno é precursor da vitamina A porque a sua atividade somente ocorre depois da sua conversão no interior do corpo para retinol. Os alimentos ricos em betacaroteno são: cenouras, espinafre, brócolis, abóboras, melões. Também estimula as enzimas que reparam o DNA na córnea, dá melhor proteção que o licopeno contra raios ultravioletas. O alfacaroteno tem efeito imunoestimulante, aumentando a atividade das células *natural killer* (NK) e das citocinas imunogênicas IL-1 e fator de necrose tumoral-alfa (TNF-alfa).

Betacaroteno e autismo

Os transtornos do espectro autista (TEA) são distúrbios do neurodesenvolvimento que afetam a interação social, a comunicação e provocam comportamentos repetitivos. A CD38, uma enzima expressa em células cerebrais e imunes, desempenha um papel crucial na regulação do comportamento social ao controlar a secreção de oxitocina. Em estudos com camundongos, a suplementação com betacaroteno mostrou efeitos terapêuticos semelhantes. Isso sugere que derivados do betacaroteno podem ter potencial para prevenir e/ou melhorar sintomas autistas se administrados oralmente a filhotes de famílias predispostas ao autismo.

Luteína e Zeaxantina

A luteína (L) e a zeaxantina (Z) são xantofilas, uma classe de carotenoides, encontradas em alimentos como repolho, agrião e espinafre (luteína) e milho e pimentão amarelo (zeaxantina). Embora não tenham atividade pró-vitamina A, elas constituem 66% a 77% dos carotenoides no cérebro, desempenhando papéis cruciais na saúde ocular e cerebral. Luteína e zeaxantina são consideradas biomarcadores importantes das concentrações de xantofila no cérebro e estão associadas a medidas de velocidade de processamento temporal, essenciais para funções sensoriais, cognitivas, linguagem, função executiva, aprendizagem e memória.

Fatores protetores e câncer

Os níveis plasmáticos de luteína em humanos estão inversamente relacionados com a atividade do citocromo CYP1A2, uma enzima envolvida na instigação metabólica de supostos carcinógenos humanos no fígado. Demonstrou-se que a luteína tem ação quimiopreventiva em modelos animais de câncer de cólon e mama. Também se demonstrou que a zeaxantina, a luteína e outros carotenoides inibem, de forma dependente da dose.

Saúde ocular

L e Z estão associadas a melhorias na acuidade visual e sensibilidade ao contraste. A suplementação com esses carotenoides pode aumentar modestamente a acuidade visual em pessoas com degeneração macular relacionada à idade (DMRI), e altos níveis de L e Z podem melhorar a detecção de contrastes, essencial para atividades como leitura e mobilidade. Eles também ajudam a reduzir o estresse fotográfico e a melhorar a adaptação ao escuro, com pessoas com maior densidade macular pigmentar (MPOD) recuperando-se melhor da exposição a luzes intensas e vendo melhor em condições de ofuscamento, como ao dirigir à noite.

Polifenóis

Os polifenóis são substâncias químicas vegetais com mais de um grupo fenol por molécula, subdivididos em taninos, ligninos e flavonoides, resultantes do metabolismo secundário das plantas. Eles estão presentes em grande quantidade em alimentos como cerveja, uvas (vinho), óleo de oliva, chocolate (cacau), nozes, amendoim, erva-mate, e frutas e vegetais. Níveis elevados também são encontrados nas cascas de frutas. Embora os taninos fossem considerados antinutrientes em razão de seus efeitos na digestibilidade das proteínas, eles são responsáveis pelo sabor adstringente, causado pela sua capacidade de se combinar com proteínas e polissacarídeos.

Flavonoides

Os flavonoides são fitoestrógenos importantes, compostos vegetais polifenólicos com atividade estrogênica que podem influenciar vários processos fisiológicos e ecológicos. Eles são classificados por características estruturais (fenólicos/não fenólicos) e por seus efeitos biológicos, como modulação dos receptores de estrogênio, desregulação endócrina e impacto na biossíntese de esteroides. Os flavonoides podem ter efeitos protetores e terapêuticos em doenças como cânceres, doenças cardiovasculares e síndromes da menopausa, contribuindo para a saúde da mulher ao reduzir sintomas da menopausa e prevenir doenças.

Catequina

As catequinas, encontradas em alimentos como chocolate, frutas, vegetais, vinhos e, especialmente, no chá verde, representam cerca de 26% dos compostos das folhas secas do chá verde. Existem quatro tipos principais de catequinas: epicatequina (EC), epigalocatequina (EGC), galato-3-epicatequina (ECG) e galato-3-epigalocatequina (EGCG). O EGCG, em particular, contém múltiplos benefícios à saúde, incluindo propriedades antioxidantes, anti-inflamatórias, antimicrobianas, antivirais e imunomoduladoras, além de potencial para proteção contra doenças degenerativas e possíveis aplicações terapêuticas para a Covid-19. Entre seus muitos efeitos benéficos, as propriedades antivirais podem servir como uma futura utilidade terapêutica para o tratamento da Covid-19.

Demosntrou-se que o EGCG anula o vírus da síndrome respiratória e reprodutiva suína, o vírus Zika, o vírus Chikungunya, o vírus da dengue, o vírus influenza A H1N1, o vírus da imunodeficiência humana e o vírus Ebola. Além disso, Tallei *et al.* demonstraram por meio de estudos de encaixe molecular que o EGCG se liga à proteína S do SARS-CoV-2 e à proteinase principal (M^{pro}), e tem o potencial de inibir as proteínas. Um dos principais pontos fortes das catequinas é seu poder de se ligar a várias proteínas que podem ter alguma função imunomoduladora. Durante a infecção por Covid-19, os pacientes são sobrecarregados por inflamação aguda no pulmão desencadeada por citocinas pró-inflamatórias.

Antocianinas

Existem cerca de 400 tipos diferentes de antocianinas, pigmentos vegetais que proporcionam as cores azul, roxa e vermelha em flores, frutos, folhas, caules e raízes. Solúveis em água e instáveis a altas temperaturas, a cor e a estabilidade das antocianinas variam com o pH: mais estáveis em pH baixo (ácido) e tendem a mudar para tons de azul em pH mais alto (menos ácido). As antocianinas são encontradas em frutas, como mirtilo, amora, *cranberry*, morango, maçã, uva, e em legumes, verduras e leguminosas, como aspargo, feijão, berinjela e cenoura. Também estão presentes em cereais como malte, milho e arroz.

A literatura científica demonstra que as antocianidinas (ACDs) e antocianinas (ACNs), presentes em plantas ricas nesses compostos, têm efeitos benéficos no tratamento e na prevenção do câncer de próstata. Estudos pré-clínicos *in vitro* e em animais confirmaram a eficácia desses metabólitos secundários. Em geral, as antocianinas mostram maior atividade anticâncer comparadas aos derivados de aglicona e extratos brutos de plantas. Entre as antocianinas, a cianidina-3-O-glicosídeo é o composto mais estudado e potente, encontrado em alimentos como arroz, milho, cereja e frutas vermelhas.

Proantocianidinas

As procianidinas são feitas de catequina e epicatequina, enquanto as prodelfinidinas são feitas de epigalocatequina. As antocianinas são derivadas de antocianidinas pela adição de açúcares.

Neuromodulador

Melhoram as anomalias da respiração mitocondrial induzidas pelo pesticida rotenona em uma linhagem celular dopaminérgica. Como a morte celular dopaminérgica leva à doença de Parkinson, uma dieta rica em proantocianidinas deve ser neuroprotetora. A D-galactose é usada para induzir comprometimento cognitivo e envelhecimento cerebral.

Antimicrobiano

O extrato de semente de uva rico em proantocianidinas reduziu a contagem de células viáveis para *Listeria monocytogenes*. Eles produzem ações antiadesivas contra bactérias em infecções urinárias e dentárias, incluindo *Escherichia coli* e *Streptococcus mutans*. As proantocianidinas de *cranberry* reduziram as propriedades de adesão de *Candida albicans* ao atenuar a resposta inflamatória. A Ellura®, um produto comercial rico em proantocianidinas do *cranberry*, é usado para o tratamento de infecção do trato urinário (ITU).

Flavonóis

Quercetina

A quercetina é encontrada em grandes quantidades em frutas como maçã, frutas vermelhas, cerejas, e em vegetais, como alface roxa e cebola, além de estar presente em menores quantidades em pimenta, brócolis, ervilha e tomate. Também é encontrada em frutas cítricas, sementes, nozes e uvas vermelhas. Contém propriedades antioxidantes, anti-inflamatórias, antiproliferativas, antidiabéticas, anticarcinogênicas e antimicrobianas. Além disso, a quercetina tem efeitos anti-hipertensivos e vasodilatadores, melhorando a circulação ao dilatar as artérias.

Compostos fenólicos

Cúrcuma

A cúrcuma é uma raiz da família do gengibre e o principal curcuminoide no condimento turmérico, responsável pela cor amarela. A curcumina, um polifenol encontrado na cúrcuma, contém potentes atividades bioquímicas e biológicas, incluindo propriedades anti-inflamatórias, antivirais, antibacterianas, antioxidantes e anticâncer. Ela tem fortes efeitos antioxidantes, protegendo as células contra a carbonilação de proteínas, peroxidação lipídica e transição de permeabilidade mitocondrial.

A curcumina pode influenciar hormônios da hipófise e do ovário, afetando processos reprodutivos. Como fitoestrogênio, a curcumina interage com hormônios esteroides e seus receptores, impactando o eixo hipotálamo-hipófise-ovariano e ajudando no tratamento de distúrbios reprodutivos. Em estudos com camundongos, a curcumina suprime receptores de andrógenos, estimula a 3-beta-hidroxiesteroide desidrogenase e atenua a ação da desidroepiandrosterona na apoptose das células ovarianas. A influência da curcumina nas funções ovarianas é mediada pela sua ação nos receptores de hormônios esteroides ovarianos. Portanto, a influência da curcumina nas funções e no estado ovariano pode ser mediada por sua ação nos receptores de hormônios esteroides ovarianos.

Os curcuminoides, encontrados na cúrcuma, demonstraram eficácia no tratamento de distúrbios metabólicos, inflamações (como dores articulares e melhora na resposta ao tratamento da Covid-19), câncer e condições antioxidantes. Além disso, têm mostrado benefícios em distúrbios do sistema nervoso central, com resultados positivos em modelos de doenças neurodegenerativas como Alzheimer e Parkinson, bem como em pacientes com depressão.

Resveratrol

O resveratrol (RSV) é um polifenol encontrado principalmente na casca e nas sementes de uvas vermelhas, vinho tinto, amendoim e na casca de alguns pinheiros. O vinho tinto, fermentado com as cascas da uva, contém mais resveratrol e flavonoides do que o vinho branco, que é fermentado sem cascas. A cor mais intensa do vinho ou da uva está associada a maiores quantidades de polifenóis. As pesquisas científicas indicam que o RSV contém propriedades antioxidantes, antienvelhecimento, anti-inflamatórias, anticancerígenas, antidiabéticas, cardioprotetoras e neuroprotetoras.

O RSV pode ajudar a aliviar fatores de risco para doenças cardiovasculares (DCV) ao melhorar a função endotelial, eliminar ROS, reduzir a inflamação, inibir a agregação plaquetária e melhorar o perfil lipídico, contribuindo, assim, para a prevenção da aterosclerose.

Além disso, a área de fertilidade está expandindo suas pesquisas para explorar os benefícios do RSV no tratamento da infertilidade. As similaridades estruturais do RSV com o dietilestilbestrol e o 17-β-estradiol, que agem como modulador dos sistemas de resposta ao estrogênio, o RSV foi classificado como um fitoestrogênio. Alguns estudos mostraram que esse composto parece ser capaz de aumentar os efeitos estrogênicos dos hormônios e, portanto, é um modulador da função reprodutiva feminina. Os estrogênios também são secretados pelas células de Leydig do testículo humano, os quais desempenham uma função reguladora parácrina. Isso sugere um possível papel do RSV na fertilidade masculina.

Capsaicina

Capsaicina é um alcaloide abundante nos frutos carnosos das plantas do gênero *Capsicum* da pimenta malagueta. Como um dos principais compostos ativos da pimenta, a capsaicina confere a sensação de picante, e seus inúmeros papéis benéficos foram estabelecidos no organismo humano, incluindo o tratamento da dor, inflamação e câncer.

A capsaicina tem múltiplas ações na fisiologia e patologia gastrointestinal (GI). Como a capsaicina é absorvida passivamente com grande eficiência no estômago e no intestino delgado superior, ela pode ativar os canais do receptor potencial transitório local vaniloide 1 (TRPV1) no trato gastrointestinal para iniciar uma série de ações fisiológicas nas seguintes condições: doença do refluxo gastroesofágico, doença do refluxo não erosiva, carcinoma espinocelular esofágico, câncer gástrico, síndrome do intestino irritável, doença inflamatória intestinal e câncer colorretal, ajudando com ações antiapoptóticas, antioxidantes, anti-inflamatórias, vasodilatadoras e anticâncer.

Piperina

Piperina é um alcaloide extraído dos frutos e raízes de *Piper nigrum* L. (pimenta preta) e *Piper longum* L. (pimenta longa) pertencentes à família Piperaceae. É uma substância sólida insolúvel em água, base fraca sem gosto, mas que depois deixa um gosto ardido. Além disso, a baixa biodisponibilidade da curcumina pode ser melhorada com a administração concomitante de piperina, e melhorando a eficácia e a meia-vida da curcumina administrada por via oral sem efeitos adversos graves na glicemia relatados até o momento na literatura.

Os seus efeitos pleotrópicos, desde a mitigação da inflamação e o desencadeamento da apoptose celular até a supressão das células estaminais cancerígenas e a interrupção do ciclo celular, sublinham a sua potencial importância na modulação do desenvolvimento e da progressão do cancro. É propriedade única da piperina atingir seletivamente células malignas, poupando as saudáveis, frequentemente enfrentado em tratamentos convencionais.

Conclusão

Os alimentos provenientes das plantas são ricos em micronutrientes, mas eles também contêm uma grande variedade de substâncias biologicamente ativas, que não são nutrientes, mas que têm função no sabor, na cor e na autodefesa da própria planta. Pesquisas e estudos têm isolado milhares de fitoquímicos das frutas e vegetais, e muito tem sido descoberto sobre os mecanismos moleculares e suas eficácias no tratamento das doenças humanas.

De uma maneira geral, pode-se dizer que a fitoquímica é, hoje em dia, parte fundamental da nutrição. Tem indicações para alguns tipos de doença: câncer, doenças degenerativas, cardiovasculares, osteoporose e imunomediadas.

A enorme quantidade de publicações torna impossível mostrar, em um capítulo, os avanços sobre as características bioquímicas dos fitoquímicos, as suas ações no organismo humano e as suas indicações clínicas. Muito tem sido estudado visando ao preparo de alimentos geneticamente modificados que tenham uma quantidade maior de fitoquímicos, assim como de medicamentos nutracêuticos, que visam prevenir doenças. De alguma maneira, o passado se encontra com o futuro, no presente. Quem sabe são os primeiros passos dos novos caminhos nessa área?

Minicaso Clínico

MMM, uma mulher de 50 anos, procura atendimento médico em decorrência de sintomas de rigidez articular e dor em várias articulações, os quais se agravaram nos últimos seis meses. Ela tem história familiar de artrite reumatoide e já tentou diversos anti-inflamatórios não esteroides (AINEs) com alívio limitado dos sintomas. MMM relata que tem lido sobre suplementos naturais e ficou particularmente interessada em cúrcuma e RSV, que ouviu que poderiam ajudar na sua condição.

Exame físico: dor e dor à palpação nas articulações das mãos e dos joelhos, mas sem sinais evidentes de inflamação ou edema. Não há febre ou outros sinais de infecção. Os sinais vitais estão normais.

Exames laboratoriais: níveis normais de hemoglobina e plaquetas, marcadores inflamatórios (PCR e VHS) estão levemente elevados, exames reumatológicos (fator reumatoide e anticorpos anti-CCP – peptídeo citrulinado cíclico) ainda não foram realizados.

Questão

Com base na história clínica e nas informações apresentadas, qual suplemento seria mais benéfico para MMM, considerando os potenciais efeitos anti-inflamatórios e antioxidantes dos compostos?

a. Cúrcuma (curcumina) para suas propriedades anti-inflamatórias.
b. Resveratrol para suas propriedades antioxidantes.
c. Ambos, cúrcuma e resveratrol, pois oferecem benefícios complementares.

Análise das alternativas

a. Cúrcuma (curcumina) para suas propriedades anti-inflamatórias.

Correta. A curcumina, o principal composto ativo da cúrcuma, é amplamente reconhecida por suas poderosas propriedades anti-inflamatórias e antioxidantes. Vários estudos sugerem que a curcumina pode ajudar a aliviar a dor e a rigidez articular em condições como a artrite, tornando-a uma escolha lógica para MMM, que sofre de dor articular.

b. Resveratrol para suas propriedades antioxidantes.

Enquanto o resveratrol apresenta propriedades antioxidantes e anti-inflamatórias, ele não é tão especificamente direcionado a problemas articulares em comparação com a cúrcuma. Embora possa oferecer algum benefício, sua eficácia específica na redução da inflamação articular é menos robusta do que a da cúrcuma.

c. Ambos, cúrcuma e resveratrol, pois oferecem benefícios complementares.

Embora ambos os compostos tenham benefícios potenciais, a escolha mais imediata e específica para a condição de Ana seria a cúrcuma, que atua diretamente nas propriedades inflamatórias que a paciente está enfrentando. Considerar o uso combinado pode ser interessante, mas sem a realização de uma avaliação clínica mais aprofundada, é melhor priorizar a curcumina nesse contexto.

Assim, a melhor resposta é a opção A. A cúrcuma, em decorrência de suas específicas e comprovadas propriedades anti-inflamatórias, pode aliviar os sintomas articulares. A introdução desse suplemento, em adição ao acompanhamento médico, pode oferecer uma abordagem natural no manejo de sua condição.

Bibliografia

Chourasia M, Koppula PR, Battu A, Ouseph MM, Singh AK. EGCG, a green tea catechin, as a potential therapeutic agent for symptomatic and asymptomatic SARS-CoV-2 Infection. Molecules. 2021;26(5).

Deepika, Maurya PK. Health benefits of quercetin in age-related diseases. Molecules. 2022;27(8):2498.

Khan UM, Sevindik M, Zarrabi A, Nami M, Ozdemir B, Kaplan DN, et al. Lycopene: food sources, biological activities, and human health benefits. oxid med cell longev. 2021;2021:2713511.

Mottaghipisheh J, Doustimotlagh AH, Irajie C, Tanideh N, Barzegar A, Iraji A. The promising therapeutic and preventive properties of anthocyanidins/anthocyanins on prostate cancer. Cells. 2022;11(7).

Rauf A, Imran M, Abu-Izneid T, Iahtisham-Ul-Haq, Patel S, Pan X, et al. Proanthocyanidins: a comprehensive review. Biomed Pharmacother [Internet]. 2019;116:108999.

Servida S, Panzeri E, Tomaino L, Marfia G, Garzia E, Ciniglio Appiani G, et al. Overview of curcumin and piperine effects on glucose metabolism: the case of an insulinoma patient's loss of consciousness. Int J Mol Sci. 2023;24(7):6621.

Shaito A, Posadino AM, Younes N, Hasan H, Halabi S, Alhababi D, et al. Potential adverse effects of resveratrol: a literature review. Int J Mol Sci. 2020;21(6):2084.

Sirotkin AV. The Influence of turmeric and curcumin on female reproductive processes. Planta Med. 2022;88(12):1020-5.

Xiang Y, Xu X, Zhang T, Wu X, Fan D, Hu Y, et al. Beneficial effects of dietary capsaicin in gastrointestinal health and disease. Exp Cell Res. 2022;417(2):113227.

Zafar J, Aqeel A, Shah FI, Ehsan N, Gohar UF, Moga MA, et al. Biochemical and immunological implications of lutein and zeaxanthin. Int J Mol Sci. 2021;22(20):10910.

Índice Remissivo

Obs.: números em *itálico* indicam figuras; números em **negrito** indicam quadros e tabelas.

A

B

C

D

E

F

G

H

O

P

Q

R

U

V

Z